M. Kaltenbach (Hrsg.) **Kardiologie kompakt**

Martin Kaltenbach
Herausgeber

Kardiologie kompakt

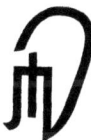 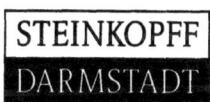

Prof. Dr. med. Martin Kaltenbach
Kardiologisches Centrum
Pfingstweidstraße 9
60316 Frankfurt/Main

CIP-Titelaufnahme der Deutschen Bibliothek

Kardiologie kompakt / Martin Kaltenbach Hrsg.. – Darmstadt : Steinkopff, 2000
ISBN 978-3-7985-1153-8   ISBN 978-3-642-57728-4 (eBook)
DOI 10.1007/978-3-642-57728-4

Dieses Werk ist urheberrechtlich geschützt. Die dadurch begründeten Rechte, insbesondere die der Übersetzung, des Nachdrucks, des Vortrags, der Entnahme von Abbildungen und Tabellen, der Funksendung, der Mikroverfilmung oder der Vervielfältigung auf anderen Wegen und der Speicherung in Datenverarbeitungsanlagen, bleiben, auch bei nur auszugsweiser Verwertung, vorbehalten. Eine Vervielfältigung dieses Werkes oder von Teilen dieses Werkes ist auch im Einzelfall nur in den Grenzen der gesetzlichen Bestimmungen des Urheberrechtsgesetzes der Bundesrepublik Deutschland vom 9. September 1965 in der jeweils geltenden Fassung zulässig. Sie ist grundsätzlich vergütungspflichtig. Zuwiderhandlungen unterliegen den Strafbestimmungen des Urheberrechtsgesetzes.

© by Springer-Verlag Berlin Heidelberg 2000
Ursprünglich erschienen bei Dr. Dietrich Steinkopff Verlag, GmbH & Co. KG, Darmstadt 2000

Die Wiedergabe von Gebrauchsnamen, Handelsnamen, Warenbezeichnungen usw. in diesem Werk berechtigt auch ohne besondere Kennzeichnung nicht zu der Annahme, daß solche Namen im Sinne der Warenzeichen- und Markenschutz-Gesetzgebung als frei zu betrachten wären und daher von jedermann benutzt werden dürften.

Produkthaftung: Für Angaben über Dosierungsanweisungen und Applikationsformen kann vom Verlag keine Gewähr übernommen werden. Derartige Angaben müssen vom jeweiligen Anwender im Einzelfall anhand anderer Literaturstellen auf ihre Richtigkeit überprüft werden.

Verlagsredaktion: Beate Rühlemann – Herstellung: Heinz J. Schäfer
Umschlaggestaltung: Erich Kirchner, Heidelberg
Illustrationen: P. Lübke, Wachenheim
Satz: Typoservice, Griesheim

Geleitwort

Despite recent encouraging trends, cardiovascular disease remains the most common cause of death, disability, and hospitalization and is among the most frequent forms of serious illness in the industrialized world. The teaching of contemporary cardiology is a formidable challenge given the striking advances in so many disciplines, both basic and clinical, that have transformed the field in the last two decades. To aid in the education of the specialist a number of detailed, often encyclopedic, texts of high quality are now available. In addition, numerous fine monographs on special aspects of cardiology have been published, again for the cardiac specialist. However, given the sheer magnitude of the problem of cardiovascular disease the vast preponderance of the care of patients with cardiovascular disease is now delivered, not by cardiac specialists, but rather by internists and family practitioners.

The detailed and the specialized monographs of cardiology are not the appropriate vehicles for the education of medical students, residents, and general physicians in this very important – and by far the largest – subspecialty of internal medicine. Even the fine textbooks of internal medicine that are now available are not quite up to this task, because the practice of clinical cardiology, more than that of any other medical specialty, is dependent on laboratory investigations which provide either graphic tracings or images. Therefore, the teaching and learning of cardiology are heavily dependent on high-quality illustrations, and the space for such material in textbooks of general internal medicine is for necessity quite limited.

This second edition of Concise Cardiology written by Kaltenbach and a number of talented collaborators, thus, fills a very special need in cardiologic education. It is, as its title implies, concise, but nonetheless complete. No really important facet of the field is neglected. Difficult concepts are presented with great clarity. The illustrations are clear, judiciously selected, and prepared with care. The emphasis throughout the book is placed on accurate concepts and modern principles underlying the diagnosis and treatment of cardiac patients rather than on details.

Professor Kaltenbach has rendered a most important service to cardiology by preparing this elegant introduction to the field. It is highly recommended to students, residents, and general internists and will also prove to be of value to cardiovascular specialists who would be well advised from time to time to touch base with the fundamental principles of their field.

Boston, Massachusetts, September 1999   Eugene Braunwald, M.D.

Vorwort

Das vorliegende Buch möchte das Gebiet der Herz-Kreislauferkrankungen – das umfangreichste Teilgebiet der Inneren Medizin – so kompakt darstellen, daß es überschaubar bleibt. Es erfolgt deshalb eine Konzentration auf das praktisch Bedeutsame unter Betonung des Verständnisses und der pathophysiologischen Grundlagen.

Als Vorgänger dieses Buches erschien 1987 die „Kardiologie-Information". Nach der zweiten deutschen Auflage dieses Buches 1989 erfolgte 1991 eine englische Neufassung unter dem Titel „Concise Cardiology", die in mehrere Sprachen übersetzt wurde.

„Kardiologie kompakt" greift das Grundprinzip der Vorgänger auf. Unter Mitarbeit kompetenter Co-Autoren wurde der gesamte Inhalt entsprechend moderner Entwicklungen umgestaltet und eine Reihe neuer Kapitel wie Schlaganfall und Arteriosklerose der hirnversorgenden Arterien, periphere Durchblutungsstörungen, molekularbiologische Methoden, Wiederbelebung und Qualitätssicherung neu aufgenommen. Die Echokardiographie und Herzrhythmusstörungen wurden in Anpassung an die große praktische Bedeutung erheblich erweitert.

Das Buch ist für Ärzte, Studenten und andere Angehörige der Heilberufe gedacht. Die moderne Medizin wird immer komplizierter und spezialisierter, eine Entwicklung, der die großen therapeutischen Fortschritte der Neuzeit weitgehend zu verdanken sind. Um spezialisierte Kenntnisse und therapeutische Errungenschaften vernünftig anwenden zu können, bedarf es der Übersicht sowohl über das Mögliche als auch über dessen Grenzen. Um über die „Tageserkenntnisse" hinaus die Orientierung zu behalten, muß das Verständnis der Grundlagen vermittelt werden. Das Buch will deshalb zur Übersicht und zum Verständnis beitragen. Es will helfen, moderne Medizin menschlich zu praktizieren, das heißt, den richtigen Weg zwischen dem medizinisch Machbaren und dem individuell Angemessenen zu finden.

Dem Verlag sind wir zu großem Dank verpflichtet, nicht zuletzt auch für die Beibehaltung eines moderaten Preises, trotz großzügiger Ausstattung mit anschaulichen Illustrationen.

Im Januar 2000   Für die Autoren, M. Kaltenbach

Inhaltsverzeichnis

Geleitwort (E. Braunwald) V
Vorwort (M. Kaltenbach) VI

1	Bedeutung der Herz-Kreislauferkrankungen für Morbidität und Mortalität (M. Kaltenbach)	1
2	Anamnese und körperliche Untersuchung (M. Kaltenbach)	
2.1	Anamnese	9
2.2	Körperliche Untersuchung	12
2.2.1	*Auskultation*	12
2.2.2	*Palpation*	16
2.2.3	*Blutdruckmessung*	18
2.2.4	*Dokumentation*	22
3	Spezielle Herz-Kreislaufuntersuchungen	
3.1	Elektrokardiographie (M. Kaltenbach)	23
3.2	Echokardiographie (G. D. Kneissl)	30
3.2.1	*Methodik*	31
3.2.2	*2D-Echokardiographie*	33
3.2.3	*Schnittbildanatomie*	33
3.2.4	*TM-Echokardiographie*	40
3.2.5	*Kontrastechokardiographie*	42
3.2.6	*Dopplerechokardiographie*	44
3.2.7	*Transösophageale Echokardiographie*	47
3.2.8	*Streßechokardiographie*	49
3.2.9	*Stellenwert der Streßechokardiographie*	51
3.3	Ergometrie, Belastungs-EKG (M. Kaltenbach)	52
3.4	Phonokardiographie, Pulskurven (M. Kaltenbach)	63
3.5	Indikatorverdünnungsmethode (M. Kaltenbach)	64
3.6	Röntgenuntersuchung des Thorax (M. Kaltenbach)	66

3.7	Herzgrößenbestimmung – Herzvolumenmessung (M. KALTENBACH)	66
3.8	Nuklearmedizinische Verfahren (M. KALTENBACH)	70
3.8.1	*Radionuklidventrikulographie*	70
3.9	Nuklearmedizinische Verfahren (M. KALTENBACH)	70
3.9.1	*Myokardszintigraphie*	71
3.10	Computertomographie, Positronenemissionstomographie, Kernspintomographie (M. KALTENBACH)	73
3.11	Angiographie (M. KALTENBACH)	74
3.12	Herzkatheterismus (M. KALTENBACH)	75
3.13	Auf welche Körperdimensionen sollen kardiozirkulatorische Meßwerte bezogen werden? (M. KALTENBACH)	76
3.14	Langzeitüberwachung von EKG, Blutdruck und Atmung (M. KALTENBACH)	77
3.15	Molekularbiologische Methoden und Genanalysen bei kardialen Erkrankungen (B. R. WINKELMANN, M. S. NAUCK, T. SCHEFFOLD, W. MÄRZ)	79
3.15.1	*Molekularbiologische Terminologie*	80
3.15.2	*Populationsgenetik*	83
3.15.3	*Genetische Faktoren kardiovaskulärer Erkrankungen*	88
3.15.4	*Gentransfer und Gentherapie*	108
3.15.5	*Ausblick*	110

4	**Arteriosklerose**	
4.1	Pathophysiologie (M. KALTENBACH)	115
4.2	Koronare Herzerkrankung (M. KALTENBACH)	117
4.2.1	*Begriffsbestimmung*	117
4.2.2	*Pathophysiologie*	118
4.2.3	*Herzmuskeldurchblutung, Kranzarterien, Nomenklatur*	119
4.2.4	*Koronaranomalien*	124
4.2.5	*Kollateralen*	125
4.2.6	*Entwicklung der stenosierenden Koronarsklerose*	125
4.2.7	*Prognoseindikatoren, Risikofaktoren*	127
4.3	Diagnose der koronaren Herzkrankheit (M. KALTENBACH)	134
4.3.1	*Anamnese und körperliche Untersuchung*	134
4.3.2	*Belastungs-EKG*	135
4.3.3	*Streßechokardiographie*	136
4.3.4	*Nuklearmedizinische Verfahren*	136
4.3.5	*Stufenweiser Einsatz diagnostischer Verfahren zur Erkennung einer Koronarinsuffizienz*	138
4.3.6	*Koronarangiographie*	139
4.4	Verlaufsformen der Angina pectoris (M. KALTENBACH)	141

4.4.1	*Stabile Angina pectoris*	141
4.4.2	*Instabile Angina pectoris*	141
4.4.3	*Ruhe-Angina-pectoris*	142
4.5	Hibernating myocardium, stunned myocardium, preconditioning (M. KALTENBACH)	144
4.6	Differentialdiagnose von Angina pectoris, kardialen und extrakardialen Brustschmerzen (M. KALTENBACH)	145
4.7	Therapie der Angina pectoris	147
4.7.1	*Allgemeinmaßnahmen* (M. KALTENBACH)	147
4.7.2	*Medikamente* (M. KALTENBACH)	148
4.7.3	*Interventionelle Therapie* (N. REIFART)	150
4.8	Akuter Myokardinfarkt (N. REIFART)	168
4.8.1	*Definition, Ursache, Einteilung*	168
4.8.2	*Klinisches Bild*	168
4.8.3	*Diagnose*	169
4.8.4	*Erste Maßnahmen bei Myokardinfarkt*	173
4.8.5	*Weitere Diagnostik und Therapie*	178
4.8.6	*Primäre Koronarangioplastie bei akutem Myokardinfarkt*	179
4.8.7	*Non-Q-Infarkt*	180
4.8.8	*Der komplizierte Infarkt – Infarktkomplikationen*	180
4.8.9	*Mechanische Ursachen einer Herzinsuffizienz bei Myokardinfarkt*	183
4.8.10	*Diagnostische und therapeutische Maßnahmen nach Infarkt*	186
4.8.11	*Rehabilitation*	187
5	**Schlaganfall und Arteriosklerose der hirnversorgenden Arterien** (N. REIFART)	
5.1	Diagnostik	190
5.2	Heutiger Stand der Therapie	191
6	**Periphere Durchblutungsstörungen** (C. VALLBRACHT)	
6.1	Klinik	195
6.1.1	*Symptome*	195
6.1.2	*Untersuchungstechniken*	196
6.1.3	*Differentialindikation zur konservativen oder invasiven Therapie*	200
6.2	Therapie	201
6.2.1	*Konservative Therapie*	201
6.2.2	*Interventionelle Therapie*	201
6.2.3	*Chirurgische Therapie*	203
6.3	Kasuistik	203
6.4	Zusammenfassung	205

7	**Aortenerkrankungen** (M. KALTENBACH)	
7.1	Aortenaneurysmen	207
7.2	Luetische und Takayasu-Aortitis	208
7.3	Aortensklerose als Emboliequelle	209
8	**Entzündliche Herzerkrankungen** (M. KALTENBACH)	
8.1	Endokarditis	211
8.1.1	*Bakterielle Endokarditis*	211
8.1.2	*Rheumatische Endokarditisformen*	213
8.1.3	*Seltene Endokarditisformen*	214
8.2	Myokarditis, Perikarditis	215
9	**Herzklappenfehler** (M. KALTENBACH)	
9.1	Bedeutung, Einteilung, Entstehung	219
9.2	Mitralstenose	220
9.2.1	*Entstehung*	220
9.2.2	*Pathophysiologie*	221
9.2.3	*Klinik und Verlauf*	221
9.2.4	*Therapie*	226
9.3	Mitralinsuffizienz	226
9.3.1	*Entstehung*	226
9.3.2	*Klinik*	227
9.3.3	*Verlauf, Therapie*	228
9.3.4	*Antikoagulation bei Mitralklappenfehlern*	228
9.4	Aortenstenose	228
9.4.1	*Vorkommen, Entstehung*	228
9.4.2	*Klinik*	229
9.4.3	*Verlauf, Therapie*	230
9.4.4	*Operationsindikation und -verfahren*	232
9.5	Aorteninsuffizienz	232
9.5.1	*Entstehung*	232
9.5.2	*Klinik*	233
9.5.3	*Verlauf, Therapie*	234
9.6	Pulmonalklappenfehler	235
9.6.1	*Vorkommen*	235
9.6.2	*Pathologie, Pathophysiologie*	235
9.6.3	*Klinik*	236
9.6.4	*Therapie*	237
9.7	Trikuspidalstenose	238
9.7.1	*Pathologie, Pathophysiologie, Vorkommen*	238
9.7.2	*Klinik, Therapie*	238

9.8	Trikuspidalinsuffizienz	238
9.8.1	*Vorkommen, Entstehung*	238
9.8.2	*Klinik, Therapie*	239

10 Mißbildungen und Defekte des Herzens und der großen Gefäße (M. KALTENBACH)

10.1	Vorhofseptumdefekt	242
10.1.1	*Pathologie, Pathophysiologie, Vorkommen*	242
10.1.2	*Klinik, Verlauf, Therapie*	243
10.2	Ventrikelseptumdefekt	245
10.2.1	*Pathologie, Pathophysiologie, Vorkommen*	245
10.2.2	*Verlauf, Klinik, Therapie*	247
10.3	Aortenisthmusstenose	247
10.3.1	*Pathologie*	247
10.3.2	*Verlauf*	248
10.3.3	*Klinik*	248
10.3.4	*Therapie*	250
10.4	Persistierender Ductus Botalli	250
10.4.1	*Vorkommen, Pathologie*	250
10.4.2	*Klinik*	251
10.4.3	*Therapie*	253
10.5	Fallot-Tetralogie	254
10.5.1	*Pathologie*	254
10.5.2	*Klinik*	254
10.5.3	*Therapie*	255
10.6	Transposition der großen Gefäße	255
10.7	Ebstein	256

11 Herzmuskelerkrankungen (M. KALTENBACH)

11.1	Einteilung	257
11.1.1	*Ätiologie und Pathogenese*	257
11.2	Dilatative Myokardiopathie, dilatative Kardiomyopathie	259
11.2.1	*Klinik*	259
11.2.2	*Therapie*	262
11.3	Hypertrophische Myokarderkrankung	262
11.3.1	*Definition*	262
11.3.2	*Vorkommen, Pathologie, Pathogenese*	262
11.3.3	*Pathophysiologie*	263
11.3.4	*Verlauf*	264
11.3.5	*Klinik*	264
11.3.6	*Therapie*	265
11.4	Restriktive Myokarderkrankungen	267

12 Hypertonie im großen und kleinen Kreislauf (M. Kaltenbach)

12.1	Hypertonie im großen Kreislauf	271
12.1.1	*Definition des erhöhten Blutdrucks*	271
12.1.2	*Pathogenese*	271
12.1.3	*Formen der Blutdruckerhöhung*	272
12.1.4	*Klinik*	272
12.1.5	*Behandlungsprinzipien, Allgemeinmaßnahmen*	273
12.2	Hypertonie im kleinen Kreislauf	275
12.2.1	*Entstehung, Verlauf*	275
12.2.2	*Klinik*	275
12.2.3	*Therapie*	276

13 Kreislaufregulationsstörungen (M. Kaltenbach)

13.1	Hyperkinetische und hypertone Regulationsstörungen	277
13.1.1	*Definition*	277
13.1.2	*Vorkommen, Pathogenese*	277
13.1.3	*Klinik*	277
13.1.4	*Differentialdiagnose, Verlaufsformen*	280
13.1.5	*Therapie*	280
13.2	Hypodyname und hypotone Kreislaufregulationsstörungen	280
13.2.1	*Definition*	280
13.2.2	*Klinik*	281
13.2.3	*Therapie*	281
13.3	Nervöses Atmungssyndrom	282

14 Herzrhythmusstörungen (H. F. Pitschner)

14.1	Anatomische und elektrophysiologische Basis	283
14.2	Techniken zur Erfassung und Untersuchung kardialer Arrhythmien	285
14.2.1	*Elektrokardiographie*	285
14.2.2	*Langzeit-Elektrokardiographie*	285
14.2.3	*Ergometrie*	286
14.2.4	*Elektrophysiologische Untersuchung*	286
14.2.5	*Ösophagus-Elektrokardiographie*	287
14.2.6	*Nichtinvasiv bestimmbare Risikoparameter für den plötzlichen Herztod*	287
14.3	Tachykarde Herzrhythmusstörungen	289
14.3.1	*Entstehungsmechanismen von Tachykardien*	289
14.3.2	*Supraventrikuläre Tachykardien*	291
14.4	Ventrikuläre Tachykardien	304
14.4.1	*Ventrikuläre Tachykardien bei kardialer Erkrankung*	305

14.4.2	Ventrikuläre Tachykardien bei Herzgesunden	308
14.5	Bradykarde Herzrhythmusstörungen	311
14.5.1	*Störungen der Erregungsbildung*	311
14.5.2	*Störungen der Erregungsleitung*	313
14.6	Kleines Herzschrittmacher- und Kardioverter/Defibrillator-Brevier	315
14.6.1	*Arrhythmien durch Herzschrittmacher*	317

15	**Herzinsuffizienz** (M. Kaltenbach)	
15.1	Definition, Einteilung	319
15.2	Klinik	320
15.3	Therapie	321
15.4	Herztransplantation (H.-G. Olbrich)	325
15.4.1	*Patientenauswahl*	326
15.4.2	*Nachsorge*	328

16	**Grundprinzipien medikamentöser Therapie und allgemeiner Lebensweise** (M. Kaltenbach)	
16.1	Antianginöse Medikamente	331
16.2	Calciumantagonisten	332
16.3	Betarezeptorenblocker	333
16.4	Medikamente zur Thromboseverhütung und Fibrinolyse	334
16.5	Lipidsenkung, Statine	336
16.6	Allgemeine Lebensweise	336

17	**Herz-Kreislauferkrankungen und Sport** (M. Kaltenbach)	
17.1	Beziehungen zwischen Bau und Funktion des Herzens, Anpassung an vermehrte Belastung	339
17.2	Messung der körperlichen Leistungsfähigkeit, Belastungsarten und Meßziele	340
17.3	Gefährdung durch Sport	341
17.4	Sport für den Gesunden	341
17.5	Bewegungstherapie, Sport und Arteriosklerose, Sport in der modernen Gesellschaft	342

18	**Wiederbelebung und Notfallmaßnahmen** (N. Reifart)	
18.1	Wiederbelebung bei Herz-Kreislaufstillstand	345
18.2	Maßnahmen bei bedrohlichen Herzrhythmusstörungen	347
19	**Qualitätssicherung** (M. Kaltenbach)	351
20	**Glossar genetischer und molekularbiologischer Begriffe** (B. R. Winkelmann, M. S. Nauck, T. Scheffold, W. März)	355
21	**Sachverzeichnis**	361

Autorenverzeichnis

Prof. Dr. med. M. Kaltenbach
Kardiologisches Centrum
Pfingstweidstraße 9
60316 Frankfurt am Main

Priv.-Doz. Dr. med. G. D. Kneissl
Abt. für Interventionelle Kardiologie
Städtisches Klinikum St. Georg
Delitzscher Straße 141
04129 Leipzig

Priv.-Doz. Dr. med. W. März
Abt. Klinische Chemie
Medizinische Universitätsklinik
Hugstetter Straße 55
79106 Freiburg

Dr. med. M. S. Nauck
Abt. Klinische Chemie
Medizinische Universitätsklinik
Hugstetter Straße 55
79106 Freiburg

Priv.-Doz. Dr. med. H.-G. Olbrich
St. Elisabeth-Krankenhaus
Klinik für Innere Medizin II
Mauerstr. 5–10
06110 Halle an der Saale

Priv.-Doz. Dr. med. H. F. Pitschner
Abt. Kardiologie/Elektrophysiologie
Kerckhoffklinik Bad Nauheim
Benekestr. 2–8
61231 Bad Nauheim

Prof. Dr. med. N. Reifart
Kardiologisches Institut
Kronberger Straße 36
65812 Bad Soden im Taunus

Dr. med. T. Scheffold
Klinik für Innere Medizin/
Kardiologie
Herzzentrum Lahr/Baden
77933 Lahr/Baden

Prof. Dr. med. C. Vallbracht
Kardiologische Fachklinik
Herz- und Kreislaufzentrum
Rotenburg an der Fulda
Heinz-Meise-Straße 100
36199 Rotenburg an der Fulda

Priv.-Doz. Dr. med. B. R. Winkelmann
Medizinische Klinik B
Herzzentrum am Städtischen
Klinikum Ludwigshafen
Bremserstraße 79
67063 Ludwigshafen

1 Bedeutung der Herz-Kreislauferkrankungen für Morbidität und Mortalität

M. Kaltenbach

Während früher Kindersterblichkeit, Infektionskrankheiten und Unterernährung die Haupttodesursachen darstellten, stehen seit Mitte des 20. Jahrhunderts die Herz-Kreislauferkrankungen im Vordergrund. Etwa die Hälfte aller Todesfälle geht auf sie zurück, sie verursachen auch die meisten Krankenhausaufnahmen und Krankheitstage. 1993 verstarben in Deutschland 49,1 % der Bevölkerung an Herz-Kreislauferkrankungen. An bösartigen Erkrankungen verstarben 23,8 %, gefolgt von Erkrankungen der Atmungsorgane, von Tod durch Suicid und Unfall, sowie Erkrankungen der Verdauungsorgane (Abb. 1.1). Beim Vergleich verschiedener Länder zeigen nur wenige Länder einen niedrigeren Prozentsatz der Koronarerkrankungen, nämlich insbesondere Italien, Schweiz, Spanien, Frankreich und Japan (Abb. 1.2). Während früher die USA weit vor Deutschland rangierten, ist der Unterschied inzwischen weitgehend ausgeglichen, weil die Sterblichkeit dort seit Ende der 60er Jahre um ca. 50 % abgenommen hat. Eine ähnliche, wenn auch nicht ganz so starke Abnahme ist in Deutschland seit Ende der 70er Jahre zu verzeichnen (Abb. 1.3 und Tabelle 1.1). Die Ursachen für die epidemiologischen Verschiedenheiten und für den Rückgang der kardiovaskulären Sterblichkeit in den letzten ca. 20 Jahren sind nicht genügend bekannt. Die Entwicklung muß auch vor dem

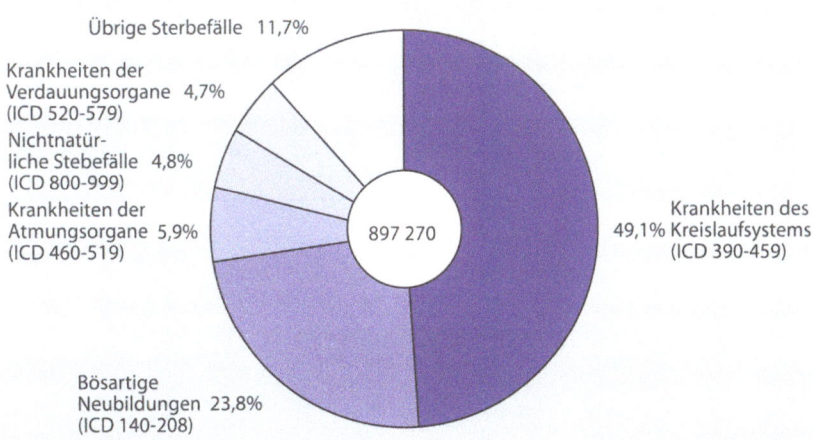

Abb. 1.1. Todesursache in Deutschland 1993

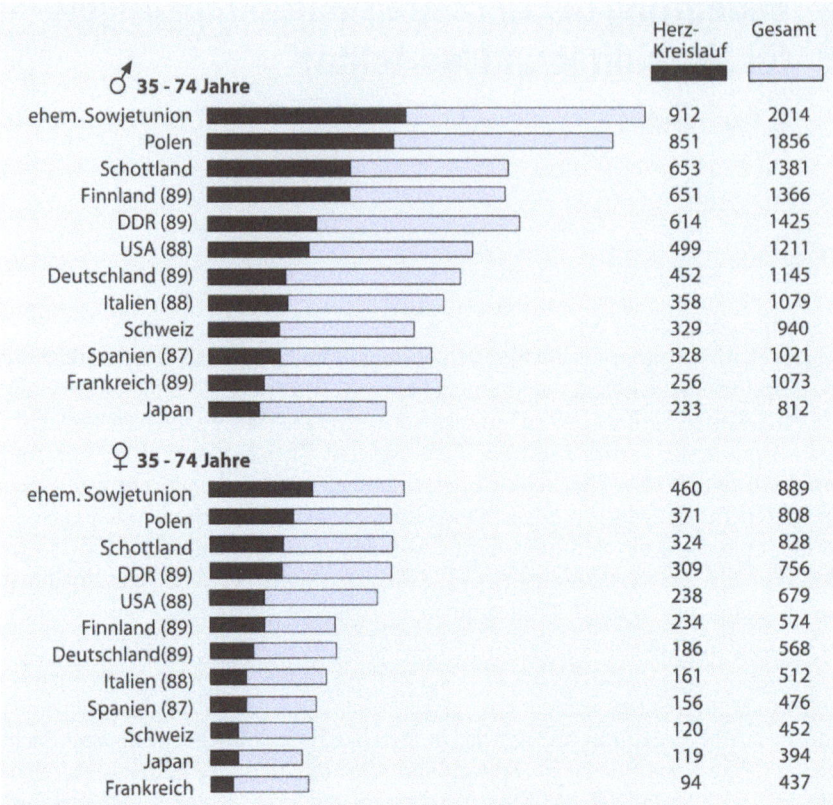

Abb. 1.2. Sterblichkeit an Herz-Kreislauferkrankungen und Gesamtsterblichkeit im Alter von 35–74 Jahren bei Männern und Frauen in verschiedenen Ländern im Jahr 1990. Man erkennt die niedrigere Sterblichkeit von Frauen in allen Ländern und den niedrigeren Anteil von Herz-Kreislauferkrankungen besonders in Japan und Frankreich (mod. nach [4])

Tabelle 1.1. Erhebliche Reduktion der Mortalität an akutem Myokardinfarkt in Westdeutschland (1980–1994) in den Altersgruppen 25–84 Jahre, bei leichter Zunahme in der Altersgruppe >85 (mod. nach [4])

Altersgruppen		% Veränderung 1980–87	% Veränderung 1980–94	untere/obere Vertrauensgrenzen 1980–94
25–44	Männer	– 36,6	– 52,0	–55,8 bis – 47,8
	Frauen	– 34,4	– 36,0	– 47,9 bis – 21,4
45–64	Männer	– 23,6	– 45,0	– 46,4 bis – 43,6
	Frauen	– 14,4	–39,0	– 42,1 bis – 35,7
65–84	Männer	– 8,1	– 36,0	– 37,0 bis – 34,8
	Frauen	– 1,0	– 25,9	– 27,3 bis – 24,5
> = 85	Männer	+ 14,8	+ 4,6	– 0,8 bis + 10,2
	Frauen	+ 8,5	+ 5,5	+ 1,5 bis + 9,6
alle Altersgruppen	Männer	– 15,2	– 37,8	– 38,9 bis – 36,8
	Frauen	– 6,7	– 25,7	– 27,1 bis – 24,3

1 Bedeutung der Herz-Kreislauferkrankungen für Morbidität und Mortalität

		1979	1989	1991	1994	Veränderung in Prozent
D	♂	170	144	131	116	-32%
	♀	103	103	96	88	-15%
	Gesamtbevölkerung	132	123	113	102	-23%

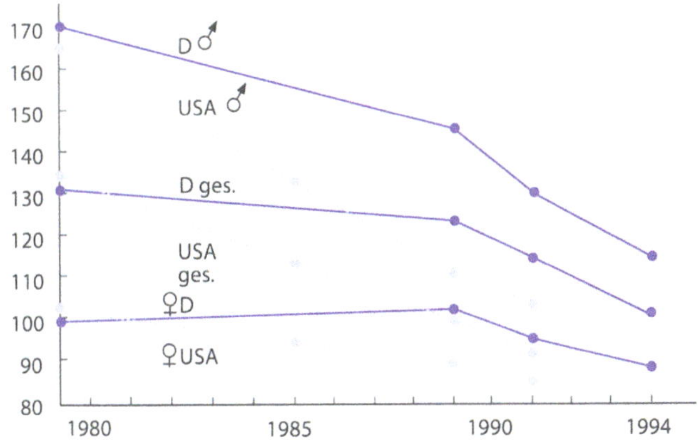

Abb. 1.3. Rückgang der Sterblichkeit an akutem Myokardinfarkt in den USA und in Deutschland (alle Altersstufen) in den Jahren 1979–1994 (mod. nach [4])

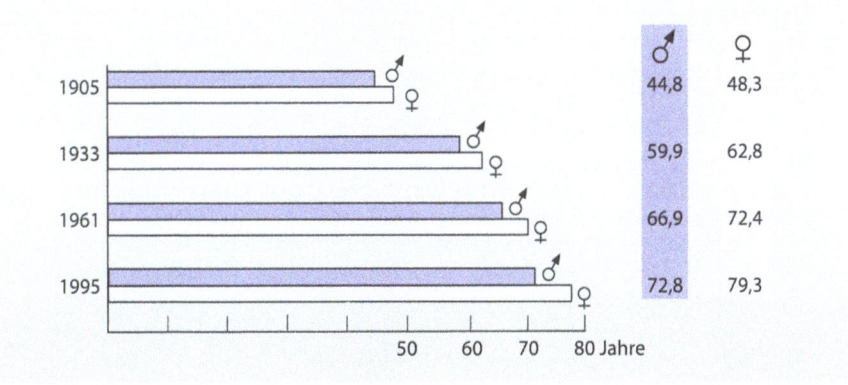

Abb. 1.4. Zunahme der Lebenserwartung in Deutschland von 1905–1995. Im Durchschnitt beträgt die Zunahme 4 Monate pro Jahr

Tabelle 1.2. Tod an arteriosklerotischen Erkrankungen (jährliche Sterblichkeit pro 100 000) aufgrund 40-jähriger Nachbeobachtung von 34 439 männlichen britischen Ärzten in der Zeit von 1941-1991 in Abhängigkeit von Quantität und Qualität des Rauchens (nach Doll et al. [3])

Nicht-Raucher	Zigarettenraucher (Zigaretten/Tag)			Pfeifen-/Zigarrenraucher
	1–14	15–24	> 25	
1037	1447	1671	1938	1213

Hintergrund einer kontinuierlichen Zunahme der allgemeinen Lebenserwartung gesehen werden. Diese hat sich im 20. Jahrhundert nahezu verdoppelt, die Zunahme beträgt pro Jahr ca. 0,6–0,7 % (Abb. 1.4).

Unter den kardiovaskulären Todesursachen sind der Herzinfarkt und der Schlaganfall am häufigsten. Schon bei Männern unter 60 Jahren muß jeder 3., bei Frauen jede 10. mit einer solchen Erkrankung rechnen. Die Risiken an einem Herzinfarkt zu erkranken sind bei einem 50jährigen Mann und einer 70jährigen Frau gleich hoch [11]. Die Geschlechtsdifferenzen zugunsten der Frauen hat man mit dem schützenden Effekt von Oestrogenen in Verbindung gebracht. Die Differenzen bestehen aber weit über die Zeit der Menopause hinaus, sie gleichen sich erst im Alter von über 85 Jahren aus. Auch Erklärungen durch Differenzen im Fettstoffwechsel sind nicht möglich. Es werden daher mehrere Ursachen vermutet, insbesondere auch genetische Verschiedenheiten (Barrett-Connor).

Unter den vermeidbaren Risikofaktoren steht für beide Geschlechter das Zigarettenrauchen im Vordergrund. Allein durch Nichtrauchen könnte jeder 3. Herzinfarkt und Schlaganfall vermieden werden sowie die große Mehrzahl aller Bronchialcarcinome. Aus einer Langzeitbeobachtung an 34 439 britischen Ärzten über 40 Jahre geht eine Verkürzung der Lebensdauer um 7,5 Jahre sowie eine Mitbeeinflussung einer Vielzahl weiterer Krebserkrankungen durch das Zigarettenrauchen hervor.

Für die Auslösung arteriosklerotischer Erkrankungen besteht eine deutliche Dosis-Wirkungsbeziehung (Tabelle 1.2). Die sozialmedizinische Bedeutung des Rauchens, d.h. die Anzahl der durch Nichtrauchen vermeidbaren Todesfälle, ist für die kardiovaskulären Erkrankungen am größten, obwohl bei diesen Erkrankungen die relative Zunahme durch Zigarettenrauchen geringer ist als beim Lungenkrebs (Tabelle 1.3). Es muß daher dringend angestrebt werden, daß in Deutschland das

Tabelle 1.3. Tod an Lungenkrebs, Atemwegserkrankungen, cerebrovaskulären und kardiovaskulären Erkrankungen bei Nichtrauchern und Rauchern. Die Übersterblichkeit durch Rauchen ist bei kardiovaskulären Erkrankungen absolut am größten, obwohl die relative Zunahme beim Lungenkrebs viel höher ist (nach Doll et al. [3])

	Nichtraucher	Zigarettenraucher	Übersterblichkeit absolut (relativ)
Lungenkrebs	17	289	272 (17fach)
Atemwegserkrankungen	142	425	283 (3fach)
Cerebrovaskuläre Erkrankungen	339	515	176 (1,5fach)
Kardiovaskuläre Erkrankungen	1041	1701	660 (1,6fach)

Tabelle 1.4. Mortalität an respiratorischen und vaskulären Erkrankungen in Abhängigkeit von unterschiedlichen Rauchgewohnheiten (nach Doll et al. [3])

Erkrankung Anzahl von Todesfällen (1951–1991)	jährliche Mortalität pro 100.000 Männer Zigarettenraucher			tägliche Anzahl von Zigaretten			andere Raucher		Standardisierter Test Raucher Nichtraucher N/X/S*	2p
	Nichtraucher (nie regelmäßig geraucht)	ehemalige Raucher	gegenwärtige Raucher	1–14	15–24	>25	ehemalige Raucher	gegenwärtige Raucher		
Lungentuberkulose (66)	4	8	11	7	9	20	8	4	1,1 3,7	<0,001
Chronische Lungenerkrankung (542)	10	57	127	86	112	225	40	51	9,9 14,2	<0,001
Lungenentzündung (864)	71	90	138	113	154	169	94	85	3,3 5,6	<0,001
Asthma (70)	4	11	7	6	8	6	9	7	0,4 1,4	ns
Andere Atemwegserkrankung (216)	19	28	30	26	31	33	24	18	0,1 2,1	<0,05
Alle Atemwegserkrankungen (Anz. von Todesfällen 1758)	107 (131)	192 (455)	313 (490)	237 (161)	310 (170)	471 (159)	176 (290)	164 (392)	8,2 14,2	<0,001
Herz-Lungenerkrankung (64)	0	7	10	5	10	21	3	10	3,7 4,2	<0,001
Ischämische Herzerkrankung (6438)	572	678	892	802	892	1025	676	653	7,5 10,8	<0,001
Myokardiale Degeneration (841)	61	88	125	122	109	173	96	85	3,5 5,4	<0,001
Aortenaneurysma (331)	15	33	62	38	74	81	22	43	6,9 7,0	<0,001
Arteriosklerose (232)	22	18	40	31	38	72	28	23	1,9 3,8	<0,001
Bluthochdruck (330)	32	33	44	28	51	60	37	33	1,1 3,0	<0,01
Hirnthrombose (956)	93	95	122	93	150	143	100	106	2,4 3,9	<0,001
Hirnblutung (607)	59	63	81	74	81	92	69	58	1,0 2,6	<0,001
Subarachnoidale Blutung (82)	7	10	15	10	12	24	4	6	1,4 3,4	<0,001
Andere zerebrovaskuläre Erkrankung (1025)	94	110	164	167	145	188	101	103	3,2 5,0	<0,001
Venöse Thrombose (103)	9	11	14	17	11	14	13	9	0,5 0,6	ns
Rheumatische Herzerkrankung (125)	15	10	15	15	20	8	17	13	−0,1 −0,5	ns
Andere kardiovaskuläre Erkrankungen (575)	58	63	71	60	82	74	62	59	0,7 1,5	ns
Alle vaskulären Todesfälle (Anz. von Todesfällen 11709)	1037 (1304)	1221 (2761)	1643 (2870)	1447 (1026)	1671 (1045)	1938 (799)	1226 (1878)	1201 (2986)	10,5 15,7	<0,001

Zigarettenrauchen unter Ärzten und Medizinstudenten genau so selten wird wie in den Vereinigten Staaten. Neben den kardiovaskulären Erkrankungen, dem Bronchialkarzinom und vielen anderen Krebserkrankungen treten auch gutartige Bronchialerkrankungen durch Rauchen wesentlich häufiger auf (Tabelle 1.4).

Die Art des Rauchens spielt neben der Menge eine entscheidende Rolle. Zigarren- und Pfeifenrauchen ist weniger schädlich als Zigarettenrauchen (Tabelle 1.2). Die Bedeutung des Passivrauchens wurde lange Zeit unterschätzt bzw. war unklar. Durch eine 1997 veröffentlichte prospektive Langzeitstudie an 26000 nichtrauchenden Krankenschwestern über einen Zeitraum von 10 Jahren wurde geklärt, daß Passivrauchen allein das Herzinfarktrisiko um 60–90% erhöht. Damit wird auch deutlich, daß in all den Studien, in denen Raucher mit Nichtrauchern verglichen wurden, ohne daß zwischen Nichtrauchern mit und ohne Passivrauchen unterschieden wurde, die Risiken des Rauchens erheblich unterschätzt wurden [6].

Abb. 1.5 zeigt den Einfluß des Zigarettenrauchens als bedeutsamsten Risikofaktor neben Diabetes, Lebensalter, Blutdruck und Cholesterin. Der Einfluß einer positiven Familienanamnese (kardiovaskuläre Erkrankungen vor dem 65. Lebensjahr bei Verwandten 1. Grades) weist auf die genetische Komponente hin.

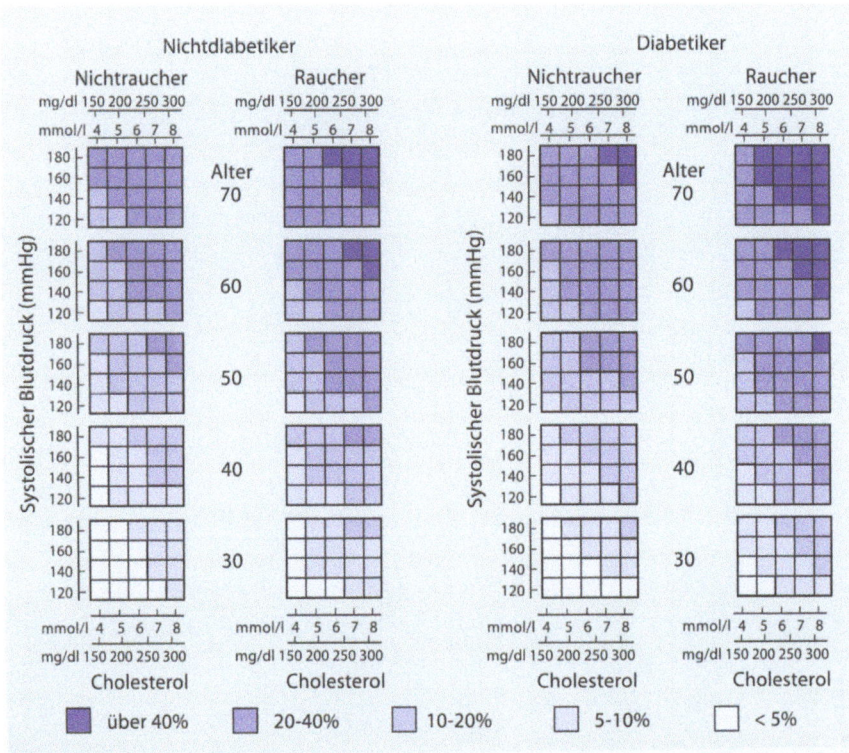

Abb. 1.5. Das Risiko innerhalb von 10 Jahren einen Herzinfarkt (oder ein anderes „koronares Ereignis") zu erleiden, schwankt von 5–40% in Abhängigkeit von Rauchen, Diabetes, Lebensalter, Blutdruck und Cholesterin (mod. nach Wood et al. [11])

Weiterführende Literatur zu Kap. 1

1. Assmann G, Cullen P, Schulte H (1998) The Münster Heart Study (PROCAM). Results of follow-up at 8 years. Europ Heart J 19 (Suppl A): A2–A11
1a. Barrett-Connor E, Grady D (1998) Hormone replacement therapy, heart disease and other considerations. Ann Rev Publ Health 19: 55–72
2. Davis DL, Dinse GE, Hoeld G (1994) Decreasing cardiovascular disease and increasing cancer among whites in the U.S.A. from 1972 through 1987. JAMA 271: 431
3. Doll R, Peto R, Wheatley K et al. (1994) Mortality in relation to smoking: 40 years' observations on male British doctors. BMY 309: 901–911
4. Holtmeier H (1996) Cholesterin – zur Physiologie, Pathophysiologie und Klinik. Springer, Berlin Heidelberg New York
5. Kannel WB (1996) Incidence, prevalance and mortality of coronary artery disease. In: Fuster V, Ross R, Topol E (ed) Atherosclerosis and coronary artery disease. Philadelphia, Lippincott, pp 13–24
6. Kawachi I, Colditz A, Speizer E et al. (1997) A prospective study of passive smoking and coronary heart disease. Circ 95: 2374–2379
7. Law MR, Morris JK, Wald NJ (1997) Environmental tobacco smoke exposure and ischaemic heart disease: an evaluation of the evidence. BMJ 315: 973–980
8. Sans S, Kestelout H, Kromhout D (1997) The burden of cardiovascular diseases mortality and morbitity statistics in Europe. Europ Heart J 18: 1231–1248
9. Statistisches Bundesamt Wiesbaden (1993 und 1995) nach 4
10. Stehbens WE (1995) The hypothetical epidemic of coronary heart disease and atherosclerosis. Medical Hypotheses 45: 449–454
11. Wood D, Backer GD, Faergeman O, Graham J, Mancia G, Pyörälä K (1998) Prevention of coronary heart disease in clinical practice. Eur Heart J 19: 1434–1503
12. World Health Organisation (WHO) (1995) feuf zit nach 4
13. Zhu B-Q, Sun Y-P, Sievers RE et al. (1993) Passive smoking increases experimental atherosclerosis in cholesterol-fed rabbits. JACC 21: 225–232

2 Anamnese und körperliche Untersuchung

M. Kaltenbach

2.1 Anamnese

Die Erhebung der Anamnese ist auch heute für alle Sparten der ärztlichen Tätigkeit von entscheidender Bedeutung. Nicht nur in der Inneren Medizin, sondern auch in allen anderen Fachgebieten ist die Anamnese „der Schlüssel" für die Diagnose. Die Qualität der Anamneseerhebung bestimmt die Qualität aller weiteren ärztlichen Maßnahmen, insbesondere der Behandlung.

Aufgrund seelischer, geistiger und körperlicher Verschiedenheiten gestaltet sich die optimale Erhebung der Anamnese bei jedem Patienten anders. Neben der objektiven Verschiedenheit des Patienten geht dabei auch die subjektive Verschiedenheit des Arztes mit ein. Der engagierte Arzt wird während seiner Tätigkeit nie aufhören, die Kunst der Anamneseerhebung zu vervollkommnen. Der Student sollte so früh wie möglich mit dem Lernen beginnen. Es empfiehlt sich die Einhaltung einer Systematik etwa in der folgenden Reihenfolge:

1. Jetzige Erkrankung, beginnend mit der Frage: Was hat Sie zum Arzt geführt? Gefolgt von Fragen nach den jetzigen Beschwerden und der bisherigen Behandlung.
2. Frühere Erkrankungen, Krankenhausaufenthalte, Operationen, Unfälle, Berufs- oder Wehrdienstbeschädigungen.
3. Systematische Frage nach vitalen Funktionen einschließlich Appetit, Ernährungsgewohnheiten, Gewichtsverlauf, Stuhlgang, Wasserlassen, Genitalfunktionen, Schlaffähigkeit, Rauchgewohnheiten, Husten, Auswurf; genaue Auflistung evtl. eingenommener Medikamente.
4. Familienanamnese mit der Frage nach Erkrankungen beziehungsweise Todesursache der Eltern, Geschwister, Ehegatten und Kinder. Frage nach Herz-Kreislauferkrankungen, Stoffwechselkrankheiten möglichst mit Angabe des Erkrankungsalters, nach Gemütserkrankungen oder bekannten Erbleiden.
5. Soziale Anamnese mit Fragen nach Familie, häuslicher Umgebung, Beruf, sozialer Situation. Die Einschätzung der Erkrankung durch den Patienten selbst gibt nicht selten Hinweise auf eine psychosoziale Komponente. Die Zuordnung biographischer Ereignisse zum Auftreten bestimmter Erkrankungen oder Symptome kann Hinweise auf die Krankheitsursache oder -auslösung liefern („biographische Anamnese").

Die lückenlose Dokumentation der erhobenen Vorgeschichte ist unabdingbar und Voraussetzung zur Selbstkritik und zum erfolgreichen Lernen. Die Reihenfolge der Dokumentation folgt der Reihenfolge der Fragen beziehungsweise des Gesprächs. Das beiliegende Krankenblatt zeigt ein Beispiel für den geschilderten Ablauf (Abb. 2.1.1).

ANAMNESE

Einweisungs-, bzw. Überweisungsdiagnose

Verd. a. Koronarinsuffizienz

JETZIGE ERKRANKUNG (Jetzige Beschwerden J. B., Entwicklung des jetzigen Krankheitsbildes J. E.)

Vor 2 Jahren bei Bergwanderung Druckgefühl in der Brust. Seit 8 Monaten beim Gehen Atemnot und Engegefühl. Beim Stehenbleiben und nach Nitro Besserung.

BISHERIGE BEHANDLUNG (Hausarzt, Facharzt, Krankenhaus, Kuren)

Nitro bei Bedarf, Betablocker

FRÜHERE ERKRANKUNGEN

16 J. Appendektomie
Seit 10 Jahren etwas erhöhter RR (~ 160/80)

Systematische Fragen nach früheren Erkrankungen:

Haut, Schleimhaut
Kopf (Augen, Ohren, Mund, Nase)
Hals (Rachen, Tonsillen, Kehlkopf)
ZNS, Periphere Nerven, Psyche

Brustkorb, Lunge, Bronchien, Herz
Kreislauf, Arterien, Venen
Verdauungstrakt (Leber, Galle,
Magen, Dünn-, Dickdarm, Anus)

Niere, Blase, Geschlechtsorgane
Blut- und Lymphsystem
Muskeln, Gelenke, Knochen
Infektionen, Allergien, Unfälle, Op.

ALLGEMEINBEFINDEN

Leistungsfähigkeit (Sport, körperl. Betätigung) red.

Schlaf Einschlafen, Durchschlafen u.

Appetit (Abneigung, Unverträglichkeit) u.

Übelkeit, Erbrechen 0.

Körpergewicht (Zunahme, Abnahme) =

Durst u.

Stuhlgang (Häufigkeit, Beschaffenheit, Blut) regel m.

Harnlassen (Häufigkeit, Schmerzen) u.

Sexualverhalten u.

Periode

Kontrazeption

Husten 0.

Dyspnoe b. Bel.

Auswurf (Farbe, Blut)

JETZIGE MEDIKAMENTE

Beloc 2.1
Nitrolingual b. Bedarf

Rauchen
Zigt. / Tag 20 seit 16 J.
Nichtraucher seit 1/2 Jahr

Alkohol u.
Abführmittel 0.
Schmerzmittel 0.
Schlaf-, Beruhigungs-, Anregungsmittel 0.
Rauschdrogen

SOZIALE ANAMNESE

Beruf erlernter Schlosser
jetziger Abteilgs. leiter
Arbeitsplatz Büro ca. 50 Std./Woche
Rente
Wehrdienst, Kriegsgefangenschaft 1943-1946
Wohnverhältnisse
Familienverhältnisse
Auslandsaufenthalte
Haustiere, Hobbies, Reisen

Sonstiges

FAMILIENANAMNESE
Vater † 60 Herzinfarkt
Mutter lebt
Geschwister 0

Kinder 2
Ehepartner

Zuckerkrankheit, Bluthochdruck, Herzinfarkt, Schlaganfall, Allergien

Abb. 2.1.1. Halbschematische Kurzdokumentation der Anamnese. Die Reihenfolge entspricht dem üblichen Ablauf bei der Erhebung der Vorgeschichte, beginnend mit Fragen zur jetzigen Krankheit und endend mit Fragen zur Familienanamnese

2.2 Körperliche Untersuchung

Die gründliche körperliche Untersuchung ist unabdingbare Voraussetzung für die Beurteilung aller, insbesondere auch spezieller Befunde. Für die Erkennung einer Herzinsuffizienz, eines Vitiums oder einer peripheren Durchblutungsstörung ist der Untersuchungsbefund für die Diagnose oft wegweisend, während er für die Erkennung einer Koronarerkrankung nur indirekte Hinweise liefert. Er läßt aber erkennen, ob auch eine Arteriosklerose der Gliedmaßenarterien oder der externen Hirnarterien vorliegt. Schließlich hat die behutsame und gründliche körperliche Untersuchung auch eine Funktion, um ein fundiertes Arzt-Patientenverhältnis aufzubauen.

Es ist zweckmäßig, den Patienten zunächst im Stehen anzusehen. Veränderungen der Wirbelsäule, Haltungsanomalien und Varizen sind häufig nur im Stehen erkennbar. Die Herz-Kreislaufuntersuchung erfolgt im Sitzen und Liegen. Besteht eine Venenstauung, muß man den Patienten aufsetzen, um abzuschätzen, ob die Halsvenen bei einem bestimmten Winkel „leerlaufen".

2.2.1 Auskultation

Für die Auskultation wird zweckmäßigerweise ein Stethoskop mit Membran und Trichterteil benutzt. Der Membranteil wird häufiger verwendet, der Trichterteil ist jedoch u.a. bei sehr mageren Patienten, Kindern oder starker Behaarung unentbehrlich. Nach der Auskultation des Herzens muß man sich im klaren sein über:

Lautstärke von Herzgeräuschen

Grad 1 ist das leiseste Geräusch, das erst nach einigen Herzschlägen wahrnehmbar ist, wenn sich das Ohr adaptiert hat.
Grad 6 ist ein extrem lautes Geräusch, das noch gehört wird, wenn das Stethoskop geringfügig von der Brustwand abgehoben wird.
Grad 2 ist ein leises Geräusch, das sofort gehört wird.
Grad 5 ist das lauteste Geräusch, das nicht mehr gehört wird, wenn das Stethoskop von der Brustwand gelöst wird.
Grad 3 und 4 sind intermediäre Geräusche.

Eine abgeänderte Methode besteht darin, daß die linke Hand des Untersuchers mit dem Zentrum des Handtellers über punctum maximum des Geräusches angelegt und die Lautstärke gemäß der Fortleitung durch die Hand und entlang dem Radius bestimmt wird:

Grad 1/6 ist ein Schwellengeräusch *(pianissimo)*.
Grad 2/6 durchdringt nicht die Handdicke *(piano)*.
Grad 3/6 wird durch die Handdicke fortgeleitet und ist im Zentrum des Handrückens hörbar *(mezzoforte)*.
Grad 4/6 ist bis oberhalb des Handgelenkes hörbar *(forte)*.
Grad 5/6 ist bis zum oberen Drittel des Radius hörbar *(fortissimo)*.
Grad 6/6 ist ein Distanzgeräusch, das im Abstand von Milli- oder Zentimetern oder mehr hörbar ist.

Aus: Zuckermann [5]

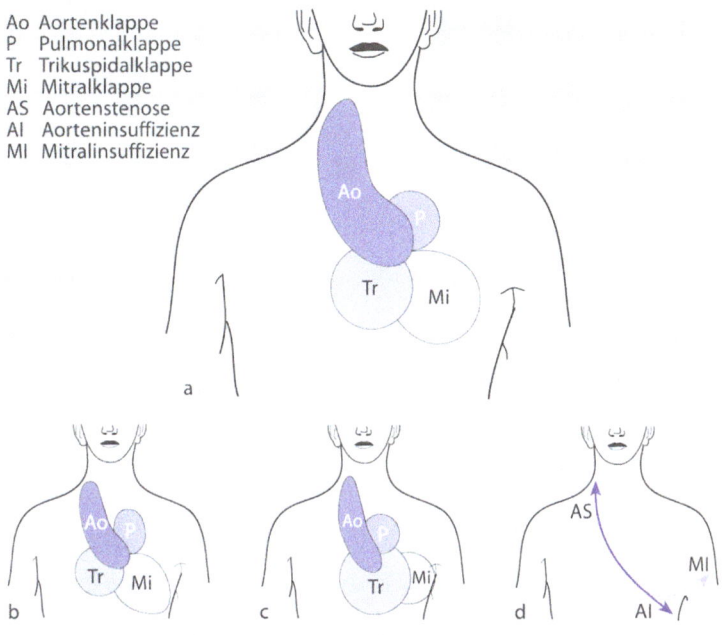

Abb. 2.2.1. Auskultationsfelder bei Klappenfehlern (mod. nach Netter [2]): **a)** normale Ausbreitung der Schallfelder, **b)** bei Linkshypertrophie, **c)** bei Rechtshypertrophie, **d)** Fortleitung von Geräuschen bei verschiedenen Klappenfehlern

Herzrhythmus, Herzschlagfrequenz, allgemeine Lautstärke der Herztöne, auffallende Betonung eines Herztons, Extratöne. Beim Auskultieren von Geräuschen orientiert man sich über die Lautheit (Grade 1/6 – 6/6; siehe Schema), den vorwiegenden Frequenzgehalt (niederfrequent = brummend, hochfrequent = zischend oder flüsternd), das Punktum maximum und die eventuelle Fortleitung des Geräusches (Abb. 2.2.1). Die zeitliche Zuordnung von Geräuschen kann besonders bei Tachykardie schwierig sein und erfordert unter Umständen mehrfache Wiederholung der Auskultation. Es ist wichtig, ein evtl. freies Intervall vor oder nach dem Geräusch zu erkennen sowie besonders bei Austreibungsgeräuschen über der Herzbasis das Geräuschmaximum in Beziehung zum 1. und 2. Herzton anzugeben. Unklare Auskultationsbefunde können durch körperliche Belastung etwa durch mehrfaches Aufsetzen evtl. verstärkt werden. Beim Verdacht auf Vitium ist die Auskultation in Linksseitenlage wichtig, für die Erkennung einer Mitralinsuffizienz die Auskultation in der linken Axillarlinie. Das diastolische Geräusch der Aorteninsuffizienz ist bisweilen in nach vorne gebeugter, sitzender Position besser zu hören als in Rückenlage.

Die Auskultation der Lungen erfolgt von kranial nach kaudal, rechts und links vergleichend. Der unsymmetrische Bau der Lungen und des Bronchialsystems bewirkt, daß auch beim Gesunden zwischen rechts und links der Perkussions- und Auskultationsbefund nicht ganz identisch ist.

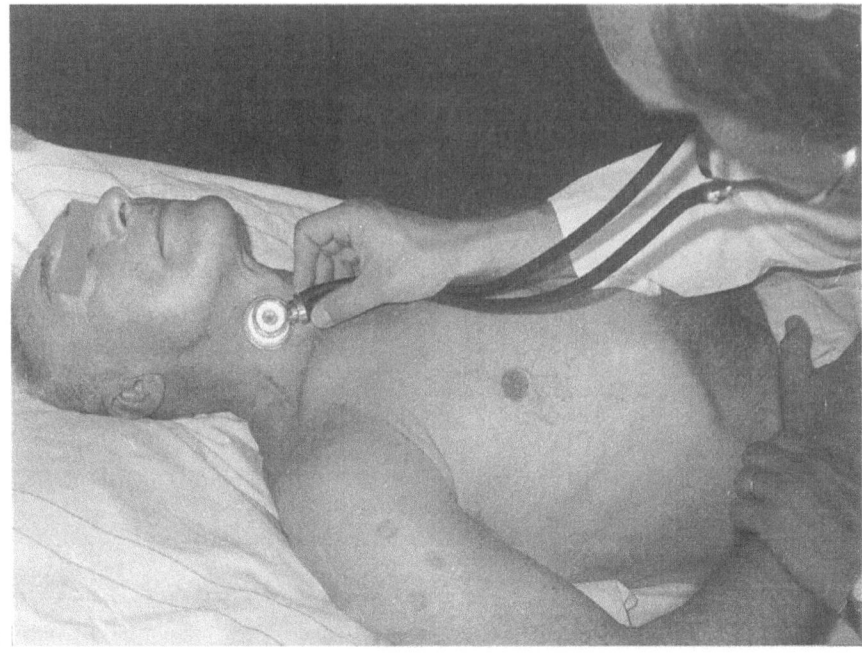
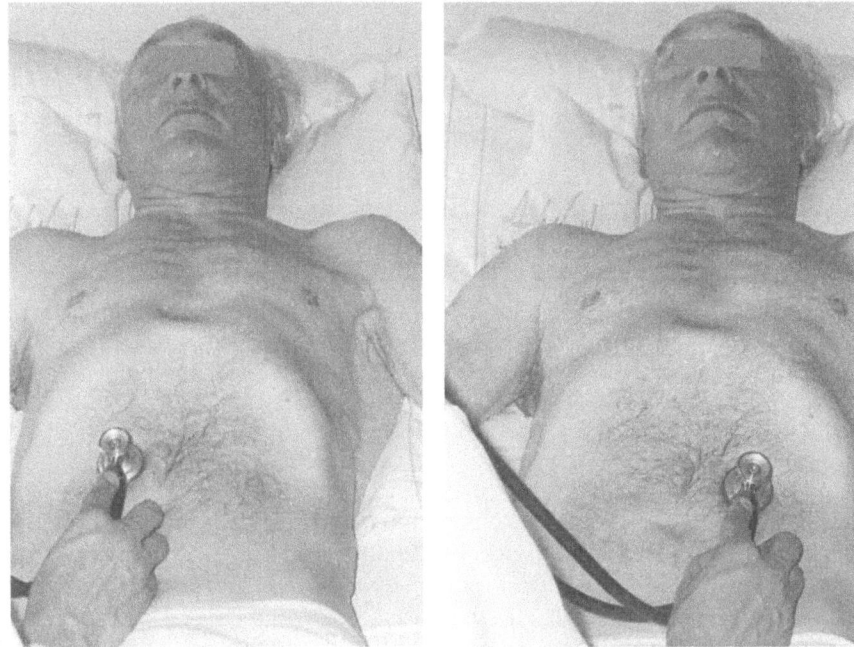

Abb. 2.2.2. Auskultation der A. carotis (**a**), der rechten und linken Nierenarterie (**b+c**)

Für die Untersuchung der Lungen ist sowohl die Auskultation mit Angaben über Atemgeräusche und eventuelle Nebengeräusche als auch die Perkussion mit Angabe über Stand und Verschieblichkeit der basalen Lungengrenzen von großer Bedeutung. Die Perkussion des Herzens gibt dagegen nur selten wichtige diagnostische Aufschlüsse. Sie erfolgt nach vorheriger Festlegung des Zwerchfellstands durch Bestimmung der Lungenlebergrenze rechts. Die Perkussion der Herzdämpfung kann unter Umständen einen Herzbeutelerguß als Ursache einer Herztamponade ohne weitere Hilfsmittel erkennen lassen.

Neben der Auskultation von Herz und Lungen ist bei Hochdruck das Abhören über der abdominellen Aorta im Bereich des Abgangs der Nierenarterien (5 cm oberhalb und 5 cm links und rechts des Nabels) sowie bei entsprechendem Verdacht die Auskultation der großen Arterien auch bei der Routineuntersuchung erforderlich und in wenigen Sekunden durchführbar (Abb. 2.2.2, 2.2.3). Das Erlernen der Auskultation kann erleichtert werden durch Verwendung eines Doppel-

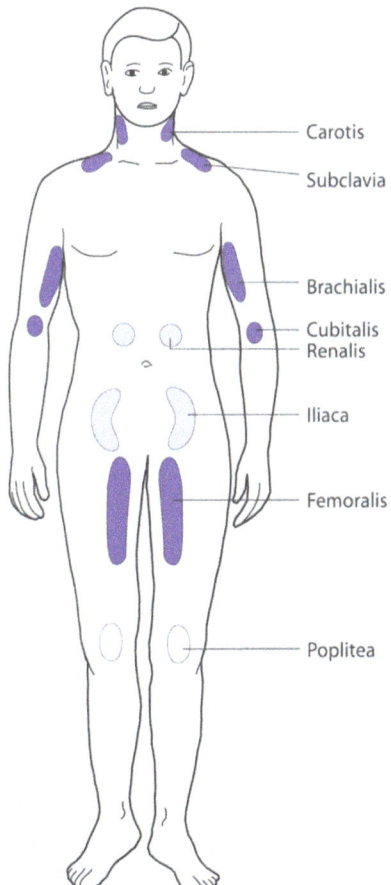

Abb. 2.2.3. Auskultationsfelder für Stenosegeräusche großer Arterien. Aortengeräusche können über dem ganzen Verlauf der Aorta auskultiert werden, weswegen dafür kein eigenes Feld eingezeichnet ist

stethoskops, bei dem an derselben Stelle 2 Untersucher auskultieren und den Befund vergleichen können. Der Hörbefund sollte schriftlich fixiert und erst danach mit dem Phonogramm verglichen werden.

2.2.2 Palpation

Die Palpation des Abdomens erfordert entspannte Bauchdecken. Warme Hände, kurzgeschnittene Fingernägel sowie ein behutsames Vorgehen schaffen dafür die Voraussetzung. Man tastet zunächst mit der ganzen Handfläche nach Resistenzen oder Druckschmerz in allen 4 Quadranten. Danach versucht man unterhalb des rechten Rippenbogens allmählich, am besten über mehrere Atemzüge in der Tiefe zu palpieren. Die palpierende Hand wird durch Druck der zweiten Hand unterstützt und der Patient aufgefordert, mit offenem Mund tief einzuatmen. Sobald der Leberrand die Fingerkuppen berührt, weicht die Hand nach oben aus, um ein reflektorisches Atemanhalten zu vermeiden und das stufenartige Vorbeigleiten des Leberrands wahrnehmen zu können (Abb. 2.2.4). Für die Palpation der Milz wird ähnlich vorgegangen, bisweilen ist es zweckmäßig, den Patienten in Rechtsseitenlage zu untersuchen und mit der rechten Hand von dorsal die Milz nach vorn zu drücken.

Bei der Dokumentation des abdominellen Tastbefunds wird der Stand der Lebergrenze in der Medioklavikularlinie bei tiefer Inspiration in cm unterhalb des rechten Rippenbogens angegeben. Der Lebertiefstand, z.B. bei vergrößertem Lungenvolumen mit Zwerchfelltiefstand ist von der echten Lebervergrößerung durch Perkussion des Zwerchfellstands zu trennen (Abb. 2.2.4).

Die Palpation der peripheren Arterienpulse gehört zu jeder Allgemeinuntersuchung. Sie erfolgt im Bereich der oberen und unteren Extremitäten zweckmäßigerweise symmetrisch mit beiden Händen, beginnend mit den Radialispulsen (Abb. 2.2.5); bei fraglicher Seitendifferenz hilft die Palpation mit erhobenen Armen. Die Palpation der Fußpulse beginnt mit der A. tibialis posterior, weil diese Arterie immer an anatomisch definierter Stelle dorsal des medialen Fußknöchels

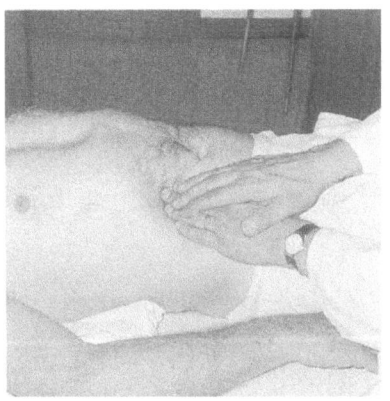

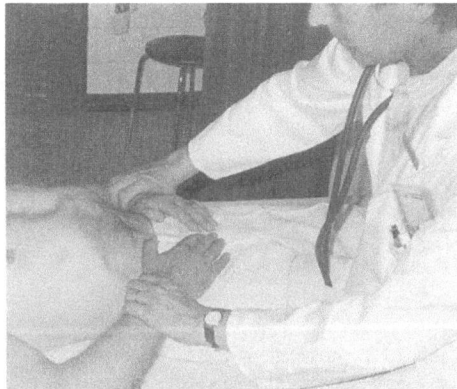

Abb. 2.2.4. Palpation der Leber **Abb. 2.2.5.** Palpation der Radialispulse

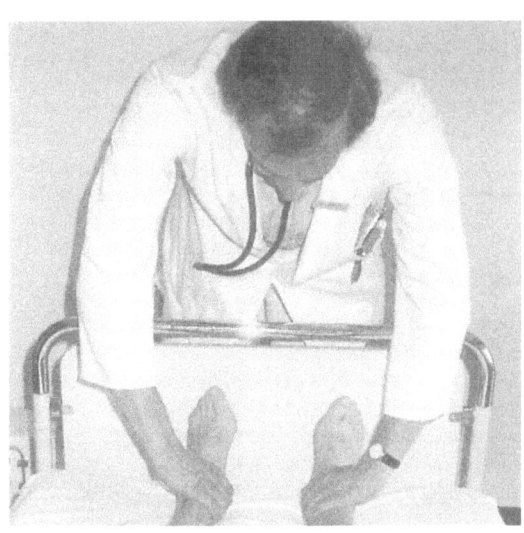

Abb. 2.2.6. Symmetrische Palpation der A. tibialis posterior

zu tasten ist (Abb. 2.2.6). Die A. dorsalis pedis weist im Gegensatz dazu einen recht variablen Verlauf auf und muß zuerst mit den flächig aufgelegten Fingern gesucht werden (Abb. 2.2.7a). Erst danach kann die Fingerkuppe gezielt aufgesetzt werden (Abb. 2.2.7b). Sind die Fußpulse nicht einwandfrei tastbar, so folgt die Palpation der Femoralarterien sowie die Auskultation über den Becken- und Femoralgefäßen. Die Bewegungs- und Lagerungsprobe gibt über die funktionelle Auswirkung einer Durchblutungsstörung einen guten Anhalt (Abb. 2.2.8). Falls der Radialispuls einseitig oder beidseitig nicht tastbar ist, wird die analoge Probe mit den Armen durchgeführt, indem der Patient die erhobenen Hände rasch hintereinander zur Faust ballt und wieder öffnet.

Die Arteriendruckmessung zeigt in den betroffenen Extremitäten bzw. Extremitätenabschnitten einen Druckabfall. Dieser tritt allerdings nur bei starker Einengung des Gefäßquerschnitts um mehr als 80 % auf und ist auch vom momen-

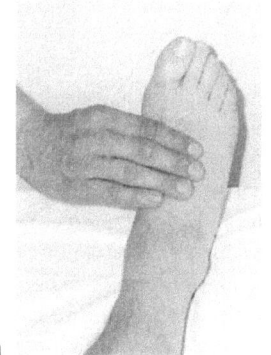
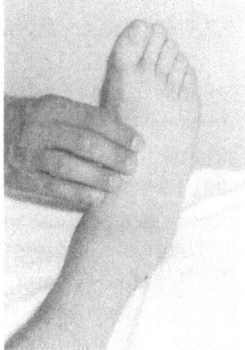

Abb. 2.2.7a, b. Die Palpation der A. dorsalis pedis erfolgt zuerst „großflächig" durch Auflage der Fingerendglieder wegen des individuell variablen Verlaufs dieses Gefäßes (**a**), danach durch gezielte Palpation mit den Fingerkuppen (**b**)

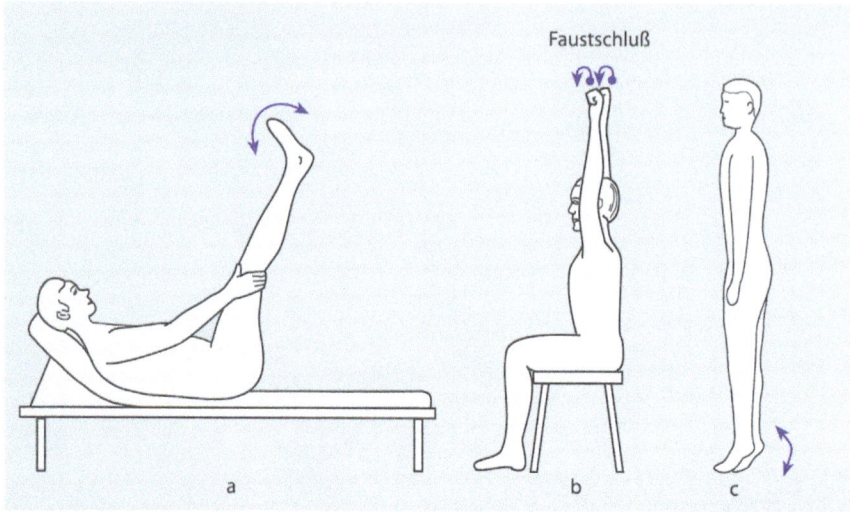

Abb. 2.2.8 a–c. Provokationsmethoden zur Erkennung peripherer Durchblutungsstörungen. Bei der Lagerungs- und Bewegungsprobe werden die Füße senkrecht erhoben und im Sprunggelenk maximal auf und ab bewegt (**a**); Fußkreisen ist ebenfalls möglich, für viele Patienten aber im Bewegungsablauf zu kompliziert. Abblassen der Fußsohlen und Zehen mit gleichzeitigem Auftreten von Wadenschmerzen während der Belastung ist typisch für eine arterielle Durchblutungsstörung. Nach Ende der Belastung werden die Füße zum Boden gesenkt, dabei ist evtl. eine verzögerte Wiederauffüllung der Venen oder eine verzögerte reaktive Hyperämie der Haut pathognomisch besonders bei einseitigem Auftreten. Zur Erkennung von Durchblutungsstörungen der Arme wird die analoge Probe mit erhobenen Händen und Faustschlußbewegungen gemacht (**b**). Die Dopplermessung nach Belastung ist häufig aufschlußreich, wenn in Ruhe (noch) kein Gradient im Vergleich zum Dopplerdruck an den Armen besteht. Bei Verdacht auf Durchblutungsstörung der Beine geschieht die Belastung durch Zehenstand (**c**). Im Zweifelsfall wenn eine maximale Ausschöpfung der Durchblutungsreserve erforderlich ist, kann die Probe auch mit einseitigem Zehenstand und unter Ischämie durch arterielle Drosselung erfolgen

tanen peripheren Widerstand abhängig. Im Zweifelsfall muß die Messung daher nach Senkung des Widerstandes durch Muskelarbeit und/oder Ischämie in der betroffenen Extremität wiederholt werden (Abb. 2.2.8 a–c).

2.2.3 Blutdruckmessung

Seit Beschreibung der Stauungsmanschette durch Riva und Rocci und Entdeckung der Arteriengeräusche durch Korotkoff, wird die Messung des Blutdrucks mit Manschette und Stethoskop als nichtinvasives Standardverfahren benutzt. Die ermittelten Werte entsprechen weitgehend dem blutig gemessenen Druck, wenn die im umseitigen Schema niedergelegten Regeln eingehalten werden.

Die obere Normgrenze für den Blutdruck beim Erwachsenen liegt bei 140/90, der Beginn des pathologischen Blutdrucks bei 150/95 mm Hg. Die untere Grenze des normalen Blutdrucks ist nicht scharf zu definieren, sie liegt etwa bei 90/50 mmHg. Bei kleinen Personen oder im Schlaf können auch bei Gesunden noch wesentlich niedrigere Werte gemessen werden. Ein grenzwertig erhöhter Blutdruck kann durch mehrfache Kontrolle meist als noch normal oder eindeutig pathologisch eingestuft werden. Die physiologischen Schwankungen des Ruheblutdrucks betragen systolisch bis 50 und diastolisch bis 20 mm Hg. Unter psychischer Belastung kann besonders der diastolische Wert auf über 100 mm Hg steigen, bei körperlicher Belastung steigt der systolische Wert auf über 200, bei starker Belastung auch auf bis zu 300 mm Hg. Während der systolische Druck auch unter Belastung relativ gut gemessen werden kann, ist die Messung des diastolischen Drucks unter körperlicher Belastung nur mit blutigen Methoden zuverlässig möglich.

Die Blutdruckmessung an den Beinen ist beispielsweise bei Verdacht auf Aortenisthmusstenose oder bei stenosierender Arteriosklerose erforderlich. Die Messung am Oberschenkel erfordert eine größere und breitere Manschette, während am Unterschenkel mit der normalen Armmanschette gemessen werden kann. Beim Vorhandensein peripherer Pulse läßt sich der systolische Wert durch Palpation ermitteln, fehlen die Pulse, kann der systolische Wert durch Dopplermessung bestimmt werden. Einen zuverlässigen Wert für den systolischen Druck liefert auch die Kapillarmethode. Zur Bestimmung wird zunächst bei hochgelagertem Fuß die Manschette am Unterschenkel ca. 50 mm Hg über den am Arm gemessenen Wert aufgepumpt und solange gehalten, bis der Fuß abgeblaßt ist. Danach wird der Fuß in Herzhöhe gelagert und der Manschettendruck langsam soweit abgelassen, bis eine Hautrötung erkennbar wird. Dieser Wert entspricht dem systolischen Druck.

Technik und Procedere der Blutdruckmessung

Technik
- Vor der Messung Radialispuls beiderseits tasten
- Manschettenbreite 12–13 cm
- Geeichtes bzw. Hg-Manometer
- Stethoskop mit leichtem Druck über der palpierten A. brachialis aufsetzen
- Systolischen Druck bei erster Messung durch Palpation der A. radialis kontrollieren
- Diastolischen Druck (Verschwinden der Korotkoff-Geräusche) bei ganz leichtem Stethoskopauflagedruck bestimmen.

Beurteilung
Normal 140/90 mm Hg – 90/60 mm Hg

Procedere
Bei nicht seitengleichem Radialispuls oder nicht normalem Wert:
- Messung rechts und links vergleichen

Bei Hypertonie:
- Mehrfache Wiederholung der Messung
- Auskultation der Nierenarterie rechts und links:
  Stethoskop tief eindrücken 5 cm oberhalb und außerhalb des Nabels, bei negativem Ergebnis Auskultation nach körperlicher Belastung wiederholen.

Bei einer behandlungsbedürftigen Hypertonie soll der Patient in aller Regel zur Selbstmessung angeleitet werden.

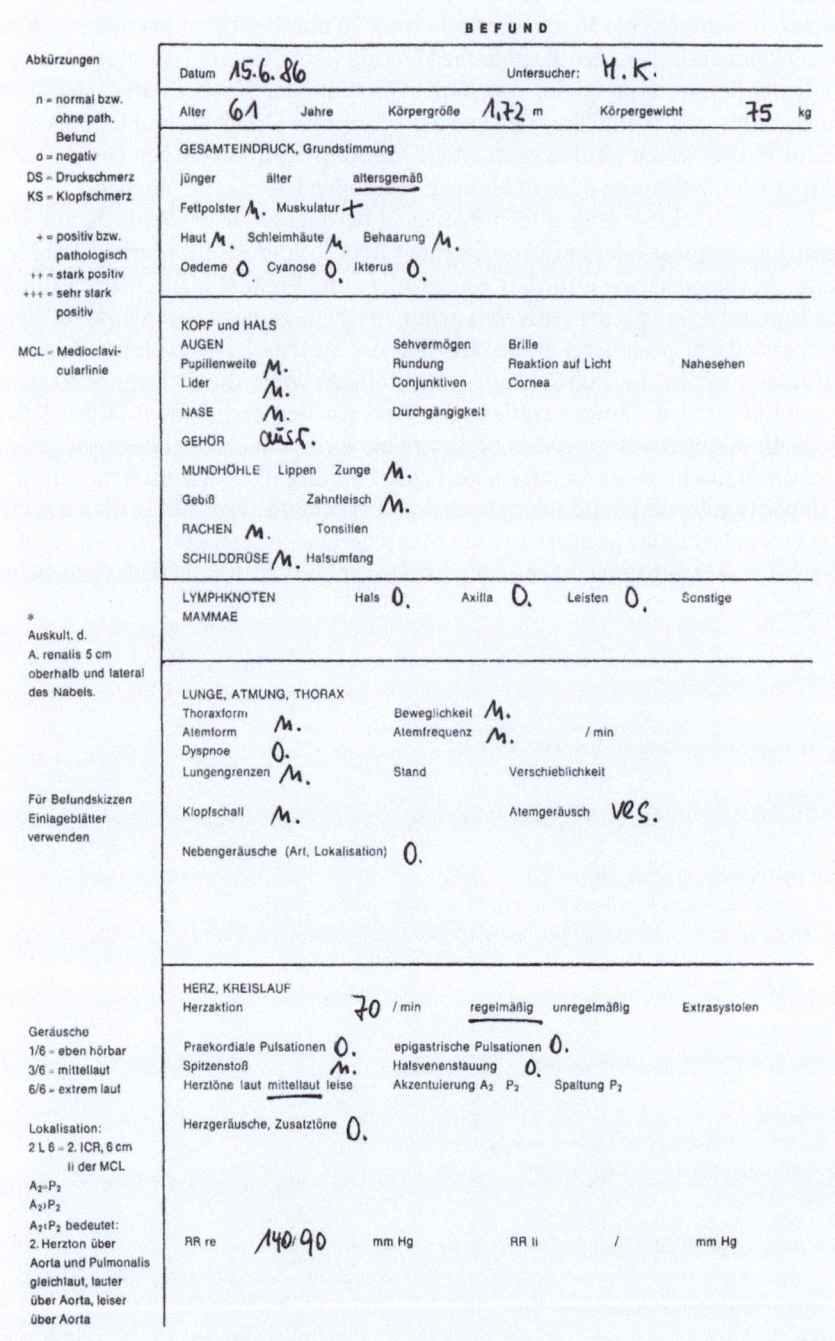

Abb. 2.2.9. Krankenblatt mit halbschematischer Befunddokumentation

ABDOMEN
Bauchdecken Dicke Spannung *M.*   Narben *O.*
Bauchumfang
Druckschmerz
Meteorismus   / *O.*   Darmgeräusche
Resistenzen

LEBER nicht tastbar ☐   *3* cm unterhalb des Rippenbogens in der MCL bei tiefer Inspiration
Oberfläche Rand Konsistenz *M.*

GALLENBLASE
MILZ
NIERENGEGEND

ANALGEGEND, REKTALBEFUND

ÄUSSERES GENITALE

BEWEGUNGSAPPARAT
Wirbelsäule   Form *M.*   Beweglichkeit *ausr.*   Schmerz

Gelenke *M.*   Muskulatur *M.*

PERIPHERE GEFÄSSE
Arterienpulse A. carotis   re   li   Stenosegeräusche   A. car.   re *O.*   li *O.*
               A. radialis   re +   li +   Aorta abd. hoch *O.* tief *O.*
               A. femoralis re   li   A. iliaca re   li
               A. tib. post. re +   li +   A. fem.   re   li
               A. dors. ped. re +   li ○   A. ren. * re *O.*   li *O.*

Venen *O.* Varizen   Oedeme *O.*   Beinschwellung   Umfang re   li

NERVENSYSTEM
Motilität   aktive Beweglichkeit
Tonus   passive Beweglichkeit   Grobe Kraft
Koordination   FNV, KHV, Romberg   Gang, Stand
Eigenreflexe   PSR re   li   Fremdreflexe BDR re oben   li oben
                ASR re   li   re unten   li unten
                AER re   li   Knips-R
                                                         Babinski
Nackensteife   Laseguè
Sensibilität   Sensorium
Hirnnerven
Vegetatives Nervensystem
Tremor   feuchte, kalte Akren   Hyperreflexie   Chvostek u. a.

PSYCHISCHER EINDRUCK   *Keqne Antworten*
VERHALTEN IM GESPRÄCH

Mögliche psychische Mitursachen der Krankheit?
Auffassung des Patienten über die Entstehung der eigenen Krankheit   *Stress im Beruf*
Leidensdruck?

2.2.4 Dokumentation

Die Dokumentation von Anamnese und Befund ist Voraussetzung zum selbstkritischen Lernen sowie zur Verlaufsbeurteilung. Das als Beispiel abgebildete Krankenblatt benützt eine halbschematische Befunddokumentation, die sehr wenig Zeitaufwand erfordert (Abb. 2.2.9).

Weiterführende Literatur zu Kap. 2

1. Braunwald E (1997) The history. In: Braunwald E (ed) Heart disease: a textbook of cardiovascular medicine. 5th ed. WB Saunders Company, Philadelphia London Toronto Montreal Sydney Tokyo, pp 1–14
2. Netter FH (1976) Farbatlanten der Medizin, Bd. 1, Herz. Thieme, Stuttgart New York
3. Perlott JK, Braunwald E (1997) Physical examination of the heart and circulation. In: Braunwald E (ed) Heart disease: a textbook of cardiovascular medicine. 5th ed. WB Saunders Company, Philadelphia London Toronto Montreal Sydney Tokyo, pp 15–52
4. Zuckermann R (1965) Herzauskultation. Edition Leipzig, Leipzig

3 Spezielle Herz-Kreislaufuntersuchungen

M. Kaltenbach, G. D. Kneissl, W. März, M. S. Nauck, T. Scheffold,
B. R. Winkelmann

3.1 Elektrokardiographie

Seit Einthoven wird die Ableitung von Stromkurven des Herzens von der Körperoberfläche durchgeführt und gehört bis heute zum diagnostischen Rüstzeug (Abb. 3.1.1). Die von der Körperoberfläche abgeleiteten Potentialdifferenzen sind infolge Leitungsbehinderung, besonders durch die lufthaltigen Lungen, etwa hundertmal geringer als die Potentialdifferenzen im Herzmuskel selbst. Auch handelt es sich um eine Summation bzw. Differenz der in verschiedener Richtung ablaufenden Spannungsunterschiede (Summationsvektor). Immer muß bei der Bewertung des Oberflächen-EKGs bedacht werden, daß es sich um die elektrische Begleiterscheinung, nicht aber um den eigentlichen Kontraktionsablauf des Herzens handelt. Im

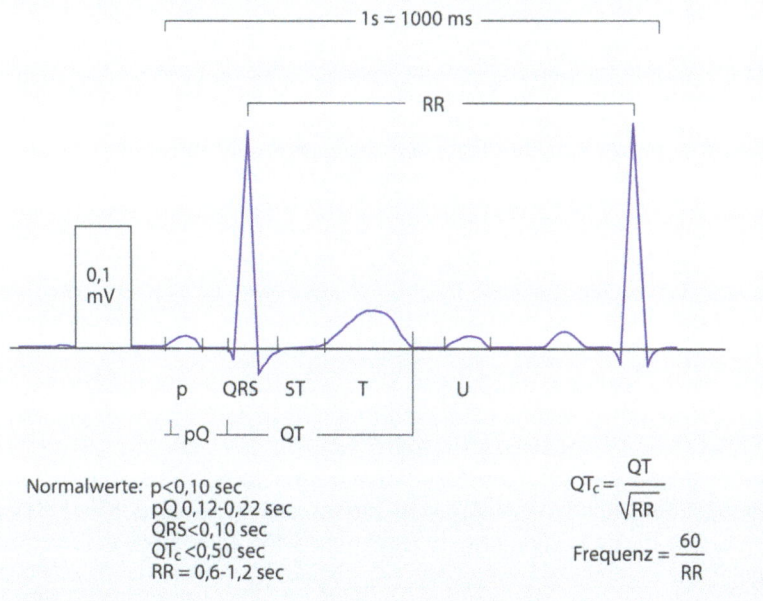

Abb. 3.1.1. EKG-Bezeichnungen und Normalwerte

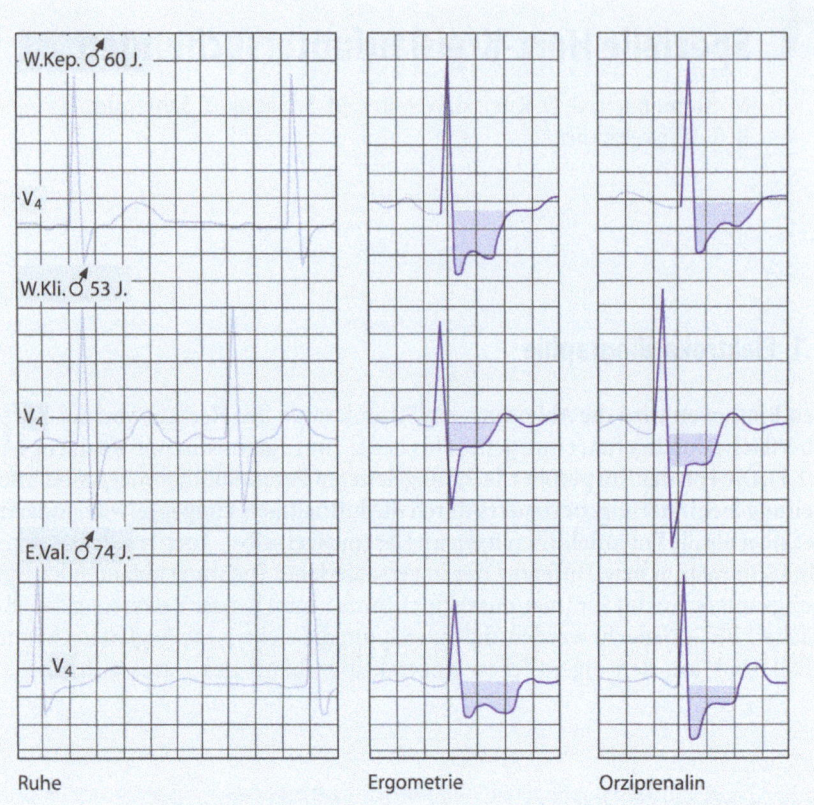

Abb. 3.1.2. EKGs von drei Patienten mit Belastungsangina pectoris. Während die Endteile im Ruhe-EKG unauffällig sind, kommt es während körperlicher Belastung zu ischämischen ST-Senkungen. Die Patienten verspürten zu diesem Zeitpunkt stenokardische Beschwerden. Im rechten Teil der Abbildung sind die EKGs während pharmakologischer Belastung mit dem Katecholaminkörper Orziprenalin wiedergegeben. Auch dabei traten unter der Infusion pektanginöse Beschwerden und ischämische EKG-Veränderungen auf

Extremfall kann daher ein normales EKG abgeleitet werden, auch wenn das Herz mechanisch gar nicht mehr schlägt infolge „elektromechanischer Entkopplung". Trotz dieser Einschränkungen ist die Elektrokardiographie auch heute eine wichtige diagnostische Maßnahme, die für die Erkennung von Herz-Kreislauferkrankungen nach Anamnese und körperlicher Untersuchung die größte Bedeutung besitzt. Dies trifft insbesondere für die Erkennung einer Mangeldurchblutung des Herzmuskels und deren Folgen zu (Abb. 3.1.2).

Die einzelnen Teile der Herzstromkurve werden mit den Buchstaben p, Q, R, S, T, U bezeichnet (Abb. 3.1.1, S. 23). Die p-Wellen sind Ausdruck der Vorhofaktivität und daher für die Beurteilung von Herzrhythmusstörungen besonders wichtig. Sie spiegeln auch eine Überlastung eines oder beider Vorhöfe wider. Die QRS-Komplexe spiegeln die Erregungsausbreitung in den Kammern wider. Veränderungen lassen auf Hypertrophie oder intraventrikuläre Erregungsleitungsstörungen

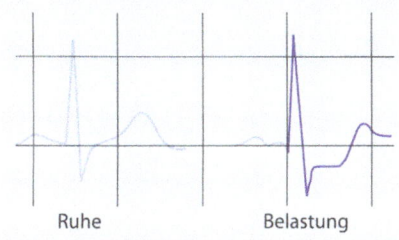 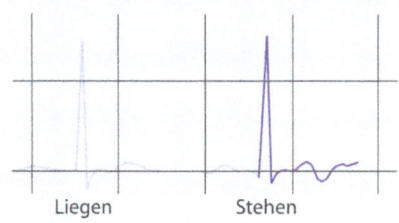

Abb. 3.1.3. Ischämietypische ST-Senkung unter Belastung infolge koronarer Durchblutungsstörungen

Abb. 3.1.4. Vegetativ bedingte Negativierung der T-Welle im Stehen

schließen. Besonders bedeutsam sind Potentialverluste (R-Zackenverlust bzw. Auftreten von S-Zacken) infolge Verlust an leitfähigem Herzmuskelgewebe durch Herzinfarkt. Die ST-Strecke verläuft normalerweise in der Isoelektrischen. Abweichungen werden u.a. durch Elektrolytverschiebungen bedingt. Eine akute Mangeldurchblutung des Herzmuskels bewirkt meist eine ST-Senkung, in seltenen Fällen kann es auch zu einer ST-Hebung kommen. Die horizontal verlaufende oder deszendierende ST-Senkung im Belastungs-EKG ist für die Erkennung einer Koronarinsuffizienz von großer praktischer Bedeutung. Sie muß von anderweitig bedingten ST-Senkungen etwa infolge Hypokaliämie, Digitalisierung oder Sympathikotonie abgegrenzt werden.

Veränderungen der T-Welle treten durch ähnliche Einflüsse wie solche der ST-Strecke auf. Diagnostisch sind sie aber weit weniger zuverlässig, weil sie durch das vegetative Nervensystem leicht beeinflußt werden (Abb. 3.1.3, 3.1.4). So können normale positive T-Wellen in pathologische negative T-Wellen umgewandelt werden, nicht nur durch organische Erkrankungen, sondern z.B. allein durch veränderte Körperposition etwa den Übergang vom Liegen zum Stehen oder durch aktives Hochheben der Beine im Liegen.

Der zeitliche Ablauf der EKG-Kurve verläuft in genau festgelegten Normgrenzen. Die PQ-Zeit beträgt 0,12–0,22 s, die QRS-Dauer 0,07–0,10 s. Die Herzfrequenz wird aus dem Kehrwert des R-Zackenabstands ermittelt und liegt in Ruhe etwa zwischen 60 und 90 EKG-Ausschlägen/min, bei Vagotonie niedriger, bei Sympathikotonie höher. Der genaue R-Zackenabstand zeigt von Schlag zu Schlag kleine Abweichungen. Diese vermindern sich bei pathologischen Zuständen, wie bei einer Schädigung des vegetativen Nervensystems infolge diabetischer Neuropathie.

Das Elektrokardiogramm wird in verschiedenen Ableitungen geschrieben, dazu werden Potentialdifferenzen zwischen 2 Elektroden gemessen, die an verschiedenen Ableitungsstellen angebracht sind (Abb. 3.1.5). Beim Ableitungsschema nach Einthoven zeigt das Einthoven-Dreieck die Ableitungsrichtungen bei Anlage einer Elektrode am rechten Arm und linken Arm (Ableitung I), am rechten Arm und linken Bein (Ableitung II) sowie am linken Arm und linken Bein (Ableitung III). Mit denselben Elektroden können noch 3 weitere Ableitungsrichtungen erfaßt werden, indem man jeweils 2 Elektroden zusammenschließt und gegen die 3. Elektrode mißt. Diese Ableitungen werden als unipolare Goldberger-Ableitungen aVR, aVL und aVF bezeichnet. Die Richtung des größten QRS-Ausschlags in den verschie-

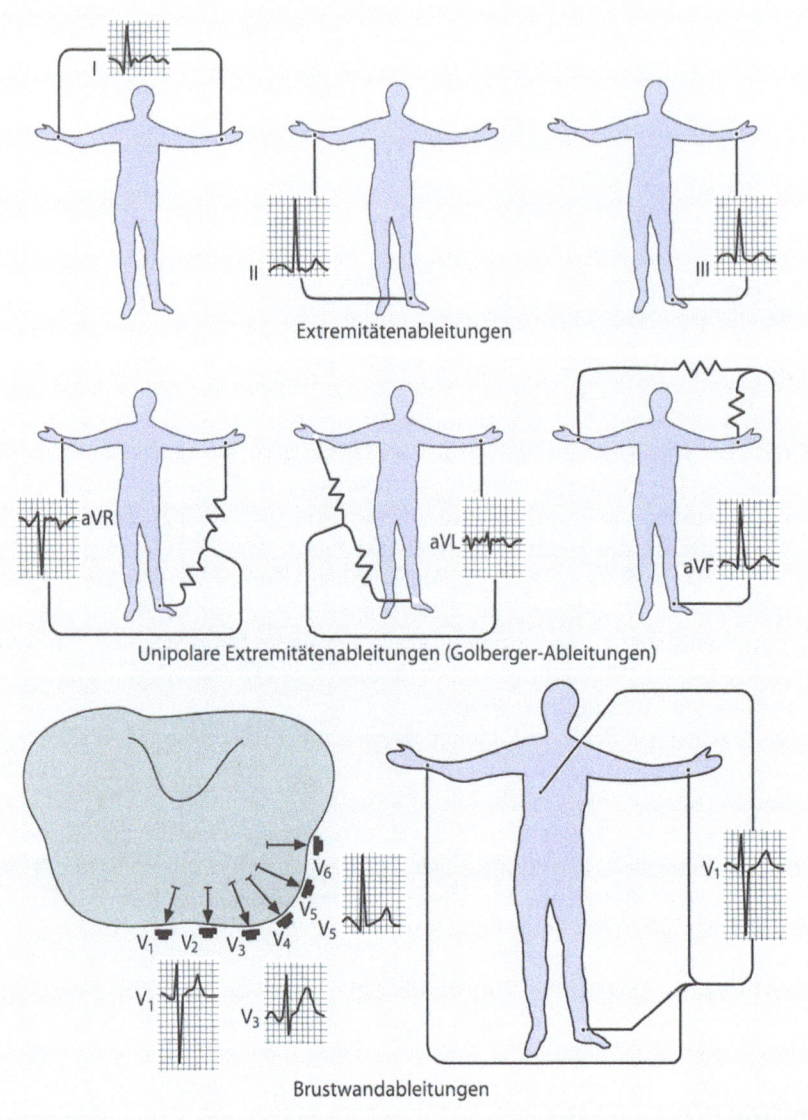

Abb. 3.1.5. Elektrodenlage und Schaltung für Extremitäten-, unipolare Extremitäten- und Brustwandableitungen (mod. nach [2])

denen Ableitungen entspricht der „elektrischen Herzachse". Bei Verlagerungen des Herzens zeigt sich eine Verschiebung der elektrischen Herzachse, die zu der Verschiebung der anatomischen Herzachse etwa parallel läuft (Abb. 3.1.6). Bei Einatmung mit Tiefertreten des Zwerchfells und Steilstellung des Herzens dreht sich die elektrische Herzachse nach unten bzw. nach rechts, bei Ausatmung nach links bzw. links oben. Ähnliche Veränderungen zeigen sich bei Zwerchfellhochstand infolge Adipositas bzw. Zwerchfelltiefstand bei leptosomem Habitus.

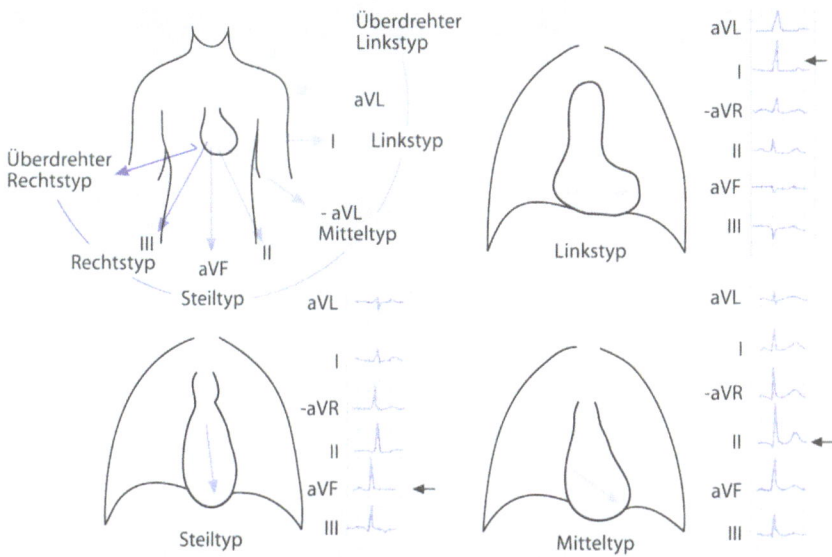

Abb. 3.1.6. Lage des Herzens im Thorax und Lage der elektrischen Herzachse im EKG. Diese entspricht der Richtung des größten positiven QRS-Ausschlags in den Extremitäten- (I, II, III) und unipolaren Extremitätenableitungen (aVL, -aVR, aVF). Schematische Darstellung (links oben) sowie EKG-Beispiele des Linkstyps, Mitteltyps und Steiltyps. Der größte positive QRS-Ausschlag ist in den drei EKG-Beispielen jeweils rechts mit einem Pfeil markiert

Während die Extremitätenableitungen Potentialdifferenzen in der Frontalebene erfassen, können Potentialdifferenzen in der Horizontalebene mit den unipolaren Brustwandableitungen registriert werden. Drehungen der elektrischen Herzachse in der Horizontalebene kommen besonders dann zustande, wenn infolge Hypertrophie einzelner Herzanteile der QRS-Vektor in Richtung zum hypertrophierten Herzmuskelanteil abgelenkt wird, bei der Linkshypertrophie nach links und dorsal, bei der Rechtshypertrophie nach vorne und rechts (Abb. 3.1.7).

Wenn die Ableitungsrichtung von aVR umgepolt wird (-aVR), kann man die 6 Frontalableitungen so hintereinander schalten, daß sie in der Ableitungsrichtung jeweils in 30°-Schritten aufeinanderfolgen. Die Form des EKGs ändert sich dann kontinuierlich von Ableitung zu Ableitung – ähnlich wie in den Brustwandableitungen – und die Hauptausschlagrichtung des QRS-Komplexes ist dann leicht erkennbar (Abb. 3.1.6).

Die elektrische Herzachse entspricht der stärksten Auslenkung des QRS-Komplexes. Die von Augenblick zu Augenblick wechselnde Richtung der größten Auslenkung der Herzstromkurve kann als Vektorschleife dreidimensional dargestellt werden. Die Richtung des Hauptausschlags ändert sich innerhalb des Herzzyklus nicht nur in der frontalen, sondern auch in der horizontalen und sagittalen Ebene. Eine vollständige Beschreibung ist daher nur durch dreidimensionale Aufnahme möglich. Diese kann durch Anlage von Elektroden in den 3 räumlichen Ebenen erfaßt und als Vektorkardiogramm in den 3 räumlich senkrecht aufeinander stehenden Achsen x, y, z registriert werden. In der praktischen Elektrokardiographie

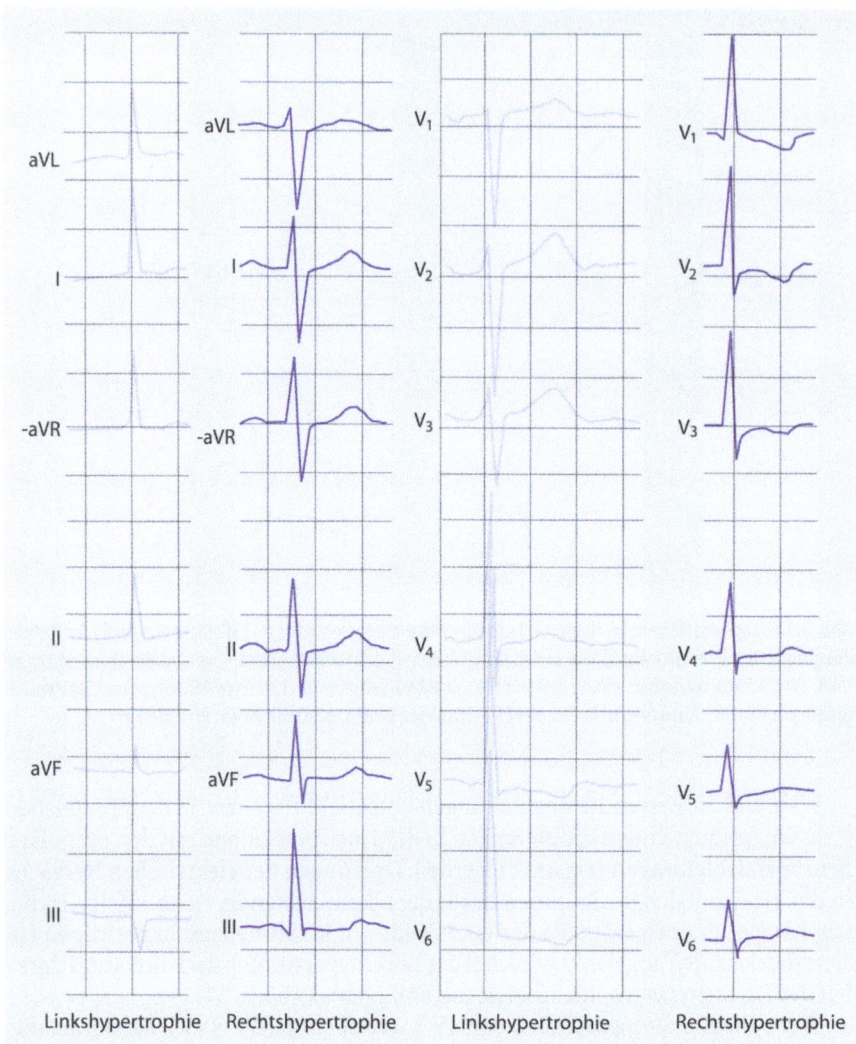

Abb. 3.1.7. Beispiel von Links- und Rechtshypertrophie in Extremitäten- und Brustwandableitungen

hat sich gezeigt, daß die räumliche EKG-Aufzeichnung mit der Vektorkardiographie gegenüber der Aufzeichnung in der Fontalebene mit 3 Extremitätenableitungen und 3 Goldberger-Ableitungen und in der Horizontalebene mit 6 Brustwandableitungen keine eindeutigen diagnostischen Vorteile bietet. Daher wird das Standard-EKG in diesen 12 Ableitungen abgeleitet.

In der Abb. 3.1.8 sind typische pathologische Veränderungen der p-Welle infolge Überlastung der Vorhöfe dargestellt.

Eine wichtige Erweiterung der diagnostischen Aussagekraft erfolgt durch das Belastungs-EKG (s. Kap. 3.3). Dieses dient besonders zur Erfassung einer Durchblutungsstörung, also einer Koronarinsuffizienz in einem Stadium, in dem in Ruhe noch keine Mangeldurchblutung des Herzmuskels vorliegt. In der Abb. 3.1.2 ist gezeigt, daß bei Patienten mit stenosierender Koronarsklerose die Zeichen der Myokardischämie sowohl durch körperliche Belastung als auch durch Katecholamininfusion ausgelöst werden können.

Die Diagnose von Herzrhythmusstörungen wird durch die Aufnahme von Langzeitelektrokardiogrammen über bis zu 24 h mit einem Bandspeicheraufnahmegerät, das der Patient mit sich trägt, erweitert. Intrakardiale EKG-Ableitungen oder Herzstromkurven von Ösophaguselektroden lassen den Entstehungsort von Rhythmusstörungen erfassen und ermöglichen eine genauere Analyse, die oft die Voraussetzung für die effektive Behandlung ist. Die diagnostischen Möglichkeiten des EKG werden durch Techniken wie Langzeit-Speicher-EKG, Ereignis-EKG-Aufzeichnung und Telefon-EKG erweitert. Das Speicher-EKG erlaubt die kontinuierliche Aufzeichnung eines jeden Herzschlags über 24 bzw. 48 oder bis zu 72 h. Die Auswertung erfolgt wegen der großen Datenmenge mit Computerhilfe. Oft lassen sich

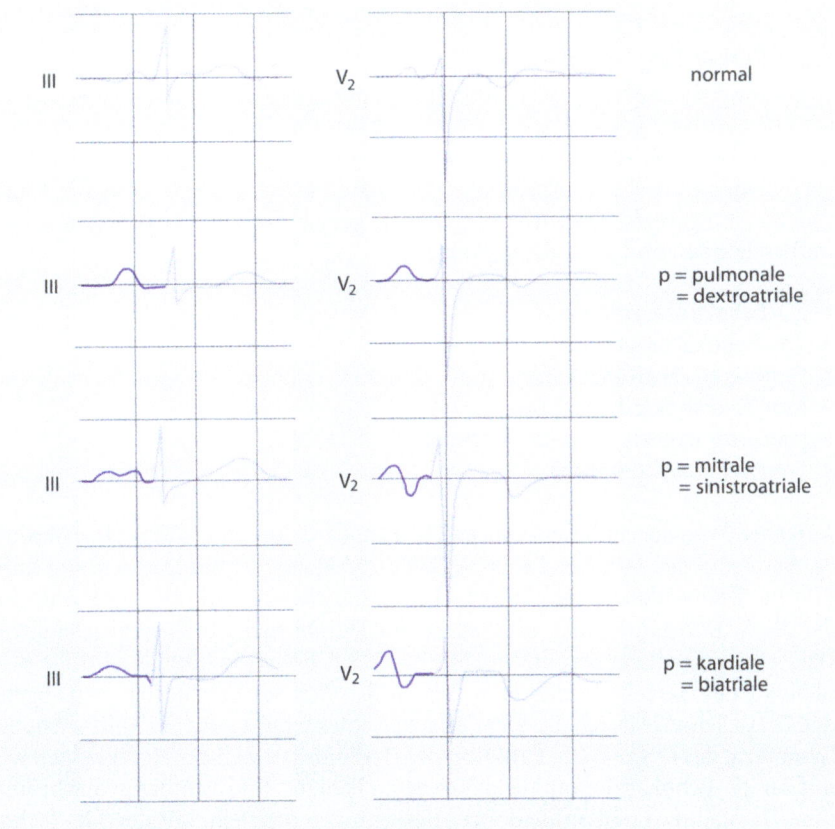

Abb. 3.1.8. Die Überlastung eines oder beider Vorhöhe ist aus Veränderungen der p-Welle ablesbar

vorübergehende Erscheinungen insbesondere Rhythmusstörungen, die sonst der Erkennung entgehen, damit gut erfassen. Auch ischämiebedingte Endteilveränderungen in Form von zeitweise auftretenden ST-Streckensenkungen lassen sich erkennen und im Zusammenhang mit bestimmten Tätigkeiten oder Ereignissen im Tagesverlauf zeitlich einordnen.

Bei Ereignissen oder Empfindungen des Patienten, die nur selten – etwa alle paar Tage, Wochen oder Monate – auftreten, kann man ein Speichergerät verwenden, das nur auf Befehl registriert (Ereignis-EKG). Eine andere Version ist die Übertragung eines vom Patienten registrierten EKG per Telefon. Dies kann u. U. sinnvoll sein, um bei besonders gefährdeten Patienten z. B. das Auftreten eines Herzinfarkts zu erkennen.

Weiterführende Literatur zu Kap. 3.1

1. Becker HJ, Kober G, Fach WA (1996) EKG-Repetitorium. Deutscher Ärzte Verlag, Köln
2. Netter FH (1976) Farbatlanten der Medizin, Bd. 1, Herz. Thieme, Stuttgart New York

3.2 Echokardiographie (s.a. Kap. 4.3.3)

Die Echokardiographie ist neben der Elektrokardiographie zweifelsohne die wichtigste und aussagefähigste nichtinvasive Untersuchungsmethode in der Kardiologie. Für die klinische Routinediagnostik stehen heute mehrere unterschiedliche Untersuchungsverfahren zur Verfügung, die gezielt nach Fragestellung eingesetzt werden können und einander ergänzen

- 2D-Echokardiographie
- TM-Echokardiographie
- Dopplerechokardiographie
- Kontrastechokardiographie
- transösophageale Echokardiographie
- Streßechokardiographie.

Ausgehend von der eindimensionalen TM-Echokardiographie (TM = Time Motion), die bereits in den 50er Jahren durch Edler und Hertz in Skandinavien und durch Effert in Deutschland erste klinische Anwendung fand, gelang mit der Einführung der 2D-Schnittbild-Echokardiographie der Durchbruch zu einer anschaulichen Darstellung kardialer Strukturen. Mit der 2D-Echokardiographie wird die Morphologie des Herzens in mehreren standardisierten Sektorschnittebenen abgebildet. Diese Schnitte durch das Herz erlauben Rückschlüsse auf die 3-dimensionale Geometrie des Organs. Die Funktion des Herzmuskels und der Herzklappen wird mit der 2D-Echokardiographie im bewegten Echtzeit-Bild sichtbar gemacht (real-time-Darstellung) und anhand ihrer Bewegungen beurteilt. Mit der TM-Technik kann eine Feinanalyse der Herzwand und Klappenbewegungen mit sehr hoher zeitlicher Auflösung durchgeführt werden, wobei allerdings die direkte räumliche

Zuordnung kardialer Strukturen entfällt. Es ist vielmehr notwendig, die TM-Kurven interpretieren zu lernen, ähnlich wie man z.B. eine EKG-Registrierung analysieren muß. Störungen des Blutflusses in den Herzkammern und durch die Herzklappen werden mit der Dopplerechokardiographie erfaßt. Die Farbdopplerechokardiographie und die Kontrastechokardiographie können die Blutströmung im Herzen direkt sichtbar machen und dadurch z.B. Regurgitationen an den Klappen oder Shunts im Schnittbild darstellen. Mit dem transösophagealen Zugang kann eine deutliche Verbesserung der Abbildungsqualität und des Auflösungsvermögens erreicht werden. Apparative Verbesserungen durch digitale Bildverarbeitung ermöglichen auch unter Belastungsbedingungen eine qualitativ hochwertige Schnittbildregistrierung. Mit der Streßechokardiographie wird auf diese Weise die Zuverlässigkeit der nichtinvasiven Ischämiediagnostik erheblich gesteigert.

3.2.1 Methodik

Die Ultraschalldiagnostik macht sich das Echolotverfahren zunutze, welches in der Seefahrt seit Jahrzehnten eingesetzt wird. Auf See wird der Ultraschall genutzt, um Tiefenmessungen durchzuführen: Am Rumpf eines Schiffes ist ein Ultraschallsender befestigt, der impulsweise Schallwellen abgibt. Diese breiten sich geradlinig und mit einer konstanten Geschwindigkeit von 1492 m/s im Meerwasser aus, werden am Meeresboden reflektiert und schließlich durch einen Empfänger am Schiffsrumpf zurückempfangen. Aus der Zeitdifferenz zwischen Impulsabgabe und Empfang der reflektierten Schallwellen kann nach der Formel

$$\text{Tiefe} = \text{Zeit} \cdot \text{Geschwindigkeit}$$

auf einfache Weise die Meerestiefe berechnet werden. Diese Tiefenmessungen können nicht nur am unbeweglichen, soliden Meeresgrund vorgenommen werden, sie können vielmehr auch zur Ortung von bewegten Objekten eingesetzt werden, auch wenn sie den Ultraschall nur flach reflektieren, wie z.B. Fischschwärme.

Bei der Ultraschalldiagnostik des Herzens werden nach dem gleichen Echolotprinzip für Untersuchungen an erwachsenen Personen Frequenzen von 2,0–5,0 MHz eingesetzt. Die Schallköpfe bestehen aus piezoelektrischen Kristallen, die nach Anregung durch elektrische Impulse in Schwingungen versetzt werden und Schallwellen von definierter Frequenz respektive Wellenlänge in das Gewebe abgeben. Die im Schallkopf eingebauten Kristalle werden abwechselnd sowohl als Sender als auch als Empfänger betrieben. Die Impulsrate der Schallabgabe beträgt etwa 1000/s, wobei der Einzelimpuls eine Dauer von nur 1/1 000 000 s hat. Die Ultraschallwellen werden auf dem Weg durch das Herz an allen Grenzflächen reflektiert, die zwischen 2 Medien von unterschiedlicher akustischer Impedanz (= Wellenwiderstand) liegen. Impedanzsprünge treten an den Übergängen Perikard/Myokard, Myokard/Endokard, Endokard/Blut sowie an den Herzklappen und den Wänden der großen herznahen Gefäße auf. Die Intensität des zurückempfangenen Ultraschallsignales hängt sowohl vom Einfallswinkel auf die reflektierende Grenzfläche als auch vom Unterschied der akustischen Impedanz der beiden durch die reflektierende Grenzfläche getrennten Medien ab. Der Anteil des reflektierten Ultraschalls ist bei einem Einfallswinkel von 90° auf die Grenzfläche am größten, d.h. bei senkrechter Anlotung resultiert das Ultraschallsignal mit der höchsten Intensität. Je weiter die angelotete Struktur von der Schallsonde entfernt ist, um so größer ist der Anteil an Schallintensität, der im Gewebe absorbiert wird und nicht zurückempfangen werden kann. Die Intensität des Echosignals nimmt somit in zunehmender Eindringtiefe ab. Tief im Thorax liegende kardiale Strukturen erzeugen daher nur schwache Echos.

Entsprechend der raschen Impulsfolge können in kurzer zeitlicher Folge die Abstände zwischen der Schallsonde und den beschallten kardialen Strukturen bestimmt werden. Diese kontinuierlichen Abstandsmessungen ermöglichen eine detaillierte Analyse auch von raschen Bewegungen, wie sie z. B. an den Herzklappen oder an den Wänden der Herzkammern auftreten. Aufgrund der schlechten Schalleitungseigenschaften der luftgefüllten Lunge und der Totalreflektion durch die Knochen der Rippen kann das Herz nur von wenigen günstigen Positionen aus mittels Ultraschall dargestellt werden. Als Schallfenster dienen die Interkostalräume, bei denen das Herz direkt an der Brustwand anliegt. Zur störungsarmen Anlotung des Herzens eignen sich beim Erwachsenen der 3. und 4. Interkostalraum links parasternal. Als weitere Ableitungspositionen stehen der Zugang von der Herzspitze (apikal) und von dem Epigastrium (subcostal) aus zur Verfügung. Für besondere Fragestellungen kann zusätzlich der Zugang von oberhalb des Sternums aus (suprasternal) gewählt werden (Abb. 3.2.1).

Die transthorakale echokardiographische Untersuchung wird üblicherweise in Linksseitenlage mit leicht, um etwa 30° erhöhtem Oberkörper durchgeführt. Hierdurch wird die Lungenüberlagerung minimiert, was durch zusätzliche Atemmanöver noch verbessert werden kann. Im allgemeinen wird das Herz im 2D-Verfahren vom apikalen, parasternalen und subcostalen Zugang echokardiographisch untersucht, wobei die Schnittbilddarstellung eine vollständige Zuordnung der ana-

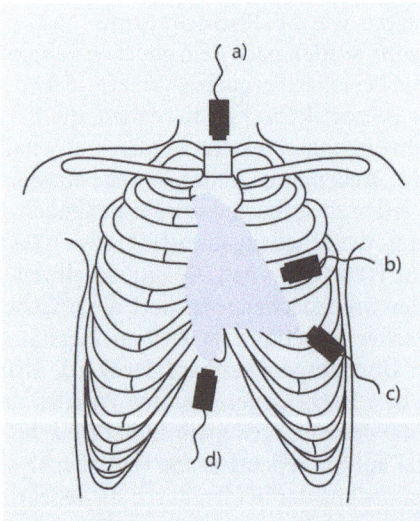

Abb. 3.2.1. Schallfenster für die echokardiographische Untersuchung. **a)** suprasternal; **b)** parasternal; **c)** apikal; **d)** subcostal (mod. nach [5])

tomischen Strukturen erlaubt (Abb. 3.2.2). Die Anfertigung einer qualitativ ausreichenden echokardiographischen Registrierung erfordert technische Fertigkeit und Erfahrung. Der Einsatz der Methode ist sowohl in Bezug auf die Ableitung als auch die Interpretation der Befunde untersucherabhängig. Um diese Limitation einzugrenzen, ist es erforderlich, daß das Ergebnis der jeweiligen Untersuchung jederzeit abrufbereit sein muß. Hierzu hat sich die Aufzeichnung auf Videoband etabliert.

3.2.2 2D-Echokardiographie

Eine naturgetreue und anschauliche Darstellung der Anatomie des Herzens und der großen Gefäße wird mit der 2D-Schnittbild-Echokardiographie erzielt. Der Bildaufbau faßt Ultraschallreflexe auf einzelnen Bildlinien zusammen, die entsprechend ihrem zeitlichen Eintreffen als Punkte hintereinander angeordnet sind (B-Modus). Durch Synthese mehrerer in einer Ebene sektorförmig angeordneter Bildlinien entsteht das Schnittbild (Sector-scanning). Ein homogenes Schnittbild wird durch eine schnelle und gleichmäßige Abfolge von Bildlinien erzeugt. Dies kann durch mechanisches Rotieren der Ultraschallkristalle in der Schallsonde oder durch elektronisch gesteuerte Ablenkung des Schallstrahls bei fix nebeneinander montierten Ultraschallkristallen erfolgen (Abb. 3.2.4). Der Schallstrahl wird ausgehend von einem Ende des Winkelsektors nach jedem Echoimpuls rasch und kontinuierlich um wenige Winkelgrade verschoben. Dadurch entsteht ein radiäres Bündel von Schallinien, die bei entsprechender Dichte respektive ausreichend kurzer zeitlicher Abfolge als 2D-Schnittbild imponieren. Bei einer Bildrate von 25–30 Bildern/s werden die Bewegungsabläufe im Herzen für das menschliche Auge unverfälscht wiedergegeben (realtime-Echokardiographie).

3.2.3 Schnittbildanatomie

2D-Echokardiogramme werden in standardisierten Schnittebenen von definierten Ableitungspunkten auf der Thoraxwand abgeleitet. Da nur kleine Felder in den Zwischenrippenräumen als „Echofenster" für einen Einblick in das Herz genutzt werden können, muß die Aufsatzfläche der Schallsonden klein sein. Durch das gewählte Sektorformat wird ein Bildausschnitt erzeugt, der quasi einen Blick durch das Schlüsselloch auf das Herz bietet. Von den verschiedenen Ableitungspunkten aus werden Schnittbilder des Herzens erzeugt, die eine Fülle von morphologischen und anatomischen Detailinformationen beinhalten und durch die realtime-Darstellung von Bewegungsabläufen Rückschlüsse auf den Funktionszustand des Herzmuskels und der Herzklappen zulassen. Das Basisprogramm standardisierter Schnittebenen für die 2D-Echokardiographie wird aus der parasternalen, apikalen und subcostalen Schallkopfposition abgeleitet (Abb. 3.2.2). Diese Standardschnittebenen sind die Grundlage, um reproduzierbare Informationen über die Strukturen und Bewegungsabläufe des Herzens zu erhalten. Darüberhinaus ist es möglich, eine nahezu unbegrenzte Anzahl weiterer Sektorbilder durch Kippen, Drehen und Verschieben der Schallsonde auf der Thoraxwand zu generieren. Die Ableitung dieser Zusatzschnitte hängt hierbei von der zu bearbeitenden Fragestellung ab.

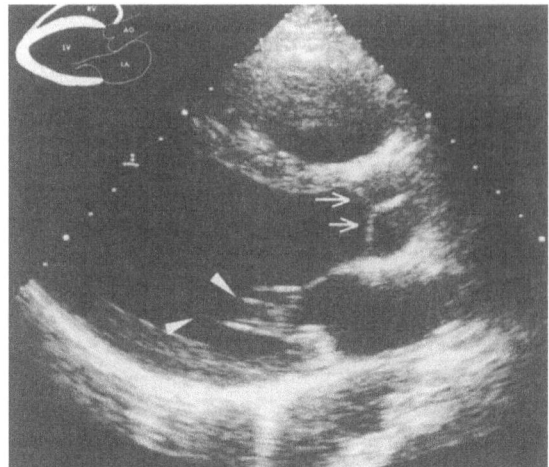

Abb. 3.2.2 a

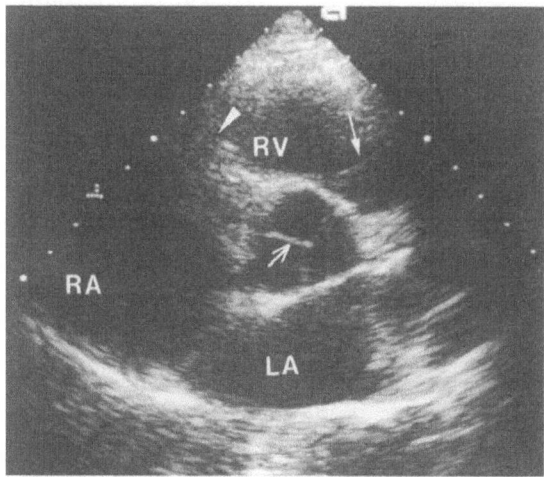

Abb. 3.2.2 b

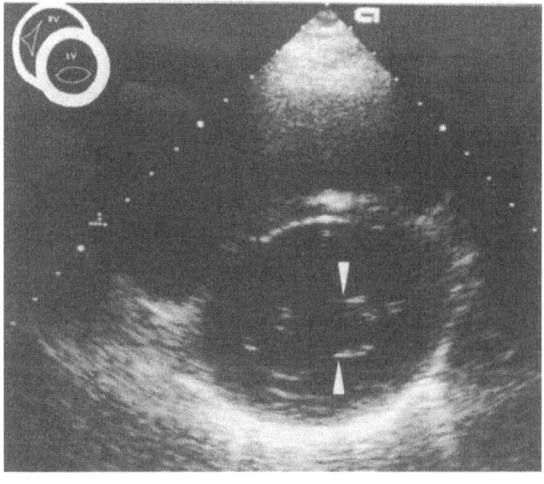

Abb. 3.2.2 c

3 Spezielle Herz-Kreislaufuntersuchungen 35

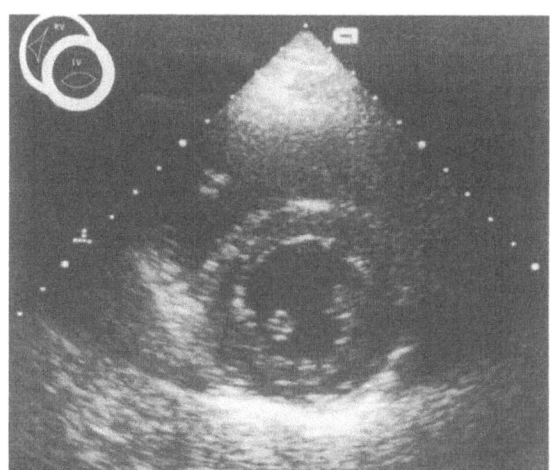

Abb. 3.2.2 d

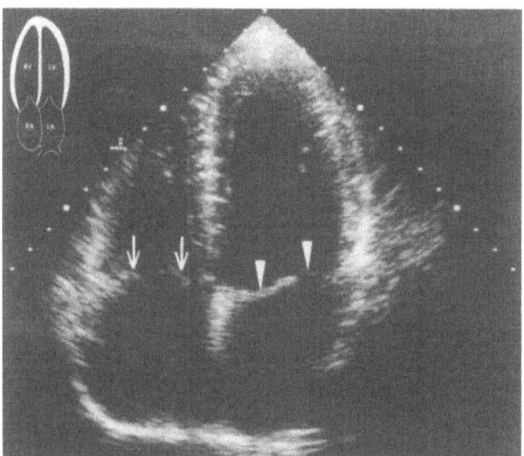

Abb. 3.2.2 e

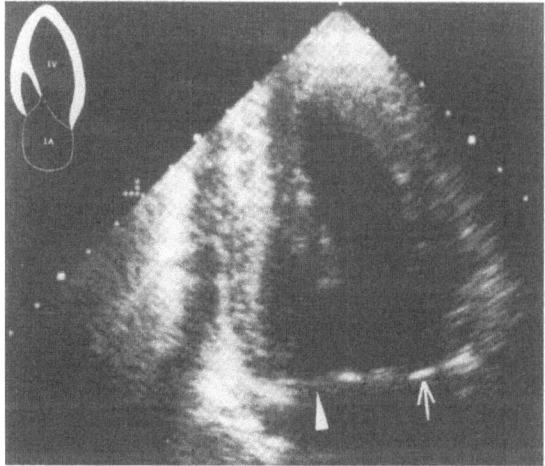

Abb. 3.2.2 f

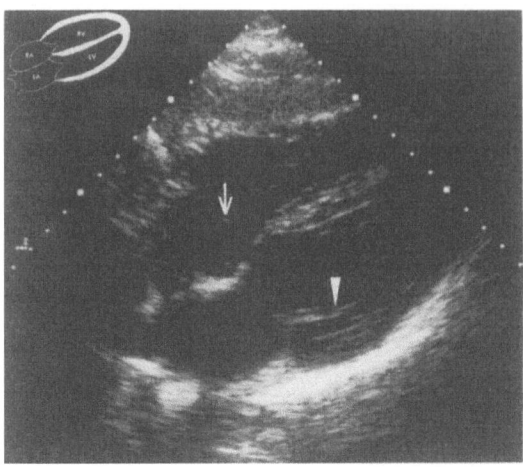

Abb. 3.2.2 g

Abb. 3.2.2 a–g. Schnittbildanatomie durch 2D-Echokardiographie: Normalbefunde; **a)** Parasternaler Längsachsenschnitt, Mitralklappe (horizontaler Pfeil), Aortenklappe (horizontaler Strich); **b)** Parasternaler Kurzachsenschnitt in Höhe der Aortenklappe: Trikuspidalklappe (horizontaler Pfeil), Pulmonalkappe (horizontaler Strich), Aortenklappe (nach oben gerichteter Pfeil); **c)** Parasternaler Kurzachsenschnitt in Höhe der Mitralklappe. Geöffnete Mitralklappe (horizontaler Pfeil); **d)** Parasternaler Kurzachsenschnitt in Höhe der Papillarmuskeln; **e)** Apikaler 4-Kammer-Blick. Mitralklappe (horizontaler Pfeil), Trikuspidalklappe (horizontaler Strich); **f)** Apikaler 2-Kammer-Blick: Mitralklappe (horizontaler Pfeil); **g)** Subcostaler 4-Kammer-Blick: Mitralklappe (horizontaler Pfeil), Trikuspidalklappe (horizontaler Strich) (aus [5])

Über das apikale Schallfenster ist ein rascher Überblick mit simultaner Darstellung aller 4 Herzhöhlen in einer Schnittebene möglich (Abb. 3.2.2e und 3.2.3). Hierzu wird der Schallkopf über dem Herzspitzenstoß aufgesetzt und die Schnittführung so gewählt, daß sowohl der linke als auch der rechte Ventrikel in maximaler Längsausdehnung abgebildet werden. In dem auf diese Weise eingestellten apikalen *4-Kammer-Blick* (Abb. 3.2.2e) erscheinen auf der rechten Bildseite der linke Ventrikel, die Mitralklappe und der linke Vorhof, die linke Bildseite bildet den rechten Ventrikel, die Trikuspidalklappe und den rechten Vorhof ab. Bei korrekter Einstellung dieser Schnittebene liegen das Ventrikelseptum und das Vorhofseptum senkrecht in Bildmitte, wobei das interventrikuläre Septum bei Normalbefund etwa doppelt so lang abgebildet wird wie das interatriale Septum. Der Ansatz der Trikuspidalklappe liegt sichtbar unterhalb des Ansatzes der Mitralklappe und wird dadurch im Bildsektor näher zum Schallkopf abgebildet.

Bei Drehung des Schallkopfes um etwa 90° wird von der Position des apikalen 4-Kammer-Blicks aus der *2-Kammer-Blick* mit linkem Ventrikel und linkem Vorhof abgebildet (Abb. 3.2.2f). In dieser Schnittebene wird die freie Wand des linken Ventrikels und die linksventrikuläre Hinterwand dargestellt.

Die Abbildung des Herzens in seiner Längsachse kann auch vom parasternalen Schallfenster aus erfolgen. Zur Ableitung des parasternalen *Längsachsenschnittes* (Abb. 3.2.2a und 3.2.4) wird der Schallkopf im 3. oder 4. ICR links neben dem Sternum plaziert. Die Schnittebene wird in der Regel in einer gedachten Linie von der rechten Schulter zur linken Hüfte eingestellt. Das Sektorbild zeigt auf der rechten

Bildseite den linken Vorhof, darüber die Aortenwurzel mit der Aortenklappe und schallkopfnah den Ausflußtrakt des rechten Ventrikels. Auf der mittleren und linken Bildseite stellen sich schallkopfnah der rechte Ventrikel, dahinter das interventrikuläre Septum und schallkopffern der linke Ventrikel mit der linksventrikulären Hinterwand und dem Perikard dar. Die korrekte Einstellung dieser Schnittebene ist gegeben, wenn alle genannten Strukturen im Sektor abgebildet sind und das Ventrikelseptum und die Vorderwand der Aortenwurzel nahezu horizontal verlaufen (Abb. 3.2.2a).

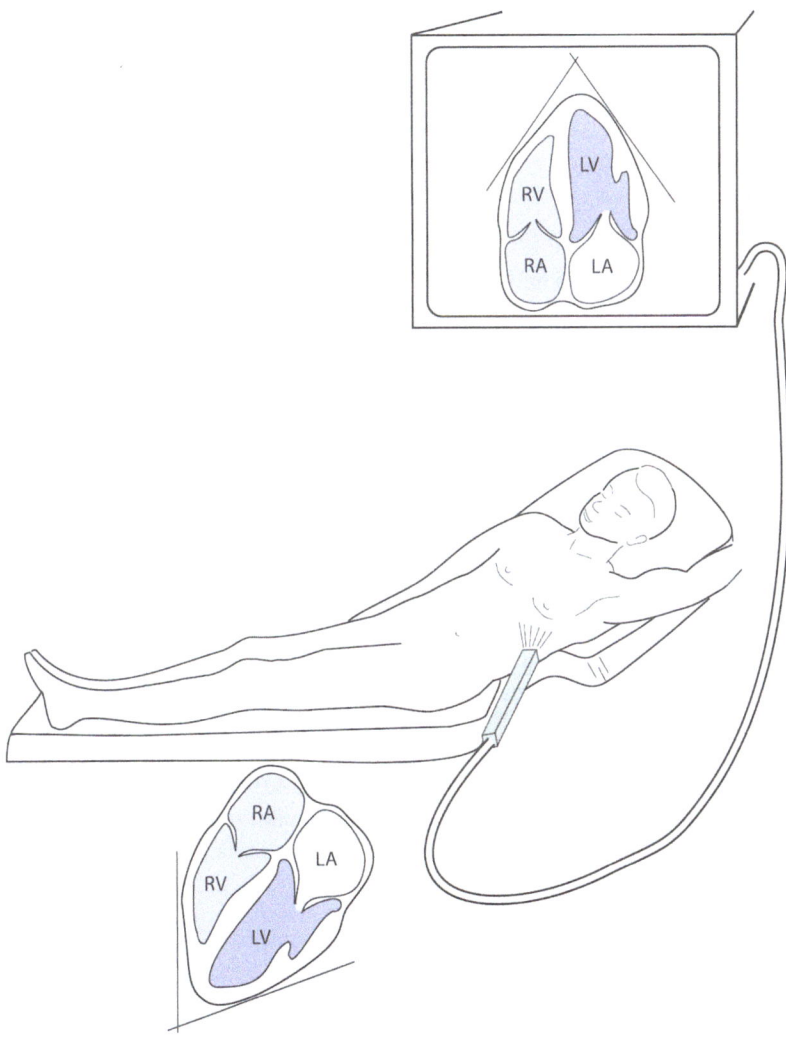

Abb. 3.2.3. Vergleich des echokardiographischen Bildes – entsprechend der anatomischen Lage des Herzens (links unten) mit dem echokardiographischen Bild – wie es auf dem Monitor erscheint (rechts oben) bei Anlotung im 4-Kammer-Blick mit dem Patienten in Linksseitenlage. Das Monitorbild ist seitenverkehrt und auf dem Kopf stehend, was die Orientierung besonders für den Anfänger erschwert

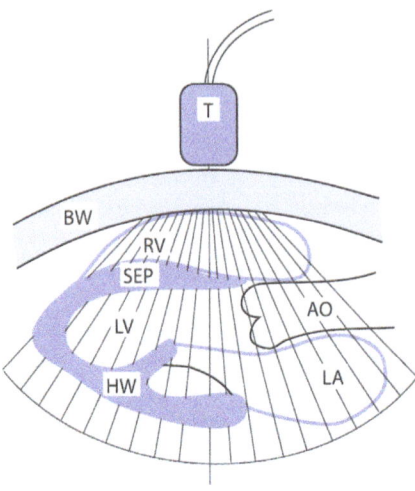

Abb. 3.2.4. Bildaufbau bei der 2D-Echokardiographie: Schnittbilddarstellung durch 90°-Sektor-Scanner T = Transducer; BW = Brustwand; RV = rechter Ventrikel; SEP = Ventrikelseptum; LV = linker Ventrikel; AO = Aorta; HW = Hinterwand des linken Ventrikels; LA = linker Vorhof (mod. nach [2])

Über das parasternale Schallfenster lassen sich in mehreren horizontalen Ebenen Querschnitte durch das Herz einstellen. Hierzu wird der Schallkopf von der parasternalen Längsachse um etwa 90° im Uhrzeigersinn gedreht und dadurch Schnittbilder in *parasternal kurzen Achsen* abgeleitet. Bei Kippung nach kranial ergibt sich ein Querschnitt durch die Aortenwurzel (Abb. 3.2.2b). Die Aorta erscheint kreisrund in der Mitte des Bildes. Im Zentrum sind die 3 Aortentaschenklappen, die in der Diastole eine sternförmige Struktur bilden, erkennbar. Ventral vor der Aorta liegt der rechte Ventrikel, links werden die Trikuspidalklappe und der rechte Vorhof, rechts die Pulmonalklappe und der Hauptstamm der Pulmonalarterie abgebildet. Beim Kippen der Schallsonde in Richtung Herzspitze wird der linke Ventrikel in der nächsten Horizontalebene in Höhe der Mitralklappensegel erfaßt (Abb. 3.2.2c). In dieser Position kommt der linke Ventrikel kreisrund zur Darstellung, der rechte Ventrikel liegt halbmondförmig schallkopfnah über dem linken Ventrikel, in dessen Mitte sich das vordere und hintere Mitralsegel zeigen. Beim weiteren Kippen nach apikal wird der linke Ventrikel in Höhe der Papillarmuskeln angelotet (Abb. 3.2.2d). Bei 8 bzw. 4 Uhr sieht man die beiden Papillarmuskeln in das Kavum des linken Ventrikels hineinragen. Die Schnittebene ist korrekt eingestellt, wenn der linke Ventrikel annähernd kreisrund abgebildet wird.

In der *subcostalen langen Achse* lassen sich ebenfalls simultan beide Ventrikel und beide Vorhöfe im Schnittbild abbilden (Abb. 3.2.2g). Der Schallkopf wird unterhalb des Xiphoids aufgesetzt und bei horizontaler Schnittführung nach kranial in Richtung linke Schulter ausgerichtet. Bei tiefer Inspiration erhält man auch bei adipösen Patienten und bei Patienten mit Lungenemphysem in der Regel Schnittbilder mit ausreichender Schallqualität.

Mit der 2D-Echokardiographie kann eine zuverlässige Bestimmung der Ejektionsfraktion des linken Ventrikels erfolgen. Zur Quantifizierung stehen mehrere Auswertungsverfahren zur Verfügung, die aus einer oder mehreren Schnittebenen durch Umfahren der Innenkontur des linken Ventrikels in endsystolischer und enddiastolischer Stellung, das enddiastolische und endsystolische Volumen über verschiedene mathematische Algorithmen berechnen können. Aus dem Ventrikelvolumina läßt sich die globale Ejektion nach der Formel

$$EF = \frac{EDV-ESV}{EDV}$$

kalkulieren.

Am einfachsten und am besten reproduzierbar ist die Methode unter Verwendung der Einstellung des linken Ventrikels aus dem apikalen 2- oder 4-Kammer-Blick. Die aus dem 2D-Echokardiogramm ermittelten Ejektionsfraktionen weisen im Vergleich zu invasiv ermittelten Daten einen geringen methodisch bedingten systematischen Fehler mit einer Unterschätzung um ca. 2 bis 4% auf. Die mittels Ultraschall ermittelten Werte und die Herzkatheterbefunde zeigen jedoch eine für klinische Belange gut brauchbare Korrelation.

Durch eine kombinierte Analyse des apikalen 4-Kammer-Blicks und des parasternalen Längsachsenschnittes ist es möglich, in der Routinediagnostik das *gesamte Herzvolumen* (Herzaußenvolumen) mit der Schnittbildechokardiographie zu bestimmen. Hierzu werden im apikalen 4-Kammer-Blick die Länge des linken Ventrikel und seine Breite sowie im parasternalen Längsachsenschnitt die Ventrikeltiefe EKG-getriggert in endsystolischer Stellung vermessen. Dieser für die Prognose verschiedenster Herzerkrankungen wichtige Parameter korreliert bei korrekter Bestimmung aus dem 2D-Schnittbild gut mit dem röntgenologisch bestimmten Herzvolumen (siehe Kap. 3.7).

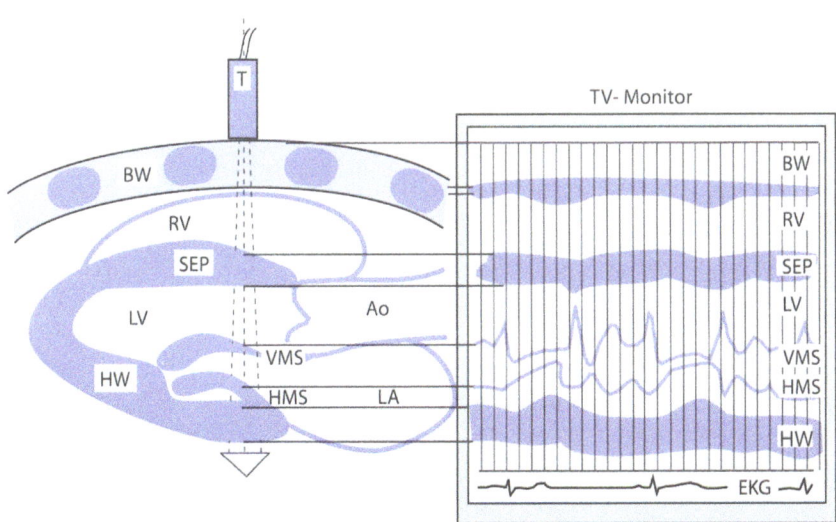

Abb. 3.2.5. Schematische Darstellung des Signalaufbaus bei der TM-Echokardiographie: T = Transducer; BW = Brustwand; RV = rechter Ventrikel; SEP = Ventrikelseptum; LV = linker Ventrikel; AO = Aorta; HW = Hinterwand des linken Ventrikels; LA = linker Vorhof; VMS = vorderes Mitralsegel; HMS = hinteres Mitralsegel (mod. nach [2])

3.2.4 TM-Echokardiographie

Die Schnittbilduntersuchung wird in der Regel durch die TM-Echokardiographie zur Feinanalyse der Bewegungsabläufe und reproduzierbaren Quantifizierung von Dimensionen der Herzhöhlen komplettiert. TM-Echokardiogramme werden in standardisierter Weise über das links parasternale Echofenster abgeleitet. Die an den akustischen Grenzflächen im Herzen reflektierten Ultraschallimpulse werden über der Zeitachse bei mitlaufendem EKG aufgetragen. Dadurch werden Bewegungskurven der Herzwände und Herzklappen konstruiert (Abb. 3.2.5). Durch die sehr kurzen Zeitabstände zwischen den Ultraschallimpulsen (bis zu 4000/s) können auch sehr schnelle Bewegungen im Detail genau wiedergegeben werden. Die Einstellung des TM-Schallstrahls wird am günstigsten unter Kontrolle des 2D-Schnittbildes vorgenommen, wodurch die angeloteten anatomischen Strukturen exakt zugeordnet werden können (Abb. 3.2.6). Aus den kontinuierlich registrierten Bewegungskurven werden die Durchmesser der Herzhöhlen, die Dicke des Myokards sowie die Bewegungsamplituden und -geschwindigkeiten der Herzklappen vermessen. Bei der Routineuntersuchung mit dem TM-Echokardiogramm werden mit dem sogenannten TM-Sweep von kranial nach kaudal folgende Strukturen angelotet (Abb. 3.2.7):

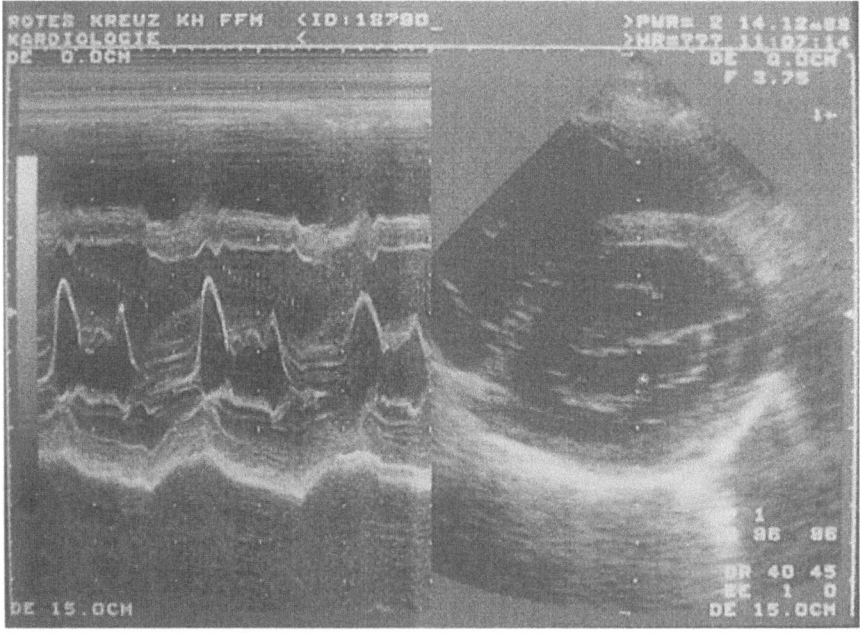

Abb. 3.2.6. TM-Echokardiogramm der Mitralklappenbewegung: Einstellung des TM-Schallstrahls über das 2D-Schnittbild in der parasternalen kurzen Achse (rechts). Bewegungsmuster der Mitralklappe, des Ventrikelseptums und der Hinterwand des linken Ventrikels im TM-Echokardiogramm (links) (aus [2])

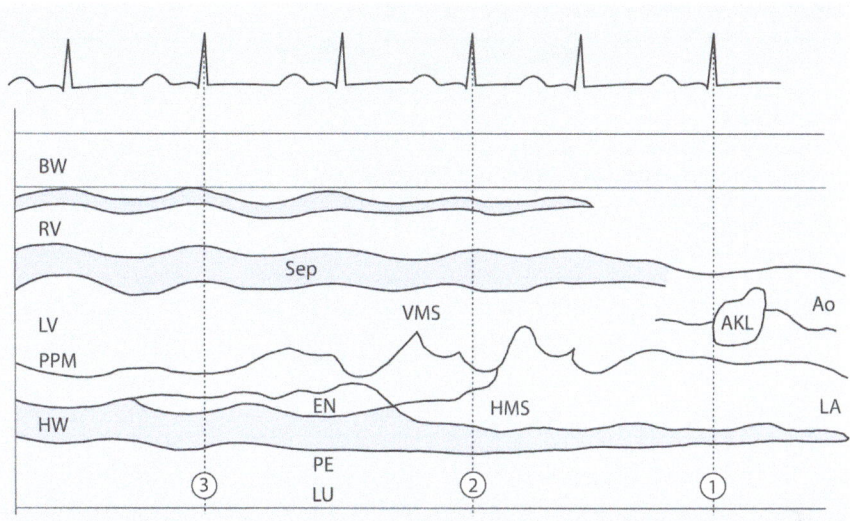

Abb. 3.2.7. TM-Sweep von der Aortenwurzel über die Mitralklappe und die Papillarmuskelebene zur Spitze des linken Ventrikels. Eindimensionale (oben) und zweidimensionale (rechts) echokardiographische Darstellung des Herzens im Querschnitt (in Anlehnung an Feigenbaum 1972 [3]): BW = Brustwand, ST = Sternum, RV = rechter Ventrikel, Sep = Septum interventriculare, LV = linker Ventrikel, AO = Aorta, LA = linker Vorhof, AKL = Aortenklappe, VMS = vorderes Mitralsegel, HMS = hinteres Mitralsegel, PPM = posteriorer Papillarmuskel, HW = linksventrikuläre Hinterwand, EN = Endokard, PE = Perikard, LU = Lunge (mod. nach [4])

1. rechter Vorhof, Aortenwurzel, linker Vorhof
2. rechter Ventrikel, Ventrikelseptum, Mitralklappenbewegung, Hinterwand des linken Ventrikels
3. rechter Ventrikel, Ventrikelseptum, Durchmesser des linken Ventrikels enddiastolisch und endsystolisch in Höhe der Papillarmuskeln, Hinterwand des linken Ventrikels.

Die Funktionsanalyse des linken Ventrikels erfolgt über die Durchmesserverkürzung mit Berechnung der Verkürzungsfraktion.

$$VF = \frac{LVEDD-LVESD}{LVEDD}$$

Distanzmessungen in Ausbreitungsrichtung des TM-Schallstrahles können mit einer Auflösung zwischen 0,5 und 1 mm je nach Eindringtiefe vorgenommen werden. Das laterale Auflösungsvermögen zwischen 2 Punkten, die senkrecht zur Ausbreitungsrichtung des TM-Schallstrahls liegen, weist allerdings nur eine Genauigkeit zwischen 1 und 3 mm auf.

Die Normalwerte für TM-echokardiographische Messungen bei Erwachsenen sind in Tabelle 3.2.1 zusammengefaßt. Bei standardisierter Ableitung sind die Durchmesser-Messungen mittels TM-Echokardiographie sehr gut zur Verlaufsbeobachtung geeignet.

Tabelle 3.2.1. Normalwerte für die TM-echokardiographische Messung

	Männer	Frauen
linker Ventrikel		
enddiastolischer Durchmesser (LVED) (mm)	50 – 55	46 – 51
endsystolischer Durchmesser (LVES) (mm)	33 – 38	31 – 36
Verkürzungsfraktion (VF)	0,30 – 0,38	0,30 – 0,38
Septumdicke (mm)	8 – 11	7 – 10
Hinterwanddicke (mm)	8 – 11	7 – 10
linker Vorhof		
endsystolisch (mm)	34 – 39	30 – 35
Aorta		
enddiastolisch (mm)	30 – 35	27 – 32

3.2.5 Kontrastechokardiographie

Mit der konventionellen 2D- und TM-Echokardiographie ist eine Darstellung des Blutes in den Herzhöhlen nicht möglich. Die Kontrastechokardiographie liefert als densitometrisches Verfahren über die i.v.-Injektion einer echogenen Substanz in die Blutbahn zusätzliche Informationen über den Blutfluß im rechten Herzen und über Shunt-Strömungen. Das Echokontrastmittel erhöht den akustischen Widerstand des Blutes. Die gesteigerte Reflexintensität des mit Kontrastmittel angereicherten Blutes macht die Blutströmung im Schnittbild sichtbar (Abb. 3.2.8). Der Kontrasteffekt beruht auf der Beimischung kleinster Gasbläschen, sogenannter

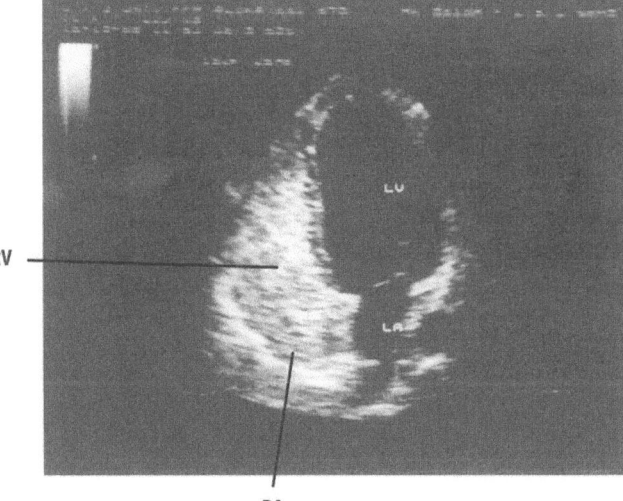

Abb. 3.2.8. Kontrastechokardiogramm des rechten Herzens, apikaler 4-Kammer-Blick: RV, LV = rechter bzw. linker Ventrikel; RA, LA = rechter bzw. linker Vorhof (mod. nach [2])

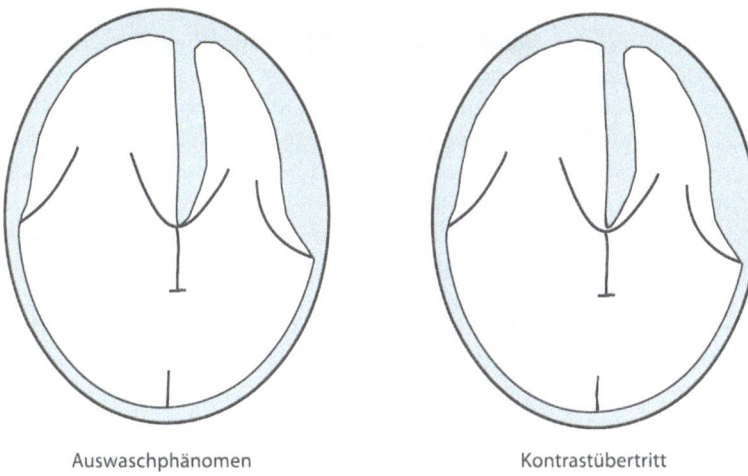

Auswaschphänomen   Kontrastübertritt

Abb. 3.2.9. Kontrastechokardiographie zur Shunt-Darstellung bei einem Vorhofseptumdefekt: Schematische Darstellung des Links-Rechts-Shunts als Auswaschphänomen im linken Vorhof und des Rechts-Links-Shunts als direkten Kontrastübertritt in den linken Vorhof

„micro-bubbles". Ihr Durchmesser liegt in der Größenordnung von 1–100 μm. Intravenös verabreichte Echokontrastmittel werden bei einer Teilchengröße von über 8 μm und wegen der kurzen Lebensdauer bei der Passage durch die Kapillarstrombahn in der Lunge herausgefiltert, so daß lediglich eine Kontrastdarstellung des rechten Herzens resultiert. Neuere lungengängige Echokontrastmittel mit kleinerer Teilchengröße erzeugen auch eine mit Zeitverzögerung auftretende Kontrastierung des linken Herzens. Eine homogene Kontrastdarstellung wird nur dann erreicht, wenn das Echokontrastmittel Gasbläschen mit möglichst einheitlichem Durchmesser aufweist und die micro-bubbles über eine möglichst einheitliche Lebensdauer stabil bleiben. Diese Voraussetzungen sind durch das bloße Schütteln von gekühlter Kochsalzlösung nur unzureichend erfüllt. Bessere Resultate liefern durch manuelle Agitation von Plasmaexpandern (z. B. Gelafundin) hergestellte Lösungen. Die Kontrastechokardiographie eignet sich hervorragend zur Darstellung intrakardialer Shunts. Bei Links-Rechts-Shunts zeigt sich nach intravenöser Injektion ein Auswascheffekt im rechten Herzen (Abb. 3.2.9) und bei Rechts-Links-Shunts erfolgt ein direkter Kontrastübertritt in das linke Herz. Bei Anwendung der kommerziell verfügbaren Echokontrastmittel treten selten Nebenwirkungen, wie kurzzeitige neurologische Symptome (Sehstörungen, Schwindel, Parästhesien etc.), in einer Häufigkeit von weniger als 0,1 % auf. Die direkte Darstellung der Myokardperfusion durch intravenöse Kontrastmittelinjektion bleibt nach wie vor Gegenstand wissenschaftlicher Untersuchungen und hat sich in der Routineechokardiographie bislang wegen schwieriger Reproduzierbarkeit und mangelnder Quantifizierungsmöglichkeit nicht ausreichend etablieren können.

3.2.6 Dopplerechokardiographie

Die Dopplerechokardiographie erlaubt eine Analyse der Blutströmung im Herzen. Sie bedient sich hierzu der Geschwindigkeitsmessung auf der Grundlage des Dopplereffektes und ist damit unabhängig von der Injektion eines Kontrastmittels. Die Strömungsverhältnisse können sowohl im rechten als auch im linken Herzen und in den herznahen großen Gefäßen direkt beurteilt werden. Die strömenden Blutkörperchen erzeugen durch ihre Bewegung eine geringe Frequenzverschiebung der von der Ultraschallsonde ausgesandten Schallwellen (Doppler-Shift, Frequenzmodulation). Diese Frequenzänderung läßt sich nach dem Dopplerprinzip dazu nutzen, die Bewegungsrichtung und die Bewegungsgeschwindigkeit der strömenden Blutkorpuskeln zu bestimmen. Die Blutströmung wird durch die Geschwindigkeitsverteilung der einzelnen Blutkörperchen charakterisiert. Die Spektralanalyse der Dopplersignale kann zwischen homogener physiologischer (= laminarer) und inhomogener pathologischer (= turbulenter) Strömung differenzieren.

Die einfachste und zuverlässigste Methode zur exakten Messung von Strömungsgeschwindigkeiten ist die Continuous-Wave-Doppler-Technik (CW-Doppler). Die Schallsonde besteht aus einem Sender und einem direkt daneben montierten Empfängerkristall. Gemessen wird die Frequenzverschiebung zwischen ausgesandtem und empfangenem Ultraschall: der Doppler-Shift (Abb. 3.2.10). Aus dem Doppler-Shift (Δf) ist über die Dopplergleichung die Strömungsgeschwindigkeit berechenbar:

$$\Delta f = f_1 - f_0 = 2 \cdot \times f_0 \times \frac{v \times \cos \Theta}{c}$$

Δf = Dopplershift
f_0 = Frequenz des vom Sender abgegebenen Ultraschalls
f_1 = Frequenz des vom Empfänger aufgenommenen Ultraschalls
v = Strömungsgeschwindigkeit der reflektierenden Blutkörperchen
$\cos \Theta$ = cos des Winkels zwischen Strömungsrichtung des Blutes und Ausbreitungsrichtung des Ultraschalls
c = Ausbreitungsgeschwindigkeit des Ultraschalls im Blut (ca. 1 560 m/s)

Die Strömungsgeschwindigkeiten werden auf einem Monitor über der Zeitachse sichtbar gemacht. Bei der Pulsed-Wave-Methode (PW-Doppler) wird die Schallsonde im Wechsel als Sender und Empfänger genutzt. Auf diese Weise kann festgestellt werden, aus welcher Tiefe das interessierende Strömungssignal empfangen wurde (Abb. 3.2.10). Das zurückempfangene frequenzmodulierte Ultraschallsignal wird nun nicht nur hinsichtlich der Strömungsgeschwindigkeit analysiert, sondern auch hinsichtlich seiner Laufzeit im Körper respektive der Entfernung von der Schallsonde. Mit der PW-Methode kann die Dopplerflußmessung mit der Schnittbildechokardiographie kombiniert und dadurch an gezielten Punkten im Herzen eine Flußmessung vorgenommen werden.

Die Geschwindigkeitsspektren der CW- oder PW-Dopplerregistrierung werden anhand typischer Kurvenformen interpretiert, wobei pathologische und physiologische Strömungen gegeneinander abgegrenzt werden können. Aus den gemessenen Strömungsgeschwindigkeiten lassen sich über die Unterscheidung physiolo-

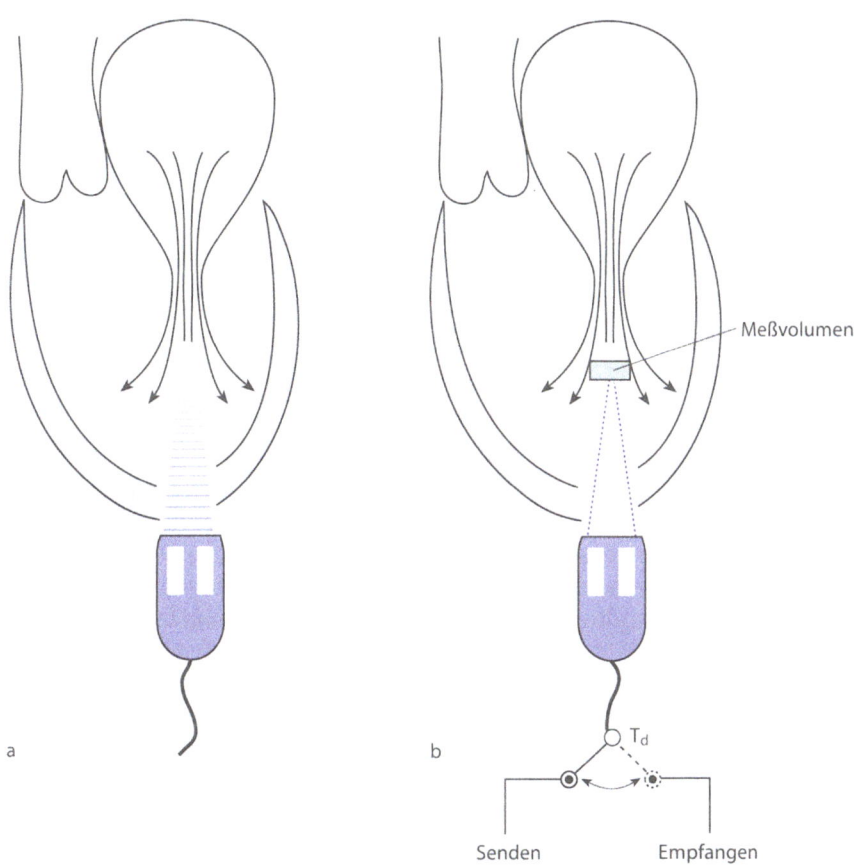

Abb. 3.2.10. Schematische Darstellung der Methoden der Dopplerechokardiographie. **a)** CW-Doppler-Echokardiographie; **b)** PW-Doppler-Echokardiographie. Bei CW-Doppler wird kontinuierlich Schall ausgesandt und empfangen. Der empfangene Schall ist ein Gemisch von Reflexen, die aus unterschiedlicher Eindringtiefe reflektiert wurden. Eine räumliche Zuordnung des empfangenen Signals ist nicht möglich. Beim PW-Doppler werden kurze Ultraschallimpulse abgegeben. Aus der Laufzeit des Ultraschall-Impulses kann die Entfernung des reflektierenden Objektes berechnet werden. Durch Vorgabe eines Zeitintervalls zwischen Senden und Empfangen (T_d) kann die Flußanalyse an einem definierten Meßort erfolgen. Der Abstand (a) des Meßvolumens von der Schallsonde ergibt sich aus der Ausbreitungsgeschwindigkeit (c) und dem Zeitintervall (T_d) nach der Formel

$$a = \frac{c \times T_d}{2}$$

Die PW-Dopplerregistrierung eignet sich in Kombination mit der Schnittbild-Echokardiographie zur räumlichen Zuordnung von Strömungssignalen (mod. nach [2])

gisch/pathologisch hinaus hämodynamische Parameter quantitativ mit hoher Genauigkeit erfassen. Über die Bernoulli-Gleichung

$$\Delta p = 4 \cdot v^2$$

Δp = Druckgradient
v = Strömungsgeschwindigkeit

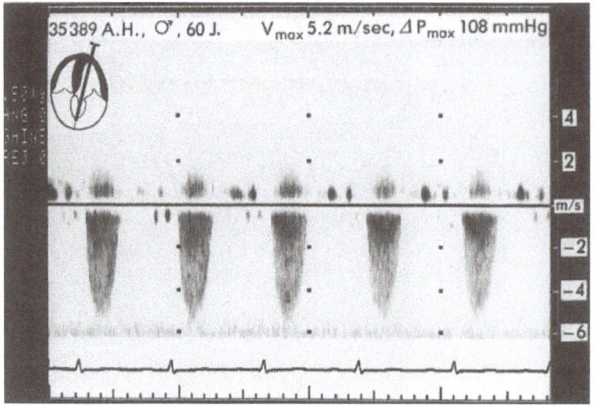

Abb. 3.2.11. Spektral-Doppler-Kurve bei schwerer Aortenstenose, apikale Ableitung mittels CW-Doppler: Maximale Strömungsgeschwindigkeit 5,2 m/s, über die Bernoulli-Gleichung errechnet sich hieraus ein maximaler Druckgradient von 108 mm Hg (aus [1])

lassen sich Druckdifferenzen zwischen 2 Herzhöhlen mit unterschiedlichen Drucken nichtinvasiv ermitteln. Die Originalabbildung zeigt die Bestimmung des Druckgradienten an einer hochgradig stenosierten Aortenklappe (Abb. 3.2.11).

Die umfassendste und anschaulichste Strömungsinformation liefert die farbcodierte 2D-Echokardiographie (Farb-Doppler-Echokardiographie). Mit dieser Technik wird eine flächenhafte Darstellung der gesamten Blutströmung im 2D-Schnittbild verfügbar. Das Verfahren liefert eine Echtzeit-Wiedergabe von Strömungsprofilen, die den anatomischen Strukturen im 2D-Schnittbild überlagert werden und eine Zuordnung der Blutströmung zu anatomischen Leitstrukturen erlauben. Die gleichzeitige 2D-Darstellung von Struktur und Strömungsinformation basiert auf dem gepulsten Doppler-Verfahren. Entlang einer einzelnen Schallinie werden rasch nacheinander Flußmessungen aus mehreren hintereinander geschalteten Meßpunkten empfangen. Man erhält so gleichzeitig Flußinformationen aus unterschiedlichen Eindringtiefen. Durch schnelles Abtasten von vielen aus einzelnen Meßpunkten aufgebauten Meßlinien über den gesamten Bildsektor setzt

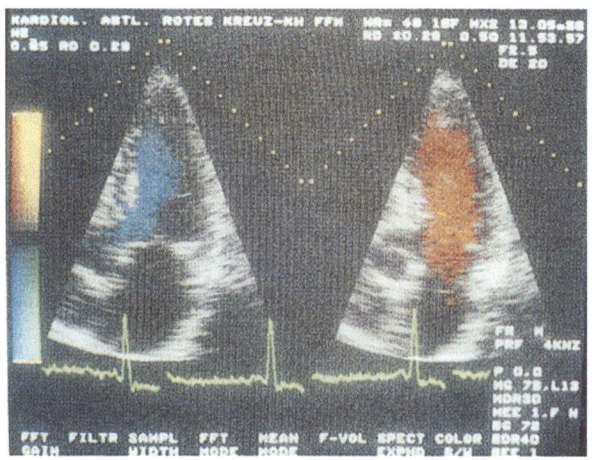

Abb. 3.2.12. Farb-Doppler-Echokardiogramm bei physiologischer Strömung im linken Ventrikel. Systolischer Ausstrom aus dem linken Ventrikel. Laminarer Fluß, Flußrichtung von der Schallsonde weg: Blau codiert (links). Diastolischer Einstrom in den linken Ventrikel laminarer Fluß, Flußrichtung auf die Schallsonde zu (rechts), rot codiert (aus [2])

sich das 2D-Flußbild zusammen. Für jeden Meßpunkt gibt die Doppleranalyse folgende Merkmale des Blutflusses an:

- Strömungsrichtung
- mittlere Strömungsgeschwindigkeit
- Signalstärke und
- Bandbreite des Dopplerspektrums
  (schmales Spektrum = laminarer Fluß, breites Spektrum = turbulent).

Die Strömungscharakteristika werden über einen Rechner in einen Farbcode umgesetzt und automatisch in das 2D-Schnittbild integriert: In einem Netz von Dopplermeßpunkten leuchten dann die Flußinformationen in verschiedenen Farben auf (Abb. 3.2.12). Strömungen auf die Schallsonde zu werden rot codiert, Strömungen von der Schallsonde weg werden blau wiedergegeben. Die Strömungsgeschwindigkeit wird in unterschiedlichen Helligkeitsstufen ausgedrückt: Helle Farben bedeuten hohe Strömungsgeschwindigkeit, dunkle Farben niedrige Strömungsgeschwindigkeit. Turbulente Strömungen mit hoher Strömungsgeschwindigkeit und sehr unterschiedlicher Geschwindigkeitsverteilung der einzelnen Blutkorpuskeln werden durch Zumischen von Gelb und Grün zu den reinen Grundfarben gekennzeichnet. Je größer die Inhomogenität der Strömung (Varianz) ist, desto höher liegt der Gelb-Grün-Anteil. Turbulente Strömungen mit sehr unterschiedlichen Strömungsgeschwindigkeiten stellen sich daher im Farbdoppler-Spektrum als Farbgemisch dar und werden als „Mosaik" codiert. Über die Ausdehnung dieser Strömungsjets lassen sich semiquantitative Schweregradbeurteilungen über Regurgitations- und Shunt-Strömungen ableiten (Abb. 3.2.13).

3.2.7 Transösophageale Echokardiographie

Die Ableitung von qualitativ hochwertigen transthorakalen Echokardiogrammen (TEE) ist leider häufiger durch schwierige Untersuchungsbedingungen, wie bei Vorliegen von Adipositas, Lungenemphysem, Thoraxdeformierungen etc., limi-

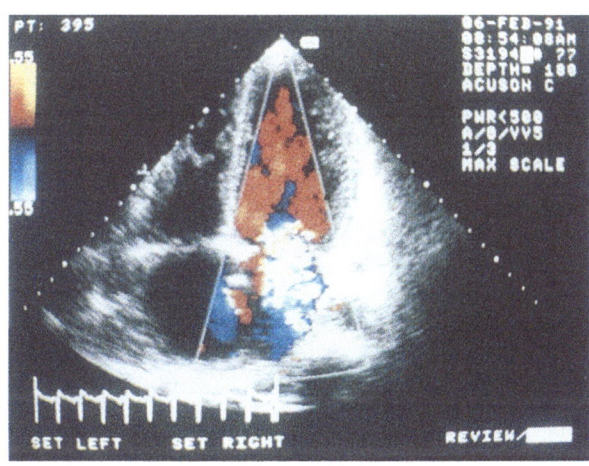

Abb. 3.2.13. Farb-Doppler-Echokardiogramm bei Regurgitation einer Mitralklappe: Turbulenter Fluß mit hoher Geschwindigkeit, mosaikartiges Farbspektrum im linken Vorhof mit hohem Varianzanteil (aus [2])

tiert. Durch die Plazierung der Ultraschallsonde im Oesophagus hinter dem Herzen werden diese Schwierigkeiten überwunden, allerdings handelt es sich hierbei um eine „semiinvasive" Anwendung der Ultraschalluntersuchung am Herzen. Bei gezieltem Einsatz ist die transösophageale Untersuchung eine wichtige und ergiebige Ergänzung zur transthorakalen Methode. Bei sorgfältiger Überprüfung der Indikationen und entsprechender Erfahrung des Untersuchers bietet die transösophageale Untersuchung neben der besseren Bildqualität Einblick in Strukturen, die sich mit der transthorakalen Anlotung nicht darstellen lassen. Sie ist vor allem dann durchzuführen, wenn die Fragestellung mit der transthorakalen Methode nur unzureichend gelöst wird. Abhängig von der Zusammensetzung des kardiologischen Patientengutes wird in der Regel bei 3–6 % der Patienten eine TEE-Untersuchung erforderlich.

Indikationen zur transösophagealen Echokardiographie

- Kardiale Emboliequellen
- Bakterielle Endokarditis, Vegetationen, Abszesse
- Dysfunktion von Klappenprothesen
- Aortendissektion, Aortenaneurysma
- Lungenembolie
- Vorhofseptumdefekt, fehlmündende Lungenvenen
- Herztumore
- Intraoperatives Monitoring

Die Vorgehensweise entspricht der Ösophago-Gastroskopie. Nach lokaler Oberflächenanästhesie des Rachenraumes wird die flexible Ultraschallsonde in die Speiseröhre eingeführt (Abb. 3.2.14). In einer Entfernung von 25–35 cm von der Zahn-

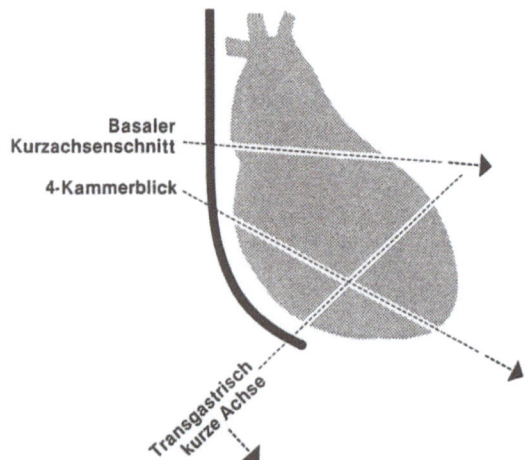

Abb. 3.2.14. Schematische Darstellung transösophageale Echokardiographie mit den wesentlichen Schnittebenen basaler Kurzachsenschnitt, Vierkammerblick und transgastrischer Kurzachsenschnitt (mod. nach Seward et al. 1988 [6], aus [4])

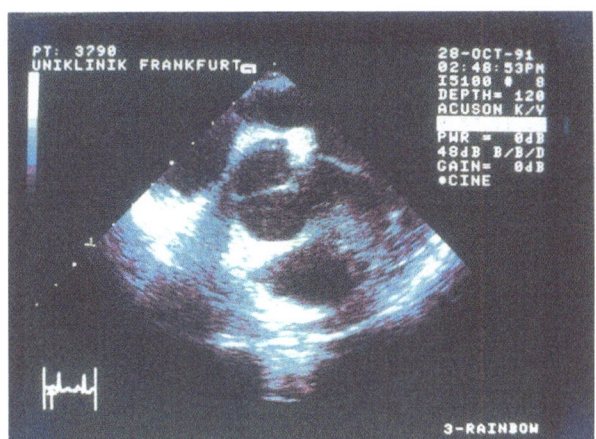

Abb. 3.2.15. Basaler Kurzachsenschnitt im transoesophagealen Echokardiogramm bei Aortenklappenendokarditis mit polypöser Raumforderung in der Aortenwurzel

reihe resultiert durch die Rückwand des linken Vorhofs bzw. des linken Ventrikels ein Echofenster ohne störende Lungenüberlagerung. Durch weiteres Vorschieben mit Passage des Mageneinganges können durch das Zwerchfell hindurch Schnittbilder abgeleitet werden. Durch Vor- und Zurückschieben, Rotation und Angulation der Sonde und durch elektronische Auslenkung des Schallstrahls (multiplane TEE-Sonden) kann eine fast unbegrenzte Anzahl von Schnittebenen erzeugt werden (Abb. 3.2.15). Die Schnittbilder können bei Bedarf mit Doppler-/Farbdoppler- und TM-Messungen sowie mit Kontrastinjektionen kombiniert werden.

Neben der verbesserten Auflösung durch Anwendung hoher Schallfrequenzen 5–7 MHz lassen sich mit der TEE-Sonde folgende Strukturen besonders gut darstellen, die bei der transthorakalen Untersuchung aus methodischen Gründen nur schwer zugänglich sind: linker Vorhof einschließlich des linken Herzohres und Lungenvenen, Pulmonalarterie mit den beiden Hauptästen und das Vorhofseptum in seiner gesamten Ausdehnung.

3.2.8 Streßechokardiographie

Zum Ischämienachweis bei belastungsabhängiger Angina pectoris stellt das Belastungs-EKG unverändert die Methode der ersten Wahl dar. Unter Belastung auftretende horizontale und descendierende ST-Streckensenkungen von 0,1 mV oder mehr sind als Ischämiereaktion verwertbar. Die Vorteile der Methode liegen in der einfachen Durchführbarkeit, im geringen apparativen und zeitlichen Aufwand sowie in der schnellen Befundinterpretation. Nachteilig ist die eingeschränkte EKG-Interpretation bei bereits unter Ruhe-Bedingungen vorveränderter ST-Strecke, z. B. in Folge von Schenkelblockbildern, Hypertrophie oder Digitalismedikation. Schwierigkeiten bereitet außerdem die niedrige Spezifität des Belastungs-EKGs bei Frauen. Die Rate richtig positiver Befunde liegt hier bei etwa 65–70%. Sind Anamnese und Belastungs-EKG nicht ausreichend zur Diagnosestellung, so kann ein weiteres nicht invasives Verfahren zum Ischämienachweis erforderlich werden.

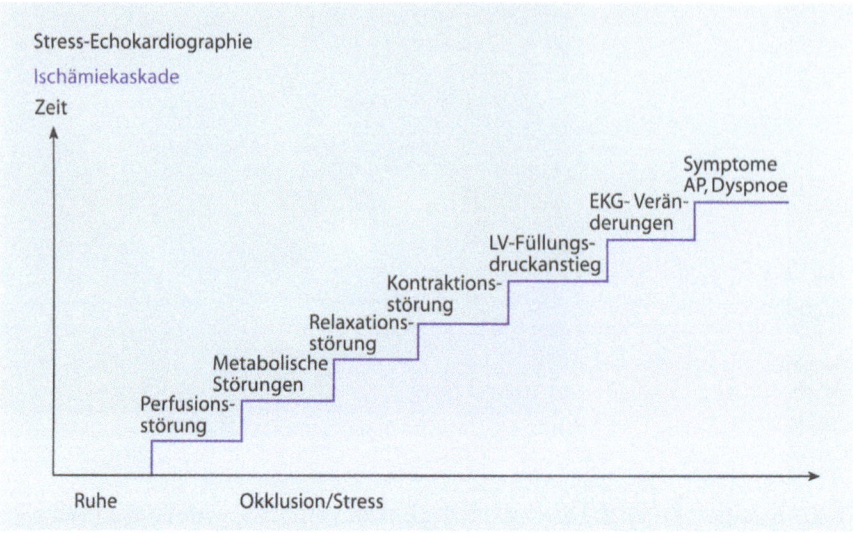

Abb. 3.2.16. Zeitabfolge ischämischer Ereignisse: Ischämiekaskade (mod. nach [7])

Mit verbesserter Apparatetechnik hat sich der Einsatz der Echokardiographie unter Belastungsbedingungen in der Ischämiediagnostik mittlerweile als Routinemethode etabliert. Die Streßechokardiographie ist im Vergleich zu den nuklearmedizinischen Verfahrensweisen weniger aufwendig. Gegenüber dem Belastungs-EKG ergibt sich jedoch ein deutlicher Mehraufwand. Zielkriterium der Belastungsechokardiographie ist der Nachweis von *ischämieinduzierten Wandbewegungsstörungen des linken Ventrikels,* die auf hämodynamisch wirksame Koronarstenosen schließen lassen (Abb. 3.2.16). Durch die belastungsinduzierte Myokardischämie wird eine Kontraktionsstörung mit verminderter bzw. aufgehobener Wanddickenzunahme und mit verminderter bzw. aufgehobener Bewegungsamplitude im betroffenen Wandsegments hervorgerufen. Diese segmentalen Wandbewegungsstörungen können den betroffenen Hauptästen der Koronararterien zugeordnet werden.

In der Routinediagnostik wird vorzugsweise die dynamische Streßauslösung mittels Ergometrie eingesetzt. Alternativ können pharmakologische Tests mit Karonar-Vasodilatatoren oder mit positiv inotropen Substanzen durchgeführt werden, falls eine Ergometerbelastung nicht möglich oder die Bildqualität unter den dynamischen Streßbedingungen nur unzureichend ist. Im Vergleich zu den vorgenannten Streßmodi kommt der Ischämieauslösung durch Herzfrequenzsteigerung über elektrische Stimulation nur eine geringe praktische Bedeutung zu.

Einheitlich und unabhängig von der verwendeten Art der Streßgeneration werden 2D-Echokardiogramme des linken Ventrikels zur regionalen Wandbewegungsanalyse in der Regel in den 4 Standard-Schnittebenen parasternal lange Achse, parasternal kurze Achse in Höhe der Papillarmuskeln, apikaler 4-Kammer-Blick und apikaler 2-Kammer-Blick nach dem sogenannten Feigenbaumprotokoll abgeleitet. Die Schnittbildregistrierungen werden kontinuierlich auf Videoband vor, während sowie nach dynamischer oder pharmakologischer Belastung aufgezeichnet. Durch die Anwendung digitaler Bildverarbeitungssysteme können Artefakte durch Atemüberlagerung und Schwierigkeiten der Interpretation bei hoher Herzfrequenz minimiert werden. Mit diesem Auswertungssystem ist eine Beurteilung des systolischen Bewegungsablaufes der einzelnen Wandabschnitte des linken Ventrikels in einer frequenzsynchronisierten Darstellung auf dem Video-Monitor nebeneinander vor, bei geringer und hoher sowie nach Belastung möglich (Quadscreen-Darstellung), womit eine optimale Vergleichsanalyse gegeben ist. In den 16 Segmenten des linken Ventrikels wird die Wandbewegung qualitativ nach folgender Einteilung beschrieben:

- 0 = nicht auswertbar
- 1 = Normo-/Hyperkinesie
- 2 = Hypokinesie
- 3 = Akinesie
- 4 = Dyskinesie.

Als Ischämiekriterium ist eine unter Belastung neu aufgetretene Wandbewegungsstörung bzw. die Zunahme einer in Ruhe vorbestehenden Wandbewegungsstörung verwertbar.

Die diagnostische Zuverlässigkeit der Streßechokardiographie ist mit den Ergebnissen der nuklearmedizinischen Verfahren vergleichbar. Über die rein diagnostische Aussage zum Nachweis einer Belastungskoronarinsuffizienz hinaus bietet die Methode mit ihrer Fähigkeit, die Lokalisation und die Ausdehnung der Ischämie zu beschreiben, auch prognostische und differentialtherapeutische Ansätze.

Indikationen für die Streßechokardiographie

1. Diagnostische Indikation: Ischämienachweis, Lokalisation, Ausdehnung
2. Prognostische Indikation: Risikostratifizierung bei Patienten mit Myokardinfarkt
3. Therapeutische Indikation: Vitalitätsdiagnostik, Myokardrevaskularisation bei schlechter LVF

3.2.9 Stellenwert der Echokardiographie

Schnittbildechokardiographie, TM-Echokardiographie, Doppler- und Farbdoppler-Echokardiographie sowie TEE-, Kontrast- und Streßechokardiographie sind heute Routineverfahren zur morphologischen und funktionellen Beurteilung des Herzens. Es handelt sich hierbei um komplementäre Untersuchungsgänge, die integriert angewendet werden müssen, um die gegebene Fragestellung optimal bearbeiten zu können. Der Untersucher erhält über den Ultraschall eine Fülle von Informationen über Struktur, Funktion und Hämodynamik. Entscheidend sind

Tabelle 3.2.2. Diagnostische Wertigkeit der Echokardiographie

	TM	2D	Doppler
koronare Herzkrankheit	++	+++	+
Ventrikelfunktionen	+++	+++	+
Myokarderkrankungen	++	+++	++
Perikarderkrankungen	++	+++	+
Klappenfehler	+	++	+++
angeborene Vitien	+	++	+++
Tumore	+	+++	+

+ = bedingt aussagefähig, ++ = qualitative Diagnose meist möglich, +++ = Quantifizierung und Verlaufsbeobachtung möglich

hierbei nicht zuletzt das günstige Kosten-Nutzenverhältnis der Ultraschalldiagnostik im Vergleich zu anderen Verfahren sowie die universelle Verfügbarkeit dieser nichtinvasiven Methode. Allerdings hängt die Präzision der Diagnostik vom Ausbildungsstand und Geschick des Untersuchers ab, so daß eine ständige Qualitätskontrolle und Aktualisierung der Qualitätsleitlinien bei der Anwendung der Echokardiographie von besonderer Bedeutung sind. Eine Übersicht über die gesicherten Indikationen und die Wertigkeit der Echokardiographie bei den verschiedenen kardiologischen Krankheitsbildern ist in Tabelle 3.2.2 zusammengefaßt.

Weiterführende Literatur zu Kap. 3.2

1. Bubenheimer P, Kneissl GD (1989) Dopplerechokardiographie. CW-, PW-, HPRF- und Farbdoppler-Methoden, Lehrbuch und Atlas. VCH Verlagsanstalt, Weinheim, S 104
2. Dietrich HA, Mörl H (Hrsg) (1993) Koronare Herzkrankheit. Grundlagen, Diagnostik, Therapie und Rehabilitation für Ärzte in Praxis und Klinik. Wissenschaftliche Verlagsgesellschaft, Stuttgart, S 137–141
3. Feigenbaum H (1972) Clinical applications of echocardiography. Prog Cardiovasc Dis 14: 531
4. Heni H-E (1991) Echokardiographische Methoden in der Praxis. Hippokrates Verlag, Stuttgart
5. Rettenmaier G, Seitz K (1992) Sonographische Differentialdiagnostik, Bd. 2. VCH Verlagsgesellschaft, Weinheim, S 835–836
6. Seward JB, Khandheria BK, Oh JK, Abel MD, Hughes Jr RW, Edwards WD, Nichols BA, Freeman WK, Tajik AJ (1988) Transoesophageal echocardiography: Technique, anatomic, correlations, implementation, and clinical applications. Mayo Clinic Proceedings, pp 649–77
7. Sigwart U et al. (1987) New Engl J Med 316: 701

3.3 Ergometrie, Belastungs-EKG

Ergometrische Belastungsuntersuchungen zur Aufdeckung einer Mangeldurchblutung des Herzens müssen mit definierten Leistungen und reproduzierbaren Belastungsformen durchgeführt werden. Geeignet sind Belastungen am Fahrradergometer, an der Kletterstufe oder am Laufband (Abb. 3.3.1). Jede Belastung hat bestimmte Vor- und Nachteile. Die Belastung im Halbliegen stellt einen Kom-

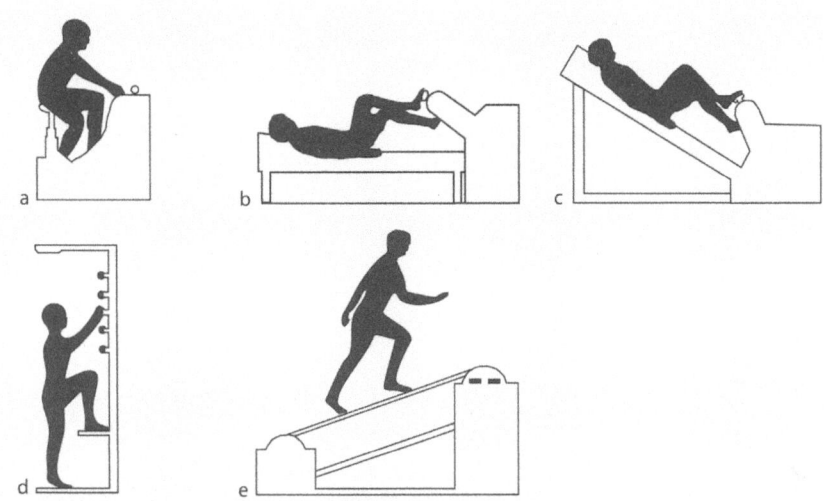

Abb. 3.3.1. Fünf Arten der ergometrischen Belastung:
a) Fahrrad im Sitzen; **b)** Fahrrad im Liegen; **c)** Fahrrad im Halbliegen; **d)** Kletterstufe; **e)** Laufband

promiß zwischen den Vor- und Nachteilen der Fahrradbelastung im Liegen und im Sitzen dar.

Bei der Kletterstufenbelastung kommt es nicht zu vorzeitiger peripherer Muskelerschöpfung, weil neben der Beinmuskulatur auch die Arm- und Rückenmuskulatur mit eingesetzt werden kann. So lassen sich Frühstadien einer Mangeldurchblutung mit dieser Belastungsform besonders sicher erkennen oder ausschließen. Die Laufbandergometrie gestattet ebenfalls eine gute Ausbelastung. Bei älteren Menschen kann der maschinell bewegte Untergrund aber zu Unsicherheit und Angst führen. Da ein Zusammenhang zwischen zentral-nervöser Erregung und Auftreten tachykarder Herzrhythmusstörungen gesichert ist, kann die bei der Laufbandergometrie gegenüber der Kletterstufe mehr als 10mal höhere Rate an Kammerflimmern möglicherweise hierdurch erklärt werden.

Verschiedene Formen der körperlichen Belastung sind nur dann miteinander vergleichbar, wenn die Geräte, wie z. B. das Fahrradergometer, regelmäßig geeicht

Tabelle 3.3.1. Leistung in Watt, O_2-Aufnahme und METS bei Belastungen an Fahrradergometer oder Kletterstufe. STPD = Standardbedingungen für Gase: Temperatur 0°, Druck 760 mm Hg, Trockenheit. METS (Metabolic Equivalent Temperature 37° Saturated) bezogen auf 70 kg Körpergewicht

Leistung in Watt	50	75	100	125	150	175	200	225	250	275	300	325	350
O_2-Aufnahme in ml O_2/min STPD	880	1145	1410	1675	1940	2200	2460	2725	2990	3255	3520	3780	4040
METS	3,6	4,7	5,8	6,8	7,9	9,0	10,0	11,1	12,2	13,3	14,4	15,4	16,5

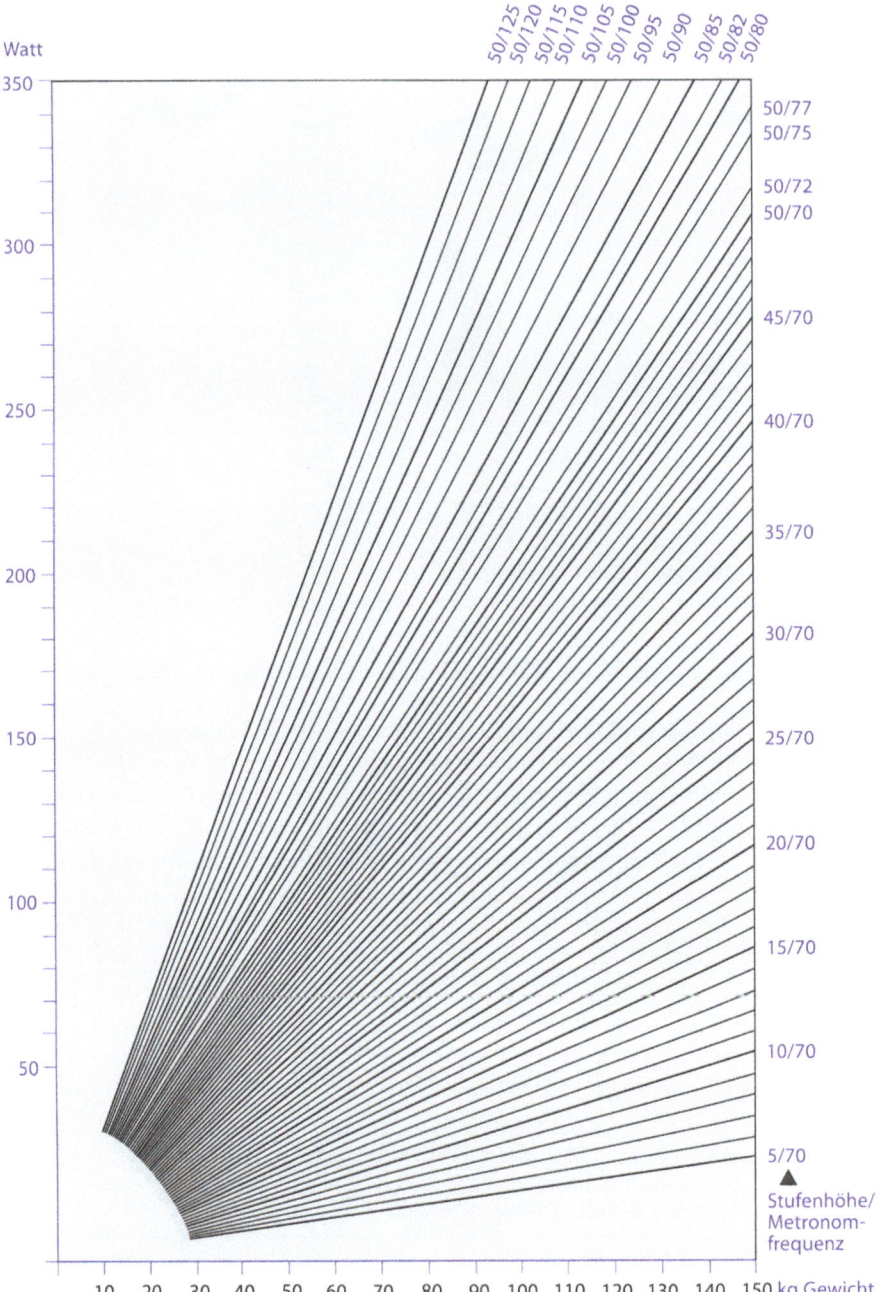

Abb. 3.3.2. Die Leistung in Watt an der Kletterstufe resultiert aus Stufenhöhe und Metronomfrequenz. Eine Besteigung erfolgt auf 4 Metronomschläge. Die für die gesuchte Leistung in Watt erforderliche Stufenhöhe und Metronomfrequenz wird am Ende der schräg ansteigenden Linie angegeben, die sich im Schnittpunkt von der Horizontalen ausgehend von der gesuchten Leistung mit der Vertikalen ausgehend von dem Gewicht des Probanden befindet

werden oder wenn die physikalischen Bedingungen, wie z. B. die Stufenhöhe und Metronomfrequenz beim Stufensteigen oder die Bandgeschwindigkeit und der Steigungswinkel beim Laufband, festgelegt und überprüft werden. Trotz identischer physikalischer Leistung in Watt kann die biologische Leistung aber noch immer sehr verschieden sein, wenn der Wirkungsgrad ungleich ist. Das ist bei verschiedenen Belastungsformen in erheblichem Umfang der Fall. Deswegen wird die erbrachte Leistung als biologische Leistung in Form der Sauerstoff-Aufnahme in ml/min angegeben, wenn Belastungen mit verschiedenen Belastungsformen, wie z. B. Belastungen an dem in den USA meist verwendeten Laufband und an dem in Europa meist üblichen Fahrradergometer, miteinander verglichen werden sollen. Beim Laufbandergometer kommt hinzu, daß der Wirkungsgrad erheblich fällt und damit die Sauerstoff-Aufnahme im Verhältnis zur erbrachten Leistung steigt, wenn anstatt gehen auf dem Band auf dem Band gelaufen wird, was zum Erreichen höherer Leistungen erforderlich ist.

Die Sauerstoff-Aufnahme ist andererseits immer gleich, wenn dieselbe Leistung mit derselben oder einer vergleichbaren Form der Belastung erbracht wird, unabhängig davon, ob die Leistung von einer leistungsschwachen oder leistungsstarken Person erbracht wird. Eine Belastungsdauer von 3 Minuten ist dabei in jeder Leistungsstufe erforderlich, um ein „steady state" zu erreichen. Im steady state bleibt die Sauerstoff-Aufnahme konstant, während sie bei kürzerer Belastungsdauer noch ansteigt. In Tabelle 3.3.1 sind die Werte für die Sauerstoff-Aufnahme und METS für Belastungen am Fahrradergometer und an der Kletterstufe im Bereich von 50–350 Watt angegeben. Die Einstellung der Leistung in Watt erfolgt am Fahrradergometer durch Regelung der elektrischen Bremsung, an der Kletterstufe durch Einstellen von Stufenhöhe und Metronomfrequenz in Abhängigkeit vom Körpergewicht (Abb. 3.3.2).

Belastungsuntersuchungen werden mit einer Aufzeichnung von EKG und Herzfrequenz verbunden. Der leistungsentsprechende Frequenzanstieg wird z. B. bei Herzinsuffizienz oder beim hyperkinetischen Herzsyndrom überschritten, während bei Störungen der Sinusknotenfunktion die Frequenzsteigerung reduziert ist (Abb. 3.3.3). Die Bedeutung des Belastungsblutdrucks ist begrenzt, auch ist die Messung des Blutdrucks während Belastung mit technischen Schwierigkeiten verbunden. Während der systolische Druck zuverlässig gemessen werden kann, ist der diastolische Druck weniger gut zu bestimmen. Es kann jedoch in jedem Fall zur Orientierung eine Messung unmittelbar nach Belastung erfolgen. Es gibt Patienten mit überschießendem Blutdruckanstieg (hypertone Regulationsstörung), während bei der koronar bedingten Herzinsuffizienz häufig ein ungenügender Anstieg oder ein Blutdruckabfall beobachtet wird.

Da bei jeder Belastungsuntersuchung Herzrhythmusstörungen auftreten können, ist die fortlaufende Beobachtung des EKGs und das Bereithalten eines Defibrillators erforderlich. Die häufigste lebensbedrohliche Rhythmusstörung ist das Kammerflimmern. Es kann in der Regel nur durch Defibrillation beseitigt werden. Statistische Erhebungen bei verschiedenen Formen ergometrischer Untersuchungen (Tabelle 3.3.2) haben gezeigt, daß die Art der Belastung einen Einfluß auf die Rate tödlicher Komplikationen zu haben scheint: Fahrrad im Liegen ca. 1:60000, Fahrrad im Sitzen ca. 1:100000, Kletterstufe ca. 1:130000, Laufband ca. 1:20000. Außer den erwähnten zentralnervösen Einflüssen können auch metabolische Verschiedenheiten eine Rolle spielen. Der belastungsbedingte Laktatanstieg ist z. B

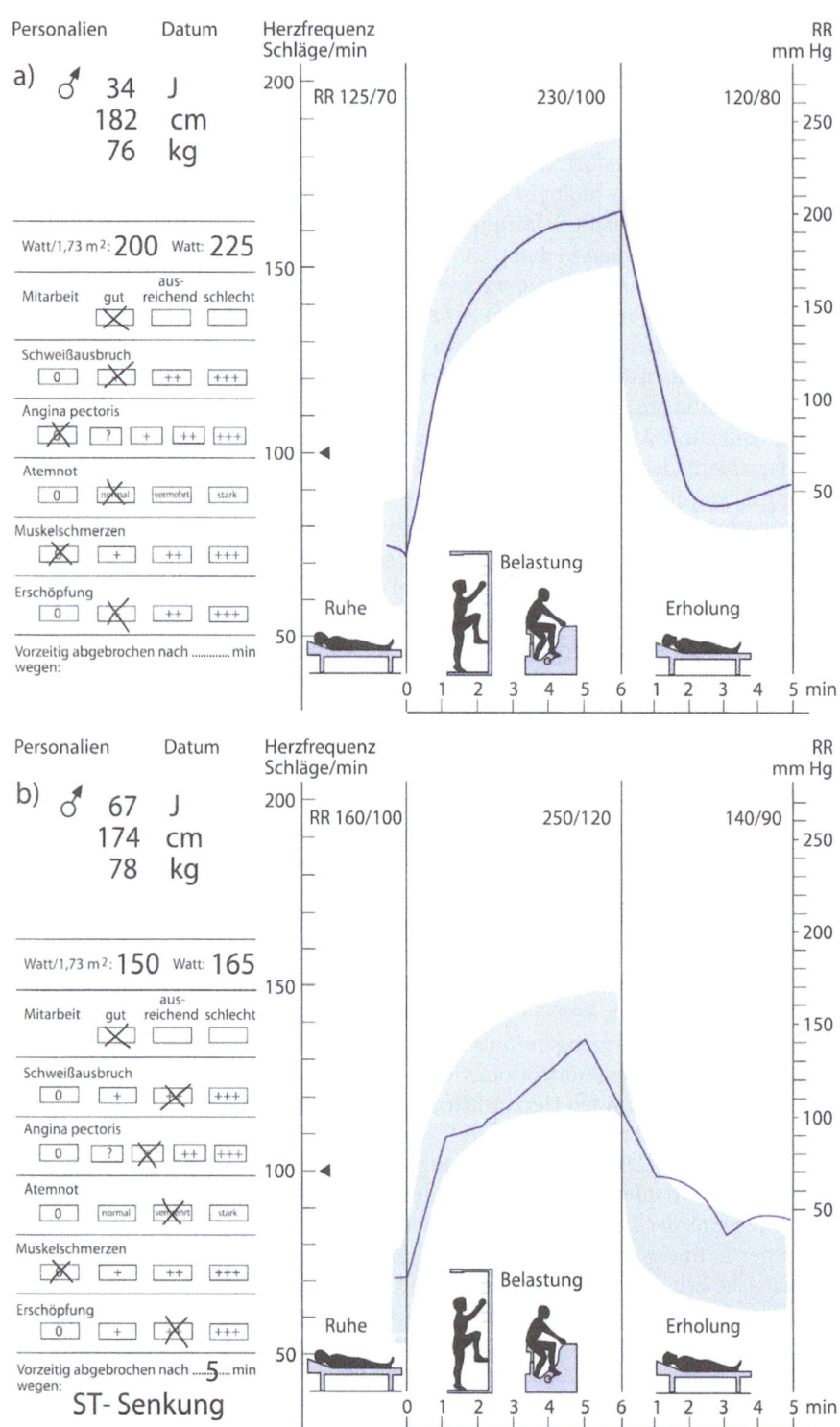

Abb. 3.3.3 a,b. (Legende s. S. 58)

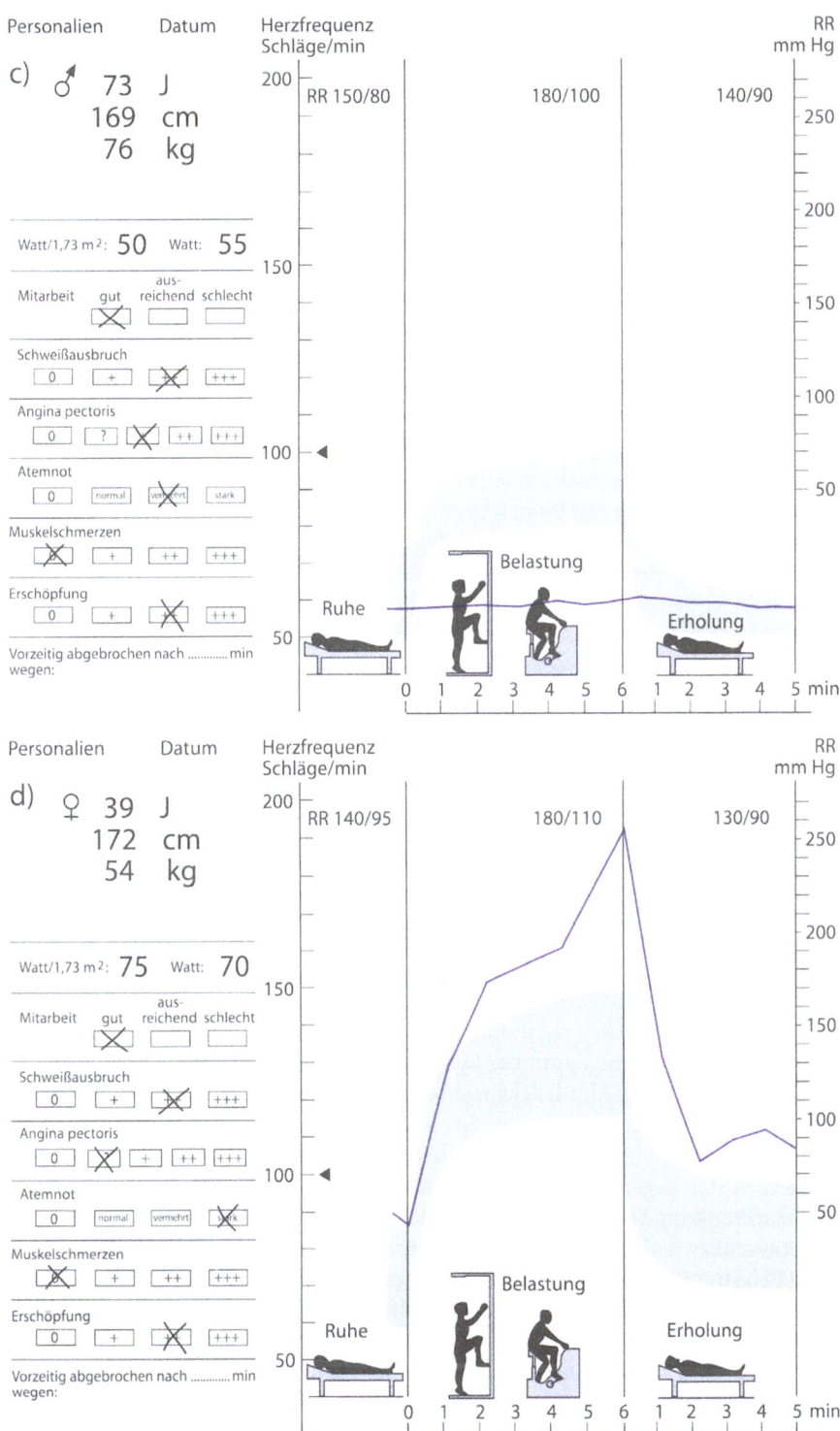

Abb. 3.3.3 c,d

Abb. 3.3.3. Belastungsuntersuchungen bei 1 Gesunden und 3 Kranken.
a) Der gut leistungsfähige 34jährige Mann ohne Beschwerden und ohne Krankheitszeichen wurde mit 200 Watt/ 1,73 m² entsprechend 225 Watt belastet. Normales Verhalten von Frequenz und Blutdruck, keine Angina pectoris, Atemnot oder sonstige Beschwerden während und nach Belastung;
b) Ein 67jähriger Mann klagte über Angina pectoris, die nur beim raschen Gehen steil bergauf auftrete. Er wurde mit 150 Watt/1,73 m² entsprechend 165 Watt belastet. Es trat Angina pectoris und vermehrte Atemnot auf, in der 5. Minute war eine deutliche ST-Senkung um 2 mm zu erkennen, die Belastung wurde deswegen zu diesem Zeitpunkt abgebrochen;
c) 73jähriger Mann mit totalem a.-v. Block und ventrikulärem Ersatzrhythmus. Stark beeinträchtigte Belastbarkeit, deswegen Belastung nur mit 50 Watt/1,73 m² entsprechend 55 Watt. Vermehrte Atemnot und Erschöpfung während Belastung, fehlender Frequenzanstieg;
d) 39jährige Frau mit verminderter Belastbarkeit bei Neigung zu schnellem Pulsschlag, Herzklopfen und erhöhtem Blutdruck. Belastung mit 75 Watt/1,73 m² entsprechend 70 Watt. Stark erhöhter Anstieg der Herzfrequenz auf das Doppelte der leistungsentsprechenden Norm, verzögerte Rückkehr zu den Ruhewerten, starke Atemnot und Erschöpfungsgefühl. Der Befund paßt zu der klinischen Verdachtsdiagnose hyperkinetisches Herzsyndrom

bei der Fahrradergometrie höher als bei der Kletterstufenbelastung oder dem Laufband, weil bei der Fahrradbelastung einzelne Muskelgruppen bevorzugt beansprucht werden, während beim Klettern große Teile der gesamten Skelettmuskulatur für die Belastung eingesetzt werden.

Belastungsuntersuchungen werden neben dem EKG mit einer Aufzeichnung der Herzfrequenz verbunden. Das Frequenzverhalten während und nach Belastung gibt Hinweise auf eine erhaltene, verminderte oder überschießende Aktivität des Sinusknotens. Überschießende Frequenzen während Belastung und verzögerte Frequenzrückgänge in der Erholungsphase kommen vor beim hyperkinetischen Herzsyndrom, beim Trainingsmangel und bei der Herzinsuffizienz. Verminderte Frequenzanstiege werden bei ausdauertrainierten Sportlern, beim Syndrom des kranken Sinusknotens, bei anderen bradykarden Herzrhythmusstörungen und bei Koronarkranken beobachtet. Um das Frequenzverhalten beurteilen zu können, benötigt man leistungsentsprechende Normwerte. In der Abb. 3.3.3 sind die jeweiligen Istwerte zusammen mit den leistungsentsprechenden Normbereichen eingezeichnet. Dabei gelten die Normbereiche für Leistungen pro Normalkörperoberfläche von 1,73 m². Bei diesem Bezug der Leistung auf die individuelle Körperdimension als Näherungswert für die fettfrcie Körpermasse läßt sich das Frequenzverhalten am besten mit dem Normalen vergleichen, weil große und kleine, dicke und dünne Personen jeweils so belastet werden, daß der Anstrengungsgrad und damit der Frequenzanstieg vergleichbar sind.

Das Verhalten des Blutdrucks während Belastung ist für die Erkennung einer Herzinsuffizienz von Bedeutung. Ein ungenügender Anstieg kommt bei primär myokardialer sowie bei ischämisch bedingter Herzinsuffizienz vor. Allerdings führen in der Regel nur schwere Durchblutungsstörungen bei koronarer Dreigefäßerkrankung zu einem ungenügenden Anstieg oder Abfall des Blutdrucks.

Von großer Bedeutung für die Sensitivität des Belastungs-EKG ist das verwendete Belastungsprotokoll. Erfolgt die Belastung mit langsam ansteigender Leistung – z. B. alle 3 Minuten Erhöhung um 25 Watt – kann es 12 Minuten dauern, ehe der kritische Leistungsbereich mit Mangeldurchblutung des Herzmuskels erreicht ist. Die Ermüdung durch die Vorbelastung führt leicht zum vorzeitigen Abbruch. Erfolgt die Leistungssteigerung zu schnell, kann der vorzeitige Abbruch dadurch erzwungen werden, daß rasch ein zu hoher Leistungsbereich erreicht wird. In

Tabelle 3.3.2. Lebensbedrohliche Komplikationen der Ergometrie. Bei der Ergometrie am Fahrradergometer ist mit einer lebensbedrohlichen Komplikation pro 8000 Ergometrien zu rechnen, an der Kletterstufe pro 21 000, am Laufband pro 2 100. Tödliche Komplikationen (soweit berichtet handelte es sich immer um tödliche Infarkte) sind bei Fahrrad- und Kletterstufenergometrie im Mittel bei 1 pro 75 000 zu erwarten, bei der Laufbandergometrie bei 1 pro 20 000 (nach Braunwald [1], Hamm et al. [2], Irving und Bruce [3], Kaltenbach [4], Rochmis und Blackburn [5], Stuart und Ellestad [6], Wendt et al. [7])

	1	2	3	1–3	4
	Fahrrad im Liegen	Fahrrad im Sitzen	Kletterstufe	Gesamt	Laufband
n	703 257	514 247	128 251	1 345 755	
Kammerflimmern n	40	49	3	92	
Rate	1:18 000	1:10 000	1:43 000	1:15 000	
Promille	0,06	0,1	0,023	0,07	
Lungenödem n	24	2	0	26	
Rate	1:29 000	1:257 000	0	1:52 000	
Promille	0,03	0,004	0	0,02	
Infarkte (sämtliche) n	21	10	3	34	
Rate	1:33 000	1:51 000	1:43 000	1:40 000	
Promille	0,03	0,02	0,023	0,025	
Todesfälle (tödliche Infarkte) n	12	5	1	18	
Rate	1:59 000	1:103 000	1:128 000	1:75 000	1:20 000
Promille	0,017	0,01	0,01	0,013	0,05
Lebensbedrohliche Zwischenfälle insgesamt n	85	61	6	152	
Rate	1:8 000	1:8 000	1:21 000	1:9 000	1:2 100
Promille	0,12	0,12	0,05	0,1	0,5

der Regel ist eine Belastungsdauer von mehreren Minuten im ischämischen Leistungsbereich notwendig, um ischämietypische EKG-Veränderungen zu provozieren. Deshalb ist es am besten, Belastungen nach individuellen, an der Symptomatik orientierten Leistungen unter Verwendung möglichst weniger vorgeschalteter Stufen oder eines Rechteckprotokolls (Abb. 3.3.6) zu verwenden. Es resultiert dann eine Sensitivität und eine Spezifität des Belastungs-EKGs um 80%.

Bei sorgfältiger Durchführung und individueller Ausbelastung gibt das Belastungs-EKG zuverlässige Auskunft über das Vorliegen oder Nichtvorliegen einer koronaren Herzerkrankung im Sinne der aktuellen Mangeldurchblutung (Abb.

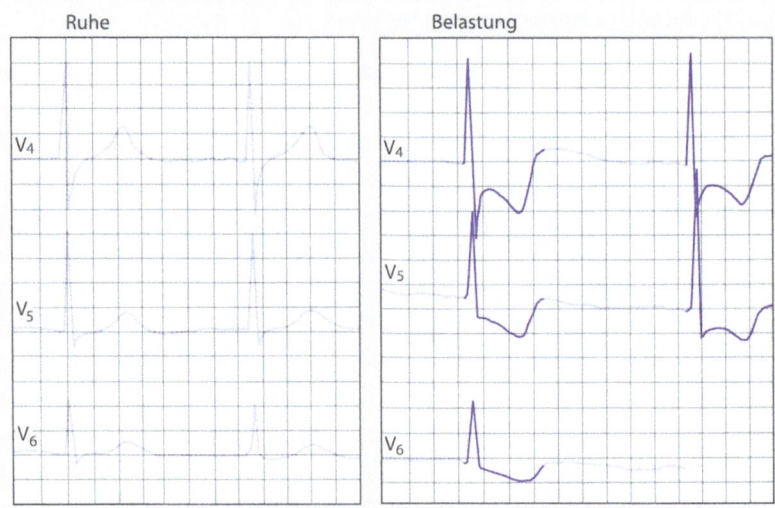

Abb. 3.3.4. Ischämiereaktion im Belastungs-EKG mit ST-Senkung um 5 mm bei einem Patienten mit koronarer Dreigefäßkrankheit. Eine so starke ST-Senkung weist in der Regel auf eine Hauptstammstenose oder eine hämodynamisch gleichwertige Dreigefäßerkrankung hin

3.3.4). In zweifelhaften Fällen muß es manchmal mit höherer Leistung wiederholt werden; liegt eine ST-Streckensenkung infolge Myokardischämie vor, wird diese bei höherer Leistung und längerer Belastungsdauer ausgeprägter. Handelt es sich dagegen um eine nicht organisch bedingte ST-Senkung – etwa durch vermehrten Sympathikotonus oder Kaliumverlust –, dann bleibt das Ausmaß der Senkung gleich oder nimmt ab. Digitalisierte Patienten können falschpositive Belastungs-EKGs aufweisen, eine Wiederholung der Untersuchung nach 2–4 Wochen Digitalispause ist zur Klärung notwendig.

Während bei Männern die Spezifität des Belastungs-EKGs um 90% liegt, ist sie bei Frauen aus unklaren Gründen geringer (70%). Der diagnostische Wert des Belastungs-EKGs ist dann am größten, wenn durch eine sorgfältige Anamnese vorgeklärt ist, ob bei dem zu untersuchenden Patienten eine Koronarinsuffizienz unter Belastung wahrscheinlich, fraglich oder unwahrscheinlich ist, und wenn während der Belastungsuntersuchung auch das Auftreten pektanginöser Symptome beobachtet und protokolliert wird. Wichtig ist, daß T-Wellenveränderungen allein – also ohne gleichzeitige ST-Senkung oder -Hebung – sowie ST-Senkungen, die schon im Stehen vor Belastung auftreten, und ST-Senkungen beim WPW-Syndrom beziehungsweise bei digitalisierten Patienten keine diagnostische Aussagekraft besitzen (Abb. 3.3.5).

Bezüglich Lokalisation der Ischämie ist das Belastungs-EKG – im Gegensatz zum Ruhe-EKG – nicht aussagekräftig. Eine isolierte Stenose der rechten Kranzarterie kann zu gleichen ST-Senkungen unter Belastung führen wie eine Stenose im R. interventricularis anterior, sowohl was die am stärksten veränderte Ableitung als auch das Ausmaß der ST-Senkung angeht. Die seltene ST-Hebung im Belastungs-

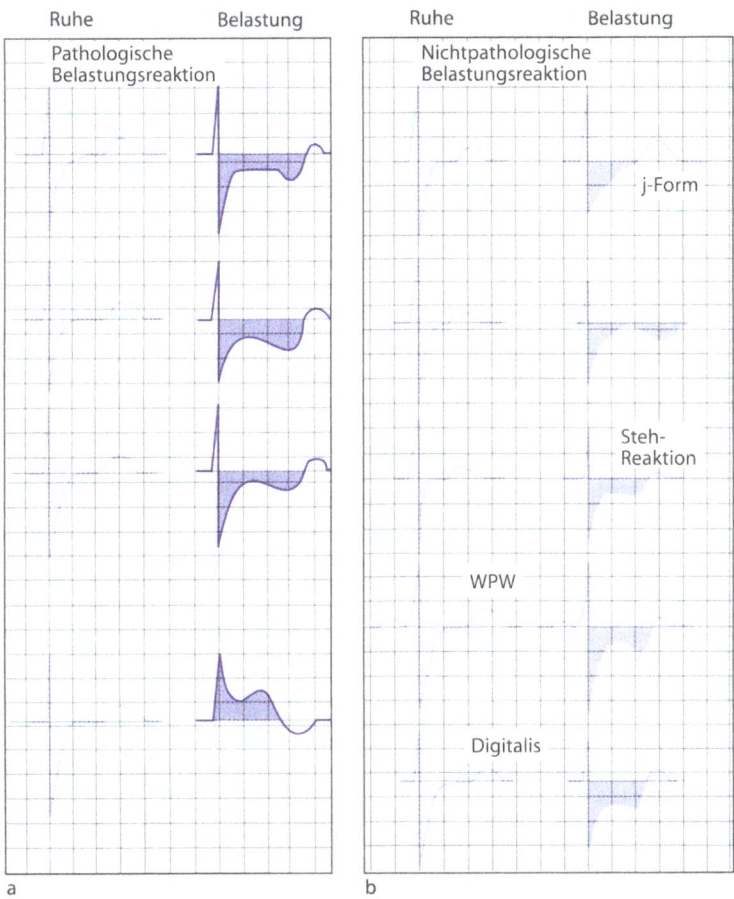

Abb. 3.3.5. Typische Ischämiereaktionen mit ST-Senkung oder ST-Hebung (**a**) und nicht pathologische Belastungsreaktionen (**b**).
a) Als pathologische Belastungsreaktion gilt eine horizontale oder deszendierende ST-Senkung um mindestens 0,1 mV in den Brustwandableitungen. In seltenen Fällen kommt es während Belastung zu einer vorübergehenden ST-Hebung. Diese besonders schwere Form der Ischämiereaktion darf nur in EKG-Ableitungen ohne Infarktresiduen als Zeichen der Mangeldurchblutung bewertet werden; sie ist in aller Regel mit dem Auftreten von Angina-pectoris-Beschwerden und häufig mit einem überhöhten „Erstickungs"-T verbunden;
b) Die ansteigende „j-Form" (j = junction) der ST-Senkung ist nicht pathologisch, sie kann allerdings gelegentlich auch das erste Zeichen einer Ischämie sein; im Zweifelsfall muß die Ergometrie mit höherer Belastung wiederholt werden. Isolierte T-Wellennegativierungen (oder -positivierungen) sind nicht pathologisch. Eine ST-Senkung im EKG im Stehen (*vor* Belastung) ist auf vermehrten Sympathikotonus zurückzuführen und nicht Ausdruck einer Ischämie. Beim WPW-Syndrom und anderen intraventrikulären Leitungsstörungen kommt es häufig zu nicht ischämiebedingten ST-Senkungen während und nach Belastung. Bei digitalisierten Patienten muß eine im Belastungs-EKG auftretende ST-Senkung auch dann als nicht sicher ischämiebedingt angesehen werden, wenn im Ruhe-EKG keine Digitaliszeichen (z. B. muldenförmige ST-Senkung) erkennbar sind

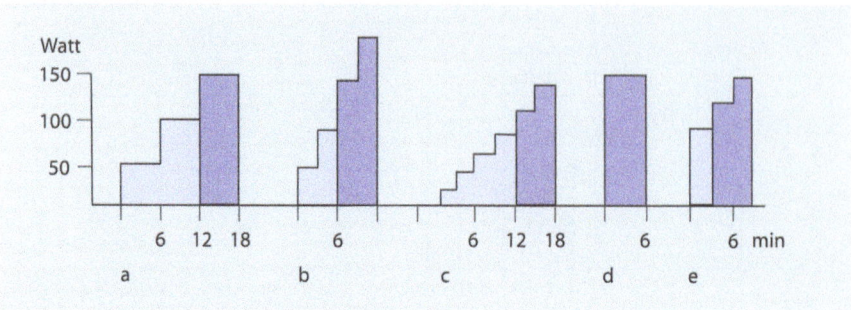

Abb. 3.3.6. Fünf verschiedene Belastungsprotokolle:
a) Stufenförmig alle 6 min um 50 Watt steigend; **b)** stufenförmig alle 3 min um 50 Watt steigend; **c)** stufenförmig alle 3 min um 25 Watt steigend; **d)** plateauförmig mit individuell angepaßter Leistung; **e)** stufenförmig mit individuell angepaßter Leistung. Wenn man annimmt, daß in dem gewählten Beispiel die Ausbelastung im Bereich zwischen 125 und 150 Watt liegt, dann ist die Zeitdauer bis zum Erreichen der kritischen Leistung je nach Protokoll sehr verschieden. Die helle Tönung zeigt, wie der Zeitaufwand sich verhält, wenn es sich um einen Koronarpatienten handelt, bei dem Ischämiezeichen erst ab 125 Watt auftreten. Je länger im nichtkritischen Bereich belastet wird, desto eher kommt es zur vorzeitigen Ermüdung

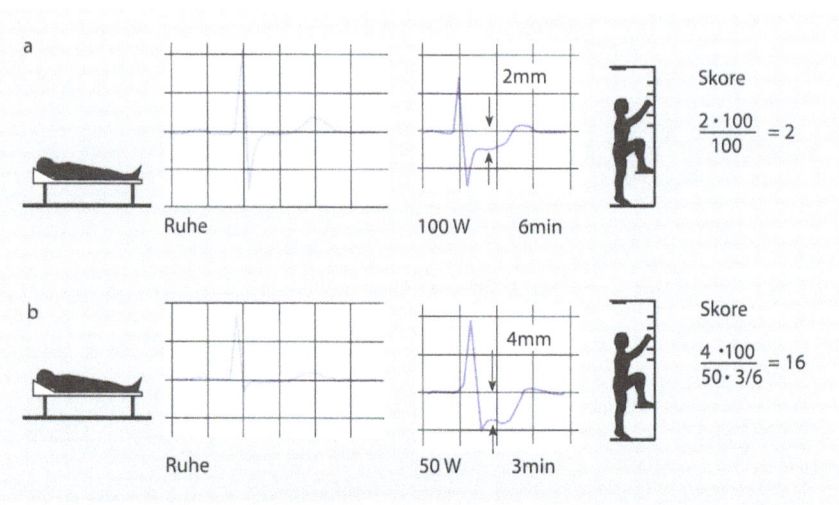

Abb. 3.3.7. Bildung des Ischämieskore aus ST-Senkung, Leistung und Belastungsdauer. Der Skore entspricht dem Ausmaß der Ischämie. **a)** ST-Senkung um 2 mm bei 100 Watt über 6 min bei einem Patienten mit koronarer Eingefäßerkrankung; **b)** ST-Senkung um 4 mm bei 50 Watt über 3 min bei einem Patienten mit hochgradiger Hauptstammstenose der linken Kranzarterie. Der Skore wird nach der Formel errechnet:

$$\frac{\text{ST-Senkung (mm)}}{\text{Watt} \times \text{Zeit}} \cdot 100$$

wobei die Zeit, d.h. die Belastungsdauer auf der entsprechenden Wattstufe bei Belastung mit gleichbleibender Leistung in 1/6–6/6 gerechnet wird; 1/6 entspricht einer Belastungsdauer von 1 min, 6/6 einer Dauer von 6 min

EKG ist Ausdruck einer besonders schweren transmuralen Ischämie und scheint bevorzugt bei hochgradigen Stenosen im die Vorderwand versorgenden R. interventricularis anterior vorzukommen.

Eine quantitative Aussage ist insofern möglich, als das Ausmaß der Durchblutungsstörung um so größer ist, je stärker die ST-Strecke verlagert ist, und je niedriger die tolerierte Belastung liegt. Man kann aus dem Ausmaß der ST-Senkung in mm und der tolerierten Belastung in Watt einen Quotienten bilden („Ischämieskore"), der mit dem Ausmaß der Koronarsklerose und der Prognose korreliert (Abb. 3.3.7).

Die nuklearmedizinischen Verfahren können das Belastungs-EKG ergänzen. Sie werden besonders dann eingesetzt, wenn trotz typischer Anamnese im Sinne einer echten Angina pectoris das Belastungs-EKG keine Veränderung zeigt oder wenn ein positives Belastungs-EKG bei negativer Anamnese auftritt.

Bei unsicherem Ergebnis des Belastungs-EKG wird am häufigsten ein Streßechokardiogramm durchgeführt. Die nicht invasive „Stufendiagnostik" der Koronarinsuffizienz geschieht heute in der Praxis meist nach folgender Regel: Sorgfältige (!) Anamnese, Belastungs-EKG, Streßechokardiogramm.

Weiterführende Literatur zu Kap. 3.3

1. Braunwald E (1997) Heart disease: a textbook of cardiovascular medicine. 5th ed. WB Saunders Company, Philadelphia London Toronto Montreal Sydney Tokyo
2. Hamm LF, Crow RS, Stull GA, Hannan P (1989) Safety and characteristics of exercise testing early after acute myocardial infarction. Am J Cardiol 63: 1193–1197
3. Irving JB, Bruce RA (1977) Exertional hypotension and postexertional ventricular fibrillation in stress testing. Am J Cardiol 39: 849–851
4. Kaltenbach M, Scherer D, Dowinski S (1982) Complications of exercise testing. A survey in three German speaking countries. Eur Heart J 3: 199–202
5. Rochmis P, Blackburn H (1971) Exercise tests. A survey of procedures, safety and litigation experience in approximately 170000 tests. JAMA 217: 1061–1066
6. Stuart RJ, Ellestad MH (1980) National survey of exercise stress testing facilities. Chest 77: 94–97
7. Wendt T, Scherer D, Kaltenbach M (1984) Lebensbedrohliche Komplikationen bei 1741 106 Ergometrien. Dtsch Med Wochenschr 109: 123–127

3.4 Phonokardiographie, Pulskurven

Im Phonokardiogramm wird mit einem Mikrophon die Herzschallkurve aufgezeichnet. Passende Frequenzbereiche werden durch Filter verstärkt und getrennt dargestellt. Die zeitliche Zuordnung von Extratönen und Geräuschen erfolgt mit Hilfe des simultan registrierten EKG (Abb. 3.4.1). Die Aufzeichnung von Pulskurven erfolgt durch Aufsetzen eines Druckwandlers. Besonders bei Aortenvitien können typische Veränderungen der Karotispulskurve diagnostische Bedeutung haben.

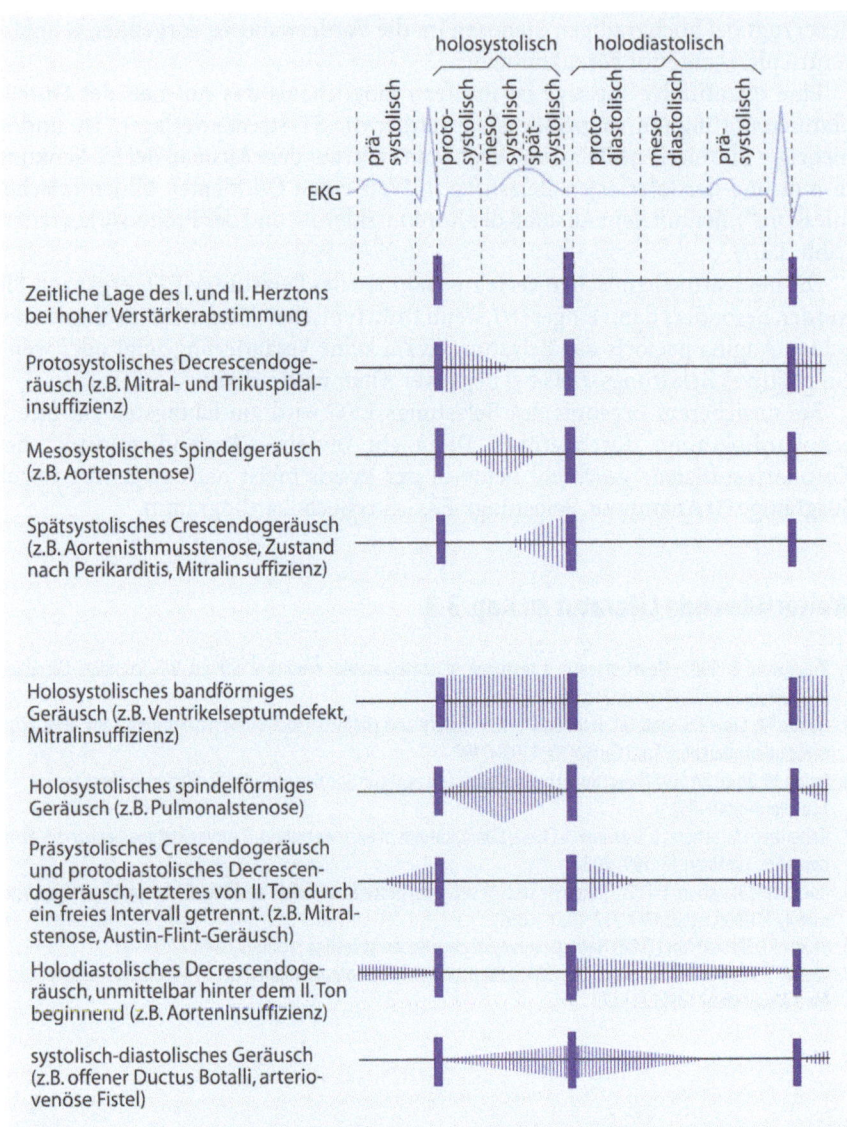

Abb. 3.4.1. EKG und phonokardiographische Befunde bei verschiedenen Herzfehlern

3.5 Indikatorverdünnungsmethode

Wird ein Indikator in die Blutbahn gebracht, so kann man seine Fortbewegung im Blutstrom verfolgen (Abb. 3.5.1). Es läßt sich die Blutstromgeschwindigkeit insgesamt oder in Teilbereichen wie zwischen Vene und Lunge oder Lunge und peripherer Arterie erfassen. Durch die intravenöse Injektion von Äther und Decholin

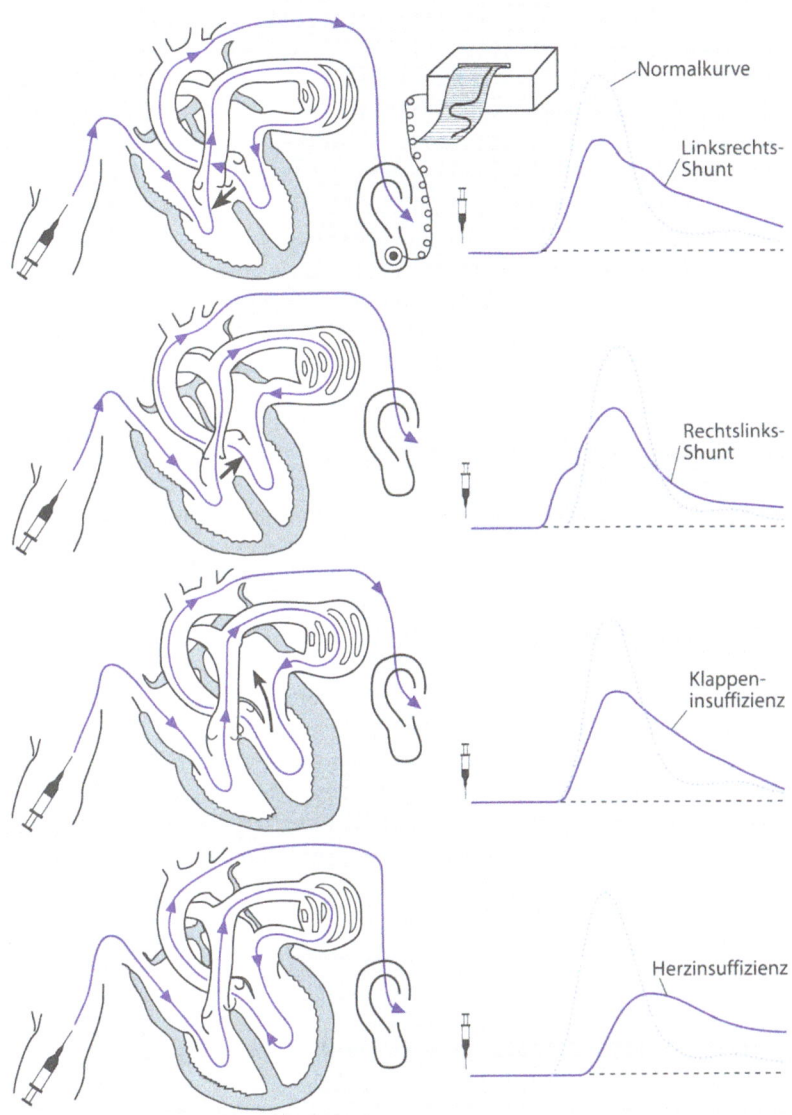

Abb. 3.5.1. Indikatorverdünnungskurven bei Kurzschlüssen zwischen kleinem und großem Kreislauf (Linksrechts- bzw. Rechtslinks-Shunt), Klappeninsuffizienz und bei kleinem Herzzeitvolumen infolge Herzinsuffizienz (mod. nach Netter [1])

wurden früher Kreislaufzeiten ermittelt, indem der Zeitpunkt des Auftretens von Äthergeruch in der Atemluft bestimmt wurde und der Patient den Zeitpunkt des Auftretens von bitterem Geschmack auf der Zunge angab. Heute werden die Messungen mit Farbstoffen durchgeführt. Bei der Kälteverdünnungsmethode dient die Kälte als Indikator. Mit kleinen Thermistoren, die in Herzkatheter eingebaut sind, können Kreislaufzeiten und das Herzzeitvolumen zuverlässig gemessen werden. Die Messung kann fast beliebig oft wiederholt werden. Die Farbstoffverdünnungsmethode kann über Herzkatheterismus aber auch nichtinvasiv eingesetzt werden, indem die Ankunft des Farbstoffs über eine Photozelle am Ohrläppchen erfaßt wird. Für die Bestimmung des Herzzeitvolumens eignet sich das Fick-Prinzip und die Kälteverdünnungsmethode. Farbstoffkurven werden besonders für die Erfassung von Kurzschlußverbindungen zwischen großem und kleinem Kreislauf eingesetzt. Die Abbildung 3.5.1 zeigt das Entstehen typisch deformierter Indikatorverdünnungskurven bei Rechts-Links- bzw. Links-Rechts-Kurzschluß. Sie zeigt auch die Veränderungen des Flächenintegrals unter der Kurve bei Abnahme des Herzzeitvolumens. Das Herzzeitvolumen nach Fick errechnet sich aus dem Quotienten O_2-Aufnahme/arteriovenöse Differenz, bei der Indikatorverdünnungsmethode aus dem Kehrwert der Fläche unter der Kurve.

Weiterführende Literatur zu Kap. 3.5

1. Netter FH (1976) Farbatlanten der Medizin, Bd. 1, Herz. Thieme, Stuttgart New York

3.6 Röntgenuntersuchung des Thorax

Die Thoraxübersicht ist noch immer ein wichtiges und einfaches Untersuchungsmittel. Form und Größe des Herzens sowie Veränderungen der Lungengefäße lassen sich neben vielen anderen Strukturen gut beurteilen. Für eine Linksherzinsuffizienz ist neben der Herzvergrößerung die Vermehrung der venösen Lungengefäßzeichnung charakteristisch, bei der reinen Rechtsherzinsuffizienz besteht dagegen keine Erweiterung dieser Lungengefäße. Bei Kurzschlußvitien mit vermehrter Lungendurchblutung sind sowohl die arteriellen wie auch die venösen Lungengefäße verstärkt sichtbar.

3.7 Herzgrößenbestimmung – Herzvolumenmessung

Die Herzgröße oder das Außenvolumen des Herzens verändert sich unter physiologischen und pathologischen Bedingungen. Die quantitative Größenbestimmung ist eine Methode, um das Ausmaß der Veränderung zu erfassen. Bei der Herzinsuffizienz ergibt sich daraus ein Anhalt für die Schwere der Erkrankung und für die Prognose. Beim Sportherzen läßt sich das Ausmaß der trainingsbedingten Anpassung in Maß und Zahl ausdrücken.

Die Zunahme der Herzgröße entsteht sowohl durch Erweiterung der Herzhöhlen als auch durch Zunahme der Herzmuskelmasse. Bei der Druckbelastung steht letztere im Vordergrund, bei der Volumenbelastung dagegen die Erweiterung der Herzhöhlen. Die Volumenzunahme der Herzhöhlen ist von der Zunahme des Außenvolumens des Herzens zu unterscheiden.

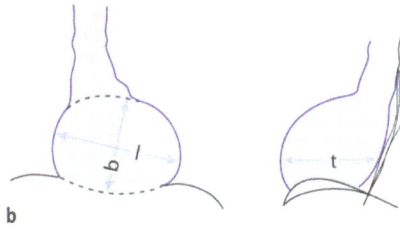
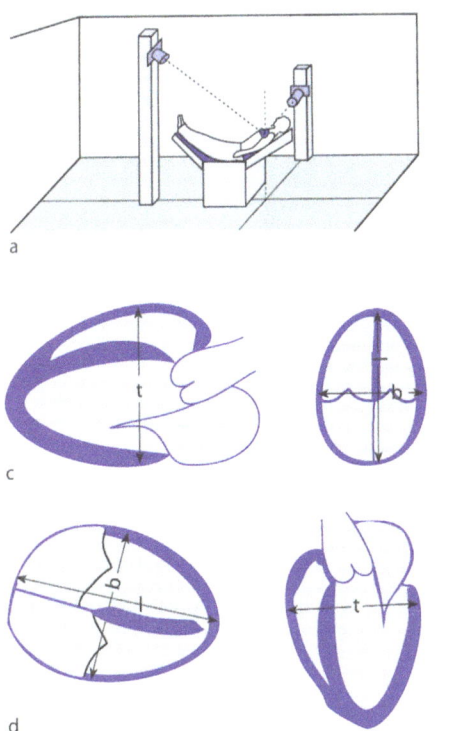

Abb. 3.7.1. Herzvolumenbestimmung aus Röntgenfernaufnahmen (**a** + **b**), Herzvolumenbestimmung aus dem Echokardiogramm (**c** + **d**).
a) Die Untersuchung erfolgt im Liegen oder wie hier abgebildet im Halbliegen, um orthostatische Füllungsschwankungen auszuschließen und die Reproduzierbarkeit zu gewährleisten;
b) Aus den 3 Achsen (l, b, t) errechnet sich das Herzvolumen (HV) (= Außenvolumen oder Wasserverdrängung des Herzens) nach der Formel
HV (ml) (Röntgen) = l (cm) · b (cm) · t (cm) · 0,4
c) Übliche Projektion im Echo;
d) Projektion analog zum Röntgenbild
Das Herzvolumen errechnet sich nach der Formel
HV (ml) (Echo) = l (cm) · b (cm) · t (cm) · 0,5

Die quantitative Bestimmung des Außenvolumens des Herzens wird als Herzvolumenbestimmung bezeichnet. Sie wurde früher vorwiegend mit Hilfe von im Liegen angefertigten Röntgenfernaufnahmen durchgeführt. Heute erfolgt sie meist aus dem 2-dimensionalen Echokardiogramm. Wegen orthostatischer Füllungsschwankungen (Abb. 3.7.2) sind Volumenbestimmungen nur im Liegen oder Halbliegen zuverlässig durchführbar.

Die Berechnung erfolgt nach der Formel für ein Rotationsellipsoid aus 3 senkrecht aufeinander stehenden Durchmessern in den 3 Raumrichtungen. Die Berechnung anhand des Röntgenbildes erfordert eine Korrektur der projektionsbedingten Vergrößerung, während bei der echokardiographischen Bestimmung die Durchmesser direkt in cm abgelesen werden können (Abb. 3.7.1).

Normwerte für das Herzvolumen werden unter Berücksichtigung des Körpergewichts oder besser der Körperoberfläche angegeben. Das normale Herzvolumen liegt zwischen 300 und 900 ml. Die Normalwerte pro Normalkörperoberfläche lauten für den Mann $\bar{x}$ = 620, oberster Normwert 800 ml/1,73 m^2, für die Frau $\bar{x}$ = 550, oberster Normwert 700 ml/1,73 m^2 (bezogen auf 1,0 m^2 ergibt sich für Männer ein oberer Normwert von 460 ml/m^2, für Frauen von 400 ml/m^2). Das Außenvolumen des Herzens bei einem männlichen Erwachsenen beträgt dementsprechend im Mittel 620 ml. Bei einem Herzgewicht von 300 g befindet sich im Herzen damit 320 ml Blut. Diese Blutmenge verteilt sich auf beide Vorhöfe und beide Ventrikel. Sie ist diastolisch vorwiegend in den Ventrikeln und systolisch vorwiegend in den Vorhöfen enthalten. Bei einem Schlagvolumen von 70 ml und einer

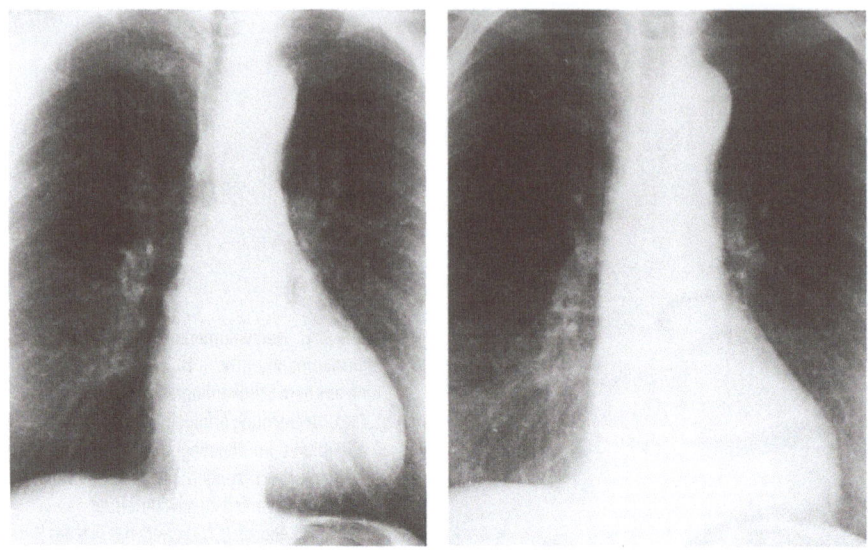

Abb. 3.7.2. Die Aufnahme in halbliegender Position. **a)** Zeigt die vollständige Füllung, besonders am rechten Herzrand; **b)** zum Vergleich das Bild im Stehen

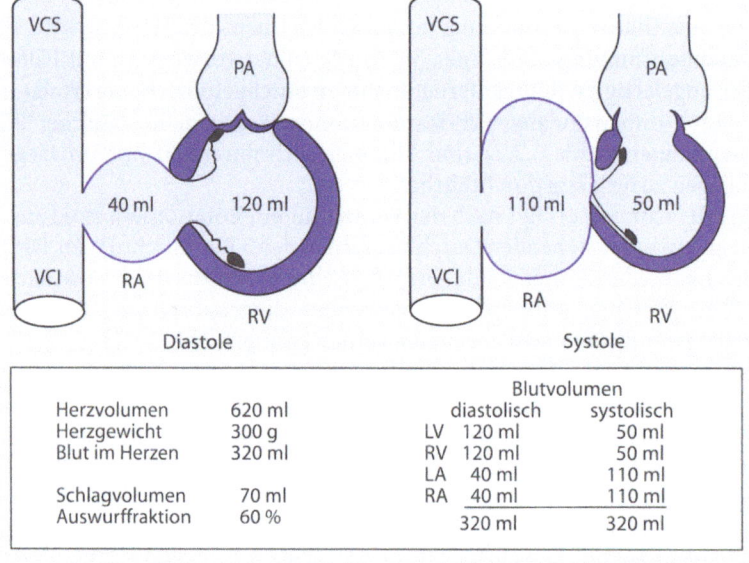

Abb. 3.7.3. Zusammensetzung des Herzvolumens aus Muskelmasse (Herzgewicht) und Blut. In den einzelnen Herzhöhlen variiert der Anteil in Systole und Diastole, die Gesamtblutmenge und damit auch das Herzvolumen als Summe aus Gesamtblutvolumen plus Herzgewicht bleibt jedoch gleich

Auswurfrate von 60% beträgt das systolische Restblut in jedem Ventrikel 50 ml (Abb. 3.7.3).

Diagnostische Bedeutung und physiologische Anpassung der Herzgröße

Im physiologischen Bereich kommt es durch Ausdauer- bzw. Intervalltraining zu einer Herzvergrößerung mit physiologischer Hypertrophie und Dilatation aller Herzhöhlen (s.a. Kap. 17.1). Im pathologischen Bereich kann eine Herzvergrößerung beispielsweise durch Narbenbildung und kompensatorische Dilatation bei der koronaren Herzkrankheit entstehen. Das Ausmaß der Herzvergrößerung liefert einen quantitativen Anhalt für das Ausmaß der Schädigung und damit die Prognose (Abb. 3.7.4). Auch bei primären Erkrankungen des Herzmuskels ist das Ausmaß der Herzvergrößerung ein wichtiger Parameter für den Schweregrad und die Prognose der Erkrankung.

Während Volumenbelastungen des Herzens beispielsweise infolge Klappeninsuffizienz oder Kurzschlußvitium frühzeitig zu einer Herzvergrößerung führen, gehen Druckbelastungen etwa infolge Aortenstenose, Pulmonalstenose oder Widerstandshypertonie meist lange Zeit ohne Größenzunahme des Herzens einher. Die Hypertrophie entwickelt sich bei der Druckbelastung nach innen (konzentrische Hypertrophie).

Die Vergrößerung des Gesamtherzens entsteht meist nicht nur durch Ventrikeldilatation, sondern auch durch Erweiterung der Vorhöfe. Jede Erschwerung des Bluteinstroms in die Ventrikel führt zu einer Hypertrophie und Dilatation des entsprechenden Vorhofs. Das ist bei der koronaren Herzkrankheit, bei vielen Vitien und Myokarderkrankungen der Fall. Erkrankungen mit konzentrischer Hypertrophie wie Aortenstenose oder hypertrophische Myokardiopathie können zu einer erheblichen Vorhofserweiterung führen, ehe es zu einer Größenzunahme des linken Ventrikels kommt.

Da bei der Herzvolumenbestimmung sämtliche Herzhöhlen und das Myokard erfaßt werden, ist nicht selten eine signifikante Herzvergrößerung meßbar, ehe die Durchmesserbestimmung einzelner Herzhöhlen, wie sie echokardiographisch meist nur gemessen wird, eine außerhalb der Streubreite liegende Vergrößerung erkennen läßt.

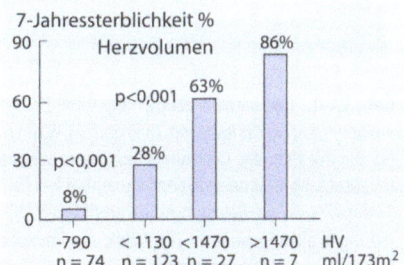

Abb. 3.7.4. 7-Jahressterblichkeit bei Patienten mit koronarer Herzkrankheit in Abhängigkeit vom Herzvolumen bei der Erstuntersuchung

3.8 und 3.9 Nuklearmedizinische Verfahren (s. Kap. 4.3.4)

3.8.1 Radionuklidventrikulographie

Durch radioaktive Markierung von Erythrozyten kann mit einer Gammakamera über dem Herzen die Impulsrate gemessen werden. Durch EKG-Triggerung entstehen durch statistische Mittelwertbildung systolische und diastolische Ventri-

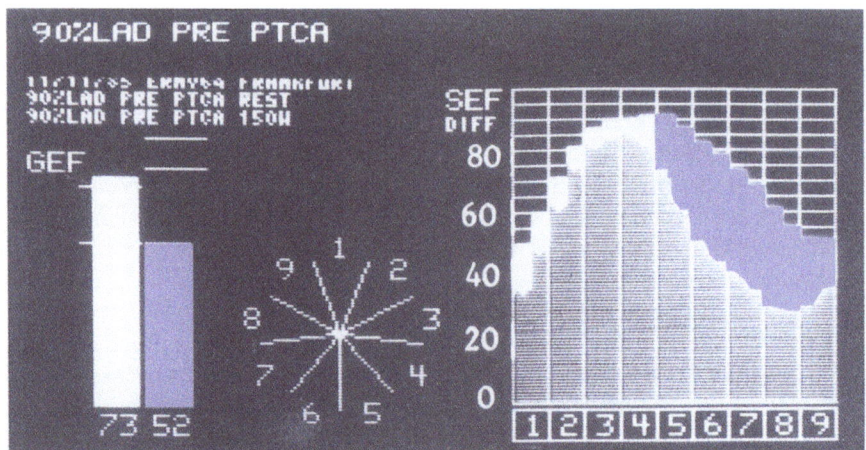

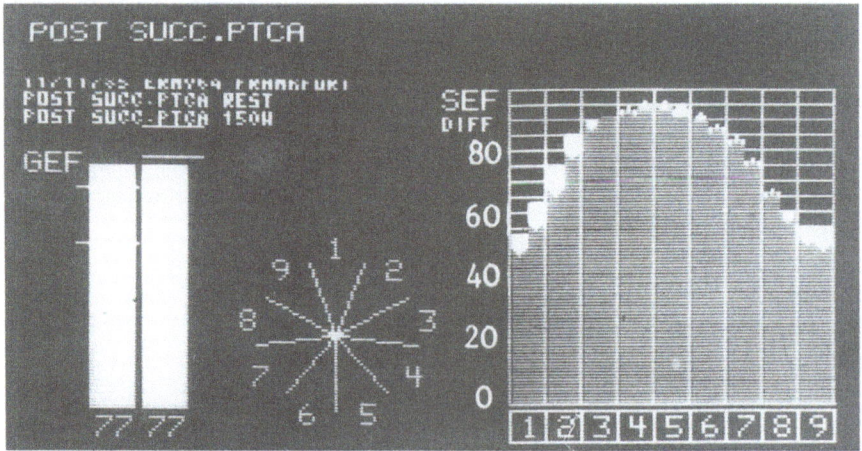

Abb. 3.8.1. Radionuklid-Ventrikolographie bei einem Patienten mit Belastungsangina-Pectoris. Die Auswurffraktion (GEF) war in Ruhe mit 73 % normal. Während Belastung mit 150 Watt über 6 min ging sie auf 52 % zurück (**a**). Die mit Hilfe des Computers bestimmte sektoriale Auswurffraktion (SEF) zeigte unter Belastung eine starke Herabsetzung, besonders in den Segmenten 4–9 (**b**). Nach erfolgreicher Angioplastie stieg die Ruhe-GEF gering von 73 auf 77 % an, die Belastungs-GEF erhöhte sich stark von 52 auf 77 % (**c**). Die sektoriale SEF zeigte eine Normalisierung in allen Segmenten (**d**). Abbildung freundlicherweise von Prof. Hör, Klinik für Nuklearmedizin, Universität Frankfurt, zur Verfügung gestellt

kelzählraten, die Angaben über Auswurfrate, Ventrikelvolumina und regionales Kontraktionsverhalten einschließlich zeitlicher Füllungs- und Entleerungsvorgänge zulassen. Wenn der erste Indikatordurchgang analysiert wird, kann daraus nach dem Indikatorprinzip das Herzzeitvolumen errechnet werden und das Vorwärtsschlagvolumen mit dem aus der Zählratendifferenz im Steady state ermittelten gesamten Schlagvolumen verglichen werden. Der Vergleich des Vorwärtsschlagvolumens mit dem gesamten Schlagvolumen läßt Rückschlüsse auf das Ausmaß von Herzklappeninsuffizienzen oder intrakardialen Shunts zu. In Verbindung mit Belastungsuntersuchungen lassen sich aus der Radionuklidventrikulographie andererseits globale und regionale Kontraktionsanomalien, wie sie durch akute Myokardischämie induziert werden, erfassen (Abb. 3.8.1).

3.9.1 Myokardszintigraphie

Der Indikator Thallium hat ähnliche biologische Eigenschaften wie Kalium. Er wird aus dem Blut rasch intrazellulär aufgenommen, insbesondere im Bereich von Mus-

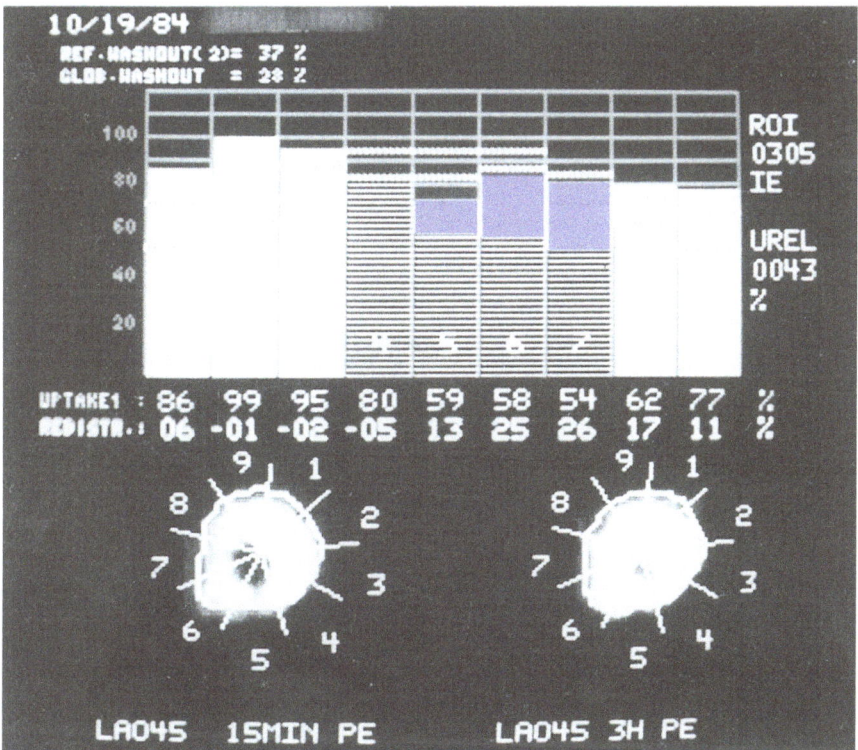

Abb. 3.9.1. Myokardszintigraphie mit Thallium bei einem Patienten mit Angina pectoris. Nach Thalliuminjektion während Belastung zeigt sich ein reversibler Füllungsdefekt in den Segmenten 5, 6 und 7

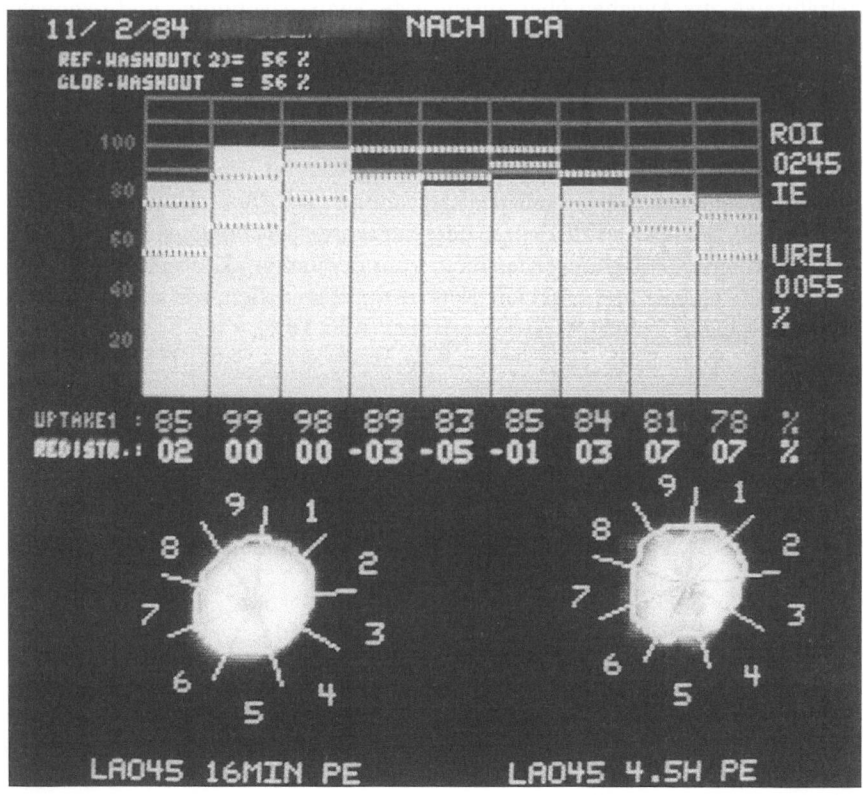

Abb. 3.9.2. Bei dem selben Patienten wie in Abb. 3.9.1 ist nach Angioplastie unter Belastung kein Füllungsdefekt mehr erkennbar

kelzellen. Durch präkordiale Aktivitätsmessung mit der Gammakamera entsteht ein Abbild der Herzmuskulatur. Bei gestörter Durchblutung etwa infolge eines Herzinfarkts kommt es zu bleibenden Füllungsdefekten. Bei belastungsinduzierter, vorübergehender Durchblutungsminderung zeigt sich das Phänomen der Redistribution: im Szintigramm werden 1–4h nach der Injektion Füllungsdefekte ausgefüllt, die unmittelbar nach der Thalliuminjektion sichtbar waren (Abb. 3.9.1, 3.9.2).

Der neuere Technetium markierte Indikator 99m Technetium Sestamibi hat gegenüber 201 Thallium gewisse Vorteile und wird heute allein oder in Verbindung mit 201 Thallium gern verwendet. Die Messung der Radioaktivität der injizierten Isotope erfolgt anstelle der planaren Technik zunehmend mit dem Schichtverfahren der single photon computed tomography (SPECT).

3.10 Computertomographie, Positronenemissionstomographie, Kernspintomographie

Computertomographie

Es handelt sich um ein Schichtbildverfahren mit hoher Auflösung. Während die konventionelle Computertomographie für den Bildaufbau relativ viel Zeit braucht, ist bei der schnellen „ultrafast" Tomographie und bei der Elektronenstrahltomographie dieser Zeitaufwand bis auf ca. 50 ms reduziert. Es ergeben sich dadurch ansatzweise Möglichkeiten, auch die Kranzgefäße aus einer Reihe von Schichtbildern zu rekonstruieren. Die Anwendung ist im übrigen auf die Darstellung von Myokard, Herzbinnenräumen, Perikardergüssen und Herztumoren konzentriert. Die Erkennung und quantitative Einstufung von Koronarverkalkungen wird als Sceeningverfahren zur Aufdeckung asymptomatischer Koronarerkrankungen angewendet.

Positronenemissionstomographie (PET)

Mit dieser Methode können Stoffwechselvorgänge im Herzmuskel sichtbar gemacht werden. Besonderes Interesse hat die Darstellung des Glukosestoffwechsels gefunden, weil es hiermit gelingt, Aussagen über die Vitalität des Myokards zu machen. Auch wenig durchblutete und nicht mehr kontraktionsfähige Herzmuskelareale können nach chirurgischer oder interventioneller Revaskularisation wieder funktionsfähig werden. Es ist von großer Wichtigkeit für die Indikation zu einem revaskularisierenden Eingriff, die Wiederherstellbarkeit der Funktion vorauszusagen zu können. Neben der Methode der Positronenemissionstomographie (PET) eignet sich das Dobutamin-Streßecho für solche Vorhersagen.

Kernspintomographie, Magnetresonanztomographie (MR)

Es handelt sich um ein revolutionäres Verfahren, mit dem ohne Röntgenstrahlen und somit ohne jede Strahlenbelastung Schichtbilder von allen Körperregionen in nahezu allen Ebenen angefertigt werden können. Durch Verschiedenheiten der Kernspinresonanz lassen sich Körpergewebe unterscheiden und damit Organstrukturen gut abgrenzen. Fließendes Blut erscheint schwarz, sodaß blutdurchflossene Gefäße und Binnenräume des Herzens spontan und ohne Kontrastmittelgabe sichtbar werden. Durch Verkürzung der Zeit für den Aufbau eines einzelnen Schichtbildes wurde die Anwendbarkeit in der Kardiologie erweitert. An Wegen zur Darstellung von Kranzarterien wird gearbeitet. Die Darstellung peripherer und zentraler Gefäße ist (1999) bereits so gut, daß sie für manche Interventionen genutzt werden kann. Das Verfahren eignet sich auch für die Darstellung von streßinduzierten Ventrikelkontraktionsstörungen. Im Vergleich zum Streßecho ergibt sich eine bessere Abgrenzbarkeit des Myokards besonders bei Patienten mit schlechter Schallbarkeit.

3.11 Angiographie

Für die Erkennung der Binnenräume arterieller, venöser und lymphatischer Gefäße ist die Kontrastdarstellung der Goldstandard und meist noch unverzichtbar. Die beste Darstellung erhält man durch Kontrastmitteleinbringung direkt in das zu untersuchende Gefäß, d.h. durch selektive Angiographie. Bei nicht stärker beweglichen Gefäßen ist auch die nichtselektive Angiographie möglich durch intravenöse oder arterielle Injektion einer größeren Kontrastmittelmenge außerhalb der zu untersuchenden Region. Meist wird die sog. Subtraktionstechnik angewandt, bei der eine Röntgendarstellung der entsprechenden Körperregion ohne Kontrastmittel von einer Darstellung mit Kontrastmittel „subtrahiert" wird. Wegen der sehr schnellen Bewegungen ist es allerdings noch immer kaum möglich, von allen Herzkranzgefäßen gute Bilder zu erhalten, es fehlen exakt vergleichbare Bilder mit und ohne Kontrastmittel in der identischen Bewegungsphase des Herzens. Mit dem Verfahren der Synchrotronstrahlung wird das Problem dadurch angegangen, daß 2 Röntgenaufnahmen mit verschiedenen Wellenlängen in sehr kurzer zeitlicher Folge angefertigt werden. Die eine Wellenlänge wird vom jodhaltigen Kontrastmittel absorbiert, die andere nicht, sodaß eine Subtraktion der Bilder möglich wird.

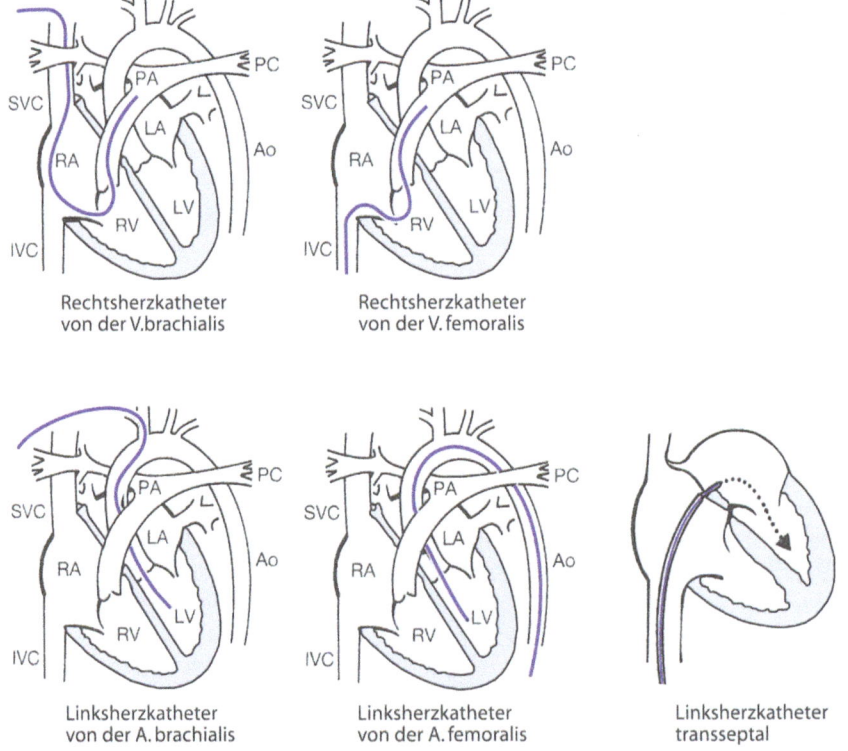

Abb. 3.12.1. Rechts- (oben) und Linksherzkatheterismus (unten) über verschiedene Zugangswege

3.12 Herzkatheterismus

W. Forßmann hat erstmals 1929 gezeigt, daß es möglich ist, das Herz des Menschen mit einem Katheter zu sondieren, Blutproben zu entnehmen, den Druck im Herzen zu messen und Herzstrukturen durch Injektion von Röntgenkontrastmittel sichtbar zu machen. Er wurde 1956 mit dem Nobelpreis ausgezeichnet, nachdem seine Entdeckungen früher unbeachtet geblieben waren und sogar zu seiner Entlassung aus der Klinik geführt hatten. Schon Forßmann hatte sich neben der diagnostischen um eine therapeutische Anwendung des Herzkatheterismus bemüht. Er versuchte, durch intrakardiale Gabe von bestimmten Medikamenten deren therapeutische Wirksamkeit zu steigern.

Für viele kardiologische Diagnosen ist der Herzkatheterismus die zuverlässigste Methode. Die Abb. 3.12.1 zeigt die Zugangswege zum rechten und linken Herzen, die Abb. 3.12.2 typische Druckkurven. Das rechte Herz und die Pulmonalarterie können mit Hilfe des Einschwemmkatheters auch ohne Röntgenkontrolle erreicht werden, sonst erfolgt die Katheterisierung unter Durchleuchtung. Die intrakardiale Druckmessung gestattet z. B. die Erkennung hämodynamischer Rückwirkungen von Klappenverengungen oder Kurzschlußverbindungen. Ort und Ausmaß von Kurzschlußverbindungen lassen sich mit Hilfe des O_2-Gehalts in lokal entnommenen Blutproben erkennen. Durch Kontrastmittelinjektion über den Herzkatheter

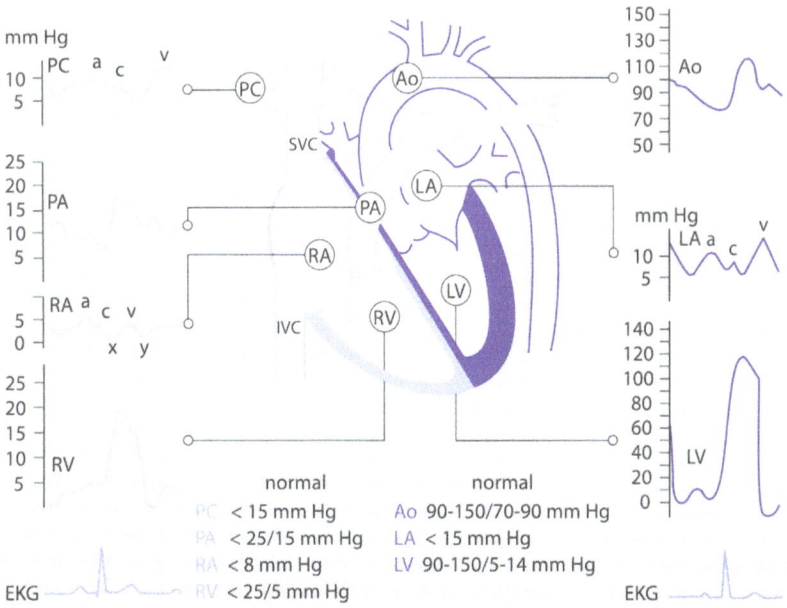

Abb. 3.12.2. Druckkurven und Normalwerte der Drücke in Pulmonalkapillarposition (PC), Pulmonalarterie (PA), rechtem Vorhof (RA), rechtem Ventrikel (RV), linkem Vorhof (LA), linkem Ventrikel (LV) und Aorta (Ao) in zeitlicher Zuordnung zum EKG

und die Röntgenkinematographie lassen sich fast alle Herzstrukturen im Bewegungsablauf beurteilen. Das trifft besonders für pathologische Veränderungen der Herzkranzgefäße zu. Nichtinvasive Verfahren gestatten in zunehmendem Maß einen Verzicht auf den Herzkatheterismus. Im Bereich der Kranzgefäße ist dies jedoch bisher kaum möglich. Vielmehr ist die 1957 von Sones erstmals beschriebene selektive Koronararteriographie auch heute noch unabdingbare Voraussetzung für therapeutische Maßnahmen wie Bypassoperation und Ballondilatation.

Die Koronarangiographie ist mit einer Letalität von ca. 0,5 ‰ zwar nicht komplikationslos, aber komplikationsarm, wenn man bedenkt, daß häufig auch Schwerstkranke, die jederzeit von einem tödlichen Myokardinfarkt bedroht sind, untersucht werden. Die Aufzeichnung der Koronarographie erzielte einen Durchbruch mit der von Sones eingeführten Röntgenkinematographie. Sie ist auch heute Standard, wobei anstelle des 35 mm Films aber meist die platz- und kostensparende Kompakt-Diskette verwendet wird.

Mit dem Herzkatheter können heute auch therapeutische Maßnahmen durchgeführt werden. Z. T. waren diese noch vor wenigen Jahren der Chirurgie vorbehalten, daß heißt der offenen Herzoperation mit Anwendung der Herz-Lungen-Maschine. So lassen sich Kranzgefäßverengungen bei einem erheblichen Teil der Patienten mit der Ballondilatation nach Grüntzig bleibend erweitern. Auch Klappenverengungen (z. B. Pulmonalstenosen) und stenosierende Mißbildungen in großen Gefäßen können mit Ballonkathetern in bestimmten Fällen erfolgreich aufgedehnt werden. Schließlich kann der Herzkatheter auch benutzt werden, um angeborene Kurzschlußverbindungen wie einen offenen Ductus Botalli oder Septumdefekte zu verschließen. Die Ablationsbehandlung von Herzrhythmusstörungen ist ein weiteres großes Anwendungsgebiet.

3.13 Auf welche Körperdimensionen sollen kardiozirkulatorische Meßwerte bezogen werden?

Während die zentrale hämodynamische Meßgröße, das Herzzeitvolumen, in aller Regel pro m² Körperoberfläche angegeben wird, werden andere Meßwerte auf das Körpergewicht oder die Körpergröße bezogen. Zur Vereinfachung und Vereinheitlichung wäre der Bezug auf die Normalkörperoberfläche von 1,73 m², wie er beispielsweise für die Klärwerte der Niere international verwendet wird, am geeignetsten. Der auf 1,73 m² bezogene Normwert stellt den für einen Durchschnittserwachsenen gültigen Wert dar und ist somit eine viel anschaulichere Größe als ein Normwert, der auf 1,0 m² entsprechend der Körperoberfläche eines 8jährigen Kindes bezogen ist. In diesem Buch werden daher soweit wie möglich Normwerte, auch auf die Normalkörperoberfläche bezogen, angegeben. Die Berechnung geschieht nach der Formel:

$$\text{Meßwert/Normalkörperoberfläche} = \frac{\text{Meßwert} \cdot 1{,}73}{\text{individuelle Körperoberfläche}}$$

Die Körperoberfläche steht mit der stoffwechselaktiven Körpermasse in enger Beziehung, im Gegensatz zum Körpergewicht, das bei Adipositas wesentlich mehr zunimmt als die stoffwechselaktive Zellmasse. Theoretisch könnte anstelle der Körperoberfläche auch die 4. Wurzel aus der 3. Potenz des Körpergewichts (Körpergewicht $^{3/4}$) verwendet werden. Diese Größe entspricht dem Volumen von im mathematischen Sinn ähnlichen Körpern. Sie gilt für den Vergleich individueller Menschen jedoch nur eingeschränkt.

Theoretische Überlegungen, experimentelle Befunde und praktisch-klinische Erfahrungen sprechen also für den Bezug anatomischer und funktioneller Herz-Kreislaufdaten auf die Körperoberfläche des Erwachsenen. Das gleiche gilt für die Dosierung von Medikamenten. Mit Hilfe eines Taschenrechners kann man aus Körpergröße und Körpergewicht die erforderliche Berechnung leicht durchführen. Für die Berechnung der Körperoberfläche kann man anstelle der Tabelle oder der umständlichen Formel von Dubois und Dubois für Erwachsene die vereinfachte Formel nach Mosteller und Lam benutzen:

$$KO = \sqrt{\frac{\text{Körpergröße (cm)} \cdot \text{Körpergewicht (kg)}}{3600}}$$

Bei der Ergometrie ist die Vergleichbarkeit der erbrachten Leistung von besonderer Bedeutung, wenn große und kleine Individuen belastet wurden. Eine Leistung von 125 Watt ist für eine große, kräftige Person nicht viel, für eine kleine, grazile liegt sie aber schon im Bereich der maximalen Belastbarkeit. Die Leistung von 125 Watt pro 1,73 m^2 Körperoberfläche berücksichtigt dagegen die individuelle Körperdimension und entspricht dem gleichen Anstrengungsgrad für Probanden unterschiedlichen Gewichts und unterschiedlicher Größe.

Für die Beurteilung der Adipositas wäre ein Quotient aus

$$\frac{\text{Körpergewicht}}{\text{Körperoberfläche (fettfreie Körpermasse)}}$$

am geeignetsten, da die Körperoberfläche ein gutes Näherungsmaß für die fettfreie Körpermasse darstellt bzw. mit dieser eng korreliert.

International hat sich der Körpermassenindex oder Body Mass Index eingebürgert. Er wird gebildet aus

$$\frac{\text{Körpergewicht (kg)}}{(\text{Körperlänge (m)})^2}$$

Als normal gelten Werte zwischen 19–25.

3.14 Langzeitüberwachung von EKG, Blutdruck und Atmung

Die Einführung der kontinuierlichen Aufzeichnung von EKG-Signalen durch Holter hat zu erstaunlichen Ergebnissen geführt. So fand man, daß Rhythmusstörungen fast bei jedem Probanden irgendwann vorkommen, auch bei Herzgesunden und sportlich Aktiven. Meist handelt es sich um einzelne Extrasystolen, nicht selten aber auch um komplexe Störungen.

Diagnostisch ist die Erfassung von Rhythmusstörungen oft wegweisend, besonders wenn unklare Beschwerden wie Herzstolpern, Herzklopfen, Aussetzen des Herzschlags evtl. verbunden mit Synkopen, Schwindel, Leistungsschwäche oder Angina pectoris auftreten. Therapeutisch ist die Aufzeichnung und Charakterisierung von Rhythmusstörungen bei organisch Herzkranken von besonderer Bedeutung, weil sie bei diesen nicht selten prognosebestimmend sind.

Häufig gelingt es durch eine 24-Stundenaufzeichnung in synchroner Aufzeichnung mit subjektiven Beschwerden zu klären, ob eine und ggf. welche Rhythmusstörung vorliegt. Handelt es sich allerdings um Ereignisse, die nur selten – etwa im Abstand von Wochen oder Monaten – auftreten, dann versagt das „Holter-Monitoring", selbst wenn es über mehrere Tage fortgesetzt wird. Man verwendet dann besser ein tragbares EKG-Aufnahmegerät, das nur im Bedarfsfall aktiviert wird und dann eine kurze EKG-Periode speichert („Event recording"). Eine nur selten auftretende Tachykardie, Arrhythmie, Bradykardie oder Asystolie läßt sich damit häufig und relativ kostengünstig erfassen.

Für die Beurteilung von Therapiemaßnahmen ist das Langzeitspeicher-EKG bei behandlungsbedürftigen Rhythmusstörungen oft unersetzlich. Für die Erfassung von Myokardischämien können Verlagerungen der ST-Strecke herangezogen werden, auch hier kann z. B. bei einer vasospastischen Angina die Zuordnung zu auslösenden Aktivitäten oder zu Vagusreizen von Bedeutung für die Therapie sein.

Die Langzeit-Blutdrucküberwachung hat sich als Routineverfahren entwickelt, seitdem weitgehend störungsfreie Aufzeichnungen technisch möglich geworden sind. Meist wird die oscillometrische Methode angewendet. Die einzelnen Geräte unterscheiden sich ähnlich wie die Geräte zur automatischen Selbstmessung. Es empfiehlt sich bei jedem Patienten, die Meßgenauigkeit durch Kontrolle mit dem Auskultationsverfahren zu überprüfen.

Die 24-Stundenüberwachung liefert Aufzeichnungen etwa alle 20 min sowie Durchschnittswerte des Tages und der Nacht, wobei normalerweise die Werte während der Nacht deutlich absinken. Verfälschungen in Form einer fehlenden Nachtabsenkung kommen vor, etwa wenn der Patient durch das Gerät so gestört wird, daß er nicht schlafen kann. Dies erfährt man häufig erst durch Nachfragen. Manche Patienten haben umgekehrt unter Sprechstundenbedingungen erhöhte Blutdruckwerte, die sich bei der wiederholten automatischen Messung vollständig normalisieren. Hier kann die 24-Stundenüberwachung unter Umständen eine unnötige Behandlung vermeiden.

Die 24-Stundenaufzeichnung konkurriert in gewisser Weise mit der wiederholten Selbstmessung durch den Patienten, die angenehmer ist und auch wirtschaftliche Vorteile hat; sie ist zumindest während des Tages meist zuverlässig.

Die fortlaufende Überwachung von Vitalfunktionen kann auch die Atmung mit umfassen. Durch tragbare Geräte läßt sich feststellen, ob bestimmte Symptome wie Tagesmüdigkeit oder Aussetzen der Atmung im Schlaf, auf eine zeitweise Apnoe zurückzuführen sind. Ist dies der Fall, kann durch eine Aufzeichnung im „Schlaflabor" geprüft werden, was für eine Störung vorliegt. Häufig handelt es sich um eine Apnoe infolge Verlegung der oberen Luftwege durch Nachlassen des Muskeltonus. Diese „obstruktive" Schlafapnoe, die mit einer Bronchialobstruktion nichts zu tun hat, kann erfolgreich therapiert werden. Es gibt auffällige Assoziationen zwischen Schlafapnoe und verschiedenen kardiologischen Krankheitsbildern. Eine ursächliche Verknüpfung liegt allerdings in der Regel nicht vor.

Weiterführende Literatur zu Kap. 3.14

1. Amery AP, Brixko D, Clement A et al. (1985) Mortality and morbidity results from the European Working Party on High Blood Pressure in the Elderly trial. Lancet I: 1349–1354
2. Baumgart P, Walger P, Jurgens U, Rahn KH (1990) Reference data for ambulatory blood pressure monitoring: what results are equivalent to the established limits of office blood pressure? Klin Wschr 68: 723–727
3. Bruce R (1956) Evaluation of functional capacity and exercise tolerance of cardiac patients. Mod Concepts Cardiovasc Dis 25: 321
4. DuBois D, DuBois EF (1916) Clinical Calorimetry. Tenth paper. A formula to estimate the approximate surface area if height and weight be known. Arch Intern Med 17: 863
5. Ellestad M (1980) Stress testing. F.A. Davis Company, Z. edt. Philadelphia
6. Fletscher GF (ed) (1994) Cardiovascular response to exercise. American Heart Association monograph series. Futura Publishing Company, New York
7. Forssmann W (1929) Die Sondierung des rechten Herzens. Klin Wschr 8: 2085–2087
8. Hör G, Krause BJ, Tillmanns HH (1997) Kardiologische Nuklearmedizin. Ecomed, Landsberg
9. Holford NHG (1996) A size standard for pharmacokinetics. Clin Pharmacokinet 5: 329–332
10. Holter NJ (1957) Radioelectrocardiography. A new technique for cardiovascular study. Ann NY Acad Sci 65: 913
11. Holter NJ (1961) New method for heart studies. Science 134: 1214–1220
12. Kahlstorf A (1932) Über eine orthographische Herzvolumenbestimmung. Fortschr Röntgenstr 45: 123
13. Kaltenbach M (1974) Die Belastungsuntersuchung von Herzkranken. Kardiologische Diagnostik in der Studienreihe Boehringer Mannheim, Boehringer Mannheim GmbH, Mannheim
14. Kaltenbach M, Lichtlen P (eds) (1970) Coronary Heart Disease. Thieme, Stuttgart
15. Lüders S, Stork I, Schrader J (1996) Praxisnormotonie bei hypertoner Langzeitblutdruckmessung. Nieren Hochdruckkr 25: 361–363
16. Schrader J, Lüders S (1995) Blutdruck-Langzeitmessung. Medikon, München
17. Siegenthaler W (Hrsg) (1992) Lehrbuch der inneren Medizin. 3. Aufl. Thieme, Stuttgart New York
18. Sones FM, Shirey EK (1962) Cine coronary arteriography. Med Concepts Cardiovasc Dis 31: 735
19. Stevens J, Cai J, Pamuk ER et al. (1998) The effect of age on the association between body-mass index and mortality. N Engl J Med 338: 1–7
20. Timm P (1993) Herzvolumenbestimmung mittels biplaner 2D-Echokardiographie. Inaug. Dissertation, Universität Frankfurt am Main
21. Verdeccia P, Porcellati C, Schillaci G et al. (1994) Ambulatory blood pressure: An independent predictor of prognosis in essential hypertension. Hypertension 24: 793–801
22. Wackers FJT, Souffer R, Zaret B (1997) Nuclear Cardiology. In: Braunwald E (ed) Heart disease: a textbook of cardiovascular medicine. 5th et. WB Saunders Company, Philadelphia London Toronto Montreal Sydney, pp 273–316

3.15 Molekularbiologische Methoden und Genanalysen bei kardialen Erkrankungen

Die Molekulargenetik befaßt sich mit der Erforschung der molekularen Prozesse, die die Struktur, Funktion und Vererbung von Genen betreffen. Durch den Einsatz molekulargenetischer Methoden konnten in den vergangenen 10 Jahren eine Reihe von Genen identifiziert werden, die bei Erkrankungen des kardiovaskulären Systems von wesentlicher Bedeutung sind. Diese Erkenntnisse führten einerseits zu einem besseren Verständnis pathophysiologischer Zusammenhänge, andererseits ergeben sich auch unmittelbare klinische Anwendungen in der Diagnostik und Therapie. So erlaubt die präzise molekulare Diagnostik von Erbkrankheiten oder genetischen Risikofaktoren eine bessere Beurteilung des gesamten Risikos eines Patienten. Auch die Ansätze zur somatischen Gentherapie, bei der Erbmaterial in bestimmte Zellen des Körpers eingeschleust wird, um familiäre oder erworbene Krankheiten zu behandeln, fußen auf molekulargenetischen Erkenntnissen.

3.15.1 Molekularbiologische Terminologie

Genom

Die Molekularbiologie fußt auf dem Dogma, daß die genetische Information in der Desoxyribonukleinsäure (DNA) gespeichert wird. Die DNA ist ein sehr langes, fadenförmiges Makromolekül, das aus Desoxyribonukleotiden besteht. Jedes Nukleotid ist aufgebaut aus Phosphat, einer Purin- bzw. Pyrimidinbase (Adenin (A), Guanin (G), Cytosin (C) und Thymin (T)) und 2-Desoxyribose. Die Desoxyribose-Reste sind durch Phosphodiesterbindungen miteinander verknüpft und bilden eine stabile Polymerstruktur, während die Basen die genetische Information tragen [51]. Sie ist in der Basensequenz der DNA niedergelegt. Je eine Gruppe von 3 aufeinanderfolgenden Basen, sie wird als Kodon bezeichnet, kodiert eine der 20 Aminosäuren. Der Abschnitt des DNA-Moleküls, der die komplette Information für ein Protein (z. B. ein Enzym, ein Hormon oder einen Rezeptor) trägt, wird als Gen bezeichnet. Gene sind somit Funktionseinheiten, die aus multiplen Kodonen bestehen, die durch Nukleotidsequenzen der DNA definiert sind.

In vielzelligen Organismen ist das Gen, das ein bestimmtes Protein kodiert, meist nicht in einem zusammenhängenden Abschnitt, sondern diskontinuierlich in verschiedenen Teilstücken auf der DNA vorhanden. Diese Teilstücke werden als Exone bezeichnet und sind durch Basensequenzen, die keine Information für die Synthese des Proteins liefern, sog. Introne, unterbrochen.

Die Gesamtheit des genetischen Materials einer Zelle wird als Genom bezeichnet. Das Genom verteilt sich auf die Chromosomen. Das sind fadenähnliche Strukturen im Zellkern, die aus einem langen DNA-Molekül bestehen. Jede einzelne Körperzelle des Menschen enthält 46 Chromosomen in 2 äquivalenten Sätzen von je 23 Chromosomen. Dieser sog. diploide Chromosomensatz entsteht durch die Verschmelzung der nur einen einfachen (haploiden) Chromosomensatz tragenden Gameten von Vater und Mutter zur Zygote. Ein Chromosomensatz stammt also von der Mutter, der andere vom Vater. Daneben existiert in den Mitochondrien eine vergleichsweise winzige (1/430000 des Genoms) extranukleäre, ringförmige mitochondriale DNA (16.6 kB), die 37 mitochondriale Gene kodiert und nur mütterlicherseits vererbt wird.

Insgesamt liegen in einer menschlichen Körperzelle – verteilt auf die 46 Chromosomen – etwa $6 \cdot 10^9$ Basenpaare (bp) vor. Ein Chromosom ist durchschnittlich 120 Millionen bp lang. Die DNA einer diploiden Zelle wäre ausgestreckt etwa 2 m lang und wiegt etwa $7 \cdot 10^{-12}$ g oder 7 Picogramm (pg).

Durch das menschliche Genomprojekt (engl. Human Genome Project), einem staatlich und privatwirtschaftlich geförderten internationalen Konsortium von Wissenschaftlern, deren Ziel die vollständige Aufschlüsselung der Basensequenz des menschlichen Genoms ist, weiß man heute, daß etwa nur 5 % der DNA kodierende Abschnitte für die Proteinsynthese (Gene) enthalten. Diese Gene sind über alle Chromosomen verteilt; etwa 500 solcher Gene waren 1995 bestimmten Regionen im menschlichen Genom zuzuordnen. Die Sequenzen der meisten dieser Gene sind zwischenzeitlich aufgeklärt. Die Gesamtzahl aller menschlichen Gene wird auf über 50 000 geschätzt, einige Autoren rechnen sogar mit mehr als 100 000 Genen. Noch vor dem ursprünglich geplanten Datum 2005 soll die komplette Basensequenz des Menschen bekannt sein. Die Kenntnis des genetischen Codes bedeutet allerdings noch lange nicht, daß man damit das Wissen über die Funktion und Aufgaben der jeweiligen Gene erlangt hätte. Der Bioinformatik fällt dabei die Aufgabe zu, ausgehend von der Sequenzinformation Vorhersagen über Struktur und Funktion von Genprodukten zu machen und Ähnlichkeiten in den Strukturelementen unterschiedlicher Gene und zwischen diversen Species herauszuarbeiten.

Gen und Allel

Der Begriff Gen geht auf die Mendelschen Versuche zurück. Mendel definierte vor mehr als 100 Jahren das Gen als diskretes Merkmal, das von den Eltern auf die Nachkommenschaft übertragen wird. Ein Gen kann in unterschiedlichen Formen vorliegen und so eine unterschiedliche Merkmalsausprägung bestimmen.

Unterschiedliche Formen eines Gens werden als Allele bezeichnet. Wenn ein Organismus 2 identische Allele eines Gens trägt, er also identische Kopien des Gens von Vater und Mutter geerbt hat, wird er als homozygot für dieses Merkmal bezeichnet. Eine Heterozygotie liegt vor, wenn sich die beiden Allele unterscheiden. Während die Merkmalsausprägung des Homozygoten eindeutig durch die eine vorliegende Form des Allels bestimmt ist, wird der Phänotyp des Heterozygoten durch das Verhältnis der beiden unterschiedlichen Allele geprägt. Wenn ein Allel dominant und das andere rezessiv ist, so wird die Merkmalsausprägung ausschließlich vom dominanten Allel bestimmt. Das rezessive Allel trägt nicht zur Merkmalsausprägung bei. Allele können jedoch auch einen kodominanten Vererbungsmodus aufweisen, nämlich dann, wenn sie in gleicher Weise zur Merkmalsausprägung beitragen (Beispiel ABO Blutgruppensystem). Während ein Individuum nicht mehr als 2 unterschiedliche Allele eines Gens tragen kann, können innerhalb der Bevölkerung natürlich sehr viele Varianten (Allele) eines Gens existieren.

Mutationen und Polymorphismen

Ein Merkmal der Evolution ist die genetische Variabilität. Sie beruht zum einen darauf, daß Gene immer wieder neu, entsprechend dem Baukastenprinzip, miteinander kombiniert werden (z.B. durch Rekombination, siehe Kap. 3.15.2). Zum anderen sind aber auch bestehende Gene als Einheit der Vererbung Veränderungen unterworfen. Diese Veränderungen sind auf Fehler zurückzuführen, die bei der Replikation des genetischen Materials (mit einer bestimmten Häufigkeit) auftreten und zu einer Modifikation in der Basensequenz der DNA führen. Solche Veränderungen des genetischen Materials werden als Mutation bezeichnet. Mutationen, die in den somatischen Zellen im Laufe des Lebens auftreten und teilweise zu erheblichen Konsequenzen führen, etwa die maligne Entartung einer Zelle auslösen, sind nicht vererbbar. Im Gegensatz dazu werden Mutationen, die in den Keimzellen auftreten, stabil auf die Nachkommen übertragen.

Der Organismus, der ein verändertes, also mutiertes Gen trägt, wird als Mutante bezeichnet. Der Organismus, der das „normale", also unveränderte Gen trägt, wird als Wild- oder Normal-Typ bezeichnet. Dieser Terminus kann sich sowohl auf den Phänotyp als auch auf den Genotyp beziehen.

Die phänotypischen Auswirkungen einer Mutation können stark variieren. Im Extremfall kann eine Mutation letale Auswirkungen haben etwa durch den Funktionsverlust eines für das Überleben unverzichtbaren Enzyms. Eine Mutation kann aber auch phänotypisch völlig unauffällig bleiben und somit nur durch den Nachweis der Sequenzveränderung der DNA verifizierbar sein. Wichtig ist, daß der Phänotyp, also das Erscheinungsbild eines Individuums, nicht nur durch seine genetische Ausstattung, seinen Genotyp, sondern auch durch Umwelteinflüsse bestimmt ist. Klinisch bedeutsam wird eine Mutation also auch nur dann, wenn aus dem Zusammenspiel genetischer und Umwelteinflüsse eine Änderung des Phänotyps mit Krankheitswert resultiert.

In Abhängigkeit von dem Ausmaß der Veränderung des genetischen Materials können Mutationen in 2 Gruppen unterteilt werden. Punktmutationen sind verursacht durch die Veränderung an einzelnen Nukleotidpositionen. So kann ein Austausch einer einzelnen Base dazu führen, daß das mutierte Kodon eine veränderte Aminosäure kodiert (missense) oder zu einem vorzeitigen Stop des Translationsvorgangs führt (nonsense). Sie kann aber auch ohne jede Auswirkung auf Proteinebene bleiben (stumme Mutation). Funktionell gravierend sind in der Regel Mutationen, die etwa durch den Verlust eines Nukleotids zu einer Verschiebung des Leserasters führen, da dann typischerweise alle dem mutierten Kodon nachfolgenden Aminosäuren gegenüber dem Wildtyp-Allel verändert sind (frame shift). Auch Punktmutationen der für die Funktion eines Proteins entscheidenden Aminosäuren, z. B. der Aminosäuren im katalytischen Zentrum eines Enzyms, können klinisch bedeutsame Folgen zeitigen. Von den Punktmutationen abzugrenzen sind Mutationen, bei denen größere Anteile eines Gens verändert sind, etwa durch das Einfügen zusätzlichen genetischen Materials (Insertion) oder durch den Verlust von Genanteilen (Deletion).

Bei 50000 Genen (= 100000 Allele) und einer mittleren Mutationsrate von 10^{-6} pro Gen und Generation kann man berechnen, daß 10% aller Neugeborenen mindestens ein Allel mit einer neu entstandenen Mutation tragen. Der Mensch mit etwa 10^{12} Zellen, die aus einer Zygote entstehen, ist bei einer Mutationsrate von 10^{-5}–10^{-7} pro Zellgeneration im Laufe seines Lebens 10^5–10^7 Mutationen seiner Zellen ausgesetzt. De facto ist die Zahl noch größer, da im Laufe des Lebens laufend Zellen absterben und durch neue ersetzt werden.

Kommt ein mutiertes Allel mit einer gewissen Häufigkeit (Allelfrequenz >1%) in der Bevölkerung vor, spricht man nicht mehr von Mutation, sondern von Polymorphismus. Eine Definition der genannten und weiterer Begriffe ist im Glossar (Kap. 20) zusammengefaßt.

Polymerasekettenreaktion

Die Polymerasekettenreaktion (PCR, engl. polymerase chain reaction) ist ein Verfahren, das eine einfache exponentielle Vermehrung (Amplifikation) eines definierten DNA-Abschnittes in vitro erlaubt. Die Methode, die Mitte der 80er Jahre von Mullis entwickelt wurde, revolutionierte innerhalb kürzester Zeit die biologisch-medizinische Forschung, denn erstmals konnte genetisches Material ohne Klonierung in Bakterien vermehrt werden [29]. Die Methode weist viele Parallelen zur DNA-Replikation in vivo auf und beruht auf der Fähigkeit der DNA-Polymerase, entlang eines Einzelstrangs einen zu dieser Matrize (engl. template) komplementären neuen Strang zu synthetisieren. Das Prinzip ist in Abb. 3.15.1 dargestellt.

Die PCR ist durch den Einsatz von sog. Thermocyclern, die die Temperaturschritte automatisch steuern, gut automatisierbar, sensitiv, inzwischen preiswert und damit in der Routinelabordiagnostik zunehmend verbreitet. Nachteile der PCR sind die Störanfälligkeit durch Kontamination geringsten Ausmaßes, Schwierigkeiten bei der Amplifikation langer DNA-Sequenzen und aufgrund des exponentiellen Ablaufens der Kettenreaktion die bisher kaum mögliche Quantifizierbarkeit des Ausgangsmaterials.

Das Verfahren bekommt eine zunehmende Bedeutung für die Diagnostik von genetisch bedingten Erkrankungen und bei der genetischen Risikostratifizierung im Rahmen der Prävention. Die zukünftige Entwicklung geht in die Richtung, daß eine Vielzahl von mittels PCR amplifizierten Zielsequenzen simultan durch aufgebrachte Hybridisierungssonden auf das Vorhandensein von Sequenzalterationen getestet werden kann (Chip-Technologie). Solche Tests, mit denen gleichzeitig nach 100 oder mehr Mutationen gesucht werden kann, werden in der Tumordiagnostik (für den Nachweis von Mutationen im Tumorsuppressor-Gen p53) bereits angewandt.

3.15.2 Populationsgenetik

Erkrankungen des kardiovaskulären Systems stellen für den Molekulargenetiker eine besondere Herausforderung dar, da sie häufig eine multifaktorielle Genese aufweisen und in ihrer Ausprägung stark von der Wechselwirkung zwischen genetischen und Umweltfaktoren abhängig sind. Während bei einigen Formen kardiovaskulärer Erkrankungen der genetische Einfluß eindeutig dominiert und der Vererbungsmodus einem einfachen Mendelschen Erbgang folgt, ist für die Mehrzahl kardiovaskulärer Krankheiten der relative Beitrag genetischer Faktoren zum Phänotyp schwer abzuschätzen.

Genetische Marker, Kandidatengene und polygene Erkrankungen

Genetische Marker mit genügend hoher Variabilität ermöglichen es, die Vererbung eines Gens innerhalb einer Familie oder in der Bevölkerung nachzuvollziehen. Als genetische Marker eignen sich polymorphe DNA-Sequenzen, die sich bestimmten

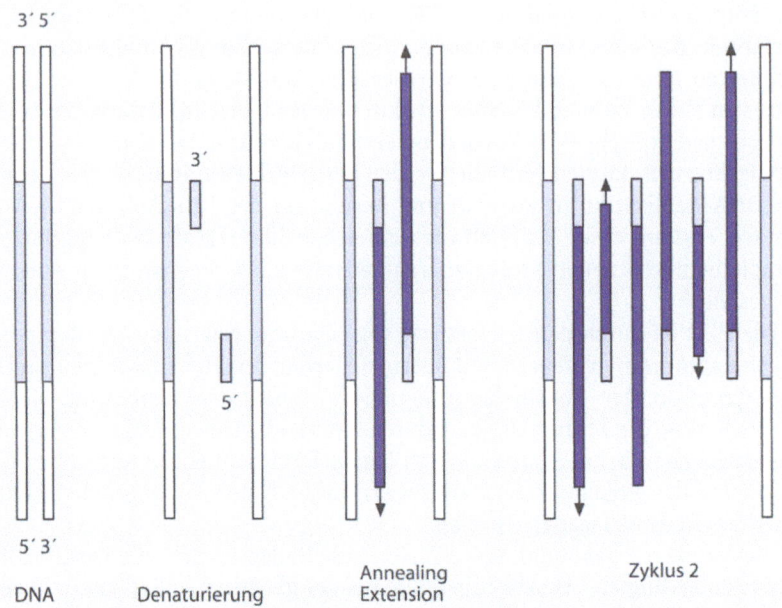

Abb. 3.15.1 Polymerasekettenreaktion. Die Polymerasekettenreaktion (polymerase chain reaction, PCR) dient der Amplifikation spezifischer DNA-Sequenzen in vitro. Die Vermehrung der DNA erfolgt mit Hilfe von DNA-Polymerasen. Ausgehend von einer Matrize (template) aus einzelsträngiger DNA synthetisieren DNA-Polymerasen einen komplementären DNA-Strang in der Richtung von 5' nach 3'. Als Startpunkt benötigen DNA-Polymerasen einen doppelsträngigen DNA-Abschnitt. Man kann diesen doppelsträngigen Bereich dadurch erzeugen, daß man Einzelstrang-DNA mit einem kleinen, komplementären DNA-Stück, dem sog. primer inkubiert. Die PCR bedient sich zweier primer. Sie sind jeweils komplementär zu den gegenüberliegenden DNA-Strängen und begrenzen das zu amplifizierende DNA-Fragment. Im Reaktionsansatz befinden sich neben den beiden primern und der Template-DNA eine thermostabile DNA-Polymerase (Taq-Polymerase), Desoxynukleotide (dNTP), ein Puffer und Zusätze wie Magnesiumionen. In einem ersten Schritt werden die beiden DNA-Doppelstränge durch Erhitzen voneinander getrennt. Oft gibt man die Taq-Polymerase erst nach diesem Denaturierungsschritt zu. Danach wird die Temperatur des Reaktionsgemisches abgesenkt. Die beiden primer können sich nun an die komplementären Bereiche der Template-DNA binden (annealing). Schließlich wird die Temperatur wieder auf etwa 72 °C, das Temperaturoptimum der Taq-Polymerase, angehoben. Bei dieser Temperatur werden neue DNA-Stränge synthetisiert, die komplementär zur Templat-DNA sind (extension). Diese Einzelschritte (denaturation, annealing, extension) werden 25–30mal wiederholt. Dabei entstehen einerseits Produkte von unbestimmter Länge (mit nur einem primer am Ende), andererseits aber auch Produkte, deren Länge durch die Position der beiden primer bestimmt ist. Im Laufe der Amplifikation wächst die Zahl der Produkte unbestimmter Länge linear, die Zahl der Produkte definierter Länge exponentiell. Nach 25–30 Zyklen liegen daher praktisch nur noch Produkte definierter Länge vor. Die PCR wird in programmierbaren Inkubationsblöcken durchgeführt, in denen die notwendigen Temperatursprünge schnell und präzise erfolgen. Die Automatisierung der PCR war erst durch die Verfügbarkeit hitzestabiler Taq-Polymerase möglich, die auch die mehrfache Denaturierungsschritte bei 95 °C ohne Aktivitätsverlust übersteht. Vorher mußte noch nach jedem Denaturierungsschritt Polymerase zugegeben werden

chromosomalen Abschnitten zuordnen lassen. Nicht unbedingt muß der genetische Marker innerhalb des interessierenden Gens liegen. Häufig ist der Marker lediglich in der Nachbarschaft des Gens lokalisiert. Je dichter sich der Marker an dem Gen befindet, um so unwahrscheinlicher ist es, daß Gen und Marker, etwa durch Rekombinationsvorgänge, voneinander getrennt werden. Aber auch wenn der Marker im Bereich des Gens selbst liegt, bedeutet dies nicht notwendigerweise eine funktionelle Relevanz dieser Mutation für das Genprodukt. Während man früher genetische Marker häufig als Restriktionsfragment-Längenpolymorphismus nachwies (mit niedriger Variabilität, denn entweder ist die Schnittstelle vorhanden oder sie fehlt), verwendet man in den neueren Untersuchungen hochvariable und daher sehr informative Mikrosatelliten-Abschnitte auf der DNA. Hierbei handelt es sich um unterschiedlich lange Aneinanderreihungen einfacher Sequenzwiederholungen, die häufig nur aus 2–4 Basenpaaren bestehen. Je nach der Anzahl der Wiederholungen unterscheidet man Mikrosatelliten mit einer Gesamtlänge von unter 100 bp von den Minisatelliten mit einer Länge zwischen 100 und 20 000 bp. Diese Satelliten-Sequenzen sind über das gesamte Genom verstreut, wobei die Längen der Satelliten interindividuell sehr variabel sind. Diese Marker können in Kopplungs- und Assoziationsstudien eingesetzt werden (s.u.). Etwa 300 polymorphe Marker im Abstand von ungefähr 10 cM (entsprechend etwa 10 Millionen Basenpaaren) sind nötig, um das gesamte menschliche Genom in Kopplungsanalysen zu erfassen. Derzeit werden Verfahren entwickelt, um mit etwa 60 000 biallelischen SNP's (single nucleotide polymorphism) das menschliche Genom im Abstand von 50 000 Basenpaaren zu analysieren.

Assoziationsstudien

Assoziationsstudien beruhen auf der Annahme, daß ein genetischer Marker, der eng an das für die Pathogenese der Krankheit ausschlaggebende Gen gekoppelt ist, häufiger bei den Patienten mit dem interessierenden Phänotyp vorkommt, als

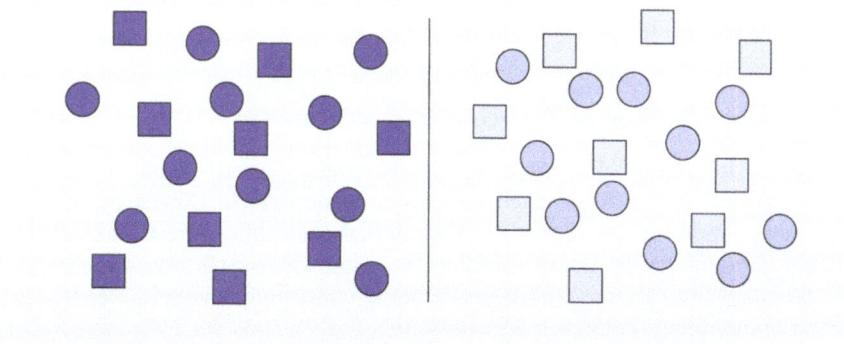

Abb. 3.15.2. a In Assoziationsstudien wird untersucht, ob ein betreffendes Allel (Kreis oder Quadrat) häufiger bei erkrankten (dunkelviolette Symbole) Individuen als bei Kontrollen (hellviolette Symbole) auftritt

in der aus Gesunden bestehenden Kontrollgruppe (Abb. 3.15.2a). Es handelt sich also um Fall-Kontroll-Studien, bei denen das Muster der familiären Vererbung nicht interessiert. Während das statistische Auswerteverfahren anhand der Vier-Felder-Tafel einfach ist, liegt die wesentliche Einschränkung dieses Ansatzes in der Auswahl der Kontrollgruppe. Hier ist zu fordern, daß die Mitglieder der Kontrollgruppe das Merkmal Krankheit mit Sicherheit nicht, auch nicht in diskreter Ausprägung, aufweisen, und der genetische Hintergrund der zu vergleichenden Gruppen sich möglichst ähneln sollte. Häufig sind die Gruppen nicht ohne weiteres vergleichbar, da dem Untersucher verborgene Unterschiede etwa durch die Selektionsstrategie auftreten (beispielsweise die Erkrankten werden aus einer Krankenhauspopulation ausgesucht, die Kontrollen aus einem Blutspendezentrum). Eine positive Assoziation zwischen einem Allel und der untersuchten Erkrankung kann durch 3 Ursachen hervorgerufen sein:

1. Das assoziierte Allel A trägt tatsächlich ursächlich zur Krankheitsentstehung bei.
2. Nicht das Allel A selbst, aber ein physikalisch in der Nähe liegendes Gen verursacht die Erkrankung. Das Allel ist nur ein Marker und steht in einem Kopplungsungleichgewicht mit dem krankheitsverursachenden Gen (engl. linkage dysequilibrium), indem es mehr als zufallsbedingt zusammen mit dem die Krankheit verursachenden Gen vererbt wird. Solche Kopplungsungleichgewichte hängen sehr von der untersuchten Population ab. Dies kann zu widersprüchlichen Ergebnissen in Assoziationsstudien führen, falls sich die Populationen durch spezifische, das Allel A betreffende Rekombinationsvorgänge unterscheiden.
3. Eine positive Assoziation kann auch ein reines Artefakt sein, in dem sich Kontroll- und Fallgruppe grundsätzlich unterscheiden, weil beispielsweise die ethnische Zusammensetzung eine andere ist. Jedes Merkmal, das in einer ethnischen Gruppe häufiger auftritt, wird eine positive Assoziation mit jedem Allel aufweisen, das in dieser ethnischen Gruppe ebenfalls häufiger auftritt, unabhängig von einem funktionellen Zusammenhang zwischen Merkmal und Allel. So läßt sich in einer Zufallsstichprobe aus der Stadtbevölkerung in San Francisco gegenüber einer deutschen Großstadt problemlos eine Assoziation zwischen dem HLA-Typ AI und der Fähigkeit, mit Stäbchen essen zu können, nachweisen, da die immunologische Determinante dieses HLA-Typs bei Asiaten häufiger vorkommt als bei Kaukasiern.

Kopplungsuntersuchung bei Familien und Geschwisterpaaren

Gene, die auf demselben Chromosom vorkommen, werden – je näher sie zusammen liegen – in der Regel auch zusammen weitervererbt (Kosegregation). Die 2 Genorte sind somit gekoppelt. Die Rekombinationsfraktion ist ein Maß dafür, wie häufig die Allele zweier Genorte infolge des Austauschs von Chromosomenstücken (Rekombination) in der Meiose unabhängig voneinander vererbt werden. Eine Rekombinationsfraktion von 10% bedeutet, daß in 10% der Fälle eine Rekombination, d. h. ein crossing over und damit Austausch von normalerweise gekoppelten Allelen erfolgt. Die Rekombinationsfraktion der Allele kann zwischen 0 (die Allele liegen so eng beieinander, daß es nie zu einer Rekombination und einer

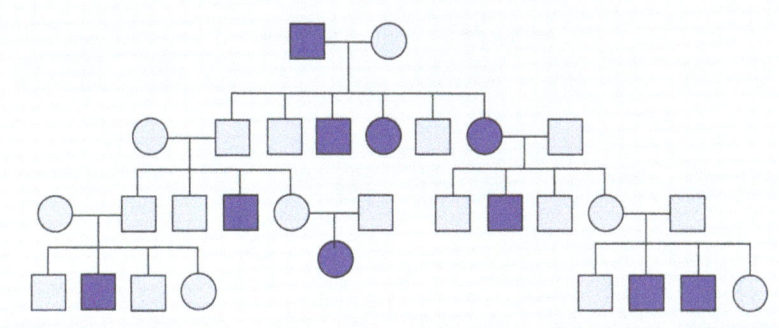

Abb. 3.15.2. b Kopplungsanalyse mittels Familienuntersuchung. Dazu ist erforderlich, möglichst viele Generationen und Familienmitglieder zu erfassen und den Phänotyp und Genotyp des Merkmals oder der Erkrankung festzustellen

getrennten Vererbung kommt) und 50% liegen (die Allele werden nicht gemeinsam vererbt).

Das Konzept der Kopplung bedeutet, daß der sog. polymorphe Marker eng mit dem unbekannten Krankheitsgen verbunden ist und somit dessen Vererbung in einer Familie untersucht werden kann. Durch die genaue Analyse mehrerer Stammbäume kann mit aufwendigen statistischen Verfahren auf eine Kopplung von Marker und Erkrankung geschlossen werden (Abb. 3.15.2b). Dabei wird die Wahrscheinlichkeit einer genetischen Kopplung zwischen dem Marker und dem Phänotyp „Krankheit" als lod score (logarithm of the odds ratio) ausgedrückt. Dabei bedeutet ein lod score von 3 eine gegenüber dem Zufall 10^3fach höhere Wahrscheinlichkeit der Kopplung.

Eine besondere Form der Kopplungsuntersuchungen stützt sich auf die Analyse genetischer Merkmale bei Geschwisterpaaren, die allesamt das Merkmal Krankheit ausprägen (engl. affected sib-pair analysis). Die Methode, die insbesondere bei der Erforschung komplexer Phänotypen angewandt wird, beruht auf folgender Annahme: Wenn die Eltern die Allele ab bzw. cd eines genetischen Markers tragen, so können die Kinder die Marker in den Kombinationen ac, ad, bc oder bd erben. Entsprechend ist die Wahrscheinlichkeit für ein Kind, eine dieser Kombinationen zu erben 1:4. Ist jedoch der Phänotyp „erkrankt" mit einem Allel dieses Markers gekoppelt, so müssen Geschwisterpaare mit dem gleichen Phänotyp (beide sind „erkrankt") auch das gleiche Allel besitzen (Abb. 3.15.2c). Bei der Geschwisterpaaranalyse wird daher überprüft, ob ein Allel bei betroffenen Geschwisterpaaren häufiger vorkommt, als es bei einer unabhängigen Vererbung von Allel und Phänotyp „erkrankt" anzunehmen gewesen wäre. Um statistisch signifikante Ergebnisse zu erzielen, sind bei einer solchen Analyse für komplexe genetische Erkrankungen (wie KHK oder Diabetes) meist weit mehr als 300 betroffene Geschwisterpaare erforderlich (je nach gewünschter statistischer Sicherheit: 1000 bis 10000). Der Vorteil besteht darin, daß keine weiteren Familienmitglieder und keine Annahme über den Erbgang notwendig sind. Auch die Umwelteinflüsse, die auf betroffene Geschwisterpaare einwirken, sind in der Regel eher vergleichbar als bei entfernteren Familienangehörigen.

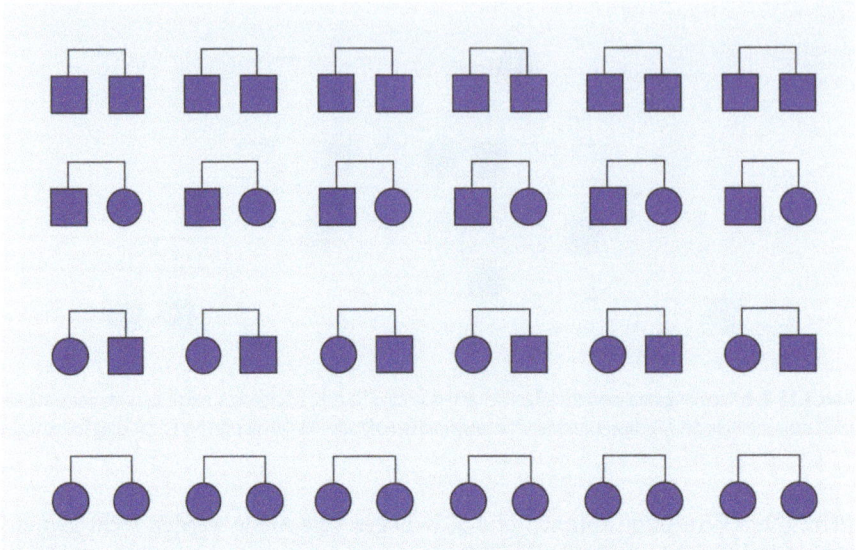

Abb. 3.15.2. c Untersuchung auf gemeinsame Allele bei erkrankten Geschwisterpaaren. Der Nachweis einer Assoziation des betreffenden Gens mit der Erkrankung gilt, wenn gemeinsame (Marker-)Allele häufiger als die zufallsbedingte Verteilung des IBD-Status (engl. identical by descent) von 50% nachzuweisen sind

3.15.3 Genetische Faktoren kardiovaskulärer Erkrankungen

Koronare Herzerkrankung und Dyslipoproteinämien

Die koronare Herzkrankheit gilt als eine multiätiologische Erkrankung, bei der die familiäre Prädisposition eine bedeutende Rolle spielt. Neben äußeren Einflüssen, wie Überernährung, bewegungsarme Lebensweise und Rauchen, beeinflußt die individuelle genetische „Ausstattung" maßgeblich die Manifestation und den Verlauf dieser Erkrankung. Dabei kann das Erkrankungsrisiko wesentlich durch einzelne Gene (monogen) oder aber durch das Zusammenwirken mehrerer Gene (polygen) bestimmt werden. Im Vordergrund der genetischen Ursachen für die koronare Herzkrankheit stehen die Fettstoffwechselstörungen. Eine genetische Prädisposition ist allerdings auch für die koronaren Risikofaktoren arterielle Hypertonie, Diabetes mellitus und Adipositas bekannt.

Mehr als die Hälfte aller Patienten mit angiographisch gesicherter koronarer Herzkrankheit unter 60 Jahren haben eine genetisch bedingte Fettstoffwechselstörung. Dieser Zusammenhang wird um so deutlicher, je jünger der Patient bei seinem ersten Myokardinfarkt ist. In der Regel weist eine ausgeprägte Hypercholesterinämie (Gesamtcholesterin >300 mg/dl) auf eine genetische Erkrankung des Fettstoffwechsels hin. Sind Xanthome nachweisbar, so kann man fast sicher von einem genetischen Defekt des Fettstoffwechsels ausgehen. In einem solchen Fall

Tabelle 3.15.1. Genorte mit Einfluß auf das LDL-Cholesterin (nach Dammermann et al. [6])

Defekt/Erkrankung	Gen	Chromosom	LDL-Chol.	KHK-Risiko	Häufigkeit[1]
FH	LDL-Rezeptor	19p13.2–13.12			
heterozygot			++	++	1:500
homozygot			+++	+++	1:1 Mio.
FDB	Apo B	2p23–p24	+	+	1:100–1:500
Hypobetalipop.	Apo B	2p23–p24	–	–	1:1000
Fam. komb. HLP	?	?	+	+	1:100
Apolipoprotein-E	Apo E	19			
Apo E4					1:4
Apo E2[2]			–	–	1:7

FH = familiäre Hypercholesterinämie; FDB = familiär-defektes Apolipoprotein B 100; HLP = Hyperlipidämie

[1] Häufigkeit in der Bevölkerung; bei manifestem Myokardinfarkt ist die Prävalenz einiger Defekte deutlich erhöht (z. B. familiär kombinierte Hyperlipidämie: 10%).
[2] Etwa 5% der homozygoten Träger des E2-Allels entwickeln eine Typ-III-Hyperlipidämie. Die Typ-III-HLP geht mit einem sehr hohen Atheroskleroserisiko einher.

sollte man auch die Verwandten 1. Grades untersuchen, um Individuen mit einem hohen genetischen Risiko, an der koronaren Herzkrankheit zu erkranken, möglichst frühzeitig zu erkennen.

Im Vordergrund der genetischen Störungen des Lipidstoffwechsels, die bei koronarer Herzkrankheit gehäuft auftreten, stehen Defekte, die zu einer Erhöhung des LDL-Cholesterins führen (Tabelle 3.15.1). Störungen, die durch erniedrigte HDL-Cholesterin Konzentrationen charakterisiert sind, können, müssen aber nicht notwendigerweise mit einem erhöhten Risiko verbunden sein. Niedrige HDL-Konzentrationen scheinen insbesondere dann das Risiko für koronare Herzkrankheit zu erhöhen, wenn sie mit hohen Triglyzeriden einhergehen (Tabelle 3.15.2).

Fettstoffwechselstörungen mit erhöhtem LDL-Cholesterin

Individuen mit einem Gesamtcholesterin über 240 mg/dl haben ein gegenüber Individuen mit einem Gesamtcholesterin unter 200 mg/dl 3fach gesteigertes Risiko, an einer koronaren Herzkrankheit zu erkranken. Dabei steigt das Erkrankungsrisiko um so stärker, je höher die Cholesterinkonzentrationen liegen. Erhöhte Gesamtcholesterinkonzentrationen sind in der Regel durch eine Zunahme des LDL-Cholesterins bedingt, da 70% des Plasmacholesterins in dieser Lipoproteinfraktion transportiert werden.

Familiäre Hypercholesterinämie

Die familiäre Hypercholesterinämie (FH) ist eine relativ häufige monogene Ursache für erhöhtes LDL-Cholesterin. Diese autosomal-kodominant vererbte

Erkrankung, die typischerweise durch Defekte im Gen für den LDL-Rezeptor auf Chromosom 19 verursacht wird, findet sich bei 5% aller Infarktpatienten. Die Häufigkeit heterozygoter Träger in der Bevölkerung liegt bei 1:500, die Häufigkeit der homozygoten Form bei 1:1 Million.

Wie bei anderen Erkrankungen mit dominantem Vererbungsmodus ist die Hälfte der Verwandten 1. Grades ebenfalls betroffen. Verminderung oder völliges Fehlen funktionstüchtiger LDL-Rezeptoren auf der Zelloberfläche führen zu massiven Störungen im Katabolismus der cholesterinreichen LDL-Partikel mit verzögertem Abbau und gesteigerter Produktion und resultieren in deutlich erhöhten LDL-Cholesterinkonzentrationen im Plasma. Das liegt daran, daß auch die rezeptorvermittelte Aufnahme der remnants (engl., Abbauprodukte) triglyceridreicher Lipoproteine, aus denen die LDL hervorgehen, vermindert ist und mehr remnants zu LDL verstoffwechselt werden.

Homozygote Patienten weisen LDL-Cholesterinkonzentrationen zwischen 650-1000 mg/dl auf. Die koronare Herzkrankheit manifestiert sich hier häufig schon im 1. Lebensjahrzehnt, vereinzelt können Herzinfarkte bereits im 2. Lebensjahr auftreten. Etwa die Hälfte der Homozygoten erleidet vor Erreichen des 40. Lebensjahres einen tödlichen Herzinfarkt. Oft entwickeln sich bereits kurz nach der Geburt kutane Xanthome, so daß die jungen Patienten nicht selten vom Hautarzt diagnostiziert werden. Dies sollte dann zum Anlaß genommen werden, nach weiteren Betroffenen in der Familie des Patienten zu suchen. Heterozygot Erkrankte haben mit LDL-Cholesterinkonzentrationen zwischen 200 und 350 mg/dl etwa doppelt so hohe Werte wie Gesunde. 5% der männlichen Heterozygoten haben bereits mit 30 Jahren einen Infarkt, mit 60 Jahren sind bereits 50% der unbehandelten Patienten mit heterozygoter FH an der koronaren Herzkrankheit verstorben. Xanthome, insbesondere an den Sehnen, sind auch bei 75% aller Heterozygoten nachweisbar.

Bei der molekulargenetischen Diagnostik der FH sieht man sich mit dem Problem konfrontiert, daß die Mutationen über das gesamte Gen (18 Exone) verteilt sind und oft nur in einer einzigen Familie auftreten. Erleichtert wird die Diagnostik dann, wenn in einer Familie mit bekannter Mutation nach weiteren Betroffenen gesucht werden soll, oder wenn Mutationen in bestimmten ethnischen Gruppen überrepräsentiert sind (founder effect). In der Vergangenheit wurde die Diagnose FH in der allgemeinen Bevölkerung nur aufgrund der Lipoproteinanalyse zu häufig gestellt, innerhalb der betroffenen Familien allerdings zu selten, da andere genetische und Umwelteinflüsse bei den betroffenen Familienmitgliedern den Rezeptordefekt zumindest partiell kompensieren können.

Weltweit sind bisher mehr als 350 unterschiedliche Mutationen im Gen des LDL-R identifiziert worden (siehe Übersicht im Internet unter www.ucl.ac.uk/fh). Überwiegend handelt es sich hierbei um Punktmutationen, die zu funktionell relevanten Aminosäureaustauschen im Rezeptorprotein führen. Die Defekte können die Synthese des Rezeptormoleküls (Mutationen der Klasse 1), dessen Transfer vom endoplasmatischen Retikulum über den Golgi-Apparat zur Zelloberfläche (Klasse 2), die Bindung der LDL (Klasse 3) oder den Internalisierungsprozeß (Klasse 4) betreffen. Wegen der großen Zahl der Varianten sind bisweilen scheinbar homozygote Patienten heterozygot für 2 unterschiedliche Defekte.

Neben der Gendosis wird das Ausmaß der Hypercholesterinämie auch durch die Art des Rezeptordefekts bestimmt. Schwere Defekte sind gekennzeichnet durch das völlige Fehlen des Rezeptorproteins, während bei leichteren Defekten noch eine vergleichsweise hohe Restaktivität des mutierten LDL-Rezeptors nachgewiesen werden kann. Insbesondere beim heterozygot Erkrankten hängt der klinische Ausprägungsgrad stark von weiteren genetischen und Umwelteinflüssen ab.

Erste systematische Erhebungen weisen darauf hin, daß die konsequente Anwendung der molekularen Diagnostik dazu beitragen wird, den Anteil richtig diagnostizierter Patienten zu erhöhen und die Prognose der Patienten zu verbessern, weil die Erkrankung häufiger früh erkannt und intensiver behandelt wird. Heterozygote FH-Patienten sprechen in der Regel gut auf Pharmakotherapie mit Hemmstoffen der HMG-CoA-Reduktase an. Sie senken das LDL-Cholesterin um 30–50 %, indem die Synthese von funktionsfähigen LDL-Rezeptoren, ausgehend vom gesunden Allel, gesteigert wird. In Einzelfällen erwiesen sich Hemmstoffe der HMG-CoA-Reduktase auch bei homozygoten Patienten als wirksam. Die in diesen Fällen erzielten Absenkungen des LDL-Cholesterins reichen aber bei weitem nicht aus, so daß die im Plasma akkumulierenden LDL mittels extrakorporaler Verfahren (LDL-Apherese) eliminiert werden. Auch Lebertransplantationen sind erfolgreich durchgeführt worden; mit der Spenderleber werden funktionierende LDL-R zur Verfügung gestellt, die einen normalen Katabolismus der LDL gewährleisten. In Zukunft könnte die Gentherapie zunehmende Bedeutung erlangen. Erste Versuche, bei denen die Hepatozyten Erkrankter kultiviert, molekulargenetisch „repariert" und anschließend über die Pfortader reinfundiert wurden, waren erfolgversprechend [10]. Das Problem einer Immunantwort auf gentherapeutisch ersetzte LDL-R bei Homozygoten könnte durch Transfektion von Hepatozyten mit dem Gen für den VLDL-Rezeptor umgangen werden. Der VLDL-R ist dem LDL-R sehr ähnlich, wird aber normalerweise vor allem in Endothelzellen und nicht in Leberzellen exprimiert.

Familiär defektes Apolipoprotein B-100

Apo B ist obligater Proteinbestandteil der Chylomikronen, VLDL, IDL und LDL. In den VLDL, IDL und LDL liegt es als Apo B-100, in den Chylomikronen als Apo B-48 vor. Apo B-48 entspricht dem aminoterminalen Ende des Apo B-100. Apo B-48 mRNA entsteht durch eine posttranskriptionale Modifikation aus B-100 mRNA. Beim Menschen erfolgt dieses RNA-editing nur im Dünndarm, nicht in der Leber. Die Interaktion des Apo B-100 mit LDL-R ist verantwortlich für die Aufnahme von LDL aus dem Blut in die Leberzelle und zahlreiche andere Gewebe des Körpers. An der Bindung von Apo B an LDL-R sind Domänen im carboxyterminalen Bereich des Apo B-100 beteiligt. Als familiär defektes Apo B-100 (FDB) bezeichnet man eine autosomal dominante Erkrankung, bei der die Affinität des Apo B-100 zum LDL-R herabgesetzt ist. Bislang waren 3 Mutationen des Apo B-100 bekannt, die diesen Phänotyp hervorrufen: $Arg^{3500} \rightarrow Gln$, $Arg^{3500} \rightarrow Trp$, $Arg^{3531} \rightarrow Cys$. Die Autoren haben kürzlich eine weitere bindungsdefekte Form des Apo B-100, Apo B-100 ($His^{3543} \rightarrow Tyr$) nachgewiesen. Auch eine relativ häufig auftretende Variante des Apo B-100, apo B-100 ($Glu^{3405} \rightarrow Gln$) (etwa 1 % in der Bevölkerung), beeinträchtigt nach den Ergebnissen der Autoren die Aufnahme von LDL in Zellen und könnte damit zu einer Erhöhung des LDL-Cholesterins beitragen.

Nach Befunden eines der Verfasser (März) ist wenigstens im Raum Frankfurt die Apo-B-Variante im Kodon 3500 deutlich häufiger: 5% bei Patienten mit Hypercholesterinämie (Angaben in der Literatur 1%) und etwa 1:100 in der Gesamtbevölkerung (Angaben in der Literatur 1:500). Apo B-100 (Arg^{3500} → Gln) ist damit alleine mindestens genauso häufig wie alle Mutationen des LDL-R zusammen und wahrscheinlich eine der häufigsten Punktmutationen mit metabolischen Konsequenzen überhaupt. Apo B-100 (Arg^{3500} → Trp) und Apo B-100 (His^{3543} → Tyr) sind Raritäten, Apo B-100 (Arg^{3531} → Trp) wurde in Europa bisher nicht beobachtet [48].

Die Hypercholesterinämie ist in der Regel bei FDB geringer ausgeprägt als bei der klassischen familiären Hypercholesterinämie. Heterozygote Merkmalsträger entwickeln gewöhnlich eine Hyperlipoproteinämie (HLP) vom Typ IIa mit Cholesterinkonzentrationen zwischen 250 und 300 mg/dl. Auch bei einem monozygoten Patienten mit FDB war die Hypercholesterinämie (Cholesterin 331 mg/dl, Triglyzeride 98 mg/dl, LDL-C 265 mg/dl, HDL-C 42 mg/dl) weniger ausgeprägt als bei Patienten mit homozygoten Defekten des LDL-Rezeptors [23]. Scheinbar ist bei FDB die Produktion der LDL nicht erhöht, sondern sogar vermindert, da Vorstufen der LDL über Apo E beschleunigt aus der Zirkulation entfernt werden [44]. Weiterhin ist bei FDB vor allem die rezeptorvermittelte Aufnahme kleiner und dichter LDL, nicht jedoch großer LDL gestört. Bei der klassischen FH betrifft die Störung im Abbau der LDL dagegen alle Subfraktionen der LDL.

Die Unterscheidung zwischen FH und FDB gelingt nur mit molekulargenetischen Untersuchungen (PCR oder denaturierende Gradientengelelektrophorese). Die Therapie der Hypercholesterinämie bei FDB erfolgt neben Diät mit HMG-CoA-Reduktasehemmern oder Fibraten.

Polymorphismus des Apolipoprotein E und Typ III Hyperlipoproteinämie

Apo E ist ein 34 kD Glykoprotein; es ist Bestandteil von Chylomikronen, Chylomikronen remnants und HDL (HDL mit Apo E, HDL1 oder HDLC). Das im Plasma zirkulierende Apo E stammt zu mehr als 90% aus der Leber [24]. Apo E wird aber auch in vielen anderen Geweben und Zelltypen exprimiert, so in Makrophagen und in der Astroglia des zentralen Nervensystems. Apo E hat damit sehr wahrscheinlich unabhängig vom Lipoproteinstoffwechsel im Plasma weitere Funktionen, die z. B. in der Regeneration und Differenzierung von Neuronen liegen.

Apo E ist Ligand von Lipoproteinrezeptoren. Apo E ist für die Aufnahme von Chylomikronen-remnants und VLDL-remnants in die Leber verantwortlich. Daneben ist es an der Mobilisierung von freiem Cholesterin aus nicht-hepatischen Zellen, vor allem Makrophagen, beteiligt und könnte die Aufnahme Apo E enthaltender HDL in die Leber vermitteln. Damit hätte Apo E auch eine wichtige Rolle beim Transport von Cholesterin aus peripheren Zellen zur Leber (sog. reverser Cholesterintransport). Tatsächlich zeigen aktuelle tierexperimentelle Studien, daß die Überexpression von Apo E in der Gefäßwand vor Atherosklerose schützt. Im Plasma findet man Apo E in mehreren Isoformen. Das Isoproteinmuster beruht auf genetischem Polymorphismus und posttranslationaler Modifikation mit Neuraminsäure. Das Apo E Gen liegt auf Chromosom 19 in enger Nachbarschaft zu den Genen für die Apolipoproteine CI und CII. Es gibt 3 häufige Allele des Gens für Apo

E (ε4, ε3, ε2) und damit je 3 homozygote (E2/2, E3/3, E4/4) und 3 heterozygote (E2/3, E2/4 und E3/4) Phänotypen im Plasma. Die allelen Formen Apo E4 und Apo E2 unterscheiden sich vom Wildtyp Apo E3 in den Aminosäuren 112 und 158. Apo E3 enthält Cystein an Position 112 und Arginin an Position 158. Heterozygote Träger des Allels ε4 haben ungefähr ein um 10 mg/dl höheres LDL-Cholesterin als Personen mit dem häufigsten Genotyp ε3/ε3. Andererseits haben Individuen mit dem Genotyp ε3/ε2 um rund 20 mg/dl niedrigeres LDL-Cholesterin als ε3-Homozygote.

Erklärt werden diese Differenzen durch einen unterschiedlichen Einfluß der Isoformen auf die Aufnahme der remnants triglyzeridreicher Lipoproteine in die Leber (Abb. 3.15.3). Remnants, die Apo E4 enthalten, werden schneller katabolisiert als remnants mit Apo E3. Das erhöht den Flux von Cholesterin in Hepatozyten und bewirkt über eine verminderte Ausprägung von LDL-R einen Anstieg der LDL-Cholesterins. Apo E2 bindet praktisch nicht an den LDL-Rezeptor. Remnants, die nur Apo E2 enthalten, werden verzögert abgebaut, ihre Konzentration im Blut steigt an. Als Folge ist der Influx von Cholesterin in die Leber vermindert, so daß vermehrt LDL-R gebildet und auf der Oberfläche von Leberzellen ausgeprägt werden. Die Konzentrationen von LDL und Apo B im Blut sind aus diesem Grund – auch bei den zumeist normolipidämischen – Apo-E2/2-Homozygoten vermindert. Aufgrund der niedrigen LDL-Konzentrationen wirkt das E2-Allel vermutlich kardioprotektiv (Abb. 3.15.3), wenigstens so lange der Defekt im Abbau der remnants vom Organismus kompensiert wird.

Apo E2 ist aber auch mit der Typ III Hyperlipoproteinämie assoziiert. Bei der familiären Typ III HLP akkumulieren die remnants der triglyzeridreichen Lipoproteine im Plasma. Sie stammen aus dem partiellen Katabolismus der Chylomikronen und VLDL. Cholesterin und Triglyzeride sind auf Konzentrationen zwischen 300 und 600 mg/dl erhöht. Das LDL-Cholesterin ist typischerweise niedrig, da die Konversion von VLDL zu LDL vermindert und der LDL-Rezeptor hoch-

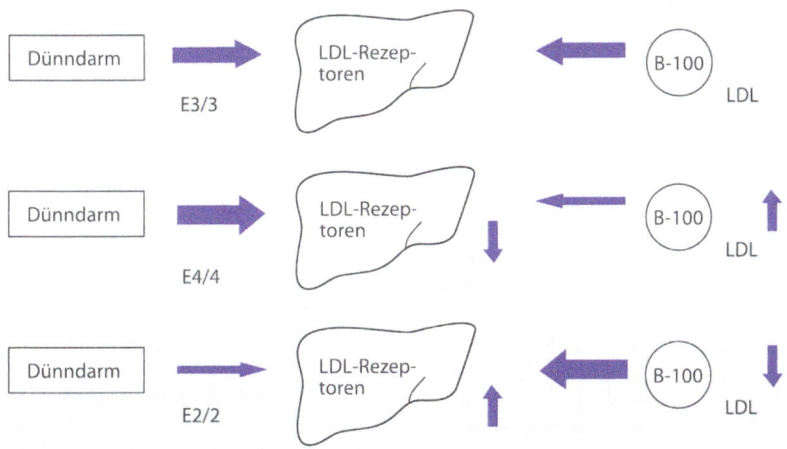

Abb. 3.15.3. Einfluß des Apo E-Polymorphismus auf die Konzentration der LDL (Erläuterung siehe Text)

reguliert ist. Die Störung manifestiert sich meist erst nach dem 20. Lebensjahr. Man findet charakteristische Hautveränderungen wie palmare Xanthome, Handlinienxanthome, tuberöse oder tuberoeruptive Xanthome. Patienten mit familiärer Dysbetalipoproteinämie haben ein stark erhöhtes Atheroskleroserisiko. Im Krankengut der Autoren haben etwa 2 Drittel der Patienten mit Typ III HLP zum Zeitpunkt der Diagnosestellung ausgedehnte atherosklerotische Veränderungen, nicht nur in Form einer koronaren Herzkrankheit, sondern auch als periphere arterielle Verschlußkrankheit oder zerebrovaskuläre Insuffizienz.

Die Typ III HLP ist selten. Die Häufigkeit des Apo E-Phänotyps 2/2 ist etwa 1:100. Höchstens jeder 20. Apo E2/2-Homozygote entwickelt aber eine Typ III HLP, so daß die Typ III HLP in der Bevölkerung mit einer Frequenz von etwa 1:2000 angetroffen wird. Nachdem nur ein Teil der homozygoten Träger des E2 tatsächlich erkrankt, hat man postuliert, daß zusätzliche krankheitsauslösende Faktoren endogener oder exogener Art vorhanden sein müssen, bevor es zur Entwicklung einer Typ III HLP kommt. Diese Faktoren sind bis heute nicht eindeutig identifiziert. Es ist jedoch davon auszugehen, daß Alter, Adipositas, Insulinresistenz, Überproduktion triglyzeridreicher Lipoproteine oder Hypothyreose die Manifestation einer Typ III HLP begünstigen. Als genetische Kofaktoren der Typ III HLP gelten gemeinhin heterozygote Defekte des LDL-Rezeptors oder der Lipoproteinlipase.

Die Diagnose der Typ III HLP, obwohl gut definiert, wird häufig nicht oder spät gestellt. Klinisches Charakteristikum sind Xanthome der Handlinien, wie sie bei praktisch keiner anderen Form der HLP vorkommen. Die Autoren diagnostizieren eine Typ III HLP, wenn sowohl Cholesterin und Triglyzeride erhöht sind, die VLDL eine pathologisch veränderte Zusammensetzung aufweisen (Verhältnis von Cholesterin zu Triglyzeriden über 0,40), das Verhältnis von VLDL-Cholesterin zu Plasmatriglyzeriden über 0,3 beträgt und in der Lipoproteinelektrophorese eine breite β-Bande nachweisbar ist. Bei mehr als 90% aller Patienten ist der Apo E-Phänobzw. Genotyp 2/2. Andere Phäno- oder Genotypen schließen eine Typ III HLP aber nicht aus. In diesen Fällen handelt es sich vielfach um dominant vererbte Formen der Typ III HLP. Sie werden durch sehr seltene Varianten des Apo E mit hoher Penetranz hervorgerufen. Diese Varianten weisen oft eine etwas bessere Bindung an LDL-Rezeptoren auf als Apo E2, binden aber sehr viel schlechter an Heparin und Proteoglykane der Zelloberfläche.

Patienten mit rezessiver Typ III HLP sprechen meist sehr gut auf lipidmodifizierte Diät und ggf. Gewichtsreduktion an. Sofern mit diesen Maßnahmen keine Normalisierung der Nüchternlipide zu erreichen ist, ist aufgrund des stark erhöhten Atheroskleroserisikos eine medikamentöse Therapie, in erster Linie mit Fibraten angezeigt.

Familiär kombinierte Hypercholesterinämie

Die familiär kombinierte Hypercholesterinämie (FKHL) ist ein kausal ungeklärtes komplexes Krankheitsbild, das die häufigste Ursache einer genetischen Hyperlipidämie und eine der häufigsten Ursachen der frühzeitigen KHK darstellt. Sie ist charakterisiert als familiäre Hyperlipidämie mit Erhöhung des LDL-Cholesterins und/oder der VLDL-Triglyzeride über die 95-Perzentile der jeweiligen Alters- und Geschlechtsgruppe. Betroffene Individuen können eine oder beide Auffälligkeiten aufweisen und das Lipidprofil kann sich intraindividuell im zeitlichen Verlauf stark verändern. Eines der pathophysiologischen Charakteristika der FKHL ist eine gesteigerte VLDL-Produktion. Diese kann dann bei einigen Familienmitgliedern zu einer Hypertriglyzeridämie mit erhöhten VLDL-Konzentrationen führen, bei anderen Mitgliedern der Familie mit effizienterer Lipolyse stehen hingegen erhöhte LDL-Konzentrationen im Vordergrund. Interessant ist, daß Familienmitglieder mit Hypertriglyzeridämie ein ähnlich stark gesteigertes Risiko aufweisen, an einer koronaren Herzkrankheit zu erkranken, wie die hypercholesterinämischen Familienmitglieder. Die geschilderte Lipidkonstellation wird am häufigsten autosomaldominant vererbt. Kandidatengene sind die Gene für die Apolipoproteine A-I, C-III und A-IV auf Chromosom 11, das Gen für die Lipoproteinlipase auf Chromosom 8 und das Gen für den LDL-Rezeptor auf Chromosom 19. Zwar kann die FKHL durch eine Diät und körperliche Bewegung häufig günstig beeinflußt werden, dennoch ist eine medikamentöse Therapie in der Regel erforderlich.

Von polygenetischer Hypercholesterinämie spricht man, wenn prädisponierende genetische Faktoren, die für sich genommen nur einen mäßigen Einfluß auf den Lipidstoffwechsel haben, in einer Kombination vorliegen, die zu einer mittelgradigen Erhöhung des Gesamtcholesterins (250–300 mg/dl) führt. Die Ausprägung der Hypercholesterinämie ist innerhalb der Familie sehr inkonstant, und bei den betroffenen Individuen liegt ein mäßig erhöhtes Koronarrisiko vor. Auch hier besteht die Therapie in einer Diät, Gewichtsreduktion und Steigerung der körperlichen Aktivität. Sollte die Hypercholesterinämie fortbestehen, ist eine entsprechende medikamentöse Therapie angezeigt.

Fettstoffwechselstörungen mit niedrigem HDL-Cholesterin

Erniedrigtes HDL-Cholesterin (<40 mg/dl) ist ein bedeutsamer Risikofaktor für die Entwicklung einer koronaren Herzkrankheit. Bei Patienten mit gesicherter koronarer Herzkrankheit unter 60 Jahren ist ein vermindertes HDL-Cholesterin die häufigste Auffälligkeit im Lipidstatus. HDL-Partikel können aus extrahepatischen Geweben überschüssiges Cholesterin aufnehmen und auf Lipoproteine übertragen, die dann in der Leber metabolisiert werden. Dieser von den HDL vermittelte sog. reverse Cholesterintransport gilt als die Ursache für den protektiven Effekt der HDL auf das Gefäßsystem. Eine niedrige HDL-Konzentration findet man oft gemeinsam mit hohen Triglyzeriden, d. h. HDL-Cholesterin und Triglyzeride stehen in einer inversen Beziehung. Es ist daher durchaus denkbar, daß der epidemiologische Zusammenhang zwischen niedrigen HDL-Konzentrationen und erhöhtem Risiko für eine koronare Herzkrankheit lediglich Ausdruck eines Epiphänomens ist. In diesem Zusammenhang wären niedrige HDL-Konzentrationen nicht deswegen ein bedeutsamer Risikofaktor, weil sie funktionell zum Atheroseserisiko beitragen, sondern weil sie oft mit einer pro-atherogenen Stoffwechsellage assoziiert sind, die u. a. durch Hyperinsulinismus, hohe Triglyceridkonzentrationen und Akkumulation besonders atherogener LDL (sog. kleine dichte LDL) gekennzeichnet ist.

Man geht davon aus, daß etwa die Hälfte der in der Bevölkerung beobachteten Varianz des HDL-Cholesterins durch genetische Faktoren verursacht ist. Eine

Tabelle 3.15.2. Genorte mit Einfluß auf die Konzentration des HDL-Cholesterins (nach Dammermann et al. [6])

Defekt/Erkrankung	Chromosom	HDL-Chol.	KHK-Risiko	Häufigkeit
Apo-A1-Mangel	11	–	?	selten
LCAT-Mangel	16	+	?	>50 Fälle
LPL-Mangel	8			
heterozygot		(–)	?	<1:500
homozygot		–	?	<1:1 Mio.
CETP-Mangel	16	+	(–)	1:50 Japan

LCAT = Lecithin-Cholesterin-Acyltransferase; LPL = Lipoproteinlipase; CETP = Cholesterinestertransferprotein

Übersicht über Gene, die den HDL-Metabolismus unmittelbar beeinflussen, gibt Tabelle 3.15.2.

Bei einer kleinen Anzahl von Patienten führen Mutationen des auf Chromosom 11 gelegenen Gens für Apo AI zu einer verminderten Produktion der HDL. Die Patienten, die homozygot für solche Defekte sind, weisen extrem niedrige HDL-Konzentrationen auf. In Abhängigkeit von der Art des Defektes am Apo AI haben die betroffenen Individuen in der Mehrzahl ein gesteigertes Atheroseroserisiko. Seltener sind Mutationen im Apo-AI-Gen, die trotz niedriger HDL nicht mit einem erhöhten Risiko für eine koronare Herzkrankheit assoziiert sind.

Homozygote Defekte im Lecithin-Cholesterin-Acyltransferase (LCAT)-Gen auf Chromosom 16 gehen ebenfalls mit niedrigen HDL einher. Die Defizienz der LCAT resultiert in völlig untypischen Lipoproteinen, da das freie Cholesterin im Plasma nicht mehr verestert werden und der apolare Lipidkern der Lipoproteine sich nicht mehr regelrecht ausbilden kann. Eine klare Einschätzung des Zusammenhangs zwischen LCAT-Defizienz und koronare Herzkrankheit ist derzeit nicht möglich, da diese Erkrankung insgesamt selten ist und bislang zu wenig betroffene Individuen untersucht worden sind.

Andere Erkrankungen sind zwar auch durch niedrige HDL charakterisiert, sie scheinen jedoch grundsätzlich nicht mit einem erhöhten Risiko für eine koronare Herzkrankheit assoziiert zu sein. Dazu zählen etwa die Tangier-Erkrankung, die durch einen stark beschleunigten HDL-Metabolismus gekennzeichnet ist. Die genetische Ursache dieser autosomal-rezessiv vererbten Erkrankung ist noch nicht geklärt. Ob homozygote Mutationen im Lipoproteinlipase-Gen, die ebenfalls zu niedrigen HDL führen, nicht doch die Entwicklung der KHK begünstigen, wird kontrovers diskutiert.

Umgekehrt gibt es auch Enzymdefekte, die zu erhöhten HDL-Konzentrationen führen. Selten sind Mutationen im Gen, das für die hepatische Lipase kodiert. Im Falle eines ausgeprägten Enzymmangels ergibt sich trotz erhöhter HDL-Konzentrationen ein gesteigertes Risiko für koronare Herzkrankheit. Im Gegensatz dazu steht die Cholesterinester-Transfer-Protein (CETP)-Defizienz, die durch Mutationen im CETP-Gen auf Chromosom 16 verursacht ist. Hier ergibt sich ein Lipidprofil, das durch hohe HDL-Cholesterin- und niedrige LDL-Cholesterinkonzentrationen gekennzeichnet ist. Erwartungsgemäß scheinen CETP-defiziente Individuen, sie sind besonders häufig in Japan, vor der koronaren Herzkrankheit geschützt zu sein.

Niedrige HDL lassen sich durch körperliche Aktivität und Gewichtsnormalisierung günstig beeinflussen. Auch cholesterinsenkende Medikamente (HMG-CoAReduktasehemmer, Fibrate) führen zu einem Anstieg des HDL-Cholesterins.

Lipoprotein (a)

Lipoprotein (a) (Lp(a)) ist ein LDL-ähnliches Partikel, an dessen Apo B-100 über eine Disulfidbrücke das Apo (a) kovalent gebunden ist. Apo (a) ist ein Protein, dessen Funktion unbekannt ist. Es weist eine hohe Strukturhomologie zum Plasminogen auf und konkurriert mit Plasmin um die Bindung an Fibrin. Es ist allerdings nicht in der Lage, Fibrin zu degradieren. Darüber hinaus hemmt Lp(a) kompetitiv die Aktivierung des TGFβ durch Plasmin. Da TGFβ einen hemmenden Einfluß auf die Proliferation glatter Muskelzellen der Gefäßwand besitzt, könnten hohe Lp(a)-Konzentrationen die Proliferation der glatten Muskelzellen begünstigen. Man geht damit davon aus, daß Lp(a) sowohl prothrombotische als auch proatherogene Eigenschaften aufweist. Entsprechend findet man auch eine positive Korrelation zwischen der Lp(a)-Konzentration und dem kardiovaskulären Risiko. Die Ergebnisse prospektiver Studien zeigten, daß Lp(a) insbesondere dann einen Beitrag zum Risiko für eine koronare Herzkrankheit leistet, wenn auch die LDL-Cholesterinkonzentrationen überdurchschnittlich hoch sind. Die Konzentrationen des Lp(a) variieren interindividuell zwischen 0,1 und 200 mg/dl und gelten als fast vollständig genetisch bestimmt. Sowohl das auf Chromosom 6 gelegene Apo (a)-Gen als auch das Protein weisen einen Größenpolymorphismus auf, der auf einer unterschiedlichen Kopienzahl der sog. kringle IV-Domäne beruht. Die Lp(a)-Konzentration ist invers mit der Apo (a)-Größe korreliert. Demzufolge geht man davon aus, daß Individuen mit kleinen Apo (a)-Isoformen ein erhöhtes Risiko für eine koronare Herzkrankheit aufweisen. Aber auch Apo (a)-Allele der gleichen Größe sind in bezug auf die DNA-Sequenz heterogen. Diese genetische Heterogenität kann natürlich auch unabhängig von den Plasmakonzentrationen über qualitative Unterschiede des Apo (a) das Atheroskleroserisiko beeinflussen.

Bislang gibt es kaum einen wirksamen therapeutischen Ansatz, um erhöhte Lp(a)-Konzentrationen zu senken. Stellt man erhöhte Lp(a)-Konzentrationen fest, so muß man begleitende Risikofaktoren, etwa ein erhöhtes LDL-Cholesterin, konsequent behandeln.

Polymorphismen an Kandidatengenen

Neben Mutationen im Lipidstoffwechsel kommen als genetische Risikofaktoren der koronaren Herzkrankheit Polymorphismen an Kandidatengenen in Frage, deren pathophysiologischer Zusammenhang mit der koronaren Herzkrankheit plausibel erscheint. In epidemiologischen Studien wird als klinischer Phänotyp vorzugsweise der Myokardinfarkt untersucht, da dieser ein härteres Kriterium darstellt als die Angabe Angina pectoris, um eine Klassifikation in „erkrankt" und „nicht erkrankt" vorzunehmen. Ein Beispiel für eine solche Vorgehensweise ist die ECTIM-Studie, eine prospektive epidemiologische Erhebung zum Infarktrisiko in verschiedenen Regionen Europas. Im Studienkollektiv wurden eine Reihe von Poly-

Tabelle 3.15.3. Kandidaten-Polymorphismen und Myokardinfarktrisiko in der ECTIM-Studie (nach Cambien und Soubrier [4])

Gen (Gen-Cluster)	Zahl der untersuchten Polymorphismen	Effekt auf Phänotyp	Effekt Myokard-infarktrisiko
Apo AI-CIII-AIV	8	–	–
Apo AII	2	+	+
Apo B	>15	++	++
Apo E	2	++	++
LPL	4	++	++
CETP	1	++	++
HMG-CoA-Reductase	1	++	++
ACE	1	+++	++
Angiotensinogen	2	++	++
AT1-Rezeptor	2	–	+
Fibrinogen	6	+++	+
Factor	2	++	–
PAI-1	2	+	+

Apo = Apolipoprotein; LPL = Lipoproteinlipase; CETP = Cholesterinester-Transfer-Protein; ACE = Angiotensin-converting-enzym; AR = Angiotensin; PAI = Plasminogen-Aktivator Inhibitor

morphismen auf ihre Assoziation mit Myokardinfarkt untersucht. Neben signifikanten Assoziationen des Infarktrisikos mit Polymorphismen an Genen des Lipidstoffwechsels (Apolipoprotein B und E, Lipoproteinlipase und CETP), fanden sich positive Assoziationen mit Polymorphismen an Genen des Renin-Angiotensinsystems und des Gerinnungssystems (Tabelle 3.15.3). Die erstmals in der ECTIM-Studie berichtete Assoziation zwischen einem Insertions/Deletions-Polymorphismus am Gen des Angiotensin converting enzyms und dem Myokardinfarktrisiko, die großes Aufsehen erregte, wurde zwischenzeitlich von anderen Untersuchern widerlegt [20, 51]. Aufgrund der polygenen Natur der Erkrankung, der genetischen Heterogenität, der Ungenauigkeit in der Klassifikation des jeweiligen Phänotyps (z. B. stumme Infarkte) und nicht erwünschter Selektionsprozesse (selection bias) bei der Rekrutierung ist es nicht verwunderlich, daß auch zukünftig weiterhin inkonsistente Ergebnisse aus solchen Studien berichtet werden. Die unscharfe Klassifizierung der klinischen Phänotypen und nicht zufällige Auswahl der Erkrankten und Kontrollen wird in genetischen Untersuchungen ein Schwachpunkt bleiben, den es möglichst zu minimieren gilt.

Arterielle Hypertonie

Die arterielle Hypertonie gilt als typisches Beispiel für eine multifaktoriell bedingte Erkrankung, der ein komplexes Zusammenwirken genetischer und Umwelteinflüsse zugrunde liegt. Aufgrund von Familien- und Zwillingsuntersuchungen wird angenommen, daß die Varianz des Blutdrucks zu 30–40% von genetischen und zu 60–70% von Umwelteinflüssen bestimmt wird. Während es sich in der Mehrzahl der Fälle mit essentieller Hypertonie vermutlich um eine komplexe polygene Erkrankung handelt, bei der mehrere Gene zum Phänotyp beitragen, konnten in den letzten Jahren auch sehr seltene monogene Defekte nachgewiesen werden, die zu arterieller Hypertonie führen und phänotypisch zunächst nicht von den polygenen Formen unterscheidbar sind.

Glucocorticoid-sensitiver Aldosteronismus

Der Glucocorticoid-sensitive Aldosteronismus ist eine autosomal-dominant vererbte Erkrankung, die durch eine moderate bis schwere Hypertonie bereits ab der Geburt charakterisiert ist. Die Hypertonie dieser Patienten ist durch eine konstitutive Sekretion von Aldosteron verursacht. Während normalerweise die Sekretion von Aldosteron aus der Nebenniere durch Angiotensin II reguliert liegt, wird die Aldosteronsekretion bei Patienten mit Glucocorticoid-sensitivem Aldosteronismus durch das Adrenocorticotrope Hormon (ACTH) gesteuert, dem Hormon also, das normalerweise die Sekretion des Stresshormons Cortison bestimmt.

Die molekulare Ursache dieser Erkrankung liegt in einem fehlerhaften Rekombinationsvorgang auf Chromosom 8, der zur Folge hat, daß das Aldosteronsynthase-Gen unter die Kontrolle eines ACTH-abhängigen Promoters gelangt. Dies führt zu einer ektopen Sekretion von Aldosteron aus der Zona fasciculata der Nebennierenrinde und einer gesteigerten Salz- und Wasserreabsorption in der Niere. Trotz einer daraus resultierenden Suppression der Reninsekretion und niedriger Angiotensin II-Konzentrationen wird die Aldosteronsekretion nicht herunterreguliert, da die Sekretion dieses Hormons von ACTH kontrolliert wird.

Obwohl diese Erkrankung extrem selten ist, läßt sich die Mineralocorticoid-induzierte familiäre Hypertonie sehr einfach durch die Gabe kleiner Dosen von Glukocorticoiden behandeln. Klinisch fällt diese Form der Erkrankung dadurch auf, daß sie therapierefraktär auch gegenüber hohen Dosen üblicher Antihypertensiva ist [18, 19].

Liddle-Syndrom

Eine weitere primär monogene Form der arteriellen Hypertonie ist das Liddle-Syndrom (Pseudoaldosteronismus), das ebenfalls autosomal dominant vererbt wird und bereits kurz nach der Geburt zu einer häufig schweren Hypertonie führt. Laborchemisch fallen Patienten mit Liddle-Syndrom durch eine ausgeprägte Hypokaliämie, erniedrigte Plasma-Reninaktivität und niedrige Aldosteronspiegel auf. Wie beim Glucocorticoid-sensitiven Aldosteronismus kommt es auch hier zu einer gesteigerten Salz- und Wasseraufnahme in der Niere, die sich jedoch durch Aldosteron-Antagonisten nicht beeinflussen läßt. Da durch Nierentransplantation der Phänotyp normalisiert werden kann, konnte man davon ausgehen, daß der Gendefekt sich organspezifisch in der Niere manifestiert.

Das Liddle-Syndrom wird durch Mutationen der b- oder g-Untereinheit des epithelialen Natriumkanals auf Chromosom 16 verursacht. Die Natriumaufnahme über diesen Kanal wird primär durch Aldosteron reguliert. Sie macht den wesentlichen Anteil an der Netto-Natriumabsorption der Niere aus. Durch Mutationen im carboxyterminalen Anteil dieser Untereinheiten kommt es zu einer gesteigerten Natriumleitfähigkeit dieser Kanäle und zu einer insgesamt gesteigerten Natriumresorption (gain of function mutation). Therapeutisch wirksam ist Triamteren, das den distalen renalen Natriumkanal hemmt [18, 19].

Brachydaktylie-Hypertonie-Syndrom

Erst kürzlich konnte eine 3. Form der autosomal-dominant vererbten Hypertonie charakterisiert werden. Ausgangspunkt für diese Entdeckung war eine Familie türkischer Abstammung, bei der eine ausgeprägte Hypertonie mit einem autosomal-dominanten Modus vererbt wird und deren verantwortlicher Lokus im Chromosom 12p vermutet wird. Interessanterweise weisen alle hypertensiven Familienmitglieder mit einer insbesondere den Zeigefinger betreffenden Brachydaktylie eine weitere Auffälligkeit auf [45].

Diese Form der familiären Hypertonie ähnelt der essentiellen Hypertonie, da sowohl das Renin-Angiotensin-System als auch das sympathische Nervensystem bei den hypertensiven Familienmitgliedern unauffällig ist. Pathophysiologisch besteht also ein klarer Unterschied zu den anderen beiden autosomal-dominanten Formen der Hypertonie, denn sowohl der Glucocorticoid-sensitive Aldosteronismus als auch das Liddle-Syndrom sind salzsensitiv und gehen mit einer sehr niedrigen Plasma-Renin-Aktivität einher.

Von besonderem Interesse ist eine uni- oder sogar bilaterale Gefäßanomalie mit Schleifenbildung im Bereich der zerebellären Arteria posterior inferior oder der Arteria vertebralis, die sich bei 15 hypertensiven Familienmitgliedern einer türkischen Familie, nicht jedoch bei 12 normotensiven Verwandten fand. Klinische und experimentelle Hinweise sprechen für die Annahme, daß atypische Gefäßverläufe zu einer Kompression der ventrolateralen Medulla führen, die die Funktion des parasympathischen Nervensystems beeinträchtigt mit der Folge einer hypertensiven Dysregulation des Blutdrucks [31].

Polygene Ursachen der arteriellen Hypertonie

In Assoziations- und Geschwisterpaar-Studien wurde in den letzten Jahren die Rolle vieler Kandidatengene als Ursache einer Hypertonie untersucht. Das Renin-Angiotensin-System spielt in der Blutdruckhomöostase eine zentrale Rolle und damit auch die Gene, die die betreffenden Enzyme und Hormone kodieren. Gemeinsamer Nenner von experimentellen und klinischen Untersuchungen ist, daß Mutationen im Renin- sowie im Angiotensinogen-Gen eine signifikante Assoziation mit der Erkrankung Hypertonie aufweisen (Tabelle 3.15.4).

Die Rolle des Angiotensinogen-Lokus wurde durch 3 molekulargenetische Ansätze dokumentiert:

1. In Geschwisterpaaruntersuchungen konnte eine Kopplung zwischen dem Merkmal Hypertonie und dem Angiotensinogen-Lokus nachgewiesen werden.

Tabelle 3.15.4. Kopplungsanalysen von Kandidatengenen bei hypertensiven Geschwisterpaaren (nach Lifton [18])

Lokus	Anzahl untersuchter Geschwisterpaare	Chromosomale Lokalisation	Gemeinsame Allele Exzess* (%)	P-Wert
NHE-1	93	1p35-p36.1	0	NS
Renin	98	1q21	5,8	NS
Renin	258	1q21	0	NS
ACE	237	17q23	0	NS
AT1	267	3q22	0	NS
S_A	224	16q13.11–12.3	0	NS
Angiotensinogen		1q42-q43		
alle	379		5	0,02
schwere Hypert.	110		17	<0,001

NHE 1 = sodium-hydrogen exchanger, isoform 1; ACE = angiotensin-convertring enzyme; AT1 = angiotensin II receptor type 1; S_A = Gen am SA locus; NS = nicht signifikant
* Prozentualer Unterschied in Zahl der erwarteten zu den beobachteten Allelen

2. In Fall-Kontroll-Studien wurde eine Häufung bestimmter Varianten des Angiotensinogen-Gens in der Gruppe der Hypertoniker festgestellt.
3. Diese Varianten sind assoziiert mit erhöhten Plasmakonzentrationen des Angiotensinogens [53].

Unterstützt wird die Annahme, daß erhöhte Angiotensinogen-Konzentrationen zur Hypertonie beitragen, durch Experimente mit genmanipulierten Mäusen, die eine unterschiedliche Anzahl von Kopien des Angiotensinogen-Gens trugen. Je mehr Kopien (0–4) dieses Gens die Mäuse aufwiesen, um so höher war die Plasmakonzentration des Angiotensinogens und um so höher war auch der arterielle Blutdruck dieser Tiere. Der Angiotensinogen-Polymorphismus erklärt allerdings nur einen kleinen prozentualen Teil der Blutdruckvariation (2–5%), was angesichts der polygenen Natur der arteriellen Hypertonie nicht unerwartet ist [53].

Als weiterer Kandidat mit einem möglichen Einfluß auf die Entwicklung einer arteriellen Hypertonie gilt das Gen für den Natrium-Protonen-Austauscher (NHE). Eine Kopplung zwischen diesem Gen, das für die Regulation des intrazellulären pH-Werts wesentlich ist, und dem Bluthochdruck konnte jedoch in keiner der großen Studien nachgewiesen werden. Neuere Befunde weisen auf eine mögliche Interaktion des NHE-Gens mit der Insulinresistenz hin. Eine Insulinresistenz und damit verbunden ein metabolisches Syndrom liegt bei einem Großteil der hypertensiven Patienten vor. Es ist jedoch unklar, ob hyperinsulinämische Patienten einen hohen Blutdruck primär infolge einer Störung in der Insulinhomöostase aufweisen oder Hyperinsulinämie und Hypertonie ohne kausalen Zusammenhang nebeneinander auftreten.

Derzeit verbleiben nur 3 Genloci mit eindeutig mittels nichtparametrischer Kopplungsanalysen dokumentiertem Einfluß auf den arteriellen Blutdruck. Einmal der oben erwähnte Angiotensinogen-Lokus auf Chromosom 1q42-q43 sowie ein genetischer Marker auf Chromosom 1p36 (das „zugehörige" Gen ist noch unbekannt). Auch der Lipoproteinlipase-Lokus auf Chromosom 8p22 könnte mit der arteriellen Hypertonie assoziiert sein.

Familiäre Kardiomyopathien

Die Kardiomyopathien wurden nach der alten WHO-Klassifikation von 1980 als „Herzmuskelerkrankungen unklarer Genese" definiert [40], obwohl die Anwendung der klassischen Genetik bei Familien, in denen mehr als ein Mitglied an einer Kardiomyopathie erkrankt war, eine genetische Ursache schon längere Zeit vermuten ließ [8]. Mit Hilfe von Kopplungsanalysen gelang es vor allem für die hypertrophische Kardiomyopathie eine Reihe von Loci zu lokalisieren. Damit verlor die alte WHO-Definition ihre Gültigkeit und wurde 1995 neu formuliert. Kardiomyopathien werden seitdem als „Erkrankungen des Myokards assoziiert mit kardialer Dysfunktion" definiert [41]. Die Klassifikation der Kardiomyopathien erfolgt nach morphologischen und funktionellen Gesichtspunkten, wenn die primäre Ursache von der Herzmuskulatur selbst ausgeht. Kardiomyopathien, die sekundär auf dem Boden anderer Erkrankungen entstehen, werden unter den „spezifischen Kardiomyopathien" subsummiert (Tabelle 3.15.5).

Die dilatative Kardiomyopathie (DCM) ist mit einer Prävalenz von 36,5/100 000 die häufigste Form der Kardiomyopathien und weltweit Hauptursache für Herztransplantationen. Eine familiäre Häufung der DCM wurde lange Zeit kontrovers diskutiert. Heute wird bei 20–30% aller Betroffenen eine familiäre Häufung beobachtet [26]. Der Vererbungsmodus ist meistens autosomal dominant; aber auch autosomal rezessive, x-chromosomale sowie matrilineare Erbgänge sind beschrieben.

Aufgrund vieler Befunde, die seit mehr als 30 Jahren gesammelt wurden, ist die hypertrophische Kardiomyopathie (HCM) die am besten untersuchte Kardiomyopathie. Sie ist in etwa 50% familiär und wurde bisher ausschließlich mit autosomal dominantem Erbgang gefunden [22].

Tabelle 3.15.5. WHO-Definition der Kardiomyopathien (nach Richardson et al. [41])

A. Unspezifische Kardiomyopathien
    1. Dilatative Kardiomyopathie
    2. Hypertrophische Kardiomyopathie
    3. Restriktive Kardiomyopathie
    4. Arrythmogene rechtsventrikuläre Kardiomyopathie
    5. Nicht klassifizierbare Kardiomyopathien

B. Spezifische Kardiomyopathien
    1. Ischämische Kardiomyopathie
    2. Valvuläre Kardiomyopathie
    3. Hypertensive Kardiomyopathie
    4. Entzündliche Kardiomyopathie
    5. Metabolische Kardiomyopathie
    6. Kardiomyopathien in Folge von Systemerkrankungen
    7. Kardiomyopathien in Folge muskulärer Dystrophien
    8. Kardiomyopathien in Folge neuromuskulärer Erkrankungen
    9. Kardiomyopathien in Folge von Sensitivitäts- oder toxischen Reaktionen
    10. Peripartale Kardiomyopathie

Bei der restriktiven Kardiomyopathie (RCM) handelt es sich um eine seltene Erkrankung, die mit molekulargenetischen Methoden noch wenig untersucht ist. Zur Genetik der RCM liegen deshalb noch keine Daten vor.

Für die seltene arrythmogene rechtsventrikuläre Kardiomyopathie (Synonyme: arrythmogener rechter Ventrikel, arrhythmogene rechtsventrikuläre Dysplasie; ARVD) liegen mehrere Befunde über eine familiäre Häufung vor, wobei von einem Anteil der familiären Form in etwa 30% der Fälle ausgegangen wird [25].

Bei allen familiären Kardiomyopathien zeigt sich in den betroffenen Familien, daß bei den Genträgern eine erhebliche Variabilität im klinischen Phänotyp besteht. Dies ist vermutlich auf die Interaktion mit Umwelteinflüssen und weiteren genetischen Faktoren zurückzuführen. Die Penetranz der Kardiomyopathien ist altersabhängig und z. T. unvollständig, so daß in den Familien häufig Mutationsträger ohne Erkrankung gefunden werden. Dies führt dazu, daß z. Z. auch beim Nachweis des genetischen Defektes keine eindeutige Aussagen zum Erkrankungsrisiko und zur Prognose gemacht werden können.

Dilatative Kardiomyopathie (DCM)

Die dilatative Kardiomyopathie (DCM) (Tabelle 3.15.6) ist durch eine links- oder biventrikuläre Dilatation mit einer Vielzahl möglicher Ursachen gekennzeichnet, die klinisch in eine Herzinsuffizienz mündet. Die Diagnose einer idiopathischen DCM erfolgt durch Ausschluß anderer Krankheitsursachen, und erfordert, vor allem zur Abgrenzung von der ischämischen Kardiomyopathie, eine Koronarangiographie. Die DCM ist nicht nur klinisch, sondern auch genetisch äußerst heterogen. Z.Z. sind mit Hilfe der Kopplungsanalyse bereits mehrere für die Erkrankung relevante Loci identifiziert.

- DCM mit autosomal dominantem Erbgang: Für Familien mit autosomal dominantem Erbgang DCM ergaben erste Kopplungsanalysen Krankheitsloci auf Chromosom 9 [FDC1], 1 [FDC2], 10 [FDC3] und Chromosom 15 [FDC4]. In einigen Familien trat die DCM zusammen mit höhergradigen atrioventrikulären Leitungsstörungen auf. Für diese ebenfalls autosomal dominant vererbte Form wurde eine Kopplung auf Chromosom 1 [CDDC1] und auf Chromosom 3 [CDDC2] lokalisiert. Für die genannten 6 DCM Loci konnte bisher nur kardiales Aktin als Kandidatengen beschrieben werden (Tabelle 3.15.6).
- DCM mit autosomal rezessivem Erbgang: In wenigen Familien wurde ein autosomal rezessiver Erbgang nachgewiesen. Loci wurden in Kopplungsanalysen auf den Chromosomen 1 und 7 lokalisiert. Die korrespondierenden Kandidatengene mit funktionell relevanten Mutationen sind für Chromosom 1 die mittelkettige Acyl-CoA-Dehydrogenase [MCAD] und auf Chromosom 7 die langkettige Acyl-CoA-Dehydrogenase [LCAD], beides Enzyme der β-Oxidation kardialer Fettsäuren. Klinisch äußern sich diese Enzymdefekte in unterschiedlich ausgeprägter myokardialer Insuffizienz, häufig in Kombination mit skelettmuskulären Myopathien sowie hypoglykämischen Episoden beim Fasten. Außerdem findet man in den betroffenen Familien eine erhöhte Inzidenz für den plötzlichen Herztod in Folge maligner ventrikulärer Rhythmusstörungen. Weitere

Tabelle 3.15.6. Genloci der familiären dilatativen Kardiomyopathie

Abkürzung	Phänotyp	Vererbung	Chromosom	Gen	Quelle
FDC1	DCM	autos. dom.	9q13–22	?	Krajinovic et al. 1995 [17]
FDC2	DCM	autos. dom.	1q31–32	?	Durand et al. 1995 [7]
FDC3	DCM	autos. dom.	10q21–23	?	Bowles et al. 1996 [3]
FDC4	DCM	autos. dom.	15q14	Kardiales Aktin	Olson et al. 1998 [34]
CDDC1	DCM+EP	autos. dom.	1p1–1q1	?	Kass et al. 1994 [14]
CDDC2	DCM+EP	autos. dom.	3p22–q25	?	Olson und Keating 1996 [32]
	DCM+Myop.	autos. rez.	1p	MCAD	Kelly et al. 1990 [15]
	DCM+Myop.	autos. rez.	7	LCAD	Rocchiccioli et al. 1990 [42]
XLDC	DCM	X-chrom.	Xp21	Dystrophin	Muntoni et al. 1993 [30]
mtDC	DCM	matrilinear	mtDNA	?	Ozawa et al. 1990 [35]

DCM = dilatative Kardiomyopathie; EP = elektrophysiologische Störungen (Arrhythmien); Myop = Myopathien; MCAD = mittelkettige Acyl-CoA Dehydrogenase; LCAD = langkettige Acyl-CoA Dehydrogenase

Mutationen wurden in Genen, die im Transport freier Fettsäuren involviert sind, gefunden, wie z. B. in den Genen für die Enzyme Translocase und Carnitin-Palmitoyltransferase (Tabelle 3.15.6).

- DCM mit x-chromosomalem Erbgang: In DCM-Familien mit x-chromosomalem Erbgang, in denen typischerweise nur männliche Patienten betroffen sind, wurde in Kopplungsanalysen der kurze Arm des X-Chromosoms als Krankheitslocus identifiziert. Da Patienten mit Muskeldystrophien vom Typ Duchenne und Becker-Kiener mit Mutationen im Dystrophin-Gen schwere Verlaufsformen einer DCM entwickeln können, wurde in Familien mit X-chromosomalem Erbgang ohne Beteiligung der Skelettmuskulatur auch das für Dystrophin kodierende Gen untersucht. Mehrere Mutationen wurden beschrieben, davon eine in der Promotorregion, die zu einer verminderten Expression von Dystrophin in der Herzmuskulatur mit konsekutiver, schwerer DCM führt (Tabelle 3.15.6).
- DCM mit matrilinearem Erbgang: Kardiomyopathien mit matrilinearem Erbgang sind Erkrankungen, die über Mutationen in mitochondrialer DNA (mtDNA) nur über die Mütter vererbt werden, da nur die Oozyte über Mitochondrien verfügt und diese dann an die Nachkommen weitergegeben werden können. Diese Form der DCM findet sich häufig in Kombination mit elektrophysiologischen Störungen. Aufgrund mitochondrialer Heteroplasmie, d. h. dem gleichzeitigen Vorkommen von gesunden und erkrankten Mitochondrien in Geweben des gleichen Organismus, müssen die genetischen Analysen aus ortsständigen Mitochondrien, also aus Herzmuskelbiopsien, analysiert werden. Neben Punktmutation im mitochondrialen Genom sind vor allem Deletionen als Ursache der familiären DCM beschrieben (Tabelle 3.15.6).

Hypertrophische Kardiomyopathie (HCM)

Die hypertrophische Kardiomyopathie (HCM) ist gekennzeichnet durch eine ausgeprägte linksventrikuläre Hypertrophie, die vor allem das interventrikuläre Septum, die Herzspitze und gelegentlich auch den rechten Ventrikel betrifft. Die Hypertrophie ist meist asymmetrisch mit besonderer Betonung des Septums, kommt jedoch auch als konzentrische Hypertrophie vor. Folgen sind in ein Drittel der Fälle eine dynamische Obstruktion des linksventrikulären Ausflußtraktes, ventrikuläre Arrhythmien und eine erhöhte Inzidenz des plötzlichen Herztodes.

Der erste Locus, der im Zusammenhang mit einer familiären HCM entdeckt wurde, war auf Chromosom 14 lokalisiert [12]. Das entsprechende Kandidatengen wurde als Gen der β-Myosinschwerkette identifiziert. Heute geht man davon aus, daß etwa ein Drittel aller familiär bedingten HCM auf Mutationen im Gen der kardialen β-Myosin-Schwerkette zurückzuführen ist, von denen weltweit mehr als 40 als sog. Missense-Mutationen beschrieben sind. Allerdings ist die Penetranz sehr variabel, d. h. auch beim Vorliegen der gleichen Mutation kann der klinische Ausprägungsgrad der Hypertrophie stark variieren (Tabelle 3.15.7).

Nach dem β-Myosin-Gen wurden weitere Loci identifiziert, die für das klinische Bild einer HCM verantwortlich sein können (Tabelle 3.15.7). Daraus folgt, daß diese Erkrankung genetisch ausgesprochen heterogen ist. Bisher sind nur Mutationen in Genen beschrieben, die für Proteine des Sarkomers, d. h. Proteine des kontraktilen Apparates, kodieren. So sind Mutationen in den Genen für kardiales Troponin T auf Chromosom 1 und α-Tropomyosin auf Chromosom 15, myosinbindendes-Protein-C auf Chromosom 11, essentielle und regulatorische Leichtkette auf Chromosom 3 sowie 12 und kardiales Troponin-I auf Chromosom 19 als mögliche Ursachen für eine HCM identifiziert worden. Anhand der bisher publizierten Daten nimmt man an, daß Mutationen der β-Myosinschwerkette etwa 30 %, des Troponin T 15 %, des α-Tropomyosin weniger als 5 % und des MyBP-C 15–20 % der Fälle mit familiärer HCM verursachen. Allen Formen der Erkrankung ist gemeinsam, daß ein erhöhtes Risiko für einen plötzlichen Herztod besteht. Eine Risikostratifizierung basierend auf dem Schweregrad der Beeinträchtigung der diastolischen Füllung des linken Ventrikels ist jedoch prognostisch wenig hilfreich, da auch für asymptomatische Patienten ein erhöhtes Risiko für plötzlichen Herztod besteht. Eine Form der HCM wurde in einer Familie in Kombination mit einem Wolff-Parkinson-White-Syndrome auf Chromosom 7 lokalisiert. Der dazu gehörige Gendefekt ist noch nicht identifiziert. Für ein Drittel aller Familien mit HCM konnte bisher noch kein Locus lokalisiert werden, was für die Existenz wei-

Tabelle 3.15.7. Genloci der familiären hypertrophen Kardiomyopathie

Typ	Abkürzung	Vererbung	Gen	Genlokus	Quelle
CMH1	MYH7	autos. dom.	Myosin-SK	14q11-12	Geisterfer-Lowrance et al. 1990 [9]
CMH2	TNNT2	autos. dom.	Kardiales Troponin T	1q3	Thierfelder et al. 1994 [47]
CMH3	TMSA	autos. dom.	alpha-Tropomyosin	15q22	Thierfelder et al. 1994 [47]
CMH4	1MYBPC3	autos. dom.	Kard.myo.bind.Prot.C	11p13-q13	Carrier et al. 1993 [5]
	MYL2	autos. dom.	regulat. Myosin-LK	12q24.1	Poetter et al. 1996 [36]
	MYL3	autos. dom.	essent. Myosin-LK	3q21.3	Poetter et al. 1996 [36]
	?	autos. dom.	?	7q3	MacRae et al. 1995 [21]
	TNNI	autos. dom.	kardial. Troponin-I	19p13.2-q13.2	Kimura et al. 1997 [16]

HOCM = hypertrophe obstruktive Kardiomyopathie; SK = Schwerketten; LK = Leichtketten

Tabelle 3.15.8. Genloci der familiären arrhythmogenen rechtsventrikulären Kardiomyopathie/Dysplasie

Typ	Vererbung	Genlocus	Gen	Quelle
ARVD1	autos. dom.	14q23–24	?	Rampazzo et al. 1994 [38]
ARVD2	autos. dom.	1q42–43	?	Rampazzo et al. 1995 [39]
ARVD3	autos. dom.	14q12–22	?	Severini et al. 1996 [46]

AVRD = arrhythmogene rechtsventrikuläre Kardiomyopathie/Dysplasie

terer Kandidatengene spricht. Erst wenn alle Kandidatengene identifiziert sind, scheint eine routinemäßige Genanalyse bei Patienten mit HCM sinnvoll (Tabelle 3.15.7).

Arrhythmogene rechtsventrikuläre Kardiomyopathie (ARVD)

Bei der arrhythmogenen rechtsventrikulären Kardiomyopathie/Dysplasie (Synonym: arrhythmogener rechter Ventrikel) findet sich morphologisch ein verkleinerter rechter Ventrikel. Histologisches Merkmal ist der Ersatz der rechtsventrikulären Muskulatur durch Fett- oder Bindegewebe. Die Patienten werden in der Regel durch anhaltende ventrikuläre tachykarde Rhythmusstörungen symptomatisch. In Kopplungsanalysen an wenigen Familien wurden bisher 3 Loci, ARVD1 auf Chromosom 14, ARVD2 auf Chromosom 1 und ARVD3 auf Chromosom 14 lokalisiert. Die entsprechenden Gene sind bisher noch nicht identifiziert (Tabelle 3.15.8).

Marfan-Syndrom

Das Marfan-Syndrom ist eine autosomal dominant vererbte Bindegewebserkrankung, die zu den Mikrofibrillopathien gehört und der ursächlich Mutationen im Fibrillin I-Gen auf Chromosom 15q21 zugrunde liegen. Mehr als 80 Mutationen sind bereits identifiziert. Sie führen scheinbar dazu, daß die Kalziumbindung des Fibrillins und damit dessen Rigidität herabgesetzt ist. Vermutlich verursachen auch Mutationen an anderen Genorten, die den Metabolismus des Fibrillinmoleküls beeinflussen, die Erkrankung. Neben der komplexen Genetik ist auch der klinische Phänotyp des Marfan-Syndroms variabel und reicht vom Befall isolierter Organsysteme (Auge, Muskel und Skelett, große Gefäße und Herz) bis zum klassischen Syndrom mit Hochwuchs, Arachnodaktylie, Skoliose, Pectus carinatum, Muskelhypoplasie, Aortenwurzeldilatation, Mitralklappenprolaps, Linsenluxation und Myopie. Hinweisend ist auch eine familiäre Aortendissektion. Die Diagnose läßt sich durch Nachweis von mindestens 2 klinischen Hauptkriterien (Beteiligung von 2 Organsystemen) und dem Vorliegen einer der bekannten Mutationen im

Tabelle 3.15.9. Genloci des langen QT-Syndroms (nach Haverkamp et al. [11])

Krankheit	Gen	Chromosomale Lokalisation	Funktion des Gens	Vererbungsmodus
LQT1	KVLQT1	11p15.5	Kard. Kaliumkanal	autos. dom.
LQT2	HERG	7q35–36	Kard. Kaliumkanal I_{KR}	autos. dom.
LQT3	SCN5A	3p21–24	Kard. Natriumkanal	autos. dom.
LQT4	?	4q25–q27	LQTS mit Sinusbradyk.	autos. dom.
JLN	?	?	?	autos. rez.

LQT = langes QT-Syndrom; JLN = Jervell, Lange-Nielsen-Syndrom

Fibrillin I-Gen stellen. Allerdings handelt es sich bei neu entdeckten Fällen oft um neue Mutationen, die nur über eine sehr aufwendige molekularbiologische Diagnostik erkennbar sind. Die klinischen Haupt- und Nebenkriterien zur Diagnose des Marfan-Syndroms wurden in der Ghent-Nosologie 1996 festgelegt (siehe Auflistung bei Raghunath et al. [37]). Klinisch im Vordergrund steht eindeutig die Aortendilatation und damit verbunden die Gefahr der Aortendissektion. Bei nachgewiesenem Mitralklappenprolaps ist eine Endokarditisprophylaxe angezeigt.

Langes QT-Syndrom

Das familiäre lange QT-Syndrom ist gekennzeichnet durch die typisch verlängerte QT-Zeit, d.h. QT größer 440 ms nach Korrektur für die Herzfrequenz nach Bazett [1] ohne erkennbare äußere Einflüsse (z.B. Medikamente), sowie synkopale Episoden durch „Torsades de pointes" bis hin zum plötzlichen Herztod. In der Erstbeschreibung von Jervell und Lange-Nielson [13] wurde als weiteres Merkmal dieser autosomal rezessiv vererbten Erkrankung eine kongenitale Taubheit festgestellt. Romano und Ward beschrieben einige Jahre später ein häufiger vorkommendes familiäres langes QT-Syndrom ohne Taubheit und mit autosomal dominanter Vererbung [43, 50].

Molekulargenetische Studien weisen darauf hin, daß das lange QT-Syndrom durch Mutationen in Genen verursacht wird, die für Ionenkanäle des Myozyten kodieren (Tabelle 3.15.9). Typisch sind hier sog. „gain of function" Mutationen, d.h. die Leitfähigkeit der Ionenkanäle ist gegenüber den nicht-mutierten Kanälen erhöht, was dann zur elektrischen Instabilität des Herzmuskels führt [11]. Therapeutisch werden 3 Strategien verfolgt: medikamentöse Betablockade, zervikale Sympathektomie und Schrittmachertherapie. Ein überzeugender wissenschaftlicher Nachweis der Wirksamkeit dieser Therapien fehlt allerdings. Die jährliche Rate eines Auftretens einer Synkope wird mit 5%, die eines plötzlichen Herztodes mit 1% angegeben [28].

3.15.4 Gentransfer und Gentherapie

Das Prinzip der Gentherapie beruht darauf, Gene in ausgewählte Zellen des Körpers einzubringen, um erbliche oder erworbene Krankheiten zu behandeln. Zellen, in die das Gen eingeschleust wurde, exprimieren das vom Gen kodierte therapeutisch wirksame Produkt. Die heutigen Ansätze der Gentherapie sind sämtliche somatische Gentherapien. Die Korrektur einer Mutation in den Keimzellen des betroffenen Individuums und damit die Verhütung der Übertragung einer Erkrankung auf die nächste Generation ist ethisch nicht akzeptiert.

Prinzipiell kann man bei der Gentherapie mehrere Arbeitsstufen unterscheiden.

- Zunächst wird das Gen, das in den Zellen des Patienten exprimiert werden soll, durch rekombinante DNA-Techniken in einen Vektor eingebaut, der die Expression des Gens in den Zielzellen gewährleistet.
- Dieser rekombinante Expressionsvektor wird dann mit unterschiedlichen Methoden in die Zielzelle eingebracht und von deren Nukleus aufgenommen, wo die DNA des eingeschleusten Gens in mRNA transkribiert wird.
- Im Zytosol der Zelle wird die mRNA in das therapeutisch wirksame Genprodukt übersetzt (translatiert) und kann, nach eventueller post-translationaler Modifikation, an intra- oder extrazellulärer Stelle wirksam werden.

Jeder dieser einzelnen Schritte muß natürlich sorgfältig kontrolliert werden, um eine sichere und effektive Funktion des therapeutischen Genprodukts zu gewährleisten. Die größte Herausforderung besteht z.Z. darin, Techniken zu entwickeln, mit denen einerseits eine ausreichend große Anzahl Zellen mit dem Gen ausgestattet wird und andererseits eine möglichst lang andauernde Expression des eingeschleusten Gens erreicht wird.

Eine alternative, insgesamt jedoch seltener verfolgte Strategie der Gentherapie basiert auf der direkten Applikation bioaktiver RNA-Moleküle. Die eingeschleuste RNA selbst kann potentiell mehrere Wirkungen in der Zelle entfalten: Sie kann

- „Triplex"-Strukturen mit doppelsträngiger DNA ausbilden und so die Transkription der blockierten DNA-Abschnitte unterbinden,
- als „antisense" Molekül die Translation komplementärer mRNA verhindern und
- enzymatische Aktivität als „Ribozym" entfalten.

Die verschiedenen Gentransfer-Methoden weisen sämtlich Vor- und Nachteile bezüglich der Effizienz der Genübertragung in die Zielzelle und der Dauer der Expression der übertragenen Gene im Zielgewebe auf. Einmal besteht die Möglichkeit, daß somatische Zellen bei einem erkrankten Individuum entnommen werden (ex vivo), kultiviert werden (in vitro) und – nach erfolgter Gentransfektion der kultivierten Zellen – diese Zellen mit dem rekombinanten Gen wieder in den Organismus injiziert werden (in vivo). Ein anderer Ansatz ist das direkte Einbringen des Gens bzw. der DNA-Sequenzen in die Zielzellen des Patienten ohne Umweg über die in-vitro-Zellkultur. Zur Übertragung dienen virale und nicht-virale Vektoren sowie auch einfache physiko-chemische Methoden.

Die Übertragung der DNA durch Viren erfolgt mit genetisch manipulierten avirulenten und apathogenen Spezies. Die zu exprimierende Gensequenz wird in das virale Genom eingebaut und kann durch Infektion mit den rekombinanten Viren in die Wirtszelle übertragen werden. Die Methode hat den Vorteil, daß die verwendeten Viren mit hoher Effizienz menschliche Zielzellen infizieren und so die gewünschte Gensequenz in die Zellen einbringen können. Häufig werden replikationsdefekte Adenoviren als Vektoren angewandt. Der Vorteil dieser Viren besteht in der Möglichkeit, relativ große DNA-Sequenzen in den Vektor einzubauen und so mehrere Gene simultan zu übertragen. Adenoviren führen jedoch nur zu einer relativ transienten Expression (Tage bis Wochen) in den Zielzellen und können immunogen wirken, so daß wiederholte Applikationen mit zunehmenden Nebenwirkungen und abnehmender Wirksamkeit verbunden sind.

Durch die Verwendung von Retroviren hingegen lassen sich die gewünschten Gene permanent in das Zielzell-Genom integrieren und so permanent exprimieren. Voraussetzung ist eine relativ hohe Proliferationsrate der Zielzelle. Problematisch ist jedoch, daß Retroviren Mutationen in den Zielzellen erzeugen können.

Es kommen auch eine Reihe physikochemischer Methoden zur Anwendung. Eine Übertragung von genetischem Material in die humane Zielzelle ist beispielsweise mittels Liposomen, d.h. künstlichen kationischen Lipidvesikeln, möglich. Dies erfolgt in der Regel mit in-vitro-Zellkulturen. Der Vorteil der Liposomen ist das Fehlen der viralen DNA und der damit verbundenen Nebenwirkungen, die Möglichkeit eine sehr große Menge an menschlicher DNA zu übertragen und auch die relativ einfache Handhabung der Methode. Die Effizienz ist meist schlechter als bei der viralen Transfektion. Eine Effizienzsteigerung wird durch Kopplung mit inaktivierten Adenoviren erreicht (z.B. Sendaivirus-Eiweiß-beschichtete Liposomen). Eine rein physikalische Methode ist das Beschießen der Zielzellen mit DNA-beschichteten Gold- oder Wolfram-Partikeln. Die DNA-Partikel dringen auch in das Genom der Zelle ein und werden transient, teilweise aber auch stabil exprimiert. In der Kardiologie werden auch einfache lokale physikalische Methoden angewandt z.B. das Einpressen oder Einspritzen der Transgene in das Gewebe mittels spezieller Katheter (polymerbeschichtete Ballons, Stents, Nadelkatheter etc.).

Die meisten klinischen Studien zur Gentherapie beim Menschen wurden bisher bei Krebs- und Aidskranken sowie bei monogenen Erbkrankheiten durchgeführt [2]. Die ersten klinischen Studien zur Gentherapie kardiovaskulärer Erkrankungen zielten auf eine Beeinflussung des Cholesterinstoffwechsels. So gelang es bei einem Patienten mit homozygoter familiärer Hypercholesterinämie transient funktionierende LDL-Rezeptoren in der Leber zu exprimieren. Vorübergehend kam es zu einem signifikanten Absinken der LDL und einer deutlichen Zunahme der HDL. Andere Protokolle, die momentan noch in der präklinischen Erprobung sind, basieren auf einer Überexpression des Apolipoprotein AI, des Hauptproteins der HDL, und des VLDL-Rezeptors.

Zunehmend werden auch gentherapeutische Strategien entwickelt, die auf eine Korrektur der bei der Atherosklerose gestörten funktionellen und strukturellen Homöostase der Gefäßwand abzielen. Aufgrund der multifaktoriellen und polygenen Genese der atherosklerotischen Gefäßveränderungen gestaltet sich die Auswahl eines „gene targets" schwierig.

Erste gentherapeutische Ansätze wurden für die Behandlung der therapierefraktären peripheren Durchblutungsstörung realisiert. Hierbei wird das Wachstum

Tabelle 3.15.10. Gentransfer und vaskuläres Remodelling (nach von der Leyen und Dzau [49])

Transfiziertes Gen/Oligonukleotid	Effekt
Fibroblasten-Wachstumsfaktor (FGF-1)	Neointimabildung, Angiogenese
Transformierender Wachstumsf. (TGF-β)	Proliferation, extrazelluläre Matrixbildung
Plättchen-Wachtumsfaktor (PDGF-BB) (Antisense-Oligonukleotid gegen PDGF-BB)	initimale Hyperplasie
Angiotensin-Konversionsenzym (ACE)	Mediahypertrophie
Stickstoffmonoxid-Synthase (NOS)	Hemmung der Neointimabildung, Verbesserung der vaskulären Reagibilität
cdc2/PCNA antisense Oligonukleotid	Hemmung der Neointimabildung
Growth-arrest-homeobax (GAX)-Gen	Hemmung der Proliferation

neuer Kapillargefäße durch Einbringen des Wachstumsfaktor-Gens VEGF (vaskulärer endothelialer Wachstumsfaktor) über Adenoviren in die Oberschenkelmuskulatur angeregt. Ein weiteres Ziel der kardiovaskulären Gentherapie ist die Verhütung der Restenose nach Ballonangioplastie. Hier werden nach den ersten positiven experimentellen Ergebnissen klinische Protokolle vorbereitet. Eine Liste der Möglichkeiten, die insbesondere auf die Reduktion der Proliferation der glatten Gefäßmuskelzellen und auf die Verhinderung der Deposition extrazellulärer Matrix abzielen, zeigt Tabelle 3.15.10 (siehe dazu auch Mockrin [27]).

3.15.5 Ausblick

In den vergangenen 10 Jahren haben die Fortschritte in der Molekulargenetik ganz entscheidend zum verbesserten Verständnis der Pathogenese kardiovaskulärer Erkrankungen beigetragen. Es konnte bereits eine Vielzahl von Genen identifiziert werden, die das kardiovaskuläre Risiko maßgeblich beeinflussen. Diese Erkenntnisse bilden eine rationale Basis für die genetische Diagnostik, die individuelle Risikoabschätzung und neue Therapiekonzepte, die auf die Korrektur der genetisch bedingten Anomalie fokussieren. Die bisherigen Erkenntnisse belegen jedoch auch klar, daß die individuelle genetische Disposition für eine koronare Herzkrankheit in der Regel nicht durch ein einzelnes Gen geprägt wird, sondern daß sie vom komplexen Zusammenwirken mehrerer genetischer Faktoren abhängt. Neben der genetischen Disposition wird das klinische Bild der Atherosklerose natürlich auch stark von Umweltfaktoren beeinflußt. Die hohe Prävalenz der koronaren Herzkrankheit in unserer Gesellschaft ist also am ehesten darauf zurückzuführen, daß proatherogene Umwelteinflüsse häufig auf Individuen einwirken, die bereits aufgrund ihrer genetischen Konstellation ein erhöhtes Erkrankungsrisiko aufweisen und besonders empfänglich für derartige Umwelteinflüsse sind.

Eine effiziente Prophylaxe und ein wirksames therapeutisches Vorgehen erfordert eine möglichst genaue Abschätzung des individuellen kardiovaskulären Risikos. Diese Risikoeinschätzung wird auch in Zukunft durch die molekulargenetischen Erkenntnisse nicht von heute auf morgen einfacher, sie wird aber um wesentliche Komponenten erweitert und unter Einbeziehung des individuellen genetischen Risikoprofils aussagekräftiger. So erscheint es zukünftig denkbar, Genotypen zu definieren, die unter ganz bestimmten Umwelteinflüssen oder Verhaltensweisen ein hohes Erkrankungsrisiko in sich bergen. Ebenso ist es vorstellbar, die Wirksamkeit therapeutischer Verfahren bereits a priori aufgrund der genetischen Konstellation abzuschätzen. Bereits heute besteht bei einigen monogen bedingten Erkrankungen die Möglichkeit, durch die Untersuchung des Genotyps bzw. durch den Nachweis der Mutation in den betroffenen Familien eine klare Risikovorhersage für die einzelnen Mitglieder zu machen. Insgesamt ist auf jeden Fall davon auszugehen, daß die durch die Molekulargenetik gewonnenen Einsichten dazu beitragen werden, die Morbidität und Mortalität an der koronaren Herzkrankheit zu vermindern und Behandlungsstrategien effizienter zu gestalten.

Weiterführende Literatur zu Kap. 3.15

1. Bazett HC (1920) An analysis of the time-relations of electrocardiograms. Heart 7: 353–369
2. Blau HM, Springer ML (1995) Gene therapy – a novel form of drug delivery. N Engl J Med 353: 1204–1207
3. Bowles KR, Gajarski R, Porter P et al. (1996) Gene mapping of familial autosomal dominant dilated cardiomyopathy to chromosome 10q21–23. J Clin Invest 98: 1355–1360
4. Cambien F, Soubrier F (1996) Genetic risk factors of myocardial infarction. In: Mockrin SC (ed) Molecular genetics and gene therapy of cardiovascular diseases. Marcel Dekker, New York, pp 239–269
5. Carrier L, Hengstenberg C, Beckmann JS et al. (1993) Mapping of a novel gene for familial hypertrophic cardiomyopathy to chromosome 11. Nature Genetics 4: 311–313
6. Dammermann M, Breslow JL (1995) Genetic basis of lipoprotein disorders. Circulation 91: 505–512
7. Durand JB, Bachinski LL, Bieling LC et al. (1995) Localization of a gene responsible for familial dilated cardiomyopathy to chromosome 1q32. Circulation 92: 3387–3389
8. Evans W (1949) Familial cardiomegaly. Br Heart J 11: 68–82
9. Geisterfer-Lowrence AAT, Kass S, Tanigawa G et al. (1990) A molecular basis for familial hypertrophicardiomyopathy: a β-cardiac myosin heavy chain gene missense mutation. Cell 62: 999–1006
10. Großmann M, Raper SE, Kozarsky K et al. (1994) Successful ex vivo gene therapy directed to liver in a patient with familial hypercholesterolemia. Nature Genet 6: 335–341
11. Haverkamp W, Schulze-Bahr E, Härdt M et al. (1997) QT-Syndrome. Dt Ärztbl 94: 534–539
12. Jarcho JA, McKenna W, Pare JAP et al. (1989) Mapping a gene for familial hypertrophic cardiomyopathy to chromosome 14q11. N Engl J Med 321: 1372–1378
13. Jervell A, Lange-Nielsen F (1957) Congenital deaf mutism, functional heart disease with prolongation of the QT interval, and sudden death. Am Heart J 54: 59–78
14. Kass S, MacRae C, Graber HL et al. (1994) A gene defect that caused conduction system disease and dilated cardiomyopathy maps to Chromosomen 1p1–1q1. Nature Genet 7: 546–551
15. Kelly DP, Whelan AJ, Ogden ML et al. (1990) Molecular characterisation of medium-chain acyl-CoA dehydrogenase deficiency. Proc Natl Acad Sci USA 87: 9236–9240
16. Kimura A, Harada H, Park J-E et al. (1997) Mutations in the cardiac troponin I gene associated with hypertrophic cardiomyopathy. Nature Genetics 16: 379–382
17. Krajinovic M, Pinamonti B, Sinagra G et al. (1995) Linkage of familial dilated cardiomyopathy to chromosome 9. Heart Muscle Disease Study Group. Am J Hum Genet 57: 846–852
18. Lifton RP (1996) Molecular genetics of human hypertension. In: Mockrin SC (ed) Molecular genetics and gene therapy of cardiovascular diseases. Marcel Dekker, New York, pp 111–134
19. Lifton RP (1996) Molecular genetics of human blood pressure variation. Science 272: 676–680

20. Lindpaintner K, Pfeffer MA, Kreutz R et al. (1995) A prospective evaluation of an angiotensin-converting-enzyme gene polymorphism and the risk of ischemic heart disease. N Engl J Med 332: 706–711
21. MacRae C, Ghaisas N, Kass S et al. (1995) Familial hypertrophic cardiomyopathy with Wolff-Parkinson-White syndrome maps to al locus on chromosom 7q3. J Clin Invest 96: 1216–1220
22. Maron BJ, Bonow RO, Cannon RO et al. (1987) Hypertrophic cardiomyopathy: interrelations of clinical manifestations, pathophysiology, and therapy. N Engl J Med 316: 780–789
23. März W, Baumstark MW, Scharnagl H et al. (1993) Accumulation of „small dense" low density lipoproteins in a homozygous patient with familial defective apolipoprotein B-100 results from heterogenous interaction of LDL subfractions with the LDL receptor. J Clin Invest 92: 2922–2933.
24. März W, Peschke B, Ruzicka V et al. (1993) Type III hyperlipoproteinemia acquired by liver transplantation. Transplantation 55: 284–288
25. McKenna WJ, Thiene G, Nava A et al. (1994) Diagnosis of arrythmogenic right ventricular dysplasia/cardiomyopathy. Task force of the working group Myocardial and Pericardial Disease of the European Society of Cardiology and of the Scientific Council on Cardiomyopathies of the International Society and Federation of Cardiology. Br Heart J 71: 215–218
26. Mestroni L, Krajinovic M, Severini GM et al. (1995) Molecular genetics of dilated cardiomyopathies. Eur Heart J 16 (Suppl) O: 5–9
27. Mockrin SC (1996) Molecular genetics and gene therapy of cardiovascular diseases. Marcel Dekker, New York
28. Moss AJ, Schwartz PJ, Crampton RS et al. (1991) The long QT syndrome – prospective longitudinal study of 328 families. Circulation 84: 1136–1144
29. Mullis K, Faloona F, Scharf S et al. (1986) Specific enzymatic amplification of DNA in vitro: the polymerase chain reaction. Cold Spring Hart Symp Quant Biol 51 Pt 1: 263–273
30. Muntoni F, Cau M, Ganau A et al. (1993) Deletion of the dystrophin muscle-promoter region dysociated with t-linked dilated cardiomyopathy. N Engl J Med 329: 921–925
31. Naraghi R, Schuster H et al. (1997) Neurovascular compression at the ventrolateral medulla in autosomal dominant hypertension and brachydactyly. Stroke 28: 1749–1754
32. Olson TM, Keating MT (1996) Mapping a cardiomyopathy locus to chromosome 3p22–p25. J Clin Invest 97: 528–532
33. Olson TM, Keating MT (1997) Defining the molecular genetic basis of idiopathic dilated cardiomyopathy. Trends Cardiovasc Med 7: 60–63
34. Olson TM, Michels VV, Thibodeau SN et al. (1998) Actin mutations in dilated cardiomyopathy, a heritable form of heart failure. Science 280: 750–752
35. Ozawa T, Tanaka M, Sugiyama S et al. (1990) Multipe mitochondrial DNA deletions exist in cardiomyocytes of patients with hypertrophic or dilated cardiomyopathy. Biochem Biophys Res Commun 170: 830–836
36. Poetter K, Jiang H, Hassanzadeh S et al. (1996) Mutations in either the essential or regulatory light chains of myosin are associated with a rare myopathy in human heart and skeletal muscle. Nature Genetics 13: 63–69
37. Raghunath M, Nienaber C, Kodolitsch Y (1997) 100 Jahre Marfan-Syndrom – eine Bestandsaufnahme. Dt Ärztebl 94: 656–662
38. Rampazzo A, Nava A, Danieli GA et al. (1994) The gene for arrhythmogenic right ventricular cardiomyopathy maps to chromosome 14q23–q24. Hum Mol Genet 3: 959–962
39. Rampazzo A, Nava A, Erne P et al. (1995) A new locus for arrhythmogenic right ventricular cardiomyopathy (ARVD2) maps to chromosome 1q42–q43. Hum Mol Genet 4: 2151–2154
40. Report of the WHO/IFSC task force on the definition and classification of cardiomyopathies (1980) Br Heart J 44: 672–673
41. Richardson P, McKenna W, Bristow M et al. (1996) Report of the 1995 World Health Organization/International Society and Federation of Cardiology Task Force on the Definition and Classification of Cardiomyopathies. Circulation 93: 841–842

42. Rocchiccioli F, Wanders RJ, Aubourg P et al. (1990) Deficiency of long-chain 3-hydroxylacyl-CoA dehydrogenase: a cause of lethalmyopathy and cardiomyopathy in early childhood. Pediatr Res 28: 657–662
43. Romano C, Gemme G, Pongiglione R (1963) Aritmie cardiache rare dell'eta pediatrica. Clin Pediatr (Phila) 45: 656–683
44. Schäfer JR, Scharnagl H, Baumstark MW et al. (1997) Homozygous familial defective apolipoprotein B-100: Enhanced removal of apolipoprotein E containing low density lipoproteins and decreased production of low density lipoproteins. Arterioscler Thromb Vasc Biol 17: 348–353
45. Schuster H, Wienker TE et al. (1996) Severe autosomal dominant hypertension and brachydactyly in a unique Turkish kindred maps to human Chromosomen 12. Nat Genet 13: 98–100
46. Severini GM, Krajinovic M, Pinamonti B et al. (1996) A new locus for arrhythmogenic right ventricular dysplasia on the long arm of chromosome 14. Genomics 31: 193–200
47. Thierfelder L, Watkins H, MacRae C et al. (1994) alpha-Tropomyosin and cardiac troponin T mutations cause familial hypertrophic cardiomyopathy: a disease of the sarcomere. Cell 77: 701–712
48. Tybjaerg-Hensen A, Steffensen R, Meinertz H et al. (1998) Association of mutations in the apolipoprotein B gene with hypercholesterolemia and the risk of ischemic heart disease. N Engl J Med 338: 1577–1584
49. Von der Leyen HE, Dzau VJ (1996) Experimentelle Ansätze zur gentherapeutischen Beeinflussung des vaskulären Remodellings. Z Kardiol 84: 791–797
50. Ward OC (1964) A new familial cardiac syndrome in children. J Ir Med Assoc 54: 103–106
51. Watson JD, Crick FHC (1953) Molecular structure of nucleic acids – a structure for deoxyribose nucleic acid. Nature 171: 737–738
52. Winkelmann BR, Nauck M, Klein B et al. (1996) Deletion polymorphism of the angiotensin 1-converting enzyme gene is associated with increased plasma angiotensin-converting enzyme activity but not with increased risk for myocardial infarction and coronary artery disease. Ann Intern Med 125: 19–25
53. Winkelmann BR, Russ AP, Nauck M et al. (1999) Angiotensinogen M235T polymorphism is associated with plasma angiotensinogen and cardiovascular disease. Am Heart J 137: 698–705

4 Arteriosklerose

M. Kaltenbach, N. Reifart

4.1 Pathophysiologie

Die Arteriosklerose kann kleine und große Arterien befallen, am häufigsten betroffen ist die Aorta und mittelgroße Arterien vom muskulären Typ. Die erkrankte Gefäßwand kann sich erweitern oder zu Gefäßeinengungen führen. Die Erweiterung führt zu Aneurysmen mit der Gefahr der Perforation, die Verengung zu Durchblutungsstörungen. Die Erkrankung kann große Abschnitte der Gefäße befallen oder streng lokalisiert auftreten. Ein einzelnes Atherom von 2 mm Länge kann tödliche Konsequenzen haben, ein ausgedehnter, nicht stenosierender Befall vieler Arterien oder der Aorta kann symptomlos verlaufen.

Pathologisch-anatomisch sieht man in wechselndem Ausmaß Lipideinlagerungen, quantitativ im Vordergrund steht die Proliferation von fibromuskulärem Gefäßwandgewebe. Es kann sich um ein zellreiches oder zellarmes Gewebe handeln, je nachdem ob die Proliferation bevorzugt Zellen mit vermehrter Teilung betrifft oder mit vermehrter Synthese extrazellulärer Matrixsubstanzen. Weiterhin sind entzündliche Veränderungen mit zellulärer Gefäßwandinfiltration erkennbar, es kommt nicht selten zu intramuralen Blutungen. Die Intima kann durch Proliferation und Entzündung brüchig werden, und es entstehen Aufbrüche im Sinne von Dissektionen oder Plaquerupturen. Diese führen häufig zu intravasalen Thrombosen mit völligem Gefäßverschluß. Die Erkrankung verläuft aufgrund der thrombotischen Vorgänge und der intramuralen Blutungen in vielen Fällen ausgesprochen schubweise.

Experimentell kann man durch exzessive Cholesterinfütterung eine lipidreiche Arteriosklerose erzeugen, verbunden mit einer Lipoidose anderer Organe. Eine Gefäßwandtraumatisierung durch Intimaschädigung mit einem Ballonkatheter, die Implantation eines im Verhältnis zum Gefäßdurchmesser zu großen Stents mit Überdehnung aller Wandschichten, aber auch die Reizung der Adventitia durch wiederholte elektrische Stromstöße oder durch eine Nahtstriktur führen zu arteriosklerotischen Veränderungen ohne Lipideinlagerung. Die Arteriosklerose und die Vermehrung von oxydiertem LDL-Cholesterin im Plasma aber auch die Hypertonie gehen mit einer Funktionsstörung im Sinne einer gestörten Vasodilatation einher. Es handelt sich um eine Störung der Produktion des vasodilatierenden Gewebehormons NO, die mit Normalisierung der Cholesterinkonzentration teilweise reversibel ist.

Eine einheitliche Ursache der Arteriosklerose ist nicht bekannt. Eine Reihe von Erkrankungen und sog. Risikofaktoren führen zu einer Auslösung oder Verstärkung. An prädisponierenden Erkrankungen stehen Hypertonie, Diabetes mellitus und Fettstoffwechselstörungen im Vordergrund. Unter den vermeidbaren Risikofaktoren ist das Zigarettenrauchen am wichtigsten. Die genetische Disposition spielt eine bedeutsame Rolle.

Wie der Name sagt, befällt die Arteriosklerose in erster Linie arterielle Blutgefäße, die unter hohem Druck stehen. Sie kann allerdings auch Venen befallen, wenn diese dem arteriellen Blutdruck ausgesetzt sind, wie z. B. beim aortokoronaren Venenbypass.

Pathophysiologisch gibt es mehrere Ansätze, die sich z. T. überschneiden. Wie erwähnt, fehlt aber bisher die Kenntnis eines durchgehend plausiblen Konzepts.

Die „response-to-injury"-Hypothese ist am weitesten verbreitet und besagt, daß aufgrund von Traumatisierungen jeder Art die Gefäßwand mit einer überschießenden Proliferation von fibromuskulären Zellen bzw. glatten Muskelzellen antworten kann, und daß diese unkontrollierte Gewebswucherung zu pathologischen Wandveränderungen und schließlich zur Lumenverlegung führt.

Die Lipidhypothese stellt die Hyperlipidämie und die gestörte Zellmembran in den Vordergrund. Es kommt zur Lipideinlagerung mit Bildung von Schaumzellen, Migration von Monozyten und anderen Entzündungszellen sowie zur Thrombozytenadhäsion.

Entzündungsvorgänge spielen zweifellos eine Rolle. Eine Erhöhung der Leukozytenzahl, des C-reaktiven Proteins, des Fibrinogens und anderer Entzündungsparameter werden regelmäßig beobachtet. Es gibt auch Hinweise auf immunologische Vorgänge mit Erhöhung von Antikörpern besonders gegen Cytomegalieviren.

Bakterielle Infektionen werden ebenfalls als Grundmechanismus verdächtigt. Vor allem der Nachweis von Chlamydien in atheromatösen Gefäßbezirken und die mögliche Beeinflussung der Erkrankung durch Antibiotika sind Beobachtungen, die weiterer wissenschaftlicher Abklärung bedürfen.

Gut belegt und einleuchtend ist die Vorstellung, daß der Vorgang der natürlichen Arteriosklerose und der Vorgang, der zur Restenose nach PTCA führt, einheitlich erklärt wird als fehlregulierte Antwort auf ein Trauma bzw. eine Gefäßwandnoxe gleich welcher Art. Diese Antwort ist zunächst eine physiologische und notwendige Reaktion, wie sie in ähnlicher Form bei jeder Wundheilung abläuft. Nach dem Trauma der PTCA führt sie bei der Mehrzahl der Patienten dazu, daß eine Abheilung mit Glättung der Wandkonturen und freier Gefäßdurchgängigkeit entsteht. Bei der Minderheit der Patienten nach PTCA und analog bei den Patienten, deren Gefäßwand auf vielfach wiederholte Noxen schließlich mit dem pathophysiologischen Vorgang der Arteriosklerose antworten, ist die Regulation dieses Heilungsmechanismus gestört. Es kommt zur unkontrollierten Proliferation mit allen deletären Folgen für die Gefäßwand. Derselbe Vorgang, der beim Rezidiv nach Ballontrauma innerhalb von 1–3 Monaten abläuft, kann bei der natürlichen Arteriosklerose Jahre oder Jahrzehnte dauern, er kann aber auch bei dieser Krankheit in wenigen Monaten oder sogar Wochen ablaufen, wie aus angiographischen Verlaufsstudien hervorgeht.

Das Erscheinungsbild der Arteriosklerose entspricht also dem einer „Proliferationskrankheit". Die zugrundeliegende Ursache – falls es eine einheitliche gibt – ist bisher noch unbekannt.

4.2 Koronare Herzerkrankung

4.2.1 Begriffsbestimmung

Unter koronarer Herzerkrankung, koronarer Herzkrankheit (coronary heart disease) oder ischämischer Herzerkrankung versteht man die arterielle Verschlußkrankheit des Herzens und ihre Folgen. Die Erkrankung umschließt also symptomlose Stadien der Koronarsklerose, Zustände mit zeitweiligen Durchblutungsstörungen etwa in Form von Angina pectoris als Folge hochgradiger Stenosen und den Herzmuskelinfarkt als Folge eines Kranzarterienverschlusses sowie dessen Folgen. Ist infolge eines einzelnen großen Myokardinfarkts oder mehrerer kleiner Infarkte ein Großteil der Herzmuskulatur zerstört, dann kann es im Rahmen der koronaren Herzerkrankung zum allgemeinen Herzmuskelversagen, also zur myokardialen Herzinsuffizienz kommen. Die verschiedenen Stadien der koronaren Herzerkrankung können im Laufe von Jahrzehnten durchlaufen werden, sie können aber auch sehr rasch innerhalb weniger Stunden aufeinanderfolgen.

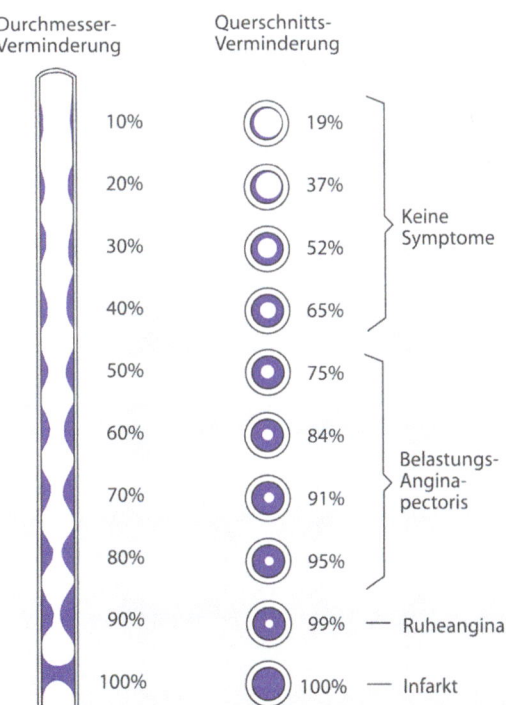

Abb. 4.2.1. Durchmesserverminderungen, wie sie durch eine stenosierende Koronarsklerose hervorgerufen werden können. Links ist die lineare, im Angiogramm sichtbare Durchmesserverminderung, rechts die resultierende Querschnittsverminderung dargestellt. Man erkennt die höhergradige Querschnittsverminderung. Klinische Symptome treten erst bei hochgradiger Querschnittsverminderung auf

4.2.2 Pathophysiolgie

Die klinische Symptomatik hängt entscheidend davon ab, inwieweit die Kranzarterien in ihrem Querschnitt eingeengt sind (Abb. 4.2.1). Die Koronardurchblutung des Menschen ist so angelegt, daß für den Sauerstoffbedarf des Herzens in „Ruhe" – das Herz leistet auch in Ruhe eine beträchtliche Arbeit – schon ein Bruchteil der möglichen Koronardurchblutung ausreicht. Der Ruhebedarf entspricht etwa einem Fünftel der maximal möglichen Durchblutung. Als Koronarinsuffizienz bezeichnet man ein Ungleichgewicht zwischen Sauerstoffangebot und Sauerstoffbedarf des Herzmuskels. Ein solches Ungleichgewicht tritt in Ruhe erst auf, wenn die Kranzarterien höchstgradig eingeengt sind, während eine Koronarinsuffizienz bei körperlicher Hochleistung sich schon bei geringerer Querschnittsverlegung bemerkbar macht. Querschnittsverminderungen um bis zu 50 % bewirken auch bei körperlicher Höchstbelastung keine Mangeldurchblutung. Klinische Symptome im Sinne einer Belastungsangina treten in der Regel erst bei einer Querschnittsverminderung um mehr als 75 %, eine Ruhekoronarinsuffizienz erst bei einer Verminderung um 99 % auf (Abb. 4.2.1). Das Ausmaß der Stenosierung kann durch vermehrten Tonus der glatten Gefäßmuskulatur verstärkt werden, durch Kollateralen werden bei manchen Kranken hochgradige Stenosen oder vollständige Gefäßverschlüsse in ihren Auswirkungen gemindert.

Die Koronarsklerose kann auch zu lokalisierten Gefäßerweiterungen im Sinne von Aneurysmen oder langstreckigen Ausweitungen führen. Wenn das Ausmaß der Gefäßwanderweiterung mit dem Ausmaß der Einengung Schritt hält, kommt es zu einer harmonischen Anpassung mit der Folge eines unter Umständen gar nicht veränderten Innenlumens. Man spricht dann von einem „Remodelling" (Abb. 4.2.2).

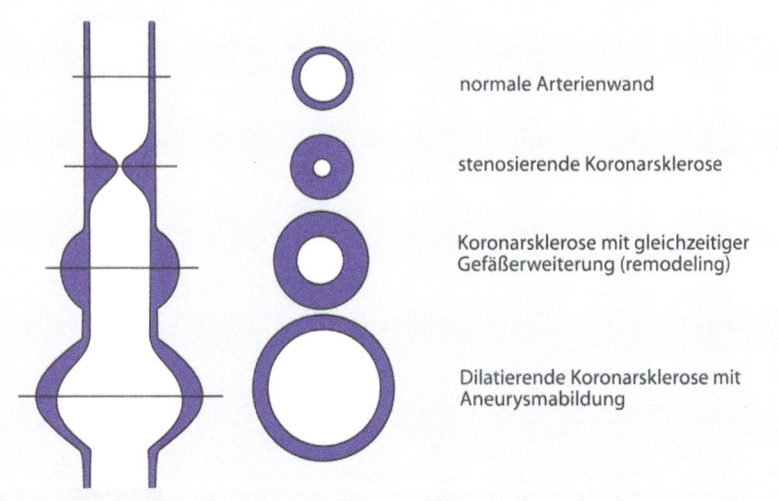

Abb. 4.2.2. Auswirkungen verschiedener Formen der Arterioskleroseentwicklung auf die Wand und das Lumen der befallenen Arterienabschnitte

Die Frage, ob die Folgen der koronaren Herzkrankheit wie Angina pectoris (Brustenge von angein = einengen, die Kehle zuschnüren) und Myokardinfarkt tatsächlich die Folge von Kranzgefäßverengungen sind, war lange Zeit umstritten. Heberden, der die Symptome der Angina pectoris in klassischer Weise 1768 erstmals beschrieb und auch bereits wußte, daß Patienten mit dieser Symptomatik hochgradig gefährdet sind, an plötzlichem Herztod zu sterben, kannte die Ursache nicht. Bei einem Patienten mit typischer Symptomatik, der vor seinem Tod – er starb wie erwartet an einem plötzlichen Herztod – bestimmt hatte, daß Heberden zu einer Leichenöffnung befugt sei, konnte die Sektion des Herzens die Ursache der Erkrankung nicht aufdecken. Erst viele Jahrzehnte später wurde der Sitz der Erkrankung in den Kranzgefäßen erkannt. Durch die Koronarangiographie im akuten Infarktstudium wurde klar, daß beim transmuralen Infarkt regelhaft ein – in der Regel thrombotischer – Verschluß vorliegt. Bei der stenosierenden Koronarsklerose handelt es sich grundsätzlich um die gleiche Erkrankung, die auch in anderen Körperregionen auftritt. In den Extremitäten wird sie als periphere arterielle Verschlußkrankheit („Raucherbein") bezeichnet, bei Einengungen der das Gehirn versorgenden Arterien verursacht sie zerebrale Durchblutungsstörungen in Form von reversiblen Ischämien (transitorische ischämische Attacken) oder Schlaganfall (ischämische Form des Schlaganfalls im Gegensatz zur Massenblutung).

4.2.3 Herzmuskeldurchblutung, Kranzarterien, Nomenklatur

Die Koronardurchblutung des Menschen erfolgt über 2 große Kranzarterien (Abb. 4.2.3 und Tabelle 4.2.1). Die linke Kranzarterie versorgt typischerweise die gesamte Vorder- und Seitenwand des linken Ventrikels und den größeren Teil des Kammerseptums, während die rechte Kranzarterie den rechten Ventrikel, die diaphragmale Hinterwand und etwa ein Drittel des Septums perfundiert. Beim Einzelnen zeigt das Versorgungsmuster erhebliche Abweichungen. Man kann von dem „normalen Versorgungstyp", der bei etwa 80 % aller Menschen angetroffen wird, einen „Rechtsversorgungstyp" und einen „Linksversorgungstyp" abtrennen (Abb. 4.2.4). Für die Auswirkungen einer Koronarverlegung ist der Versorgungstyp ausschlaggebend. So kann ein Verschluß der rechten Kranzarterie beim Linksversorgungstyp symptomlos bleiben, während er beim Rechtsversorgungstyp zu einem großen Hinterwandinfarkt mit Übergreifen auf das Septum führt. Der rechte Ventrikel ist für Durchblutungsstörungen weniger empfindlich als der linke. Rechtsventrikuläre Infarkte bestehen meist aus kleinen Einzelnekrosen, während im linken Ventrikel zusammenhängende große Infarktareale auftreten.

Da die rechte Kranzarterie sich erst im distalen Anteil, also im Bereich der Crux des Herzens in den R. interventricularis posterior, der das inferiore Septum versorgt, und in linksventrikuläre Äste aufteilt, führt ein proximaler Verschluß der rechten Kranzarterie zu ähnlichen hämodynamischen Auswirkungen wie ein distaler. Bei der linken Kranzarterie erfolgt dagegen die Aufteilung nur 1–2 Zentimeter hinter dem Abgang aus der Aorta. Ein Verschluß des linken Hauptstamms ist daher besonders gefährlich und wird nur selten überlebt.

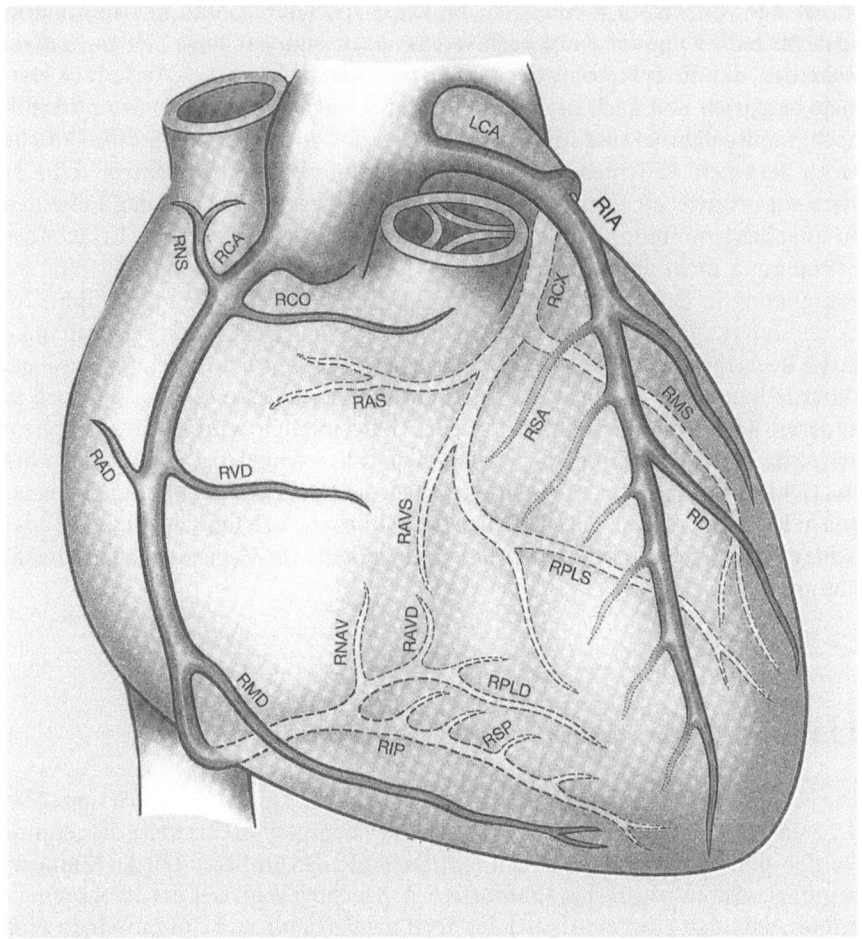

Abb. 4.2.3. Nomenklatur der Herzkranzgefäße. Statt ACD für A. coronaria dextra steht RCA (von Right coronary artery) und statt ACS für A. coronaria sinistra steht LCA (von Left coronary artery). Statt RIA wird häufig LAD (von left anterior descendens) benutzt.

RNS	Ramus nodi sinuatrialis		RIA	Ramus interventricularis anterior	
RCO	Ramus coni arteriosi		RCX	Ramus circumflexus	
RVD	Ramus ventricularis dexter		RD	Ramus diagonalis	
RAD	Ramus atrialis dexter	RCA Rechte Kranzarterie	RSA	Ramus septalis anterior	LCA Linke Kranzarterie
RMD	Ramus marginalis dexter		RMS	Ramus marginalis sinister	
RNAV	Ramus nodi atrioventricularis		RAS	Ramus atrialis sinister	
RIP	Ramus interventricularis posterior		RPLS	Ramus posterolateralis sinister	
RPLD	Ramus posterolateralis dexter		RAVS	Ramus atrioventricularis sinister	
RAVD	Ramus atrioventricularis dexter				
RPLD	Ramus posterolateralis dexter				
RSP	Ramus septalis dexter				

Der koronare Versorgungstyp kann auch genetisch mit der Neigung zu bestimmten Erkrankungen verbunden sein. So tritt die angeborene Aortenklappenstenose überzufällig häufig bei Patienten mit einem koronaren Linksversorgungstyp auf (Kober).

Die Weite der Kranzarterien nimmt physiologischerweise mit der Masse des zu perfundierenden Herzmuskels zu. Eine Mangeldurchblutung infolge absolut oder relativ zu kleiner Kranzarterien kommt nicht vor. Dagegen kann eine akute Überlastung, etwa bei extremer Hypertonie oder Aortenstenose zu schweren Durchblutungsstörungen auch ohne Kranzgefäßstenosierungen führen. Für die Durchblutung des Herzmuskels ist die Diastole entscheidend, da nur diastolisch ein Druckgradient zwischen Kranzarterien und Herzmuskelkapillaren als Voraussetzung für den Koronarfluß herrscht. Ein Absinken des diastolischen Aortendrucks z. B. bei Aortenklappeninsuffizienz vermindert das diastolische Druckgefälle und beeinträchtigt die Koronardurchblutung in ähnlicher Weise wie ein Anstieg des diastolischen Ventrikeldrucks. Man muß sich dabei vor Augen halten, daß der im Ventrikel herrschende Druck auch in der Ventrikelmuskulatur selbst besteht. Die Innenschicht des Herzmuskels ist für Durchblutungsstörungen am anfälligsten, weil die Kranzarterien epikardial verlaufen und die Innenschicht gewissermaßen „die letzte Wiese" der Durchblutung darstellt. Bei der Aortenstenose kann so ein ausgedehnter Innenschichtinfarkt bei frei durchgängigen Kranzarterien auftreten. Bei subtotalen Gefäßstenosen entsteht ebenfalls häufig nur ein subendokardialer, nichttransmuraler Infarkt.

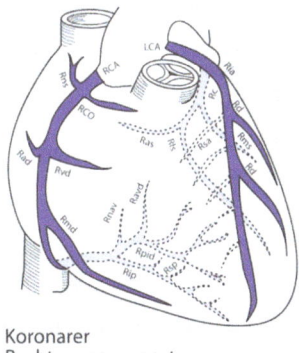
Koronarer
Rechtsversorgungstyp

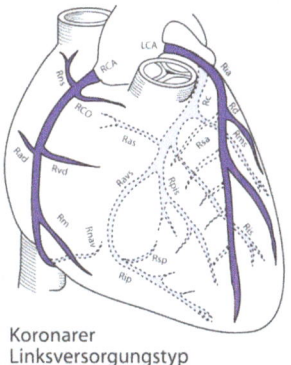
Koronarer
Linksversorgungstyp

Abb. 4.2.4. Koronarer Linksversorgungstyp und Rechtsversorgungstyp. Diese beiden Versorgungstypen kommen beim Menschen je in etwa 10% der Fälle vor, während der auf Seite 120 abgebildete ausgeglichene Versorgungstyp zu etwa 80% angetroffen wird. Für die Auswirkungen einer stenosierenden Koronarsklerose haben die Versorgungstypen besonders im Bereich der rechten Kranzarterie und des Ramus circumflexus eine erhebliche klinische Bedeutung, so führt ein Verschluß der rechten Kranzarterie beim Rechtsversorgungstyp zu einem Hinterwandinfarkt mit Septumbeteiligung, während er beim Linksversorgungstyp in aller Regel symptomlos bleibt. Für angeborene Herzfehler ist unter anderem bekannt, daß bestimmte pathologische Veränderungen der Aortenklappe (z. B. angeborene Aortenstenosen) häufig mit einem koronaren Linksversorgungstyp vergesellschaftet sind

Tabelle 4.2.1. Bezeichnung der Kranzarterien und ihrer Äste nach verschiedenen Autoren. Die unter 1970 aufgeführten Bezeichnungen wurden vom Internationalen Nomenklaturkommitee angenommen (nach Kretschmann und Kaltenbach 1970, [21])

Paris-Nomina Anatomica (1966)	Basle-Nomina Anatomica (1895)	SONES, F. M.	GENSINI, G. (1967)	JAMES, T. (1961)
A. coronaria dextra	A. coronaria dextra	Right coronary artery RCA	A. coronaria dextra	A. coronaria dextra
		conus branch	conus branch	conus artery
		sinuatrial branch	sinus node branch	sinus node artery
		marginal branch	anterior ventricular branch(es) (or right) ventricular branch(es)	
		atrial branch	intermediate atrial artery	
		marginal branch	acute marginal branch (or right marginal branch)	right marginal branch
		atrioventricular node artery	atrioventricular node branch	atrioventricular node artery
R. interventricularis posterior	R. descendens posterior	posterior descending branch	posterior descending artery	posterior descending coronary artery
				septal arteries
A. coronaria sinistra	A. coronaria sinistra	left coronary artery LCA	A. coronaria sinistra	A. coronaria sinistra
R. interventricularis anterior	R. descendens anterior	anterior descending branch	R. descendens anterior	left anterior descending coronary artery
		diagonal branch	diagonal branch(es)	arteries to the free wall of the left ventricle
		septal perforator branches	septal branches	septal arteries
R. circumflexus	R. circumflexus	circumflex branch	left circumflex branch	left circumflex coronary artery
		sinuatrial branch	left sinus node branch (Var.)	left sinus node artery
		atrial branch	atrial circumflex branch	
		lateroventricular branch	obtuse margin branch(es)	left marginal branch
		posterolateral branch	second portion of circumflex branch	
		atrioventricular branch		

Tabelle 4.2.1. Fortsetzung

LICHTLEN, P. (1967)	SPALTEHOLZ, W. (1924)	ROHEN, J. (1969)	Internationales Nomenklaturkommittee 1970
A. coronaria dextra	A. coronaria dextra	A. coronaria dextra	A. coronaria dextra
Conusarterie		R. conus arteriosi	R. coni arteriosi
Sinusknotenarterie	R. atrialis dexter anterior	Sinusknotenarterie	R. nodi sinuatrialis
	R. ventriculi dextri anterior	R. anterior ventriculi dext.	R. ventricularis dexter anterior
Vorhofsarterie	R. atrialis dexter intermedius R. atrialis dexter posterior	Rr. posteriores atriales dext.	Rr. atriales dextri
R. marg.	R. marginis acuti	R. marginis acuti	R. marginalis dexter
A.-V. Knotenarterie			R. nodi atrioventricularis
R. descendens posterior	R. sulci longitudinalis posterioris	R. interventricularis posterior	R. interventricularis posterior
	Rr. septi ventriculorum		Rr. septales posteriores
			R. posterolateralis dexter
A. coronaria sinistra	A. coronaria sinistra	A. coronaria sinistra	A. coronaria sinistra
R. descendens anterior	R. descendens anterior	R. interventricularis anterior	R. interventricularis anterior
			R. coni arteriosi
R. diagonalis	R. collateralis descendens anterior primus	Rr. laterales sin.	R. diagonalis
	Rr. septi ventriculorum	Rr. septales	Rr. septales anteriores
R. circumflexus		R. circumflexus	R. circumflexus
			R. nodi sinuatrialis sinister (Var.)
	R. atrialis sinister intermedius R. atrialis sinister posterior	Rr. ant. atriales sin.	Rr. atriales sinistri
R. anterior	R. marginis obtusi		R. marginalis sinister
R. posterior	R. ventriculi sinistri posterior	Rr. post. ventriculi sin.	Rr. posterolaterales sinistri
			R. atrioventricularis

4.2.4 Koronaranomalien

Koronaranomalien kommen bei etwa 2% aller Patienten vor. Am häufigsten sind kleine Fisteln von einer der beiden Kranzarterien in den rechten Ventrikel, einen der Vorhöfe oder am seltensten – in den linken Ventrikel. Nur selten führen große Fisteln mit Links-Rechtsshunt zu klinischen Symptomen. Auch die in der Abb. 4.2.5 dargestellten Abgangsanomalien sind zum großen Teil ohne klinische Bedeutung,

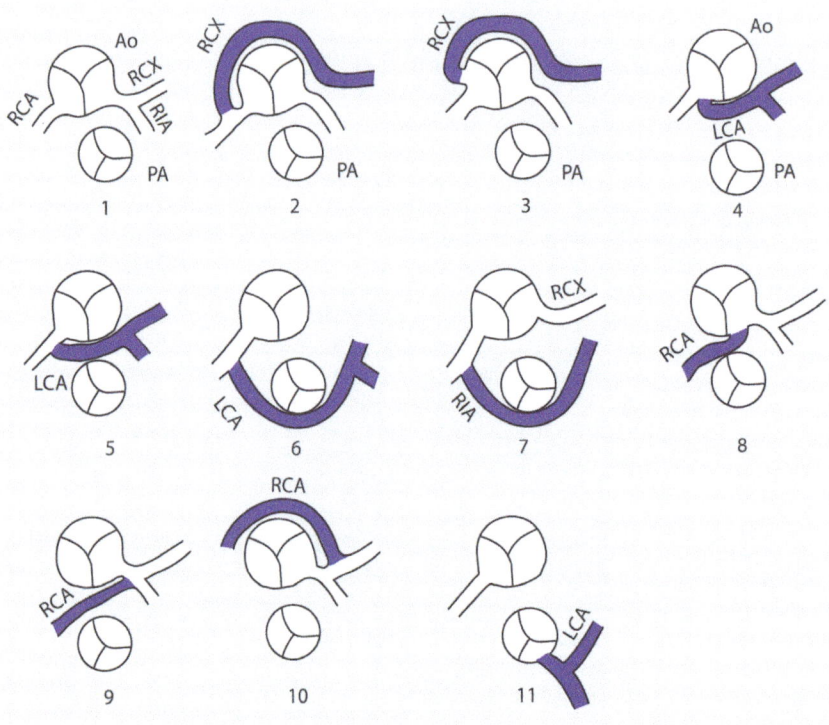

Abb. 4.2.5. Koronaranomalien ohne wesentliche pathologische Bedeutung (**2–10**) und mit der Folge einer schweren Myokardischämie (**11**)
 1 normaler Koronarursprung
 2 R. circumflexus aus rechter Kranzarterie
 3 R. circumflexus aus rechtem Koronarsinus
 4 Linke Kranzarterie aus rechtem Koronarsinus
 5 Linke Kranzarterie aus rechter Kranzarterie
 6 Linke Kranzarterie aus rechter, vor A. pulmonalis verlaufend
 7 R. interventr. ant. aus rechter Kranzarterie
 8 Rechte Kranzarterie aus linkem Koronarsinus
 9 Rechte Kranzarterie aus linker
 10 Rechte Kranzarterie aus linker, post. verlaufend
 11 Linke Kranzarterie aus der A. pulmonalis (Bland-White-Garland-Syndrom); das Myokard im Versorgungsgebiet der linken Kranzarterie erhält arterielles Blut nur über Kollateralen von der rechten Kranzarterie

im Fall einer Koronarsklerose können sie aber die therapeutischen Möglichkeiten einschränken. Der Abgang der linken Kranzarterie aus der A. pulmonalis ist dagegen eine Anomalie mit schweren Rückwirkungen. Der linke Ventrikel kann nur arterielles Blut von der rechten Kranzarterie erhalten. Die Auswirkungen dieser Mißbildung hängen daher weitgehend von den vorhandenen Kollateralverbindungen ab.

4.2.5 Kollateralen

Zwischen rechter und linker Kranzarterie bestehen Kollateralverbindungen. Sie können für das Aufrechterhalten einer Minimalperfusion im Fall einer Koronarverlegung entscheidend sein (Abb. 4.2.6, 4.2.7, 4.2.8). Typische Kollateralverbindungen bestehen im Bereich der Vorhöfe, der Herzhinterwand, des Septums und der Vorderwand. Individuell sind präformierte Kollateralen, insbesondere die hämodynamisch wichtigen großkalibrigen Kollateralverbindungen von bis ca. 1 mm Durchmesser, sehr verschieden angelegt. Ähnliche Verschiedenheiten wie beim Erwachsenen und beim Koronarkranken findet man schon im Embryonalalter und beim Koronargesunden. Allerdings werden die angelegten Kollateralen unter physiologischen Verhältnissen nicht durchströmt. Man spricht dann von „schlafenden" Kollateralen. Entsteht ein Koronarverschluß sehr langsam, so können sich präformierte Kollateralen erweitern oder auch feine neue Kollateralen entstehen. In aller Regel ist aber auch ein gut kollateralisierter Herzmuskelbezirk nur soweit durchblutet, daß der Ruhebedarf des Herzmuskels gedeckt werden kann. Die Entstehung eines Myokardinfarkts kann demnach durch Kollateralen verhindert werden, die „Koronarreserve", also die unter Belastungsbedingungen verfügbare Mehrdurchblutung bleibt jedoch stets vermindert.

Während man früher glaubte, die Kollateralentwicklung durch Medikamente oder körperliches Training anregen zu können, muß man heute erkennen, daß einer solchen Beeinflußbarkeit enge Grenzen gezogen sind. Dennoch ist eine körperliche Belastung zur besseren Ausnützung der verbliebenen Koronarreserve für Patienten mit koronarer Herzerkrankung in aller Regel wichtig. Ähnlich wie bei der peripheren Durchblutungsstörung kann auch am Herzen durch Training eine „Ökonomisierung" der Herzarbeit bewirkt werden. Ob die lokale oder systemische Gabe von spezifischen Wachstumsfaktoren zu einer therapeutisch wirksamen Kollateralentwicklung genutzt werden kann, ist derzeit noch offen.

4.2.6 Entwicklung der stenosierenden Koronarsklerose

Die Kranzarterien des Menschen sind durch eine dicke Intima ausgezeichnet. Diese Schicht ist für verschiedene Noxen besonders anfällig. Sie kann ein Ödem entwickeln, es können Lipide eingelagert werden, oder es kann eine Einengung infolge Wucherung von Bindegewebszellen, glatten Muskelzellen, Fibromyozyten oder deren Stoffwechselprodukten entstehen. Lipideinlagerungen finden sich nicht selten schon bei jungen Menschen zwischen 20 und 30 Jahren. Ihnen kommt in aller Regel keine krankmachende Bedeutung zu. Sie können sich zurückbilden, in anderen Fällen sich jedoch auch in Jahrzehnten zu eigentlichen stenosierenden Atheromen fortentwickeln. Das Atherom erhält eine krankmachende Bedeutung dann, wenn durch Intimazellwucherung mit oder ohne Lipideinlagerung eine Gefäßeinengung auftritt. Besondere Bedeutung für die Vasomotion hat die innerste Schicht der Intima, das aus einer Zellschicht bestehende Gefäßendothel. Beim komplizierten Atherom kommt es zu einem Intimariß, der einerseits zu einer subintimalen Blutung führen kann, andererseits eine Anlagerung von Blutplättchen hervorruft. Sowohl die subintimale Blutung als auch der intravasal entstehende Thrombus können einen Schub der Erkrankung bzw. akuten Gefäßverschluß hervorrufen. Der akute Myokardinfarkt wird meist durch das Aufbrechen eines

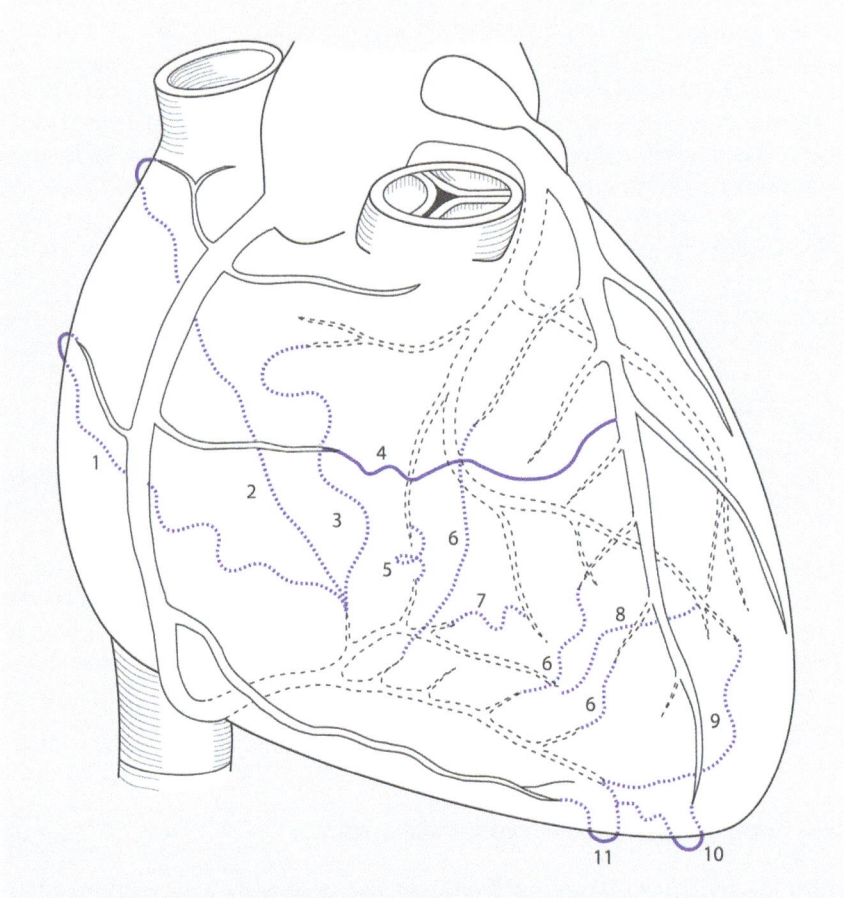

Abb. 4.2.6. Bevorzugte und häufig vorgebildete Kollateralverbindungen zwischen rechter und linker Kranzarterie. Die Flußrichtung folgt dem Druckgefälle d.h. bei Verschluß der rechten Kranzarterie von links nach rechts und bei Verschluß der linken umgekehrt (3, 4, 5, 6, 7, 8, 9). Manche Kollateralwege können intrakoronar zur Überbrückung eines Verschlusses beitragen (1, 2, 11). Interkoronare Kollateralen und intrakoronare Brückenkollateralen bilden sich auch an anderen Stellen, meist handelt es sich dabei aber um feine Gefäße mit weit geringerem Gefäßkaliber (mod. nach Lichtlen 1990 [25] und Bittl 1997 [4])

Atheroms eingeleitet. Der Deckplattenaufbruch scheint durch Entzündungsvorgänge begünstigt zu werden. Die angiographischen Kontrollen im Rahmen der Behandlung mit thrombolytischen Medikamenten haben gezeigt, daß bei Patienten mit großem, transmuralem Myokardinfarkt fast immer ein verschließender Thrombus das letzte Glied in der Ursachenkette des Gefäßverschlusses darstellt.

4.2.7 Prognoseindikatoren, Risikofaktoren

Das Auftreten einer Koronarerkrankung wird durch eine Reihe von Faktoren begünstigt. Es gibt mehr als 200 Parameter, die man mit dem vermehrten Auftreten in Verbindung gebracht hat. Viele dieser Parameter kann man als Prognoseindikatoren bezeichnen. So weist z. B. eine positive Familienanamnese darauf hin, daß bei dem Betroffenen eine genetische Konstellation vorliegen kann, die das Auftreten der Erkrankung begünstigt. Seelische Besonderheiten wie der sog. A-Typ oder vermehrte Feindseligkeit wurden mit dem Myokardinfarkt in Verbindung gebracht, eine Beziehung zur peripheren Arteriosklerose im Sinne der arteriellen Verschlußkrankheit wurde dagegen nicht beschrieben (obwohl es sich eigentlich um die gleiche Krankheit handelt). Selbst die Körpergröße wurde als Risikoindikator gefunden, die Koronarerkrankung dementsprechend als „short man disease" apostrophiert. Ein erhöhter Wert des C-reaktiven Proteins weist darauf hin, daß sich in den folgenden Jahren ein Herzinfarkt, eine instabile Angina pectoris oder eine periphere arterielle Verschlußkrankheit entwickeln kann. Die Wahrscheinlichkeit der Manifestation einer peripheren Durchblutungsstörung ist mit dem Ausmaß der Erhöhung des C-reaktiven Proteins als unspezifischem Entzündungsparameter sogar quantitativ gekoppelt im Sinne einer „Dosis-Wirkungsbeziehung" (31). Auch die Höhe des Homocystein im Plasma steht in Beziehung zur Wahrscheinlichkeit der Entwicklung einer koronaren Herzkrankheit. Therapeutische Möglichkeiten ergeben sich für die meisten dieser Prognoseindikatoren nicht.

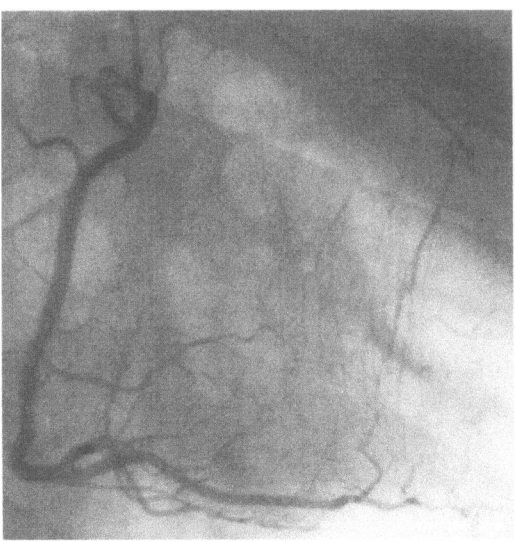

Abb. 4.2.7. Verschluß des R. interventr. anterior. Intrakoronare Kollateralen von rechts nach links im Septum verlaufend

Als typischer Risikofaktor gilt das Zigarettenrauchen. Es führt zum vermehrten Auftreten sowohl der koronaren Herzkrankheit als auch der peripheren arteriellen Verschlußkrankheit. Durch Weglassen der Noxe wird die Erkrankung bzw. die Progression günstig beeinflußt. Für die Therapie ist die Konsequenz eindeutig. Der Diabetes begünstigt das Auftreten arteriosklerotischer Erkrankungen.

Für die Prävention arteriosklerotischer Folgekrankheiten ist neben dem Nichtrauchen ausreichende körperliche Bewegung und Erhaltung eines normalen Körpergewichts am wirksamsten. Körperliche Bewegung ist auch von größter Bedeutung für die Vermeidung des „metabolischen Syndroms" mit Hyperinsulinismus infolge Insulinresistenz der Skelett-Muskelzellen.

Die Hypertonie begünstigt insbesondere den Schlaganfall. Eine gute Behandlung ist dementsprechend für die Verhütung des Schlaganfalls von großer Bedeutung, während eine Prävention der Koronarerkrankung dadurch nur in geringerem Umfang möglich ist.

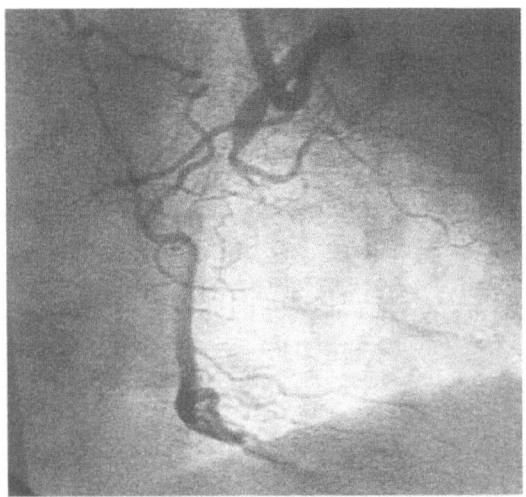

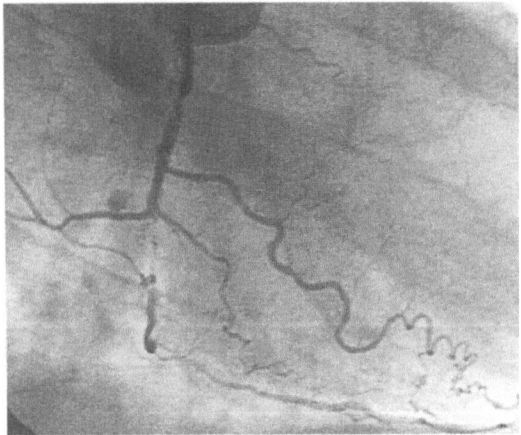

Abb. 4.2.8. Koronarangiogramme von 2 Patienten mit Verschluß der rechten Kranzarterie. Anfärbung der distalen Arterie über proximale Brückenkollateralen (**a**), über spitzennahe Kollateralen von links (**b**)

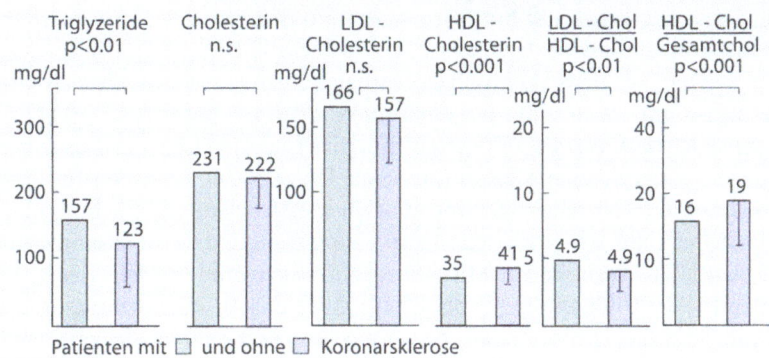

Abb. 4.2.9. Vergleich von alters- und geschlechtsgleichen Patientengruppen mit koronarographisch gesicherter Koronarsklerose und normalen Kranzarterien. Im Kollektiv zeigt sich bei den Koronarkranken eine – statistisch teilweise signifikante – Erhöhung der Triglyzeride, des Gesamt- und LDL-Cholesterins sowie eine Abnahme des HDL-Cholesterins und eine entsprechende Veränderung der Quotienten

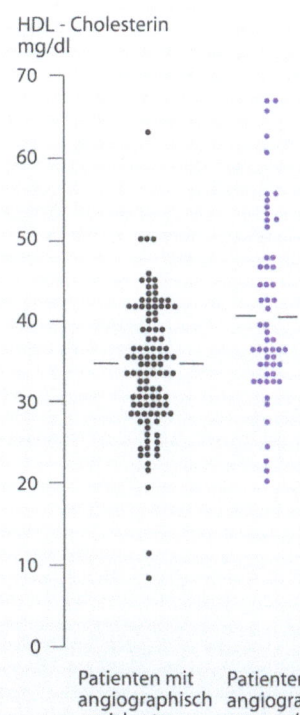

Abb. 4.2.10. Das HDL-Cholesterin ist im Mittel bei Koronarkranken statistisch signifikant niedriger als bei Patienten ohne Koronarsklerose. Die Werte zeigen aber eine starke Überlappung, so daß aus der Höhe des HDL eine Aussage für den einzelnen Patienten nur bei Werten von ≥ 50 oder ≤ 20 mg/dl möglich ist

Erhöhtes Cholesterin weist auf die erhöhte Wahrscheinlichkeit für das Auftreten einer Koronarerkrankung hin, zum Auftreten einer peripheren arteriellen Verschlußkrankheit besteht dagegen nur eine schwache Beziehung. Die Cholesterinwerte steigen mit dem Lebensalter deutlich von durchschnittlich 180 mg/dl bei 20jährigen auf 240 mg/dl bei 60jährigen an. Für Betroffene ergeben sich prognostisch besonders bei Jüngeren Hinweise (s.a. Abb. 1.5 S. 6). Hinsichtlich des Vorliegens einer Koronarerkrankung zeigt sich zwischen Cholesterinspiegel und koronarangiographischem Befund in dem meist betroffenen Lebensalter kein wesentlicher Unterschied zwischen Koronarkranken und Koronargesunden (Abb. 4.2.9). Die HDL-Werte sind im Mittel bei den Kranken etwas niedriger, es ergibt sich aber eine weite Überlappung (Abb. 4.2.10). Auch das Ausmaß des angiographisch quantifizierbaren Koronarbefalls zeigt zum Gesamtcholesterin keine Korrelation (Abb. 4.2.11). Die Diskrepanz zwischen der prognostischen Bedeutung und der fehlenden Assoziation zum angiographischen Befund kann daraus resultieren, daß ein cholesterinhaltiges Atherom eine besondere Neigung zum Deckplattenaufbruch mit resultierender Koronarthrombose besitzt.

Die Frage, ob erhöhtes Plasmacholesterin einen Risikofaktor oder einen Risikoindikator darstellt, ist noch immer umstritten. An der genetischen Determination besteht kein Zweifel (s.a. S. 91–97). Dementsprechend sind die diätetischen Einflußmöglichkeiten gering. Es hat sich andererseits gezeigt, daß die

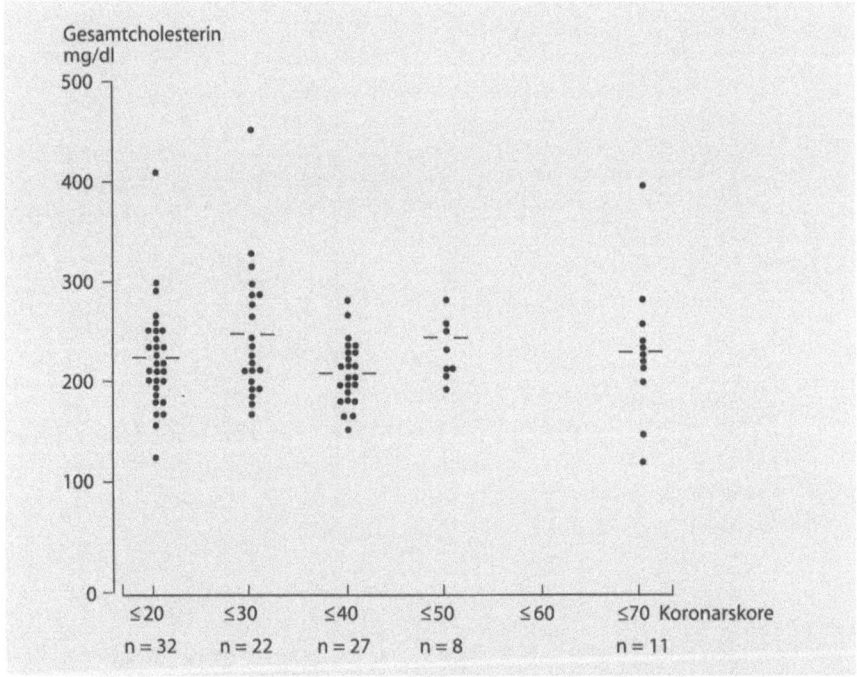

Abb. 4.2.11. Fehlende Beziehung zwischen Gesamtcholesterin und Ausmaß der angiographisch bestimmten Koronarsklerose bei 100 koronarkranken Patienten. Ein Skore von 20 entspricht einer leichten, ein Skore von 70 einer schwersten Koronarsklerose

Statine in Verbindung mit ihrer starken, cholesterinsenkenden Wirkung das Auftreten koronarer Ereignisse um ca. ein Drittel reduzieren. Die Effekte treten bei normalen und erhöhten Ausgangscholesterinwerten in gleicher Weise auf, sodaß vermutlich diese Wirkung nicht allein auf der Cholesterinsenkung beruht, sondern möglicherweise andere Effekte der Statine – wie antithrombotische, antihypertensive, plaquestabilisierende, metabolische, entzündungshemmende – eine Rolle spielen.

Unabhängig vom Vorliegen oder Nichtvorliegen aller sog. Prognoseindikatoren oder Risikofaktoren besteht kein Zweifel, daß die Prognose der koronaren Herzkrankheit weitaus am stärksten davon bestimmt wird, ob und in welchem Umfang zum Zeitpunkt der Erstuntersuchung eine angiographisch sichtbare, stenosierende Koronarsklerose vorliegt oder nicht. Liegt eine solche vor, ist das angiographisch erkennbare Ausmaß des Koronarbefalls ein starker, auch quantitativ gültiger Prognoseindikator. Zwischen Ausmaß der koronarangiographisch sichtbaren Veränderungen und dem weiteren Krankheitsverlauf besteht eine enge Beziehung. Weil das Belastungs-EKG mit großer Wahrscheinlichkeit das Vorhandensein einer Myokardischämie erkennen läßt, zeigt es auch eine enge Beziehung zur Prognose,

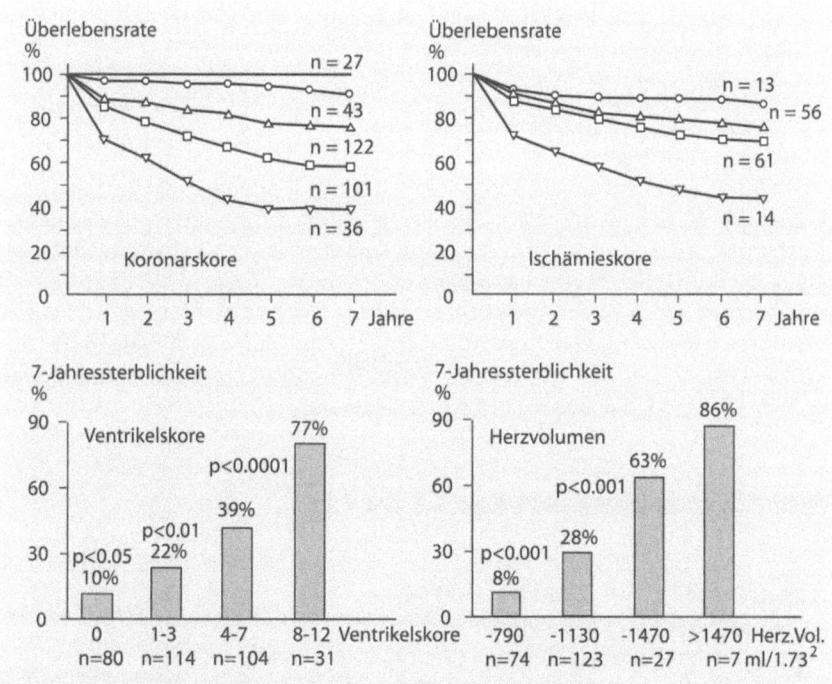

Abb. 4.2.12. Die Prognose von Koronarkranken ist abhängig vom Ausmaß der angiographisch sichtbaren Koronarsklerose (Koronarskore). Das Ausmaß von Ischämiezeichen im Belastungs-EKG (Ischämieskore) besitzt als nichtinvasiver Parameter eine ähnliche prognostische Aussagekraft wie der Koronarskore (oben links und rechts). Weitgehend unabhängig vom Koronarbefall bzw. Ischämieausmaß wird die Prognose durch das Ausmaß der Myokardschädigung bestimmt. Dieses kann aus dem Angiogramm des linken Ventrikels (Ventrikelskore) oder aus dem nichtinvasiv bestimmten Herzvolumen abgelesen werden (unten links und rechts).

die seit Jahrzehnten bekannt ist. Das aus dem Grad der ST-Senkung abgeleitete Ausmaß der Ischämie steht dabei ebenfalls quantitativ in Beziehung zur Prognose (Abb. 4.2.12).

Therapeutisch ist die Wiederherstellung der Durchblutung durch Operation oder Katheterintervention dementsprechend eine logische und wirksame Konsequenz.

Unabhängig vom Vorhandensein und vom Ausmaß einer Koronarsklerose bestimmt das Vorliegen oder Nichtvorliegen einer Schädigung des linken Ventrikels die Prognose in entscheidendem Ausmaß. Dies wird aus der engen Beziehung zum ventrikulographischen Befund ersichtlich (Abb. 4.2.12). Die Herzgröße – z. B. quantitativ als Herzvolumen bestimmt oder die echokardiographisch beschriebene Ventrikelfunktion als nichtinvasive Parameter der Funktion des linken Ventrikels – stehen in ähnlich enger Beziehung zum Verlauf wie der ventrikulographische Befund (Abb. 4.2.12).

Die therapeutischen Möglichkeiten für die Unterstützung des Ventrikelmyokards sind leider bisher nicht vergleichbar gut wie die für die Revaskularisation der Kranzarterien. Operative Verfahren wie die Aneurysmaresektion kommen nur für wenige Patienten in Betracht. Die Ventrikelverkleinerung (Battista-Operation) befindet sich noch im experimentellen Zustand, ebenso wie die Myoplastik durch Umhüllen des Herzmuskels mit einem in den Thorax verlagerten und herzschlaggetriggert stimulierten M. latissimus dorsi oder einem Netz. Die praktische Therapie beschränkt sich daher in der Regel auf medikamentöse Maßnahmen. Diese sind durch Einführung der ACE-Hemmer und evtl. Zugabe von Betarezeptorenblockern, beginnend mit kleinsten Dosen, aber in den letzten Jahren erheblich verbessert worden.

Das Vorhandensein unspezifischer Entzündungsparameter als Vorboten einer koronaren oder peripheren arteriellen Verschlußkrankheit und die Tatsachen, daß im arteriosklerotischen Gewebe Chlamydien nachgewiesen wurden, und daß Koronarkranke in machen Studien erhöhte Antikörpertiter gegen diese Bakterien aufweisen, haben Anlaß zu therapeutischen Studien mit Antibiotika gegeben. Anfang 1998 waren 2 kleine Studien positiv und eine 3. zeigte einen positiven Trend. Ob es sich tatsächlich um ein wirksames, neues Behandlungsprinzip handelt, kann gegenwärtig (1999) noch nicht entschieden werden.

Weiterführende Literatur zu Kap. 4.1 und 4.2

1. Ascherio A et al. (1996) Dietary fat and risk of coronary heart disease in men: Cohort follow up study in the United States. BMJ 313: 84–90
2. Bellizzi MC et al. (1994) Vitamin E and Coronary Heart Disease: The European Paradox. Europ J Clin Nutr 48: 822–831
3. Benditt EP, Benditt JM (1973) Evidence for a monoclonal origin of human atherosclerotic plaques. Proc Natl Acad Sci USA 70: 1753–1759
4. Bittl JA, Levin DC (1997) Coronary Arteriography. In: Braunwald E (ed) Heart disease: a textbook of cardiovascular medicine. 5th ed. WB Saunders Company, Philadelphia London Toronto Montreal Sydney Tokyo, pp 240–269
5. Buja LM (1996) Does atherosclerosis have an infectious etiology. Circulation 94: 872–873
6. Criqui MH, Ringel BL (1994) Does Diet or Alcohol Explain the French Paradox? Lancet 344: 1719–1723

7. Danesh J, Collins R, Peto R (1997) Chronic infections and coronary heart disease: is there a link? Lancet 350: 430–436
8. Esrey K et al. (1996) Relationship between dietary intake and coronary heart disease mortality: Lipid Research Clinics Prevalence Follow-up Study. J Clin Epidemiol 49: 211–216
9. Fehily AM et al. (1993) Diet and incident ischaemic heart disease: the Caerphilly Study. Br J Nutr 69: 303–314
10. Garcia-Palmieri MR et al. (1980) Relationship of dietary intake to subsequent coronary heart disease incidence: The Puerto Rico Heart Health Program. Am J Clin Nutr 33: 1818–1827
11. Gordon T et al. (1981) Diet and its relation to coronary heart disease and death in three Populations. Circulation 63: 500–515
12. Gupta S, Leatham E, Carrington D et al. (1997) Elevated Chlamidia pneumoniae antibodies, cardiovascular events and azachromycin in male survivors of myocardial infarction. Circulation 96: 404–407
13. Gurfinkel E, Bozovich G, Daroca A et al. for the Roxis Study Group (1997) Randomised trial of roxythromycin in non-Q-wave coronary syndromes. Roxis pilot study. Lancet 350: 404–407
14. Hayes KC (1996) Designing a cholesterol-removed fat blend for frying and baking. Food Technology; April, 92–97
15. Henning B et al. (1996) Nutritional implications in vascular endothelial cell metabolism. J Am Coll Nutr 15: 345–358
16. Hunninghake DB et al. (1993) The efficacy of intensive dietary therapy alone or combined with lovastatin in outpatients with hypercholesterolemia. N Engl J Med 328: 1213–1219
17. Jacobs DR et al. (1992) Report on the Conference on Low Blood Cholesterol: Mortality associations. Circulation 86: 1046–1060
18. Kaltenbach M (1995) Ist erhöhtes Cholesterin die Ursache der Ateriosklerose? Versicherungsmedizin 47: 112–116
19. Katan MB et al. (1994) Effects of fats and fatty acids on blood lipids in humans: An overview. Am J Clin Nutr 60 (suppl): 1017S–1022S
20. Kober G, Klepzig H, Kaltenbach M (1986) Left predominant coronary circulation in patients with valvular aortic stenosis. Clin Cardiol 9: 383–387
21. Kretschmann HJ, Kaltenbach M (1970) Anatomy and nomenclature of Coronary arteries. In: Kaltenbach M, Lichtlen P (eds) Coronary heart disease. Thieme, Suttgart, S 32–37
22. Kromhout D et al. (1984) Diet, prevalence and 10-Year mortality from coronary heart disease in 871 middle-aged men: the Zutphen Study. Am J Epidemiol 119: 733–741
23. Kuo CC, Gown AM, Benditt EP, Grayston JT (1993) Detection of Chlamidia pneumoniae in aortic lesions of coronary arteries. J Infect Dis 167: 841–849
24. Kushi LH et al. (1985) Diet and 20-Year mortality from coronary heart disease: The Ireland-Boston Diet-Heart Study. N Engl J Med 312: 811–818
25. Lichtlen PR (1990) Koronarangiographie. 2. Aufl., perimed Fachbuch-Verl.-Ges., Erlangen
26. Louheranta A et al. (1996) Linoleic acid intake and susceptibility of very-low-density and low-density lipoproteins to oxidation in men. Am J Clin Nutr 63: 698–703
27. McGee DL et al. (1984) Ten-Year incidence of coronary heart disease in the honolulu heart program: relationship to nutrient intake. Am J Epidemiol 119: 667–676
28. Mensink R, Katan MB (1992) Effect of dietary fatty acids on serum lipids and lipoproteins – A meta-analysis of 27 trials. Arterioscler Thromb 12: 1310–1313
29. Posner BM et al. (1991) Dietary lipid predictors of coronary heart disease in men: The Framingham Study. Arch Int Med 151: 1181–1187
30. Ridker PM, Cushman M, Stampfer MJ et al. (1997) Inflammation, Aspirin, and the risk of cardiovascular disease in apparently healthy men. N Engl J Med 336: 973–979
31. Ridker PM, Cushman M, Stampfer MJ et al. (1998) Plasma concentration of c-reactive protein and risk of developing peripheral vascular disease. Circulation 97: 425–428
32. Saikku P, Leinonen M, Mattila K et al. (1988) Serological evidence of an association of a novel Chlamydia TWAR with chronic coronary heart disease and acute myocardial infarction. Lancet 2: 983–986

33. Schaefer EJ et al. (1995) Efficacy of a National Cholesterol Education Program Step 2 Diet in normolipidemic and hypercholesterolemic middle-aged and eldery men and woman. Arterioscler Thromb Vasc Biol 15: 1079–1085
34. Schaefer EJ et al. (1995) Body weight and low-density lipoprotein changes after consumption of a low fat ad libidum diet. JAMA 274: 1450–1455
35. Schaefer EJ et al. (1996) Effects of National Cholesterol Program Step 2 Diets relatively high or relatively low in fish-derived fatty acids on plasma lipoproteins in middle-aged and elderly subjects. Am J Clin Nutr 63: 234–241
36. Shekelle RB et al. (1981) Diet, serum cholesterol, and death from coronary heart disease: The Western Electric Study. N Engl J Med 304: 65–70
37. Sundram K et al. (1995) Both dietary 18:2 and 16:0 may be required to improve the serum LDL/HDL cholesterol ratio in normocholesterolemic men. J Nutr Biochem 6: 179–187
37a. Worm M (1998) Diätlos glücklich. Hallwag Bern
38. Worm N (1995) Ernährung und koronare Herzkrankheit. Vers.medizin 47: 116–122
39. Wood D, Becker GD, Faergeman O et al. (1998) Prevention of coronary heart disease in clinical practice. Task Force Report Eur Heart J 1a: 1434–1503
40. Yarnell JWG et al. (1993) Trends in cardiovascular mortality in industrialised countries since 1950: Are There any hypotheses to fit the data? Card Risk Factors 3: 344–353

4.3 Diagnose der koronaren Herzkrankheit

4.3.1 Anamnese und körperliche Untersuchung

Die Diagnose der koronaren Herzerkrankung sollte so früh wie möglich erfolgen. Sie ist in der Regel dann möglich, wenn Symptome der Mangeldurchblutung unter vermehrter Belastung auftreten. Die blande Koronarsklerose kann dagegen klinisch nicht erkannt werden.

Durch Röntgenuntersuchung mit hochauflösenden Bildverstärkern oder durch Elektronenstrahltomographie können feine Kalkablagerungen als Folge arteriosklerotischer Prozesse sichtbar gemacht werden. Man hat damit versucht, Frühstadien der Koronarsklerose zu erfassen. Die klinische Bedeutung einer nachweisbaren Koronarverkalkung allein ist aber gering und rechtfertigt in der Regel nicht die Durchführung einer Koronarographie, weil häufig keine Lumenverengung vorliegt.

Die Diagnose des eingetretenen Myokardinfarkts ist weniger schwierig, sie kommt jedoch häufig zu spät. Jeder 2. Patient überlebt den 1. Infarkt nicht.

Das Leitsymptom der Myokardischämie ist die Angina pectoris. Angina pectoris bedeutet Brustenge. Der Begriff wird heute nur für die Brustenge infolge einer Mangeldurchblutung des Herzens verwendet, während anderweitig bedingte Brustschmerzen nicht mehr unter diesen Begriff eingeordnet werden. Der typische Angina-pectoris-Schmerz wird als Engegefühl oder dumpfer Schmerz hinter dem Brustbein beschrieben, evtl. mit Ausstrahlungen in Hals, Mund, Rücken oder Oberbauch sowie in beide Arme. Eine Schilderung von Beschwerden im Sinne von lokalisierten heftigen Schmerzen oder Stichen ist atypisch.

Ausschlaggebend für die Diagnose ist die Auslösung der Beschwerden durch vermehrte Belastung in Form von Bergaufgehen, Gehen mit einer Last, Gehen gegen den Wind, Gehen in der Kälte. Noch spezifischer als die Auslösung durch Belastung ist das prompte Verschwinden der Beschwerden in Ruhe. Bei ängstlichen Patienten kann man eine Angina-pectoris-Symptomatik suggestiv „in den Patienten hineinfragen". Es ist daher nicht selten erforderlich, auch gegensinnige Suggestivfragen zu stellen, wie „Bessern sich die Beschwerden durch einen Spaziergang?" Die Vorgeschichte ist für die Erkennung der Angina pectoris von entscheidender Bedeutung. Die Erhebung einer treffsicheren Angina-pectoris-Anamnese erfordert Übung und Überprüfung. Da heute eine diagnostische Sicherung der Diagnose fast immer möglich ist, kann der Arzt seine anamnestische Verdachtsdiagnose anhand der Angiographie überprüfen und ggf. korrigieren.

Die Schmerzempfindlichkeit für eine Mangeldurchblutung des Herzmuskels ist von Mensch zu Mensch verschieden. So gibt es Kranke, die eine leichte Ischämie deutlich wahrnehmen, während andere selbst bei lebensbedrohlicher Mangeldurchblutung keinen eigentlichen Schmerz empfinden. Man spricht von stiller Ischämie bzw. stummem Myokardinfarkt. Es handelt sich häufig um Patienten mit generell verminderter Schmerzempfindlichkeit oder um Diabetiker. Als Äquivalent der Angina pectoris wird von einigen Kranken Atemnot angegeben. Diese kommt durch die im Stadium der Mangeldurchblutung verminderte Dehnbarkeit des Herzmuskels mit konsekutivem Anstieg des linksventrikulären Füllungsdrucks und des Drucks im Lungenkreislauf zustande. Die Auslösung durch Belastung, das prompte Ansprechen auf Nitroglyzerin und das prompte Nachlassen in Ruhe lassen die Diagnose Angina pectoris meist vermuten, auch wenn die Schmerzsymptomatik ganz im Hintergrund steht oder fehlt.

Bei Verdacht auf eine koronare Herzerkrankung kann der körperliche Untersuchungsbefund weitere Hinweise liefern. Fehlen beispielsweise die Fußpulse und lassen sich Strömungsgeräusche über den großen Arterien auskultieren, ist die Diagnose einer generalisierten arteriellen Verschlußkrankheit naheliegend. Zur Sicherung hilft die Lagerungs- und Bewegungsprobe.

Das Vorliegen einer Hypertonie, einer Diabetes, einer Lipidstörung bestimmen das statistische Risiko, geben aber keine diagnostische Hilfe für den Einzelfall (s.a. Abb. 1.5 S. 6).

4.3.2 Belastungs-EKG

Weil das Ruhe-EKG häufig keinen auffallenden Befund aufweist, muß in der Regel ein Provokationstest durchgeführt werden. Die Mangeldurchblutung des Herzmuskels macht sich im EKG in Form einer Verlagerung der ST-Strecke bemerkbar. Charakteristischerweise kommt es zu einer ST-Senkung, selten zu einer vorübergehenden ST-Hebung. Es handelt sich um indirekte Folgen der Myokardischämie infolge von Elektrolytverschiebungen. Die EKG-Veränderungen treten nur auf, wenn ein gewisses Ausmaß der Ischämie provoziert wird. Dazu ist eine über mehrere Minuten durchgehaltene Belastung in einem Leistungsbereich erforderlich, in dem die Herzmuskeldurchblutung unzureichend ist. In der Regel empfindet der Patient dabei typische Angina-pectoris-Beschwerden oder Beschwerden im Sinne eines Angina-pectoris-Äquivalents, etwa vermehrte Dyspnoe. Die Beobachtung und Befragung des Kranken während der Belastungsuntersuchung gehört daher mit zur Untersuchung. Sie ist auch deswegen unabdingbar, weil jeder Provokationstest zu Komplikationen führen kann.

4.3.3 Streßechokardiographie (s.a. Kap. 3.2)

Die sog. Ischämiekaskade (s.a. Abb. 3.2.16 S. 50) besteht darin, daß die Mangeldurchblutung des Herzmuskels zu aufeinanderfolgenden pathophysiologischen Veränderungen in folgender Reihenfolge führt:

- diastolische Ventrikelfunktionsstörung,
- systolische Ventrikelfunktionsstörung,
- ST-Senkung und
- Angina pectoris.

Kontraktionsstörungen des Ventrikels treten also früher auf als Ischämiezeichen im Belastungs-EKG und sind dementsprechend als diagnostische Marker vorzuziehen, vorausgesetzt sie lassen sich zuverlässig und nichtinvasiv erkennen. Zu beachten ist, daß es sich in aller Regel um regionale und nicht um globale Kontraktionsstörungen handelt. Die regionale Kontraktionsstörung in dem mangeldurchbluteten Bezirk wird häufig durch die Überkontraktion eines besser durchbluteten Bezirks kompensiert. Das Streßecho (s.a. Abb. 3.2.8 S. 49) erlaubt in Verbindung mit geeigneten Computerprogrammen die Erkennung streßinduzierter, regionaler Hypokinesien. Es wird unter pharmakologischer oder körperlicher Belastung durchgeführt (Abb. 4.3.1). Die pharmakologische Belastung erfolgt mit sympathomimetischen Substanzen wie Dopamin in Verbindung mit Atropin als Vagolyticum. Die Dopamininfusion wird mit langsam ansteigenden Konzentrationen durchgeführt und erfordert daher einen gewissen Zeitaufwand; auch ist sie nicht selten subjektiv, d.h. für den Patienten mit unangenehmen Sensationen verbunden. Für die körperliche Belastung gelten die gleichen Grundsätze wie beim Belastungs-EKG.

4.3.4 Nuklearmedizinische Verfahren (s.a. Kap. 3.8)

Bei der Radionuklidventrikulographie wird nach radioaktiver Erythrozytenmarkierung mit der Gammakamera und EKG-Triggerung während Ergometerbelastung im Liegen das Verhalten von Ventrikelfüllung und Ventrikelentleerung überwacht. Die Zählratendifferenz ist ein direktes Maß für die Auswurffraktion des Ven-

Abb. 4.3.1. Fallbeispiel: Der 55jährige Mann klagte über leichte Belastungsdyspnoe, keine Angina pectoris. Im Belastungs-EKG fand sich eine deutliche ST-Senkung ohne begleitende Angina. Zur weiteren Klärung erfolgte ein Streßecho. Nach Belastung (**b**) zeigt sich im Vergleich zum Ruhe-Echo (**a**) eine deutliche Kontraktionsstörung der septalen (4-Kammerblick) und der anterioren Wand (2-Kammerblick) des linken Ventrikels. Es wurde die Indikation zur Koronarangiographie gestellt. Dabei fand sich eine isolierte 80% Stenose des R. interventrikularis anterior bei koronarer Eingefäßerkrankung. Nach erfolgreicher PTCA normalisierte sich das Belastungs-EKG (Abb. von Dr. Becht)

4 Arteriosklerose 137

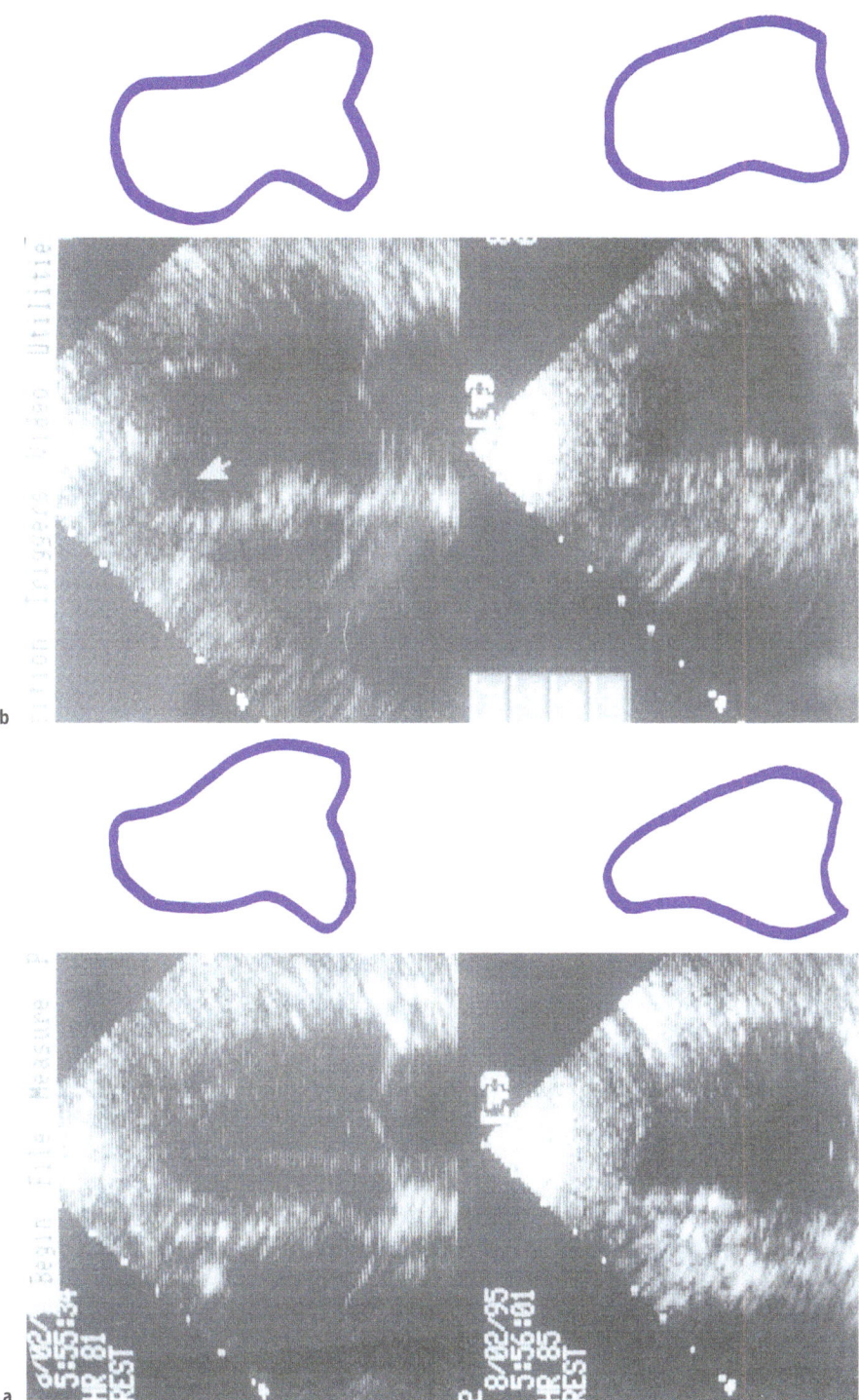

Abb. 4.3.1

trikels. Während diese normalerweise unter Belastung um etwa 1–5% zunimmt, sinkt sie unter Mangeldurchblutung des Herzmuskels ab. Da die koronaren Durchblutungsstörungen häufig nur einen Teil des Myokards betreffen, ist neben der gesamten Auswurffraktion die Beurteilung der regionalen Auswurffraktion durch Vergleich der Ruhe- und Belastungszählraten über einzelnen Ventrikelarealen von Bedeutung. Schließlich kann auch das zeitliche Verhalten des Kontraktionsablaufs bewertet werden. Die Ischämie bewirkt eine Phasenverschiebung der Kontraktion in den betroffenen Arealen.

Auch die Thalliumszintigraphie kann eine Mangeldurchblutung unter Belastung objektivieren. Die diagnostische Treffsicherheit hängt davon ab, daß der Zustand der Koronarinsuffizienz in dem Augenblick besteht, in dem das Thallium intravenös eingespritzt und vom Myokard aufgenommen wird. Der Patient wird daher bis zum Auftreten ischämischer Symptome belastet, dann wird Thallium injiziert. Thallium wird ähnlich wie Kalium rasch in die Zelle von Myokard und Skelettmuskel aufgenommen. Der mangeldurchblutete Bezirk macht sich durch eine verminderte Thalliumaufnahme (Füllungsdefekt) bemerkbar. Eine szintigraphische Messung wird 1 h und 4 h nach der Gabe des Indikators vorgenommen. Man erkennt eine Wiederauffüllung des Defekts, falls eine momentane, durch die Belastung induzierte Durchblutungsstörung diesen verursacht hatte. Im Fall einer Herzmuskelnarbe entsteht ein bleibender Defekt, es fehlt die Redistribution.

Der Technetium markierte Tracer 99 m Tc sestamibi hat gegenüber dem Thallium 201 gewisse Vorteile und wird heute gern anstelle von Thallium oder in Verbindung mit diesem angewandt.

4.3.5 Stufenweiser Einsatz diagnostischer Verfahren zur Erkennung einer Koronarinsuffizienz

Am Anfang steht die sorgfältige Anamnese. Sie ist die Voraussetzung für den sinnvollen Einsatz aller weiteren diagnostischen Maßnahmen und von ausschlaggebender Bedeutung für deren diagnostische Treffsicherheit entsprechend der mathematischen Formulierung von Bayes. Das Vorliegen einer eindeutigen Anamnese kann u. U. allein genügen, um die invasive Abklärung zu rechtfertigen. Bei entsprechendem Verdacht, zur Objektivierung oder, um beispielsweise das Ausmaß der verbliebenen Belastbarkeit quantitativ abzuschätzen, erfolgt ein Belastungs-EKG. Ist dieses trotz klinischen Verdachts negativ oder ist es fraglich positiv, dann folgen weitere Untersuchungen, meist ein Streßecho. Als fraglich positive Befunde gelten z. B. ST-Senkungen unter Digitalis, bei Schenkelblock oder bei WPW-Syndrom oder ST-Senkungen beim völligen Fehlen gleichzeitig auftretender pectanginöser Symptome, insbesondere bei Frauen, die generell häufiger falsch positive Belastungs-EKGs aufweisen als Männer. Ob nuklearmedizinische Verfahren oder das Streßecho als 2. Stufe eingesetzt werden, hängt nicht zuletzt von der Verfügbarkeit und den Kosten ab. In der weitergehenden Beurteilung der koronaren Herzkrankheit spielt neben der Erkennung einer Koronarinsuffizienz die Vitalitätsdiagnostik beim Vorliegen akinetischer Myokardareale eine gewisse Rolle, insbesondere bei der Frage nach dem therapeutischen Wert einer eventuellen Revaskularisationsmaßnahme.

Auch unter dieser Fragestellung können das Streßecho mit (niedrig dosiertem) Dobutamin und nuklearmedizinische Verfahren, insbesondere die Positronen-Emmissions-Tomographie eingesetzt werden.

4.3.6 Koronarangiographie

Weist die Anamnese auf eine Mangeldurchblutung des Myokards hin und zeigt sich im Belastungsversuch ein objektiver Hinweis für das Vorliegen einer Koronarinsuffizienz, muß in der Regel die weitere Klärung durch Koronarangiographie erfolgen. Die Angiographie hat dabei nicht nur zum Ziel, die Diagnose zu sichern, sondern sie soll Lokalisation und Ausmaß der Koronarsklerose dokumentieren sowie Aufschluß über die Ventrikelfunktion geben. Die Koronararteriographie wird selektiv durchgeführt, dabei werden die Kranzarterien entweder von der Femoralarterie oder von der Brachialarterie aus mit speziellen Kathetern der Weite F4–F6 sondiert und durch Injektion von kleinen Kontrastmittelmengen röntgenkinematographisch dargestellt. Da die Kranzgefäße individuell sehr verschieden angelegt sind und sich verschiedene Äste im Röntgenbild häufig überlagern, ist die Darstellung in mehreren Projektionen einschließlich hemiaxialer kraniokaudaler bzw. kaudokranialer Strahlenrichtungen erforderlich. Mit leistungsfähigen Röntgengeräten sind sehr genaue Gefäßdarstellungen möglich. Arterien bis zu einem Innendurchmesser von etwa 0,2 mm lassen sich unter Zuhilfenahme der digitalen Bildverarbeitung darstellen.

Die Koronarangiographie erfolgt in Lokalanästhesie von der Leiste oder vom Arm aus. In der Regel ist sie nicht mit Schmerzen verbunden, die Gabe von Analgetika oder Sedativa ist nicht erforderlich. Die Methode ist nicht gefahrlos. Die tödliche Komplikationsrate liegt bei etwa 0,05 %. Diese Rate ist niedrig, wenn man bedenkt, daß nicht selten sehr schwerkranke Patienten, die jederzeit auch spontan von einem tödlichen Infarkt betroffen werden können, untersucht werden. Falls der Krankheitsverlauf es erforderlich macht, beispielsweise nach durchgeführter Ballondilatation oder Koronaroperation, kann die Koronarangiographie ohne Schwierigkeiten wiederholt durchgeführt werden. Eine strenge Indikation ist dennoch schon aus Gründen der Strahlenhygiene und der Kosten unumgänglich.

Beim Vorliegen einer Angina-pectoris-Symptomatik und eines pathologischen Belastungs-EKGs zeigt die Koronarangiographie bei mehr als 90 % der Patienten hochgradige Kranzgefäßverengungen oder -verlegungen. Bei vielen Patienten liegen streng lokalisierte Atherome vor, bei anderen handelt es sich um ausgedehnte Veränderungen mit langstreckigen Stenosierungen oder Verschlüssen.

Angiographisch lassen sich die erkennbaren Läsionen nach Typ A, B und C unterteilen: Typ A kürzer als 10 mm, konzentrisch, glatte Kontur; Typ B 10–20 mm lang, exzentrisch, in mäßig gewundenem Gefäßabschnitt, unregelmäßige Kontur; Typ C > 20 mm lang, in stark gewundenem Gefäßabschnitt.

Den Schweregrad der stenosierenden Koronarsklerose kann man als Zahlenwert in Form des Koronarscore (Abb. 4.3.2) quantifizieren.

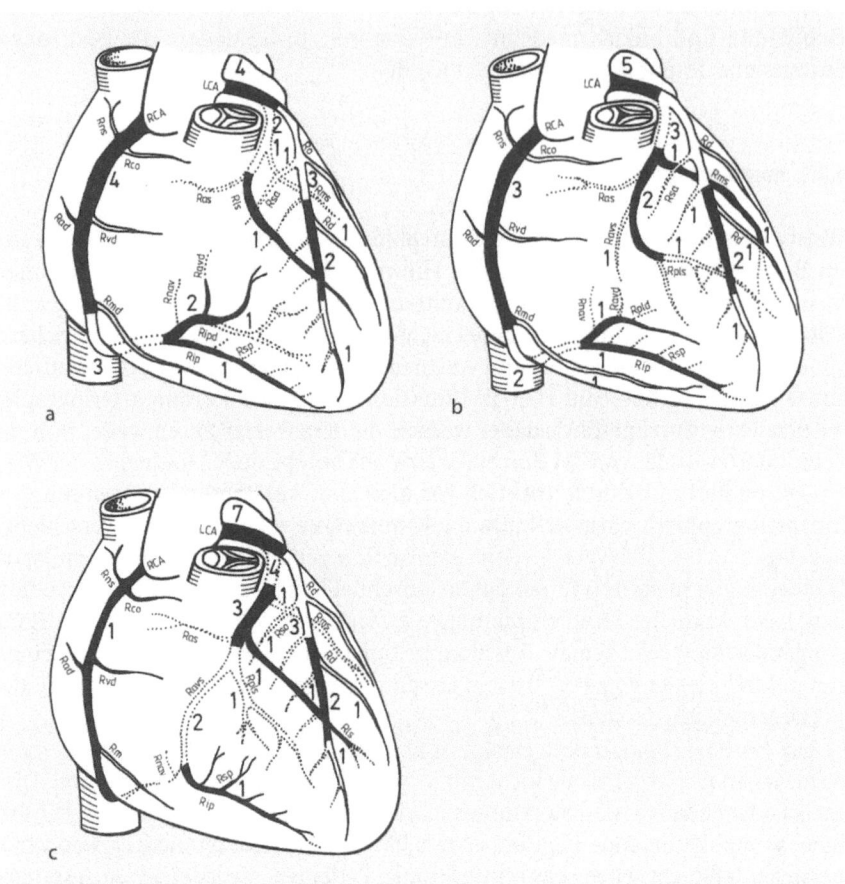

Abb. 4.3.2. Bildung des Koronarscore zur quantitativen Wiedergabe stenosierender Kranzgefäßveränderungen. Für jede Stenose wird ein Zahlenwert aus dem Faktor für die Lokalisation und dem Faktor für den Stenosegrad gebildet. Der Score ist die Summe der Zahlenwerte für alle Stenosen. Beim Vorliegen mehrerer Stenosen in einem einzelnen Koronarsegment wird nur die höchstgradige berücksichtigt. Der Faktor für die Lokalisation ist aus a, b und c unter Berücksichtigung des Versorgungstyps zu entnehmen. Der Faktor für den Stenosegrad beträgt:

Stenose %	1–39	40–59	60–79	80–99	100
Faktor	1	2	3	4	5

Eine 75% isolierte, proximale Ria-Stenose, bei normalem Versorgungstyp (**b**) ergibt einen Skore von $3 \cdot 3 = 9$, ein Verschluß der proximalen rechten Kranzarterie bei Rechtsversorgungstyp (**a**) von $4 \cdot 5 = 20$

4.4 Verlaufsformen der Angina pectoris

4.4.1 Stabile Angina pectoris

Als stabile Angina pectoris wird ein Krankheitsbild bezeichnet, bei dem sich die, in der Regel von körperlicher Belastung abhängigen Symptome über längere Zeit – mehr als 3 Monate – nicht wesentlich geändert haben.

4.4.2 Instabile Angina pectoris

Als Krescendoangina bezeichnet man eine Verlaufsform, bei der die Angina-pectoris-Schwelle sich deutlich vermindert. Meist kommt es plötzlich zu einer Symptomänderung in der Weise, daß Beschwerden schon bei viel geringerer als der gewohnten Belastung auftreten. Ein solcher Symptomwandel muß ernst genommen werden und erfordert in der Regel eine Krankenhauseinweisung. Ursache ist häufig eine zunehmende Kranzgefäßverengung, ausgelöst durch eine subintimale Blutung bzw. intraarterielle Thrombose.

Als instabile Angina pectoris im eigentlichen Sinne werden Formen mit einem mehrfachen Symptomwandel bezeichnet. Im Gegensatz zur Krescendoangina kommt es zu einem Auf und Ab der Beschwerden. Während an einem Tag heftige spontane Angina-pectoris-Attacken auftreten, werden die Beschwerden am anderen Tag gar nicht oder nur durch starke körperliche Belastung ausgelöst. Auch diese Patienten sind sehr gefährdet durch das Auftreten eines akuten Herzinfarkts. Durch intrakoronare Angioskopie bei der Operation solcher Patienten hat man erkannt, daß häufig thrombotische Auflagerungen auf Atheromen vorliegen und deren rasch wechselnde Größe die Veränderung der Symptome hervorruft. Das Zurückgehen der Symptome wird mit einer zeitweisen Auflösung der Thromben durch körpereigene Fibrinolyse erklärt. Therapeutisch kommt daher thromboseverhütenden Maßnahmen durch Gabe von Acetylsalicylsäure (ASS) und trombocytären Rezeptorhemmern besondere Bedeutung zu. Differentialdiagnostisch sind Oesophagusspasmen in Erwägung zu ziehen.

Fallbeispiel
Die 70jährige Ärztin verspürte erstmals nach einem größeren Abendessen ein Druckgefühl hinter dem Brustbein, das „sehr unangenehm" war und sich nach einer Stunde zurückbildete. Eine Woche später wiederholte sich der Zustand, diesmal ohne zeitlichen Zusammenhang mit Nahrungsaufnahme und verbunden mit deutlicher Ausstrahlung der Schmerzen in den Unterkiefer. Die beiden Anfälle traten während einer Sizilienreise auf, nach dem 2. Ereignis suchte die Patientin die Universitäts-Poliklinik in Palermo auf. Es fand sich ein normales Ruhe-EKG und die herzspezifischen Fermente waren nicht erhöht. Es wurde die Verdachtsdiagnose instabile Angina pectoris gestellt und die Klärung durch Koronarangiographie für erforderlich gehalten. Die Patientin selbst war jetzt auch verunsichert und wünschte eine Klärung der Diagnose. Bei der Angiographie zeigten sich normale Kranzgefäße bei koronarem Rechtsversorgungstyp (Abb. 4.4.1). Die Beschwerden

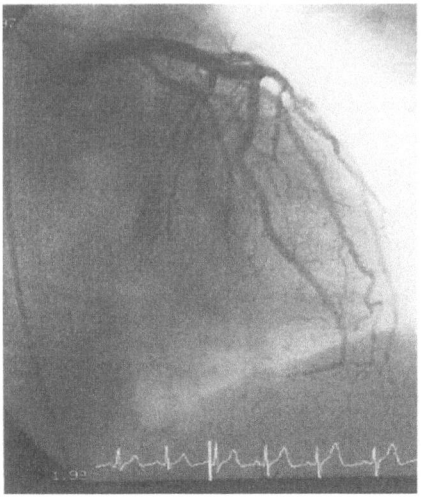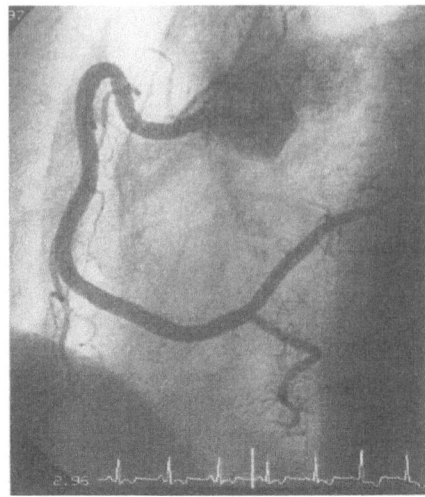

Abb. 4.4.1. Normales Koronarangiogramm (Rechtsversorgungstyp) einer 70jährigen Ärztin mit Verdacht auf instabile Angina pectoris

traten in der Folge nicht mehr auf, eine Auslösung durch Oesophagusspasmen erscheint möglich.

4.4.3 Ruhe-Angina-pectoris

Eine Belastungs-Angina-pectoris oder eine instabile Angina pectoris können in eine Ruhe-Angina übergehen, wenn die Kranzgefäßdurchblutung unter den erforderlichen Ruhewert absinkt. Dies ist erst bei hochgradiger ≥ 90%iger Gefäßeinengung der Fall, da die Koronargefäße so weit sind, daß eine Durchblutungsreserve in Höhe des 5fachen Ruhewertes vorliegt (s. Abb. 4.2.1, S. 117).

Es gibt Formen der Ruhe-Angina, die nur auf einer periodischen Durchblutungsstörung beruhen. Die Ruhe-Angina in Form der Prinzmetalangina ist gekennzeichnet durch ausschließlich in Ruhe auftretende Angina-pectoris-Anfälle. Die Diagnose stützt sich auf die Symptome, promptes Ansprechen auf Nitroglycerin und auf ein im Zustand des Anfalls geschriebenes EKG mit Zeichen der Myokardischämie. Die Patienten sind außerhalb der Anfälle oft normal belastbar und beschwerdefrei. Das Belastungs-EKG ist häufig ohne pathologischen Befund. Es handelt sich um Koronarspasmen, die im Bereich von Kranzgefäßabschnitten mit nur geringer fixierter Lumeneinengung auftreten. In der Regel liegt angiographisch keine oder eine nur mäßig stenosierende atheromatöse Wandveränderung vor, die keine bedeutsame organische Lumenverlegung bedingt, also keine Durchmesserverminderung um mehr als 50–60%. Infolge der großen Koronarreserve bleibt die Myokarddurchblutung auch bei stärkster körperlicher Anstrengung ausreichend. Die pektanginösen Zustände treten aber dann auf, wenn sich der alpha-adrenerge Tonus der glatten Muskulatur der Kranzarterien erhöht. Dies ist nur selten im Zustand verstärkter Katecholaminausschüttung der Fall, viel häufiger unter Ruhebedingungen und bisweilen sogar im Zusammenhang mit verstärktem Vagusreiz wie beim Stuhlgang. Die Behandlung erfolgt mit vasodilatierenden Medikamenten, insbesondere Nitroglyzerin und Calziumantagonisten. Eine diagnostische Abklärung durch Koronarangiographie ist erforderlich. Das Ausmaß der organischen Stenose ist unter maximaler Koronardilatation mit systemischer und intrakoronarer Gabe von Vasodilatantien abschätzbar. Die Provokation eines Spasmus kann – falls diagnostische Unklarheit besteht – evtl. durch Gabe von Ergotaminkörper oder durch Kältereiz sowie durch Hyperventilation mit respiratorischer Alkalose erfolgen (Abb. 4.4.2).

Ursächlich spielt die ungenügende Produktion des Gewebshormons NO durch das Endothel eine Rolle. Hypercholesterinämie und Zigarettenrauchen wirken verstärkend.

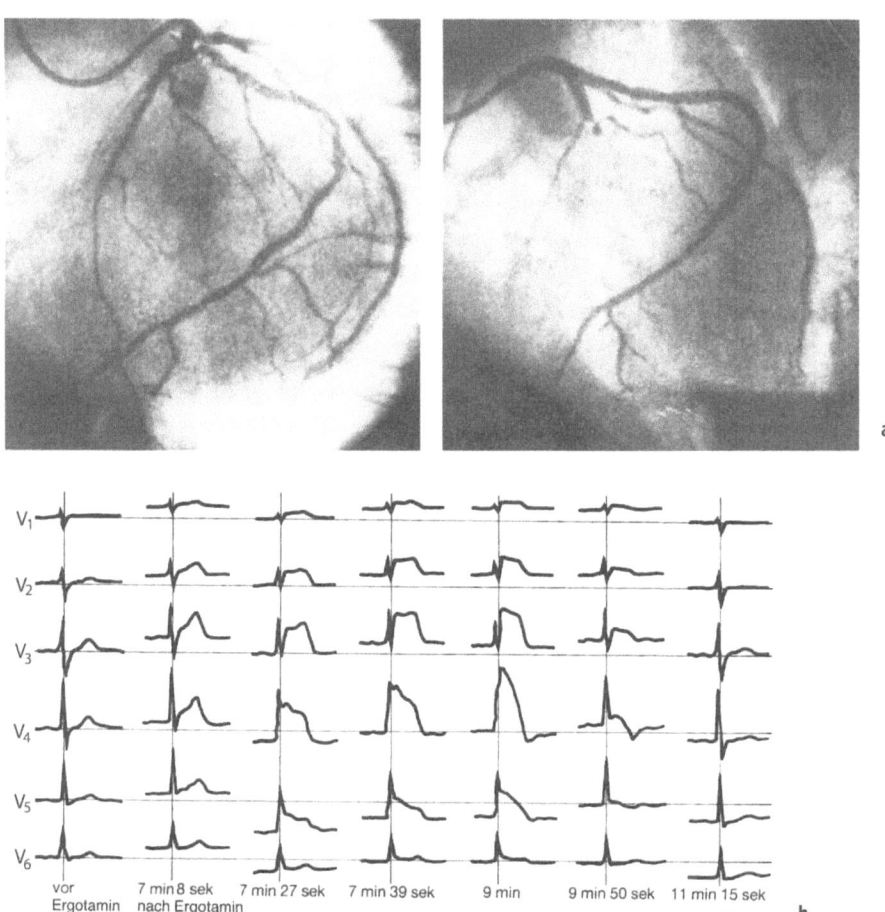

Abb. 4.4.2. Durch Ergotamin provozierter Kranzgefäßspasmus als Ursache einer Myokardischämie: **a)** im Koronarogramm vorübergehender Verschluß des Ramus interventricularis anterior (rechts); **b)** im EKG ausgeprägte ST-Hebung (Kaltenbach und Roskamm [5])

4.5 Hibernating myocardium, stunned myocardium, preconditioning

Im Zustand der schweren Mangeldurchblutung kann das Herzmuskelgewebe in eine Art Winterschlaf treten. Dabei erlischt die Kontraktion und der Stoffwechsel pendelt sich auf einem Minimalniveau ein. Nach Wiederdurchblutung kommt es zur Wiederherstellung der Funktion, im Gegensatz zu einer Narbe bzw. Nekrose.

Für die Klinik ist die Abgrenzung zur Narbe von großer Bedeutung, weil eine Wiederherstellung der Durchblutung durch Bypassoperation oder PTCA nur bei noch lebendem Myokard sinnvoll ist. Charakteristisch für das Herzmuskelgewebe im Winterschlaf ist der noch vorhandene Stoffwechsel, der im PET an einer weiterbestehenden Glukoseaufnahme erkennbar ist. Im Streßecho kann durch kleine Dosen von Dobutamin eine – zumindest vorübergehende – Wiederherstellung der Kontraktion erzeugt werden.

Unter „stunned myocardium" wird ein Zustand verstanden, wie er nach vorübergehend unterbrochener Myokarddurchblutung auftreten kann. Der Zustand kann ganz oder teilweise reversibel sein und hat Ähnlichkeit mit dem „Reperfusionsschaden". Ursächlich scheint eine Calziumüberladung der Zelle und das Auftreten von Radikalen verantwortlich zu sein.

Eine besondere klinische Bedeutung besitzt das Phänomen des „preconditioning". Es handelt sich um eine häufige Erscheinung, die darin besteht, daß das Herzmuskelgewebe gegen die Folgen einer Mangeldurchblutung durch eine vorausgehende Ischämieperiode unempfindlicher gemacht werden kann, es wird gewissermaßen „trainiert". Im Rahmen einer PTCA ist regelmäßig zu beobachten, daß eine 2. und 3. bzw. folgende Ballonokklusion besser vertragen wird als die erste. Es kommt seltener zur Angina und die ST-Senkung im EKG ist geringer trotz gleich langer Ischämiezeit. Der Vorgang ist in vielen Tierversuchen beschrieben worden und scheint ursächlich mit der Ausschüttung von Adenosin zu tun zu haben. Er kann durch Adenosininjektion induziert werden. Eine Abschwächung oder Aufhebung ist durch Gabe oraler Antidiabetika (z.B. Glibenclamid) möglich; dadurch sind ungünstige Beeinflussungen beim Eintreten eines Myokardinfarkts denkbar. Das „preconditioning" scheint die pathophysiologische Grundlage für das „Durchgehphänomen" darzustellen. Es handelt sich hierbei um eine Erscheinung, die bei Angina pectoris und beim intermittierenden Hinken nicht selten zu beobachten ist und darin besteht, daß der Ischämieschmerz nicht mehr auftritt, wenn der Patient eine bestimmte Belastung abbricht und nach einer Pause ein 2. oder 3. Mal wiederholt.

4.6 Differentialdiagnose von Angina pectoris, kardialen und extrakardialen Brustschmerzen

Während die echte Angina pectoris meist Ausdruck einer Myokardischämie ist, können sonstige Schmerzen oder Mißempfindungen in der Herzgegend auch die Folge von anderen Herzerkrankungen sein, wie hyperkinetisches Herzsyndrom, Herzrhythmusstörungen, Mitralklappenprolaps. Weit häufiger werden solche Beschwerden jedoch von anderen Organen ausgelöst. Es kann sich um Schmerzen der Thorax- oder Interkostalmuskulatur, der Pleura, des Ösophagus, des Periosts, des Unterhautgewebes und der Haut handeln. Sie können auch durch Wirbelsäulenveränderungen mit neuroradikulärer Reizung verursacht sein. Herzrhythmusstörungen, insbesondere Extrasystolien, können als Herzschmerzen empfunden werden. Schließlich gibt es Brust- und Herzbeschwerden ohne organisches Substrat, beispielsweise bei der Herzneurose.

Beim hyperkinetischen Herzsyndrom liegt eine überschießende Kreislaufleistung vor. Die Patienten befinden sich dauernd im Zustand vermehrter betaadrenerger Aktivität. Hierdurch können kardiale Mißempfindungen mit oder ohne Rhythmusstörungen ausgelöst werden. Leistungsschwäche und vermehrtes Herzklopfen sind daneben typische Beschwerden. Die Katecholaminblutspiegel sind in der Regel normal, die Symptomatik wird offensichtlich durch ein vermehrtes (zentrales?) Ansprechen auf betaadrenerge Reize bestimmt. Ganz ähnliche Beschwerden treten nach übermäßigem Kaffee- oder Coca-Cola-Genuß (Koffeinwirkung) oder während Infusion von Dopamin auf.

Bei der hypertrophischen Myokardiopathie kommt es häufig zu belastungsabhängigen Brustschmerzen, die viel Ähnlichkeit mit der echten Angina pectoris besitzen. Im Gegensatz zu dieser wirkt aber in der Regel Nitroglyzerin nicht günstig, es kann sogar eine akute Verschlechterung hervorrufen.

Der Mitralklappenprolaps geht häufig mit einer ganzen Palette von Herzschmerzen und Herzrhythmusstörungen einher. Dabei ist das Ausmaß der subjektiven Beschwerden völlig unabhängig davon, ob es sich um einen Prolaps mit oder ohne hämodynamisch wirksame Mitralinsuffizienz handelt. Am häufigsten sind asthenische Patienten weiblichen Geschlechts betroffen. Bisweilen ist schwer zu entscheiden, ob nur eine verstärkte Sensitivität für kardiale Mißempfindungen im Vordergrund steht, oder ob es sich um echte Schmerzen handelt. Die Prognose des Krankheitsbildes ist in der Regel gut. Nur bei einem kleinen Prozentsatz der Patienten kommt es zu einer schweren Mitralinsuffizienz oder zu bedrohlichen Herzrhythmusstörungen.

Schmerzen hinter dem Brustbein können durch eine Dysfunktion des Ösophagus hervorgerufen werden. Eine Abhängigkeit von der Nahrungsaufnahme ist nicht obligat. Die Symptomatik kann sogar belastungsabhängig sein und der Angina pectoris weitgehend ähneln. Die einfache Röntgenuntersuchung der Speiseröhre bringt nur in Fällen einer ausgeprägten Achalasie einen positiven Befund. Die vermehrte Krampfbereitschaft des oberen und mittleren Ösophagus, die meist die Ursache der Beschwerden ist, läßt sich häufig nicht erkennen. Bei der Ösophagusmanometrie lassen sich abnorme Druckschwankungen registrieren. Die Behandlung erfolgt in der Regel medikamentös. Nitroglyzerin und Calziumantagonisten sind wirksam, bei Ösophagitis bzw. Zwerchfellhernie sind spezifische Maßnahmen angezeigt.

Thorakale Brustschmerzen, bedingt durch örtliche Muskelverspannungen, werden meist nicht hinter dem Brustbein empfunden, sondern präkordial, im Brustbereich links und rechts vorne, zwischen den Schulterblättern oder diffus. Es kann sich um heftige über Wochen und Monate persistierende Schmerzen handeln. In manchen Fällen werden die Symptome als plötzlich auftretend geschildert. Die genaue Anamnese kann dann nicht selten eine Auslösung beispielsweise durch einseitige körperliche Belastung wie Schneeschaufeln aufdecken. Die Sicherung der Diagnose erfolgt durch die körperliche Untersuchung. Man tastet verhärtete Muskelbezirke, die eine fast knochenharte Konsistenz aufweisen; die Palpation löst einen heftigen Druckschmerz aus. Bevorzugt betroffen ist der M. pectoralis beiderseits, der sich gut palpieren läßt. Der Schmerz läßt sich durch Druck reproduzieren; dies gilt auch für Rücken- und Schultermuskeln, während die schmerzhaft verspannte Interkostalmuskulatur schwieriger zu tasten ist. Die Behandlung erfolgt in erster Linie durch Krankengymnastik mit Muskeldehnungen und Entspannungsübungen. Auch die tiefe Muskelmassage oder Novocaininfiltration kann erfolgreich sein.

Kostale oder Sternalrandschmerzen treten besonders häufig im Bereich der Knochenknorpelgrenze der oberen Rippen auf (Tietze-Syndrom). Der Spontanschmerz und der Berührungsschmerz können durch die Infiltration mit Lokalanästhetika unterbrochen werden. Die Beschwerden pflegen spontan oder nach wiederholter Infiltration abzuklingen.

Vom Unterhautfettgewebe ausgehende Schmerzen kann man unter Umständen durch Palpation oder an einer Kräuselung der Epidermis erkennen. Die Palpation deckt Bezirke auf, in denen das Unterhautgewebe verhärtet ist und sich nicht wie an anderen Stellen von der Thoraxwand abheben läßt. Bindegewebsmassagen können eine Besserung herbeiführen. Das Krankheitsbild wird teilweise dem rheumatischen Formenkreis zugerechnet (Pannikulitis, Zellulitis).

Heftige präkordiale Schmerzen können durch einen Herpes zoster schon vor dem Ausbrechen typischer Hautefloreszenzen ausgelöst werden.

Die Herzneurose kann ohne organisches Substrat auftreten, sie kann aber auch jeder Art organischer oder funktioneller Herzerkrankungen überlagert sein. Nicht selten tritt eine Herzneurose im Zusammenhang mit subjektiv belastenden Situationen auf. Die biographische Anamnese kann inhaltliche und zeitliche Zusammenhänge aufdecken und therapeutische Ansätze liefern.

Insgesamt hat die Differentialdiagnose kardialer und extrakardialer Brustschmerzen große praktische Bedeutung. Fehldiagnosen können weitreichende Konsequenzen haben. Die richtungsweisende Einordnung muß durch die Anamnese erfolgen, weil weiterführende diagnostische Maßnahmen nur hilfreich sind, wenn sie gezielt eingesetzt werden. Jeder Arzt muß seine anamnestischen Fähigkeiten ständig verbessern. Die Diagnose läßt sich häufig durch eine sorgfältige Belastungsuntersuchung sichern.

Immer muß die gesamte Persönlichkeit des Patienten mitberücksichtigt werden, um die weiteren diagnostischen Maßnahmen rationell einsetzen zu können. Der beste Arzt ist nicht der, der möglichst viele diagnostische Maßnahmen einsetzt, sondern der, der mit möglichst wenig Aufwand und Belästigung des Patienten eine hinreichend sichere Diagnose stellt.

Weiterführende Literatur zu Kap. 4.3–4.6

1. Braunwald E (1989) Unstable angina: A classification. Clurculation 80: 410
2. Braunwald E, Fuster V (1996) Unstable angina. Definition, pathogenesis, and classification. In: Fuster V, Ross R, Topol EJ (eds) Atherosclerosis and Coronary Artery Disease. Philadelphia JB Lippincott, pp 1285–1298

3. Calvin JE, Klein LW, VandenBurg BJ et al. (1995) Risk stratification in unstable angina: Prospective validation of the Braunwald classification. JAMA 273: 136
4. Gersh BJ, Braunwald E, Rutherford J (1997) Chronic coronary disease. In: Braunwald E (ed) Heart disease: a textbook of cardiovascular medicine. 5th ed, WB Saunders Company Philadelphia, London, Toronto, Montreal, Sydney, Tokyo, pp 1290–1349
5. Kaltenbach M, Roskamm H (1980) Vom Belastungs-EKG zur Koronarangiographie. Springer Berlin, Heidelberg, New York
6. Kemp HG, Kronmal RA, Vlietstra RE, Frye RL (1986) Seven-year survival of patients with normal and near normal coronary arteriograms: A CASS registry study. J Am Coll Cardiol 7: 479
7. Leesar MA, Stoddard M, Ahmed M et al. (1997) Preconditioning of human myocardium with adenosine during coronary angioplasty. Circulation 95: 2500–2507
8. Papanicolaou MN, Califf RM, Hlatky MA et al. (1986) Prognostic implications of angiographically normal and insignificantly narrowed coronary arteries. Am J Cardiol 58: 1181

4.7 Therapie der Angina pectoris

Die Behandlung der Mangeldurchblutung des Herzmuskels erfordert zuerst eine klare Diagnose. Die diagnostischen Schritte:
   Anamnese – EKG – Belastungsuntersuchungen – Koronarangiographie
müssen dabei den möglichen therapeutischen Konsequenzen angepaßt sein. Die Therapie der Angina pectoris erfolgt in 3 Stufen:

* Allgemeinmaßnahmen,
* medikamentöse Therapie
* Revaskularisation.

4.7.1 Allgemeinmaßnahmen

„Wenn Du in Eile bist, mache einen Umweg" (Altchinesisches Sprichwort). Die Regelung der allgemeinen Lebensweise und die Beeinflussung möglicher Risikofaktoren erfordert die aktive Mitarbeit des Patienten. Diese Mitarbeit läßt sich nur dadurch gewinnen, daß der Arzt den Patienten über die Bedeutung seiner Krankheit und die Konsequenzen gründlich aufklärt. Der Arzt schließt mit dem Patienten „ein therapeutisches Bündnis" (Halhuber).

Die Anpassung der Lebensweise umfaßt konsequentes Nichtrauchen, ausreichende Bewegung. Normalisierung des Körpergewichts, diätetische Maßnahmen sowie evtl. erforderliche Verhaltensänderungen im psychosozialen Bereich. Wichtig ist es, den Kranken nicht durch zusätzliche Verpflichtungen – wie täglich 10 min auf dem Heimfahrrad trainieren oder 5 km laufen – in seinem Übereifer zu bestärken, sondern ihm klarzumachen, daß er beispielsweise den Weg zur Arbeit zu Fuß anstelle mit dem Auto zurücklegen kann, so daß er Zeit zur Regeneration gewinnt, auch wenn er sein Tempo verlangsamt. Falls eine Hypertonie, ein Diabetes oder eine Fettstoffwechselstörung vorliegt, ist eine optimale Einstellung anzustreben.

4.7.2 Medikamente

Das bei der Angina pectoris vera bestehende Mißverhältnis zwischen Blutzufuhr und Blutbedarf des Herzmuskels kann über 3 Mechanismen verbessert werden:

1. Erweiterung der Kranzgefäßverengung (Stenose)
2. Verbesserung der Kollateraldurchblutung und
3. Erhöhung des koronaren Perfusionsdrucks, d. h. der Differenz zwischen koronarem Perfusionsdruck, der hinter der Stenose herabgesetzt ist, und dem Druck in der koronaren Endstrombahn, der dem myokardialen Gewebedruck entspricht.

Nitrate und Calciumantagonisten können Koronarstenosen erweitern, soweit diese einen funktionellen Anteil, bedingt durch den Tonus der glatten Gefäßmuskulatur, besitzen. Das ist bei der Mehrzahl der Patienten der Fall.

Eine Verbesserung der Kollateraldurchblutung, die überwiegend durch die genetisch mehr oder weniger stark ausgebildeten Kollateralgefäße bestimmt wird, ist durch körperliches Training oder medikamentös nur in sehr geringem Umfang möglich. Ob es gelingt, durch lokal oder systemisch applizierte Wachstumsfaktoren die Angiogenese wirksam zu stimulieren, kann als mögliche Therapiemaßnahme beim Menschen noch nicht abgesehen werden.

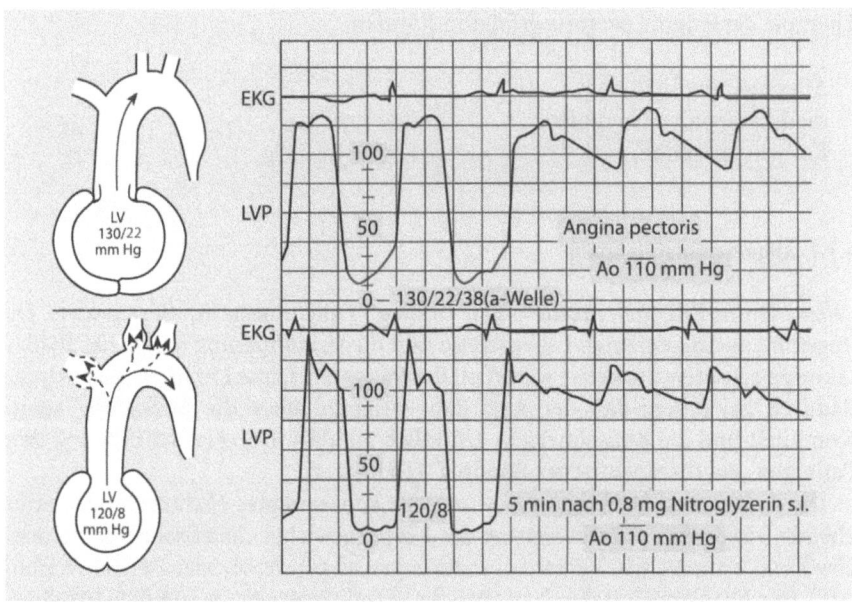

Abb. 4.7.1. Druckkurve im linken Ventrikel und in der Aorta während eines spontanen Angina-pectoris-Anfalls (a) und nach Anfallskupierung durch Nitroglyzerin (b). Man erkennt den stark erhöhten linksventrikulären Füllungsdruck während des Anfalls, der sich nach Nitratgabe normalisiert. Die Aortendruckkurve zeigt eine Verkleinerung der Druckamplitude und eine Formänderung als Folge des verminderten elastischen Auswurfwiderstandes (Tonusabnahme der großen herznahen Arterien) nach Nitroglyzerin

Die Verbesserung des koronaren Perfusionsdruckes durch Reduktion des linksventrikulären Füllungsdrucks, d. h. des diastolischen Druckes, ist eine Domäne des Nitroglyzerins und spielt bei der Therapie des Angina-pectoris-Anfalls eine große Rolle. Durch die Ischämie wird der Herzmuskel steif, was zu einer Füllungserschwerung und zum Anstieg des Füllungsdruckes führt. Der entstehende Circulus vitiosus ist durch Nitroglyzerin hochwirksam zu durchbrechen (Abb. 4.7.1).

Betablocker wirken über eine Bedarfsreduktion durch Verminderung der Kontraktionsgeschwindigkeit. Die Bradykardisierung führt außerdem zu einer Verlängerung der für die Koronardurchblutung wichtigen Diastolendauer.

Die praktische medikamentöse Therapie umfaßt demnach die Verschreibung von Nitroglyzerin sublingual oder als Spray für den Anfall oder auch prophylaktisch vor einer Belastung.

Oral wirksame Nitrate in langwirksamer Form können mehrmals am Tag (nichtretardiert) oder einmal (retardiert) gegeben werden.

Bei Calciumblockern verwendet man bevorzugt bradykardisierende Medikamente vom Verapamil- bzw. Gallopamiltyp oder vom Diltiazemtyp.

Betablocker können allein oder in Kombination gegeben werden. Sie können Bronchialobstruktionen verstärken oder auslösen und bei angiospastischer Ruheangina evtl. den Gefäßmuskeltonus erhöhen.

Falls keine Kontraindikation besteht, wird zusätzlich Acetylsalicylsäure meist 100 mg pro Tag gegeben.

Weiterführende Literatur zu Kap. 4.7.1 und 4.7.2

1. Fischmann D, Leon MB, Baim DS, Schatz RA et al. (1994) A randomized comparison of coronary stent placement and balloon angioplasty in the treatment of coronary artery disease (STRESS). N Engl J Med 331: 496–501
2. Grüntzig A (1978) Transluminal dilatation of coronary artery stenosis. Lancet I: 263
3. Grüntzig A, Hirzel H, Goebel N et al. (1978) Die perkutane transluminale Dilatation chronischer Koronarstenosen. Erste Erfahrungen. Schweiz Med Wochenschr 108: 1721–1723
4. Hamm C, Reimers J, Ischinger T, Rupprecht H (1994) A randomized study of coronary angioplasty compared with bypass surgery in patients with symptomatic multivessel disease. N Engl J Med 331: 1037–1943
5. Hueb WA, Belotti G, de Oliveira SA et al. (1995) The Medicine, Angioplasty, or Surgery Study (MASS). A prospective randomized trial of medicale therapy, balloon angioplasty, or bypass surgery for simple proximal LAD stenoses. J Am Coll Cardiol 26: 1600–1605
6. King SB, Lembo NJ, Weintraub WS et al. (1994) A randomized trial comparing coronary angioplasty with coronary bypass surgery. N Engl J Med 331: 1044
7. Losordo DW, Vale PR, Sames JF, Isner M (1998) Gene therapy for myocardial angiogenesis. Circ 98: 2800–2804
8. Meier B, Urban P, Dorsazs PA, Favre J (1992) Surgical standby for coronary balloon angioplasty. JAMA 268: 741–745
9. Reifart N, Preusler W, Schwarz F et al. (1995) A large center experience of coronary angioplasty without on-site surgical standby. In: Topol EJ, Serruys PW (eds) Interventional Cardiology. Current Medicine, Philadelphia, pp 295–303
10. Reifart N, Satter P, Störger H, Schwarz F (1997) The Frankfurt Angioplasty versus Bypass Surgery Trial (FAB). 8th Course on Interventional Cardiology Frankfurt 1997
11. Reifart N, Vandormael M, Krajcar M et al. (1997) Randomized comparison of angioplasty of complex coronary lesions at a single center. Ecimer laser, rotational atherectomy, and balloon angioplasty comparison (ERBAC) study. Circulation 96: 91–98

12. Ryan TJ et al. (1993) Guidelines for percutaneous transluminals coronary angioplasty: A report of the ACC/AHA task force. J Am Coll Cardiol 22: 2033
13. Serruys P, de Jaegere P, Kiemeneij F et al. (1994) A comparison of balloon expandable stent implantation with balloon angioplasty in patients with coronary artery disease (Benestent). N Engl J Med 331: 489–495
14. Topol E, Leya F, Pinkerton C et al. (1993) A comparison of directional atherectomy with coronary angioplasty in patients with coronary artery disease. N Engl J Med 329: 221–227

4.7.3 Interventionelle Therapie

Die effektivste Therapie einer koronaren Durchblutungsstörung ist die Wiederherstellung der Blutzufuhr. Voraussetzung für koronarrevaskularisierende Maßnahmen ist die Koronarangiographie mit hoher Bildqualität.

Revaskularisationsmaßnahmen sind indiziert, wenn eine Angina pectoris und/oder eine objektive Myokardischämie vorliegen. Eine relative Indikation ohne nachgewiesene Angina pectoris oder Ischämie besteht bei Zustand nach erfolgreicher Thrombolyse und hochgradiger Residualstenose in einem großen Koronargefäß sowie bei chronischer Koronarokklusion eines großen Gefäßes ohne komplette Infarzierung des Versorgungsgebietes.

Voraussetzung sowohl für Revaskularisation mittels Herzkatheter als auch chirurgischer Revaskularisation ist, daß aufgrund der Koronarangiographie und Ventrikulographie die jeweilige Maßnahme erfolgversprechend scheint.

Perkutane transluminale Koronarangioplastie (PTCA) und verwandte Verfahren

Die perkutane transluminale Koronarangioplastie (PTCA) und andere interventionelle Verfahren können als bedeutsamste therapeutische Entwicklung zur Behandlung der koronaren Herzkrankheit seit Einführung der Bypasschirurgie bezeichnet werden. Diese Therapie wurde 1977 zum ersten Mal eingesetzt. In diesem Jahr erfolgten die ersten 6 Eingriffe in Zürich und Frankfurt. In Deutschland wurden 1996 ca. 120000 derartige Eingriffe vorgenommen (1986 ca. 10000). Trotz der eindrucksvollen Steigerung in den letzten Jahren hat die Anzahl der koronaren Bypassoperationen in Deutschland ebenfalls zugenommen (im gleichen Zeitraum von ca. 25000 auf ca. 50000).

Während in den 80er Jahren überwiegend Patienten mit Eingefäßerkrankung und kurzen nicht verkalkten Stenosen in proximalen und mittleren Gefäßabschnitten dilatiert wurden (Typ A Stenose nach der AHA/ACC-Klassifikation), kamen in den letzten Jahren zunehmend auch Patienten mit Mehrgefäßerkrankung und komplexen Stenosen in Betracht. Dabei kann dennoch mit einer Erfolgsrate von über 90% gerechnet werden, bei einer Rate von schweren Komplikationen (Tod, Myokardinfarkt, notfallmäßige Bypassoperation) unter 3%. Der Wert des Verfahrens wurde durch zahlreiche, z.T. randomisierte Untersuchungen, insbesondere im Vergleich mit der Bypassoperation dokumentiert.

Man kann davon ausgehen, daß etwa ein Drittel aller Koronarpatienten und 50% der Patienten mit koronarer Herzkrankheit, die einer Revaskularisation bedürfen, mittels PTCA behandelt werden können.

Technik und Voraussetzungen

Die Steigerung der Erfolgsrate, obwohl die Behandlungsfälle immer komplexer wurden, ist überwiegend auf besseres Kathetermaterial, auflösungsstärkere Röntgenanlagen (mit digitaler Bildverarbeitung) und die größere Erfahrung zurückzuführen. Dennoch ist das Risiko bei einer Dilatation höher als bei diagnostischer Angiographie, was auch mit den Patienten und den Angehörigen besprochen werden muß. Die Qualität der Ergebnisse hängt vornehmlich von der Erfahrung der Operateure ab und der Patientenselektion. Kontinuierliche Anwendung (z. B. >75 Eingriffe pro Jahr und Operateur) und die Auseinandersetzung mit Neuentwicklungen ist dabei ebenso eine Grundvoraussetzung wie ein tiefes Verständnis um die Entstehung, das individuelle Risiko und die Möglichkeiten der medikamentösen und chirurgischen Therapie. Die Existenz einer kardiochirurgischen Abteilung im gleichen Hause wird in einigen Ländern (z. B. USA) als zwingend notwendig erachtet; in Deutschland nicht, weil sie nach mehreren Vergleichsuntersuchungen keinen Einfluß auf die Ergebnisqualität besitzt.

Ballonangioplastie

Alle Patienten erhalten am Vortage bereits 300 mg Acetylsalicylsäure (ASS) und einen Calciumantagonisten oder ein Nitrat, während Betablocker am Tage der Untersuchung nicht mehr eingenommen werden, um mögliche Vasospasmen zu vermeiden.

Nach diagnostischer Koronarangiographie kann, häufig in gleicher Sitzung, eine Ballonangioplastie angeschlossen werden. Hierzu wird über F 6–8 Führungskatheter (Durchmesser ca. 1,9–2,6 mm) ein Führungsdraht mit weicher Spitze über die Stenose gebracht (bei chronischer Okklusion Führungsdraht mit harter Spitze). Anschließend wird ein Ballonkatheter mit einem Ballon von 20–40 mm Länge und einem dem gesunden Gefäßdurchmesser entsprechenden Diameter (2,0–4,5 mm) über den liegenden Draht in die Stenosen gebracht und mit 6–10 bar (bei Verkalkung bis 20 bar) über 20–60 s, ggf. mehrmals, entfaltet. Das erkrankte Segment wird überdehnt, es kommt zu kleinen Intima-Einrissen sowie in geringem Ausmaß auch zu einer Plaque-Kompression (Abb. 4.7.2). Während der Ballondehnung empfinden die meisten Patienten typische Angina und auf dem Monitor wird eine ST-Hebung oder -Senkung sichtbar. Nun wird der Ballonkatheter wieder entleert und bei liegendem Draht (als Sicherheitsschiene) das Ergebnis angiographisch kontrolliert. Bei einer Reststenose unter 30 % (zu erwarten bei etwa einem Drittel der Patienten) ist die Behandlung erfolgreich beendet. Kommt es jedoch zu einem Dissekat mit Resteinengung über 30 % oder zu einer elastischen Rückstellung des überdehnten Gefäßsegmentes (Recoil), so kann eine Stent-Implantation notwendig werden. Die Entscheidung hierzu wird maßgeblich von dem Ausmaß der Gefäßsklerose, dem Gefäßverlauf (gerade oder kurvig) und dem Gefäßdurchmesser bestimmt. Ist das Ergebnis zufriedenstellend, wird der Führungsdraht entfernt, noch einmal abschließend dargestellt und der Patient mindestens 12 h überwacht. Das Einführungsbesteck in der Leiste wird nach 4–6 h gezogen und ein Druckverband angelegt. Der Patient verbleibt danach etwa 12 h im Bett. Wird ein Verschluß-

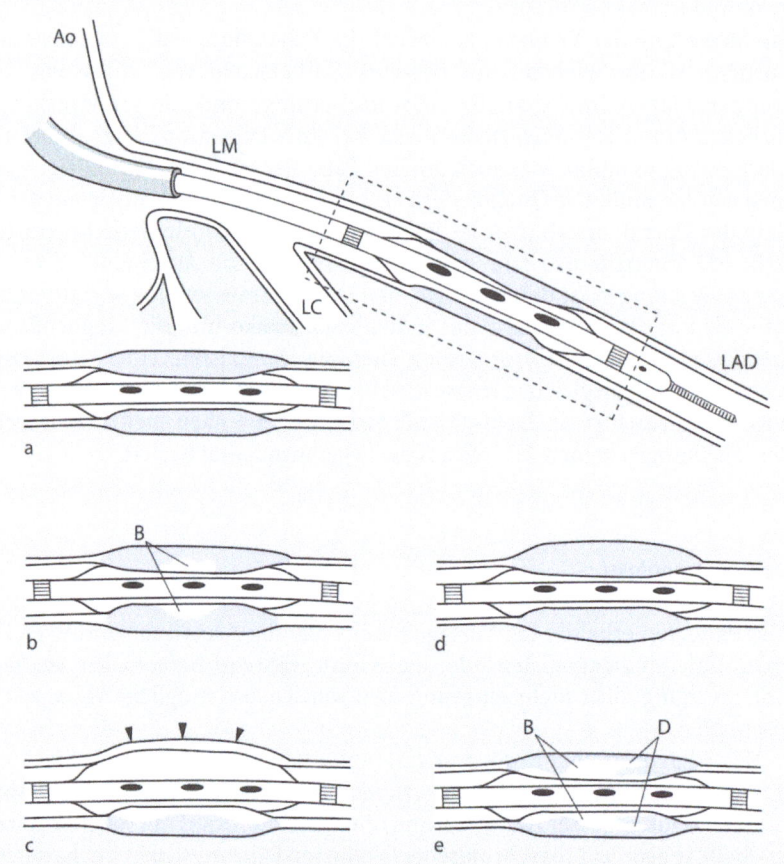

Abb. 4.7.2. Mögliche Mechanismen der Ballonangioplastie. Ao = Aorta, LAD = R. interventrikularis anterior, LC = R. circumflexus, LM = linker Hauptstamm. **a)** Plaquekompression; **b)** Fokale Plaquefraktur oder Einriß; **c)** Überdehnung wenig befallener Wandanteile bei exzentrischer Läsion; **d)** Dehnung der Arterie ohne Plaquekompression; **e)** Fokale Plaquefraktur oder Einriß mit lokalem Dissekat (D)

system nach Entfernen des Einführungsbesteckes verwendet (z. B. Rinderkollagenpfropfen mit intravasalem Anker oder transluminale Arteriennaht), ist die Liegezeit wesentlich kürzer. Nach 3 Tagen kann in der Regel die volle Aktivität wieder aufgenommen werden.

Reaktion des Gefäßes auf die Angioplastie – Wiederverengung

Durch die Dehnung einer Stenose mit dem Ballonkatheter kommt es fast regelhaft zu einer mechanischen Verletzung. Innerhalb weniger Minuten wird die Stelle mit Thrombozyten und Fibrin überzogen. Binnen Stunden bis Tagen beginnen Entzündungszellen die Stelle zu infiltrieren und glatte Gefäßmuskelzellen wandern in

Richtung Lumen. Diese Gefäßmuskelzellen sezernieren eine extrazelluläre Matrix, die den Großteil des Proliferationsgewebes ausmacht. Das Gefäß-Innenlumen wird allmählich von endothelialen Zellen überzogen, die wieder eine normale sekretorische Funktion übernehmen. Elastische Rückstellung oder fibrotische Kontraktion der Gefäßwand können sich zusätzlich am Prozeß der Wiederverengung beteiligen. Dieser Prozeß ist in aller Regel nach etwa 6 Monaten abgeschlossen. Danach ist die mechanische Verletzung ausgeheilt und eine weitere Verengung in diesem Bereich sehr unwahrscheinlich. Vermehrte Proliferation ist zu erwarten, wenn das Gefäß stärker traumatisiert wurde, u. a. durch langes Dissekat, hohen Ballondruck, übergroßen Ballon, Atherektomie oder Laser bzw. durch eine Stent-Implantation. Da nach Stentimplantation das Gefäßlumen wesentlich größer ist als nach anderen Verfahren, verbleibt trotz vermehrter Proliferation ein höherer Nettogewinn nach 6 Monaten. Dies erklärt die geringere Rate an Restenose nach Stent.

Ablative Verfahren

Während noch vor wenigen Jahren die alternativen, ablativen Techniken wie Laser-Angioplastie (ELCA), direktionale Atherektomie (DCA) und die nichtdirektionale Rotationsatherektomie (Hochfrequenz-Rotablation = PTRA) bei etwa 20 % der Patienten angewendet wurden, spielen diese alternativen Verfahren heute nur noch eine untergeordnete Rolle, da sie bis auf wenige Ausnahmen dem Ballon nicht überlegen sind.

Bei der direktionalen Atherektomie wird über einen Führungsdraht ein Katheter mit offenem Metallgehäuse in die Stenose gebracht. Ein rotierendes Messer kann Plaque-Material abschneiden und im distalen Ende des Metallgehäuses deponieren.

Bei der Rotationsatherektomie wird über einen speziellen Führungsdraht ein mit Diamantensplittern besetzter Bohrkopf (Größe 1,25–2,5 mm) mit Drehzahlen von 150–200000/min vorgebracht (Abb. 4.7.3). Dabei wird Plaque-Material abgefeilt und die Partikel (kleiner als Erythrozyten) durch das Kapillarbett gespült. Eine Nachdehnung mittels Ballon ist meist notwendig.

Die Excimer-Laser-Angioplastie erfolgt ebenfalls über einen Führungsdraht und mittels konzentrischer oder exzentrischer Laserkatheter (1,4–2,25 mm). Nach dieser Photoablation ist in aller Regel noch eine Dehnung mittels größerer Ballonkatheter unverzichtbar, um eine Reststenose unter 50 % zu erzielen.

Von einigen Operateuren wird die Laser-Angioplastie gerne bei chronischer Okklusion oder diffuser Restenose im Stent eingesetzt, weil in diesen Fällen umfangreiches Plaque- oder Proliferationsgewebe die Ballonangioplastie in der Tat erschwert. Die direktionale Atherektomie spielt bei exzentrischer kurzer Stenose in großen Gefäßabschnitten (z. B. Hauptstamm) noch eine gewisse Rolle. Die Rotablation wird vornehmlich bei stark verkalkten Stenosen angewendet, insbesondere wenn der Ballon auch bei hohem Druck nicht entfaltet werden kann. Allen 3 Verfahren gemeinsam ist, daß sie etwas schwieriger in der Anwendung sind als die Ballonangioplastie. Gute Ergebnisse sind daher nur bei erfahrenen Operateuren zu erwarten.

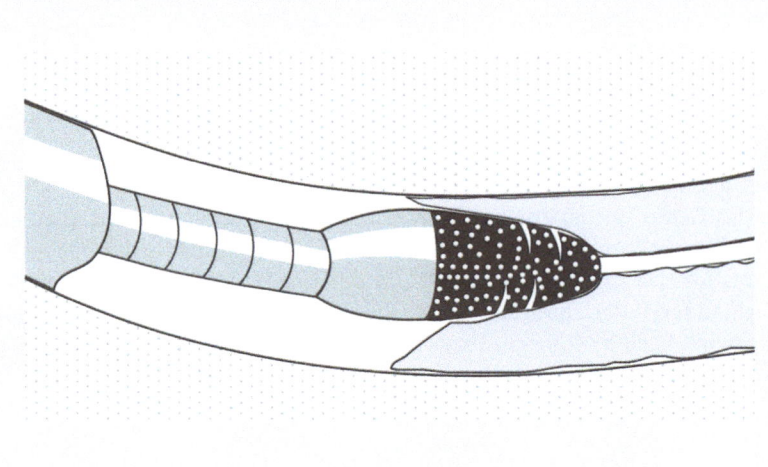

Abb. 4.7.3. Rotationsatherektomie: Der Rotablator mit diamantbesetzter Spitze „feilt" hartes unelastisches Gewebe ab und bereitet so stark verkalkte Stenosen für den Ballon vor

Stents

Stents sind metallische Stützen, die entweder vom Hersteller bereits auf dem Katheter fixiert wurden oder vom Operateur von Hand auf den Ballonkatheter aufgebracht und mit 10–20 bar an die Gefäßwand gepreßt werden (Abb. 4.7.4). Selbstexpandierbare Stützen werden heute kaum noch verwendet. Bei gutem Ergebnis verbleibt meist eine Reststenose von unter 10%. Hierdurch entsteht im Vergleich mit der alleinigen Dehnung (Residualstenose 30–40%) ein wesentlich größeres Gefäßlumen, mit der Folge, daß trotz etwas stärkerer Proliferation in den ersten Monaten letztlich weniger Patienten eine Restenose erleiden.

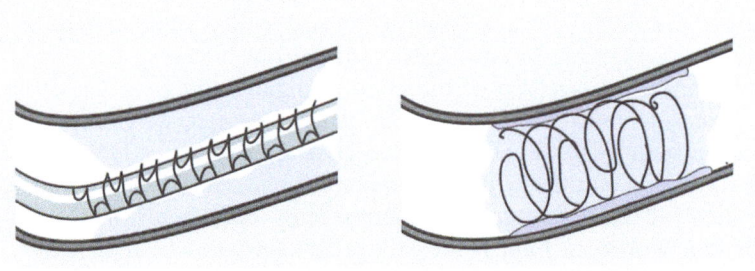

a   b

Abb. 4.7.4. a) Ein Stent, vormontiert auf einen Ballon, wird in die Stenose eingebracht; **b)** nach Ballonentfaltung und Entfernen des Katheters hält die Gefäßstütze das Lumen offen

Während in den ersten Jahren nach Einführung der Stents die Patienten antikoaguliert wurden, hat sich unlängst gezeigt, daß eine Antiaggregation mit Aspirin (auf Dauer) und Tiklopydin bzw. Clopidogrel (2–4 Wochen) der Antikoagulation weit überlegen ist. Dies hat dazu geführt, daß die Patienten wegen des unkomplizierten Verlaufes oft bereits einen Tag nach Stent-Implantation wieder entlassen werden können. Da es unter Tiklopydin zu reversibler Leukopenie kommen kann, sind Blutbild-Kontrollen nach 10–20 Tagen notwendig.

Ergebnisse in Abhängigkeit von der Morphologie und dem Krankheitsbild

Ballonangioplastie

Die Ergebnisse der Koronarangioplastie sind abhängig vom Krankheitsbild, der Komorbidität, dem Alter des Patienten, der Morphologie der Läsion bzw. der Gefäßqualität, der verwendeten Technik und der Erfahrung des Operateurs.

Die häufigste bedrohliche Komplikation der PTCA ist der akute Verschluß durch Dissekat im Anschluß an die Ballonentfaltung, gelegentlich aber auch durch Thrombus, Embolus oder Führungskatheter-Trauma.

Eine Akutokklusion führt, wenn sie nicht beseitigt werden kann, in der Regel zum bedrohlichen Infarkt. Sie wird häufiger beobachtet bei:

- Frauen,
- instabiler Angina pectoris,
- Insulin-abhängigem Diabetes mellitus,
- unzulänglicher Antiaggregation,
- intrakoronarem Thrombus,
- Stenose über 90 %,
- Stenosenlänge über dem 2fachen des Gefäßdurchmessers,
- Verzweigungsstenosen,
- Stenosen in einer Kurve über 45° und
- Stenosen der rechten Kranzarterie (Tabelle 4.7.1, Abb. 4.7.5).

Nach dem Eingriff ist die Gefahr einer Akutokklusion in den ersten 24 h größer bei Dissektion über 10 mm Länge, Residualstenose über 50 %, vorübergehender Akutokklusion im Katheterlabor und Restgradient in der Stenose von über 20 mm Hg. Liegt der Eingriff mehr als einen Tag zurück, so ist die Akutokklusion sehr selten (<1 %).

Die Akutokklusion wurde in den ersten Jahren der PTCA mittels notfallmäßiger Bypassoperation oder einer Redilatation mit einem Perfusionsballon behandelt und wird heute mit einer Stent-Implantation verhindert oder beseitigt. Ist die Behandlung nicht erfolgreich, sind notfallmäßige Bypassoperation, Infarkt oder Tod die Folge, wenn nicht Kollateralen das bedrohte Myokardareal schützen. Derart schwere Komplikationen ereignen sich bei <3 % aller PTCA-Patienten.

Tabelle 4.7.1. Morphologie: Auswirkungen auf Früh- und Spätergebnisse

Morphologie	Erfolg (%)	Tod/MI/CABG (%)	Rezidiv (%)	Alternative
Einfache Typ A Stenose	>98	<1	30	keine
Bifurkation	75	1–3	50	Atherektomie, Stent
Lange Stenose	75	3–5	50–70	Rotablator, CABG, konservativ
Kalk (stark)	75	3	50	Rotablator und Stent
Starke Windung (z. B. 2x >45°)	60–80	3–5	40–50	Flexibler Stent
Ostiale Läsion	90	1–2	40–50	Atherektomie, Stent, CABG
Chronische Okklusion	25–75 (je nach Alter)	<1	60	Stent, CABG, Laser (-Draht)
Alter Venenbypass	75–90	3	60–70	Stent, CABG
Thrombus (z. B. bei instabiler Angina)	75–95	3–5	30	Stent, Reopro, konservativ
Gefäß <2,5 mm	80	1	50–60	konservativ

CABG = Aortokoronare Bypassoperation (Coronary Artery Bypass Graft); MI = Myokardinfarkt

Die Sterblichkeit ist erhöht bei:
* Frauen,
* instabiler Angina,
* Alter über 65 Jahren,
* Herzinsuffizienz,
* chronischer Niereninsuffizienz,
* Hauptstammstenose,
* Dreigefäßerkrankung,
* linksventrikulärer Auswurffraktion unter 30%,

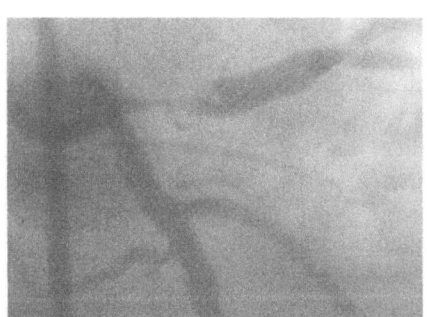
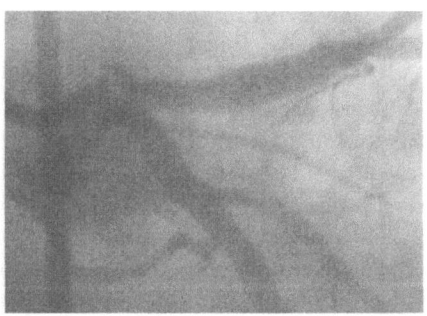

Abb. 4.7.5. a) Hochgradige lange Stenose des R. interventrikularis anterior proximal mit poststenotischem Thrombus bei instabiler Angina pectoris; **b)** nach Ballondilatation mit Stent beträgt die Reststenose unter 20% und der Thrombus wurde durch den Stent an die Wand gepreßt

- sehr großem Versorgungsgebiet,
- proximaler rechter Kranzarterie und
- wenn Kollateralen vom zu dilatierenden Gefäß abgehen (z. B. kontralaterale Okklusion).

Die höchste Komplikationsrate weisen Patienten auf mit medikamentös nicht zu stabilisierender Angina, akutem Myokardinfarkt, altem (thrombotischen Venenbypass) und erheblicher allgemeiner Arteriosklerose (z. b. bei chronischer Dialyse oder Alter über 80 Jahre). Als leichte oder seltene Komplikationen können nach Erfahrung der Autoren beobachtet werden:

- Seitastverschluß (1,7 %),
- Kammerflimmern, therapierbar durch Defibrillation (1,5 %),
- notfallmäßige Nachangiographie (0,8 %),
- Vorhofflimmern/flattern (0,6 %),
- chirurgische Versorgung der Femoralarterie (0,5 %),
- periphere Koronarembolie (0,3 %),
- Bluttransfusion erforderlich (0,3 %),
- behebbare Tamponade (0,1 %) und
- reversible zentralnervöse Ausfälle, Schlaganfall (0,03 %).

Alternative Techniken

Für ablative interventionelle Verfahren wie die Laser-Angioplastie, direktionale Atherektomie oder Hochfrequenz-Rotablation konnte bislang in randomisierten Untersuchungen kein bedeutsamer Vorteil gegenüber der Ballonangioplastie belegt werden.

Nachteilig ist auch, daß abgesehen von höheren Kosten die Methoden technisch schwieriger sind als die Ballonangioplastie. Eine Indikation für diese Verfahren ergibt sich daher allenfalls bei besonders problematischer Morphologie (Tabelle 4.7.1) oder wenn der Ballonkatheter sich nicht über einen Verschluß bringen bzw. wegen erheblicher Verkalkung nicht entfalten läßt.

Stents

Stents steigern die Erfolgsrate um 3–5 % und verringern die Restenoserate um ca. 10 % (von 42 auf 31 % bzw. von 33 auf 22 %), wobei dies allerdings nur für einfache Stenosen bei stabiler Angina sicher belegt ist. Bei komplexer Morphologie kann die Restenoserate trotz Stents über 30 % betragen, insbesondere wenn mehrere Stents im gleichen Gefäßabschnitt implantiert werden mußten.

Eine Restenose im Stent tritt zu etwa 30 % an den Stent-Enden auf, bei den übrigen Patienten imponiert sie oft als diffuse Proliferation im Stent. Die Behandlung besteht dann in einer erneuten Ballonangioplastie, die technisch einfach und komplikationsarm ist. Bei diffuser Restenose im Stent liegt die Gefahr eines erneuten Rezidivs allerdings über 50 %.

Alle Patienten erhalten als medikamentöse Nachbehandlung bei der Stent-Implantation 100 mg Acetylsalicylsäure und für die ersten 2-4 Wochen zweimal 250 mg Tiklopydin oder 2 × 75 mg Clopidogrel. Während in den ersten Jahren nach Einführung des Stents unter der damals üblichen Antikoagulation mit Coumadin-Präparaten mit einer relativ hohen Rate an akuter und subakuter Stent-Thrombose gerechnet werden mußte, liegt diese Komplikation heute nur noch um 1 %.

Akzeptierte Stent-Indikationen sind:
- Akute Okklusion durch Dissekat nach PTCA,
- ausgeprägtes Dissekat, das eine Akutokklusion befürchten läßt,
- Reststenose über 30 % nach Ballondehnung (z. B. durch Dissekat oder Recoil),
- Stenose im alten (>3 Jahre) Venenbypass,
- chronische Okklusion und
- Rezidivstenose.

Neuere Stent-Entwicklungen haben die Anwendung wesentlich erleichtert und gestatten es auch, torquierte Gefäße und lange Stenosen mit einer Gefäßstütze zu versorgen. Zudem liegen bereits erste positive Ergebnisse mit einem radioaktiven Stent vor. Hierdurch läßt sich möglicherweise in Zukunft eine Proliferation im Stent vermeiden. Ein anderer Ansatz ist die Entwicklung eines Stents mit einer Politetrafluoroethylene (PTFE)-Membran.

Rezidiv nach PTCA

Elastische Rückstellung des gedehnten Gefäßsegmentes sowie Gewebeproliferation stellen seit der Einführung der PTCA das Hauptproblem dar. Der Häufigkeitsgipfel liegt bei 6 Wochen (Abb. 4.7.6).

Von einer Restenose spricht man, wenn die Wiederverengung 50 % des Gefäßdurchmessers übersteigt, wobei sie erst ab 70 % hämodynamisch wirksam, d. h. klinisch zu einem Rezidiv-Ereignis wird. Die Rezidiv-Rate ist erhöht bei:

- Chronischer Okklusion,
- proximaler Ramus interventrikularis anterior-Stenose,
- langstreckiger Stenose,
- Stenose in kleinen Gefäßen,
- Stenosen in alten Venen-Bypasses und
- Diabetes mellitus.

Der stärkste Prädiktor einer Restenose nach PTCA ist die Lumenweite. Ein gutes Resultat in einem großen Gefäß führt somit zu einem besseren Langzeitergebnis.

Die einfachste Therapie einer symptomatischen Restenose ist die erneute Ballonangioplastie. Sie ist in aller Regel technisch wesentlich einfacher als die erste PTCA und mit einer geringeren Komplikationsrate behaftet. Eine erneute Restenose (Zweitrezidiv) ist bei etwa 35 % der Patienten zu erwarten (Abb. 4.7.10).

Dilatationen sind theoretisch beliebig oft im gleichen Segment durchführbar, erscheinen aber nach dem 4. Eingriff nicht mehr sinnvoll, insbesondere wenn die Intervalle zwischen den Rezidivereignissen nicht zunehmen, oder wenn das

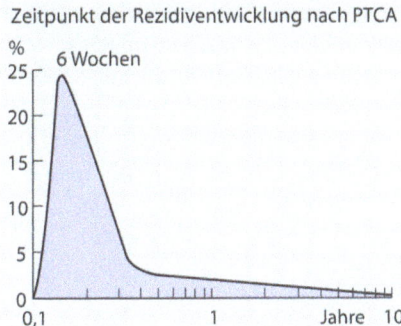

Abb. 4.7.6. Nach erfolgreicher PTCA tritt ein Rezidiv meistens binnen drei Monaten auf, mit einem Gipfel 6 Wochen nach dem Eingriff

angiographische Bild des jeweiligen Rezidivs sich nicht verbessert hat bzw. eher schlechter wird (Restenose länger oder enger als ursprüngliche Stenose).

Rezidive im Stent stellen kein Problem dar, wenn sie kurz sind (<10mm). Die Redilatation führt hier bei 70% der Patienten zum anhaltenden Erfolg. Bei diffuser Stent-Restenose, die bei etwa 70% der Patienten zu erwarten ist, liegt die Gefahr eines Zweitrezidives aber bei über 50%, unabhängig von der verwendeten interventionellen Therapie (Ballon, Laser-Atherektomie oder Stent im Stent).

Prognose der PTCA im Vergleich mit konservativer und operativer Therapie

Patienten mit Eingefäßerkrankung haben eine ausgezeichnete Prognose (Mortalität ungefähr 1% pro Jahr). Ergebnisse von Untersuchungen der Autoren und Beobachtungen anderer Gruppen lassen heute keinen Zweifel an der symptomatischen Wirksamkeit der PTCA sowohl bei Ein- als auch bei Mehrgefäßerkrankung. In der MASS-Studie (Medical Therapy, Angioplasty, or Surgery) wurden 214 Patienten mit proximaler Ramus interventrikularis anterior-Stenose randomisiert. Nach 3 Jahren war die Überlebensrate in allen 3 Gruppen gleich. Allerdings hatten Patienten randomisiert zur Bypass-Operation (alle IMA-Graft) signifikant weniger Ereignisse (3%) verglichen mit PTCA-Patienten (24%, vorwiegend Redilatationen) oder Patienten, die medikamentös behandelt wurden (17%).

Bezüglich der Langzeitprognose ergibt sich aufgrund zahlreicher Beobachtungen und z. T. randomisierter Studien kein Unterschied zwischen medikamentöser und interventioneller Therapie. Allerdings ist, wenn eine PTCA nicht erfolgreich war und der Patient weiter konservativ behandelt wurde, die Prognose schlechter als nach erfolgreichem Eingriff (Abb. 4.7.7).

Um die optimale Revaskularisationsstrategie bei Mehrgefäßerkrankung zu erkennen, wurden mehrere randomisierte Studien bei mehr als 4000 Patienten durchgeführt, wobei die PTCA mit der CABG verglichen wurde (Tabelle 4.7.2, 4.7.3). Aufgrund der spezifischen Einschluß- und Ausschlußkriterien (z.B. frühere PTCA oder CABG, Hauptstammstenose, drohender Myokardinfarkt, schwere Komorbidität führten zum Ausschluß) wurden weniger als 10% der Patienten mit symptomatischer Mehrgefäßerkrankung in die Studie aufgenommen. Alternative

Techniken (z. B. Stents, Atherektomie) waren nur in CABRI (Coronary Angioplasty versus Bypass Revascularization Investigation) und BARI (The Bypass Angioplasty Revascularisation Investigation) (Stents nur zur Therapie der Akutokklusion) gestattet. Auch hatten die meisten der eingeschlossenen Patienten eine Zweigefäßerkrankung und eine gute Ventrikelfunktion, mithin sehr gute Voraussetzungen.

Folgende Schlußfolgerungen (Langzeitergebnisse) lassen sich festhalten: Die Überlebensrate ohne Infarktereignis ist nach 1 Jahr in beiden Gruppen gleich (niedriger bei Diabetikern in PTCA-Gruppe) und Angina und erneute Revaskularisation (Re-PTCA) treten in der PTCA-Gruppe häufiger auf. Etwa 20% der PTCA-Patienten werden binnen 1–3 Jahren operiert. Es bleibt abzuwarten, ob sich die Langzeitergebnisse heute mit großzügigerer Stent-Indikation günstiger darstellen. Entsprechende Studien wurden begonnen (z. B. SOS-Study, ARTS-Study).

PTCA-Indikation

Bedeutsame Stenose einer oder mehrerer großer Koronararterien, welche lebendes Myokard versorgen, bei:

- Rezidivierender Angina pectoris, trotz medikamentöser Therapie;

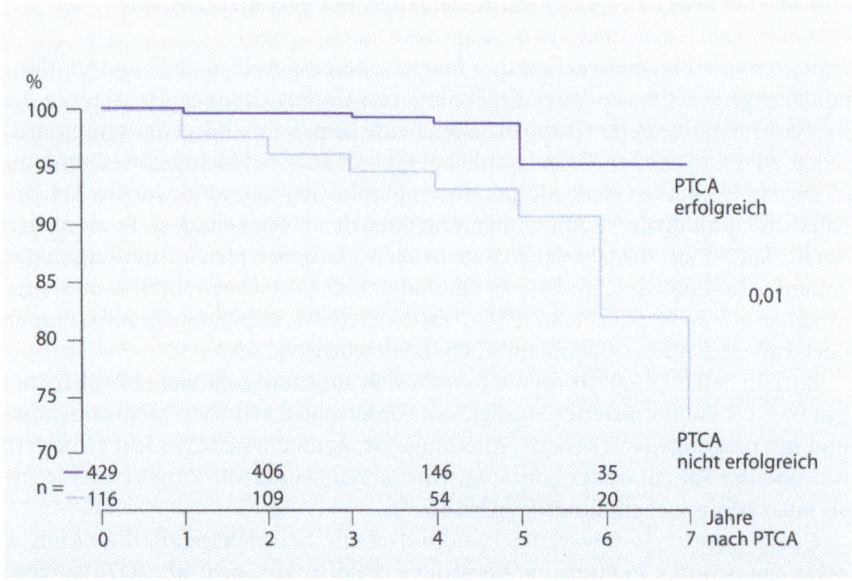

Abb. 4.7.7. Langzeit-Ergebnisse nach erfolgreicher und nicht erfolgreicher PTCA bei Patienten mit Eingefäßerkrankung und vergleichbarem Koronar-Risiko (1977–1984). Die Prognose war bei nicht erfolgreichem Eingriff (30%) signifikant schlechter, was eine Aussage über den Effekt der PTCA gestattet. Als erfolgreiche PTCA wurde die Freiheit von einem Rezidiv bei der Kontrollangiographie ≥3 Monate nach PTCA definiert. Dies erklärt die günstigeren Langzeitergebnisse im Vergleich zu Studien ohne Nachangiographie

- Ischämischen Episoden nach Myokardinfarkt bzw. bedeutsamen ventrikulären Rhythmusstörungen;
- Eindeutiger myokardialer Ischämie im Ruhe- oder Belastungs-EKG;
- Objektive Myokardischämie bei vorgesehener nicht kardialer Operation mit erhöhtem Risiko (z. B. abdominal, thorakal, Karotiden) und
- Akuter Myokardinfarkt mit Verschluß oder hochgradiger Stenose des Infarkt-Gefäßes.

Absolute und relative Kontraindikation

Wenn der Patient von dem Eingriff weder prognostisch noch symptomatisch profitiert, muß er unterlassen werden. Gleiches gilt, wenn die Prognose nach PTCA sicher ungünstiger ist, als nach einer Bypassoperation (z. B. gut operable Hauptstammstenose).

Tabelle 4.7.2. Randomisierter Vergleich von PTCA und CABG bei Mehrgefäßerkrankung: Frühergebnisse

Studie (n)	Gruppe	Tod (%)	Infarkt (%)	CABG (%)	Weitere Ergebnisse	Quelle
RITA (1011)	PTCA	0,7	3,5	4,5	KH-Aufenthalt 4 vs 12 Tage	RITA Trial Participants [11]
	CABG	1,2	2,4	–		
ERACI (127)	PTCA	1,5	6,3	1,5	Schlaganfall 1,5 vs 3,1 %	
	CABG	4,6	6,2	–		
GABI (359)	PTCA	1,1	2,3	2,8	IMA-Graft 35 %	Hamm et al. [3]
	CABG	2,5	8,1	–	Pneumonie postop. 1,1 vs 10,6 % KH-Aufenthalt 5 vs 19 Tage	
CABRI (1054)	PTCA	1,3	–	3,3		CABRI Trial Participants [1]
	CABG	1,3	–	–		
EAST (392)	PTCA	1	3	10,1	Schlaganfall 0,5 vs 1,5 %	King et al. [6]
	CABG	1	10,3	–		
BARI (1829)	PTCA	1,1	2,1	6,3	Schlaganfall 0,2 vs 0,8 % Resp. Insuffizienz 1 vs 2,2 %	The Bypass Angioplasty Revascularization Investigation (BARI) [14]
	CABG	1,3	4,6	–		
FAB (109)	PTCA	0	0	0	IMA-Graft 47 % KH-Aufenthalt 4,1 vs 15,1 Tage	Reifart et al. [9]
	CABG	0	0	–		

KH = Krankenhaus
Schlußfolgerungen aus den Frühergebnissen der randomisierten Studien:
- Die Hospitalmortalität ist gleich,
- die Infarktrate nach CABG höher,
- eine Notfall-Bypassoperation wird nach PTCA bei 1,5–10 % veranlaßt und
- die Patienten verbleiben nach CABG 2–3 mal länger im Krankenhaus.

Die Studien wurden Ende der 80er, Anfang der 90er Jahre durchgeführt, weshalb die neuere Technologie, insbesondere Stents, keine Rolle spielten. 1997 wäre eine Notfall-CABG-Rate von über 1 % sehr ungewöhnlich, sie beträgt nach Erfahrung des Autors (Reifart) 0,5 %, da durch den Einsatz von Stents eine Akutokklusion nach PTCA selten ist und sie in aller Regel gut beherrscht werden kann.
IMA-Graft = Bypass unter Verwendung der A. thoracika interna (internal mammary artery)

Tabelle 4.7.3. Randomisierter Vergleich von PTCA und CABG bei Mehrgefäßerkrankung: Spätergebnisse

Studie	Jahre	Gruppe	Tod (%)	MI (%)	TLR (%)	Keine AP (%)	Weitere Ergebnisse	Quelle
RITA	2,5	PTCA	3,1	6,1	35	69	PTCA billiger	RITA Trial
		CABG	3,6	3,9	3,8	79		Participants [11]
ERACI	3	PTCA	9,5	7,8	37	57	PTCA billiger nach	
		CABG	4,7	7,8	6,3	79	1 und 3 Jahren	
GABI	1	PTCA	2,6	4,5	44	71	PTCA vs CABG: Tod	Hamm et al. [3]
		CABG	6,5	9,4	6	74	oder MI 5 vs 11 %	
CABRI	1	PTCA	3,9	4,9	35,6	67		CABRI Trial
		CABG	2,7	3,5	2,1	75		Participants [1]
EAST	3	PTCA	7,1	14,6	54	80	Pathol. Myokardsz.	King et al. [6]
		CABG	6,2	19,6	13	88	9,6 vs. 5,7 %	
BARI	5	PTCA	14	8	54	–	Infarktloses Überleben:	The Bypass Angio-
		CABG	11	9	8	–	79 vs 80 %	plasty Revasculari-
							Tod bei Diabetikern:	zation Investigation
							35 vs 19 %	(BARI) [14]
FAB	5,7	PTCA	15,3	6,8	74,5	59,3	Tod kardial: PTCA 8,5 %	Reifart et al. [9]
		CABG	21,6	10,8	24,4	48,6	CABG 16,2 %	

MI = Myokardinfarkt
TLR = Erneute Revaskularisation des Zielgefäßes

Bei riskanter Morphologie und Anatomie, einschließlich bedeutsamer Hauptstammstenose, die bei Gefäßverschluß wahrscheinlich zum kardiogenen Schock führt, darf eine Angioplastie nur bei wesentlich erhöhtem Operationsrisiko und von sehr erfahrenen Operateuren vorgenommen werden.

Gemieden werden sollte auch die schwere, diffuse oder bis in die Peripherie reichende Koronarerkrankung, wenn sie chirurgisch behandelt werden kann.

Gleiches gilt für eine Mehrgefäßerkrankung mit mehreren komplexen proximalen Stenosen, die eine Erfolgsrate der PTCA von über 80 % ausschließen und für Patienten, bei denen keine objektiven oder überzeugenden Hinweise auf Myokardischämie dokumentiert wurden.

Wenn keine verbindliche Absprache mit einer kardiochirurgischen Abteilung in der Nähe besteht, der Operateur unerfahren oder die Röntgenanlage von unzulänglicher Qualität ist, verbietet sich der Eingriff ebenfalls.

Aortokoronare Bypassoperation (CABG)

Die aortokoronare Bypassoperation (CABG) gehört weltweit zu den häufigsten chirurgischen Eingriffen und macht über 80 % aller kardiovaskulären Operationen aus (mehr als 50 000 CABG-Operationen 1996 in Deutschland). Eine aortokoronare Bypassoperation wird erwogen bei Angina pectoris, instabiler Angina, Herzinsuffizienz infolge Ischämie, Myokardinfarkt, Zustand nach plötzlichem Herztod und bei stummer Myokardischämie. In den letzten Jahren wurde die Indikation zur CABG erweitert auf ältere und schwerer kranke Patienten sowie Reoperationen. Dies hat die Morbidität und Mortalität erhöht.

Mit einer aortokoronaren Bypassoperation werden folgende Ziele verfolgt:

1. Besserung der Lebensqualität (z. B. weniger Angina pectoris, bessere Belastbarkeit). Zahlreiche Untersuchungen belegen, daß nach CABG 80 % der Patienten nicht mehr unter Angina pectoris leiden, weitere 10 % verspüren eine Besserung der Symptomatik, während bei 10 % die Beschwerden unverändert oder gravierender sind.
2. Besserung der Lebenserwartung. In den frühen 80er Jahren wurden in einigen großen randomisierten Studien die Ergebnisse der Bypassoperation mit einer medikamentösen Therapie verglichen und der Vorteil der Operation für bestimmte Patientengruppen herausgearbeitet.

Die Ergebnisse bis 20 Jahre nach dem Eingriff verdeutlichen, daß die linksventrikuläre Funktion für die postoperative Prognose am wichtigsten ist. Wesentlich sind auch Symptomatik, Lokalisation der Gefäßstenose, Ischämienachweis, Alter und Begleiterkrankungen. So beträgt beispielsweise die 3-Jahres-Mortalität für bedeutsame Hauptstammstenosen 50 %, bei medikamentöser Therapie und nach Operation (eingeschlossen Operationsmortalität) nur 15 %. Bei Dreigefäßerkrankung und normaler linksventrikulärer Funktion sind die Ergebnisse widersprüchlich: Während die CASS-Studie keinen signifikanten Vorteil durch die Operation erbrachte, war die Prognose in der Europäischen Koronar-Operations-Studie (ECSS) signifikant besser.

Seit den 90er Jahren werden Reoperationen zunehmend häufiger erforderlich. Hauptursache dieser Reoperationen ist der Verschluß von Venenbypässen, gefolgt von einer Progression der Grunderkrankung. Der frühe Verschluß eines Venenbypasses (10–20 % im 1. Jahr) ist in der Regel bedingt durch ein chirurgisches Problem an der distalen Anastomose, spätere Verschlüsse (etwa 5 % pro Jahr) ereignen sich aufgrund degenerativer Veränderungen. Nach 10 Jahren sind nur noch etwa die Hälfte der angelegten Venenbypass-Verbindungen offen. Durch Verwendung der Arteria thoracica interna (IMA) als Bypass wird das Langzeitergebnis auch bezüglich der Überlebensrate deutlich besser. Sie sind nach 1 Jahr zu 90 % offen und nach 10 Jahren noch zu 80–85 % (Abb. 4.7.10). Die Verwendung mindestens eines IMA-Grafts muß daher heute als Standard angesehen werden – wird aber in Deutschland keineswegs an allen Zentren praktiziert (s. GABI-Studie, Tabelle 4.7.2).

Die Verwendung bilateraler IMA-Grafts scheint die Prognose noch weiter zu verbessern und auch Ereignisse wie Myokardinfarkt, PTCA oder erneute CABG wirkungsvoll zu verhindern. Bei Verwendung bilateraler IMA-Grafts scheint allerdings das Risiko einer Sternal-Infektion (1,5 %) etwas höher und sollte daher vermieden werden bei alten, übergewichtigen und diabetischen Patienten.

Die Indikation zur Bypassoperation gegenüber PTCA oder medikamentöser Therapie muß immer individuell getroffen werden. Bei Patienten mit guter linksventrikulärer Funktion und qualitativ befriedigenden Koronargefäßen sollte die Operationsmortalität unter 2 % betragen – sie liegt in vielen Zentren unter 1 %.

Bei mittelgradiger Einschränkung der linksventrikulären Funktion sowie kleineren oder diffus veränderten Koronargefäßen steigt die Mortalität auf 5–7 %. Bei Patienten mit schwerer linksventrikulärer Dysfunktion oder bei akutem Myokardinfarkt (z. B. Akutverschluß durch PTCA) beträgt das Mortalitätsrisiko

10–12%. Weitere bedeutsame perioperative Komplikationen wie Schlaganfall, Niereninsuffizienz, Lungenembolie, Myokardinfarkt ereignen sich bei 5–15% der Patienten, variieren stark von Zentrum zu Zentrum und sind in erster Linie abhängig von der Patientenselektion.

Wann PTCA, wann CABG?

Die randomisierten Vergleichsuntersuchungen und die Erfahrungen zahlreicher Arbeitsgruppen sprechen für eine Bypassoperation bei Patienten mit Mehrgefäß-

Argumente für PTCA
- Hohe akute Erfolgsrate (90–95% pro Gefäß bei Stenosen)
- Weniger Aufwand für Patienten und Team
- Keine Narkose
- Geringere akute Komplikationsrate, besonders bei akutem Syndrom und bedeutsamer Komorbidität
- Ohne Mehraufwand und erhöhtes Risiko beliebig oft wiederholbar (kein Zwang zur vollständigen Revaskularisierung)
- Kurzer Krankenhausaufenthalt
- Keine Rehabilitationsmaßnahme notwendig
- Rasche Wiederaufnahme der gewohnten Aktivität
- Langzeitprognose vergleichbar mit Bypassoperation

Argumente gegen PTCA
- Bei akuter Okklusion eines bedeutsamen Gefäßes während PTCA, ohne die Möglichkeit einen Stent zu implantieren, wird eine sehr riskante notfallmäßige Bypassoperation notwendig
- Geringe Erfolgsrate (<50%) bei sehr alten chronischen Gefäßverschlüssen
- Hohe Rezidivrate, besonders bei Mehrgefäß-PTCA und komplexer Morphologie
- Besserung der Prognose gegenüber medikamentöser Therapie nicht durch randomisierte Untersuchungen belegt (aber vergleichbar mit CABG)

Argumente für CABG
- Hohe akute Erfolgsrate (>90%) bei allen Gefäßen mit Stenose >50%
- Venenbypass überlebt ca. 8 Jahre, IMA-Bypass >15 Jahre

Argumente gegen CABG
Aufwendig für Patient und Team
- Teurer als PTCA, auch nach 3 Jahren
- Relativ langer Krankenhausaufenthalt und aufwendige Rehabilitationsmaßnahmen
- Risiko akut erhöht, nimmt mit Rezidiv-Eingriffen erheblich zu
- Hohes Risiko bei akutem ischämischen Syndrom

erkrankung und entweder linker Hauptstammstenose, schwerer Ventrikeldysfunktion, diffuser Gefäßerkrankung oder nicht dilatierbarer chronischer Okklusion eines bedeutsamen Gefäßes. Die Entscheidung wird individuell getroffen und ist neben dem Patientenwunsch auch abhängig von der Komorbidität (erhöhtes Operationsrisiko spricht eher für PTCA) und der Erfahrung des Operateurs.

Der Autor (Reifart) geht folgendermaßen vor: Ein- und Zweigefäßerkrankungen werden dilatiert und Dreigefäßerkrankungen (3 proximale Läsionen) sowie Hauptstammstenosen operiert. Dies gilt besonders für Patienten mit komplexen Stenosen in den proximalen Gefäßabschnitten (höheres PTCA-Risiko, hohe Rezidivrate).

In Abhängigkeit von der Erfahrung der Operateure können Patienten mit komplexer Morphologie in proximalen und mittleren Abschnitten, auch bei Dreigefäßbefall mittels PTCA behandelt werden, wenn sich der Operateur und Patient darüber im Klaren sind, daß u. U. mehrere Rezidiveingriffe erforderlich werden und daß bei 15–20% dieser Patienten binnen 5–10 Jahren letztendlich die CABG wegen hartnäckiger Rezidive und Progression notwendig wird.

Diffuse Koronarerkrankungen mit Stenosen bis in die Peripherie sind für beide Verfahren ungeeignet und sollten möglichst medikamentös behandelt werden. Ballondilatation und Operation sind nicht nur alternative oder konkurrierende Verfahren der koronaren Revaskularisation, sondern werden auch häufig kombiniert. Dies gilt besonders für Patienten mit postoperativer Angina pectoris z. B. durch Bypasstenose oder Progression an den Koronargefäßen. Durch eine PTCA läßt sich eine Reoperation häufig vermeiden oder zumindest hinausschieben (Abb. 4.7.8, 4.7.9). Auch in der unmittelbar postoperativen Phase kann die Nachangiographie, je nach Ergebnis evtl. mit sofortiger PTCA oder Reoperation, erforderlich sein.

Andererseits eröffnet seit kurzem die weniger belastende minimalinvasive Bypasschirurgie bei einigen Patienten die Möglichkeit, bei Ein- und Zweigefäßerkrankung nach PTCA-Rezidiv oder bei Dreigefäßerkrankung kombiniert mit einer PTCA einer optimalen Revaskularisation mit Arterienbypass im Bereich der

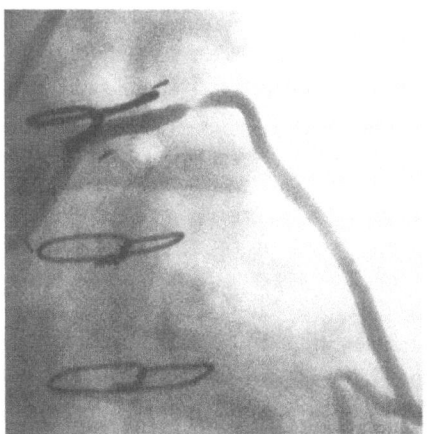
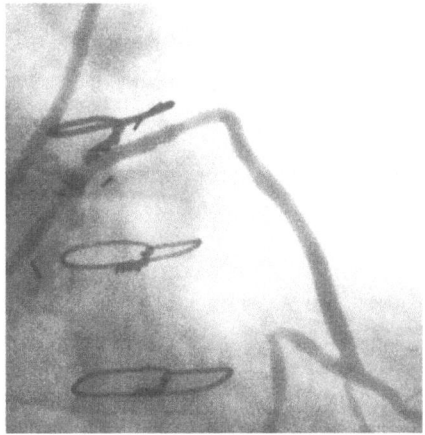

Abb. 4.7.8. Bypassoperation und Ballondilatation als sich ergänzende Verfahren. Rcx-Bypass vor (**a**) und nach (**b**) einer proximalen Stenose (s. a. Abb. 4.7.9)

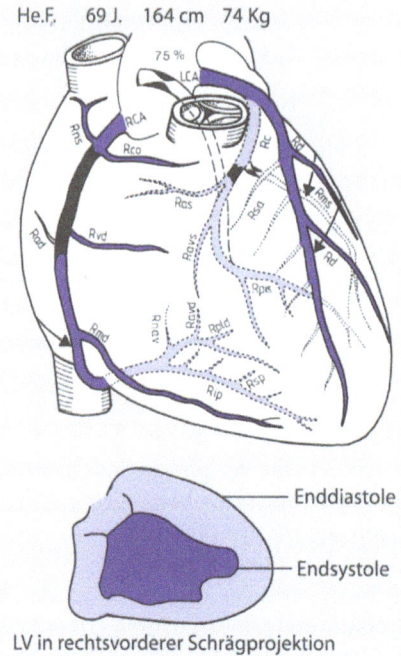

Abb. 4.7.9. Derselbe Patient wie in Abb. 4.7.8. Wegen koronarer Dreigefäßerkrankung mit Verschluß der rechten Kranzarterie und des R. circumflexus sowie Stenose des R. interventrikularis anterior war eine 4fach Bypassoperation durchgeführt worden. Ein halbes Jahr nach der Operation kam es zu erneuter Angina wegen Verschlußes der Venenbrücken zur Rca, zum Ria und Stenosierung des Rcx-Bypasses. Diese Stenose sowie die Läsion des Ria wurden erfolgreich gedehnt, und der Patient dadurch wieder soweit beschwerdefrei, daß eine Zweitoperation vermieden werden konnte

Vorderwand und PTCA im Bereich der Hinterwand ohne ausgedehnte Thorakotomie und ohne Herzlungenmaschine.

Ausblick

Das Problem der PTCA ist das Rezidiv in den ersten 3–6 Monaten nach dem Eingriff. Durch Stents läßt sich die Restenoserate um etwa 10 % senken, damit ist das seit Einführung der Ballondilatation bekannte Problem aber letztendlich nicht gelöst. Versuche einer medikamentösen Prophylaxe mit Calciumantagonisten, ACE-Hemmern, Lipidsenkern und vielen anderen Substanzen haben keine überzeugenden Erfolge gezeigt. Versuche durch genetische Zellbeeinflussung mit Hilfe der Transfektion von endothelialen Zellen, Rezidive zu vermeiden, sind im Tierversuch erfolgversprechend. Die lokale Anwendung proliferationshemmender Substanzen ist ein anderer Ansatz. Schließlich wird versucht, durch lokale Applikation von Beta- oder Gammastrahlen, die durch das Trauma der PTCA hervorgerufene, übersteigerte Proliferationstendenz zu unterdrücken. Ein anderer Weg ist der, das Gefäßlumen durch Implantation eines beschichteten Stents vor einer Infiltration proliferierender Zellen zu bewahren.

Auch auf dem Gebiet der Kardiochirurgie zeichnen sich weitere Entwicklungen ab: die minimalinvasive Bypassoperation ohne Herz-Lungenmaschine und mit kleinem Operationsfenster kommt bei proximalen Stenosen des Ria und/oder

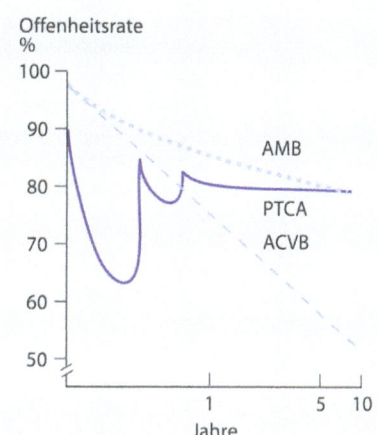

Abb. 4.7.10. 10-Jahresergebnisse der Revaskularisation durch A. mammaria-Bypass (AMB), Aortokoronaren Venenbypass (ACVB) und nach Ballondilatation (PTCA). Nach PTCA kommt es in den ersten Monaten zu Rezidiven, die eines Zweit- oder Dritteingriffes bedürfen

einer kräftigen rechten Kranzarterie in Betracht. Voraussetzung ist eine sehr große Operationserfahrung, da die Anastomose am schlagenden Herzen angebracht werden muß.

Bei Patienten, die weder für eine CABG noch für eine PTCA in Betracht kommen, kann die transmyokardiale Laser-Myokard-Revaskularisation bei etwa 60 % der Patienten langanhaltende Besserung der Beschwerden erzielen.

Weiterführende Literatur zu Kap. 4.7.3

1. CABRI Trial Participants (1995) First-year results of CABRI (coronary Angioplasty versus Bypass revascularization Investigation). Lancet 346: 1179–1184
2. Fischmann D, Leon MB, Baim DS et al. (1994) A randomized comparison of coronary stent placement and balloon angioplasty in the treatment of coronary artery disease (STRESS). N Engl J Med 331: 496–501
3. Hamm C, Reimers J, Ischinger T, Rupprecht H (1994) A randomized study of coronary angioplasty compared with bypass surgery in patients with symptomatic multivessel disease. N Engl J Med 331: 1037–1043
4. Hueb WA, Belotti G, de Oliveira SA et al. (1995) The Medicine, Angioplasty, or Surgery Study (MASS). A prospective randomized trial of medicla therapy, balloon angioplasty, or bypass surgery for simple proximal LAD stenoses. J Am Coll Cardiol 26: 1600–1605
5. Kadel C (1996) Die Bewertung von Indikationen zur PTCA. Herz 21: 347–358
6. King SB, Lembo NJ, Weintraub WS et al. (1994) A randomized trial comparing coronary angioplasty with coronary bypass surgery. N Engl J Med 331: 1044
7. Meier B, Urban P, Dorsazs PA, Favre J (1992) Surgical standby for coronary balloon angioplasty. JAMA 268: 741–745
8. Reifart N, Preusler W, Schwarz F et al. (1995) A large center experience of coronary angioplasty without on-site standby. In: Topol EJ, Serruys PW (eds.) Interventional Cardiology, Current Medicine. Philadelphia, pp. 295–303
9. Reifart N, Satter P, Störger H, Schwarz F (1997) The Frankfurt Angioplasty versus Bypass Surgery Trial (FAB). 8th Course on Interventional Cardiology Frankfurt

10. Reifart N, Vandormael M, Krajcar M et al. (1997) Randomized comparison of angioplasty of complex coronary lesions at a single center. Ecimer laser, rotational atherectomy, and balloon angioplasty comparison (ERBAC) study. Circulation 96: 91-98
11. RITA Trial Participants (1993) Coronary angioplasty versus coronary artery bybass surgery: the Randomized Intervention Treatment of Angina (RITA) trial. Lancet 341: 573-580
12. Ryan TJ et al. (1993) Guidelines for percutaneous transluminals coronary angioplasty: A report of the ACC/AHA task force. J Am Coll Cardiol 22: 2033
13. Serruys P, de Jaegere P, Kiemeneij F et al. (1994) A comparison of balloon expandable stent implantation with balloon angioplasty in patients with coronary artery disease (Benestent). N Engl J Med 331: 489-495
14. The Bypass Angioplasty Revascularization Investigation (BARI) Investigators (1996) Comparison of coronary bypass surgery with angioplasty in patients with multivessel disease. N Engl J Med 335: 217-225

4.8 Akuter Myokardinfarkt

4.8.1 Definition, Ursache, Einteilung

Der Herzinfarkt ist die schwerste Form der Koronarinsuffizienz. Durch einen Koronararterienverschluß von über 20 min Dauer kommt es zum Untergang des entsprechenden Herzmuskelgewebes, wobei ohne Kollateralisierung die Nekrose in der Regel nach 6 h vollständig ist. Die Ursache ist weitgehend geklärt, nachdem Ende der 70er Jahre durch Koronarangiographie bei akutem Infark regelhaft das Gefäß verschließende Thromben identifiziert werden konnten. Diese Thromben entstehen in der Regel auf dem Boden einer Plaque-Einblutung, Plättchenaggregation und Freisetzung vasokonstriktiver Substanzen. Gefäßverschlüsse ohne eine zugrundeliegende Koronarsklerose sind selten (<10%) und können auf Koronarembolien, isolierte Spasmen, Trauma, kongenitale Defekte oder hämatologische Erkrankungen zurückzuführen sein.

Bei Verschluß des R. interventrikularis anterior ereignet sich ein Vorderwandinfarkt, bei R. circumflexus-Verschluß ein posteriorer Hinterwandinfarkt und die Okklusion der rechten Kranzarterie führt zu einem diaphragmalen Hinterwandinfarkt. Je nach Größe des Infarktes – abhängig von Größe des Versorgungsgebietes und der Kollateralisierung – ereignet sich ein Infarkt mit neuer Q-Zacke im EKG oder R-Verlust oder nur ein sog. Non-Q-Infarkt.

4.8.2 Klinisches Bild

Das Hauptsymptom des Herzinfarktes ist der schwere Brustschmerz, häufig verbunden mit dem Gefühl der Lebensbedrohung. Der Schmerz kann in die Arme – besonders links – Schulter, den Rücken, Oberbauch oder Hals ausstrahlen und dauert, im Gegensatz zum schweren Angina-pectoris-Anfall, über 15–20 min oder länger an. Weitere Symptome können Schwäche, Schwindel, Luftnot und Schweißausbruch sein. Bei 30–50% der Patienten tritt innerhalb weniger Minuten bis Stunden der Tod ein.

Zwei interessante Aspekte ergab die bekannte Framingham-Studie: Nur 23 % der Erstinfarkte geht eine typische Anamnese mit Angina pectoris voraus und einer von 5 Infarkten verläuft klinisch stumm oder bleibt unentdeckt, d. h. die Beschwerden sind nicht typisch. Geringere Beschwerden werden häufiger bei Diabetikern und alten Patienten beobachtet.

Die hämodynamischen Auswirkungen des Infarktes korrelieren weitgehend mit seiner Größe. Der Infarkt ohne R-Verlust beeinträchtigt die linksventrikuläre Funktion in der Regel kaum, es sei denn die Kammer ist bereits stark vorgeschädigt. Auch der kleine diaphragmale Hinterwandinfarkt führt, außer in Fällen mit Bradykardie oder Herzstillstand, nicht zum Pumpversagen. Dagegen kann der ausgedehnte Vorderwandinfarkt mit Beteiligung des Septums nur schwer durch die übrigen Myokardanteile kompensiert werden. Große Infarkte mit Verlust von bis zu 40 % der Herzmuskelmasse führen in der Regel zum kardiogenen Schock und einer Mortalität von 80 % im Krankenhaus bei konservativer Therapie.

Die größte Bedrohung besteht bei Infarkteintritt. Der infarzierte Herzmuskelbereich ist zunächst weich und wölbt sich aneurysmatisch vor. Trotz verstärkter Pumpleistung der gesunden Wandabschnitte kann der Ausfall oft nicht kompensiert werden. Sobald der infarzierte Herzmuskelbereich mit Leukozyten infiltriert ist, wird er fester und steifer, der Füllungsdruck nimmt zu und die Pumpleistung bessert sich.

Aber auch ein kleiner Infarkt kann lebensbedrohlich werden: Bei Ischämie des Papillarmuskels kann eine schwere Mitralinsuffizienz, meist 2–10 Tage nach Infarkteintritt, resultieren, und bei Septuminfarkt kommt es bei 0,5–1 % der Patienten nach 5–10 Tagen zu einer Septumruptur mit Links-Rechtsshunt. Die Ruptur der freien Vorderwand ist sehr selten und droht nur bei großen Vorderwandinfarkten.

Lebensgefährdende Herzrhythmusstörungen sind um so häufiger, je größer der Infarkt ist. Es kann aber auch Kammerflimmern infolge „elektrischer Instabilität" bei kleinen Infarkten auftreten.

4.8.3 Diagnose

Elektrokardiogramm

Das EKG zeigt in der Regel ein Erstickungs-T und eine ST-Hebung. In der Infarkt-Entwicklung werden binnen Stunden bis Tagen 4 EKG-Stadien durchlaufen.

Zunächst kommt es zu einer T-Wellenerhöhung (Erstickungs-T). Dann tritt eine ST-Hebung auf. Diese Veränderungen sind grundsätzlich reversibel. Veränderungen am Kammerkomplex des EKG in Form von Q-Zacken oder R-Verlust weisen aber schon auf eine irreversible Myokardnekrose hin. Im weiteren Verlauf kommt es zu spitz negativen T-Wellen (koronares T). Die Infarktnarbe erkennt man an den persistierenden Q-Zacken, wobei sich die EKG-Endstrecke meist wieder normalisiert hat (Abb. 4.8.1).

Je nach Infarktlokalisation sind die typischen EKG-Veränderungen in den verschiedenen Ableitungen erkennbar (Abb. 4.8.2).

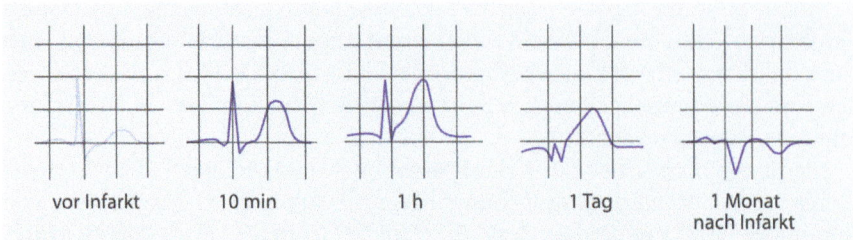

Abb. 4.8.1. Infarktstadien im EKG. Im Einzelfall kann der zeitliche Ablauf stark vom Durchschnitt abweichen

Beim diaphragmalen Infarkt sind die Veränderungen in den nach unten weisenden Ableitungen II, III und aVF, beim anterioren Infarkt in den Brustwandableitungen V_2-V_6 und beim posterioren Infarkt in V_1-V_3 erkennbar, wobei hier die Veränderungen spiegelbildlich in Erscheinung treten, d. h. statt einer Hebung eine Senkung und anstatt eines R-Verlustes eine R-Überhöhung.

EKG-Verlaufskontrollen auch in den ersten Stunden sind notwendig, da man selten in der frühen Phase eindeutige Infarktzeichen erkennt und vor allem bei Schenkelblock oder Schrittmacherrhythmus, die ST-T-Veränderungen schwierig zu interpretieren sind.

Serummarker

Durch die Herzmuskelnekrose kommt es zu einem charakteristischen Fermentanstieg im peripheren Blut, der 6 h nach Infarkteintritt beginnt und bis zu 10 Tagen anhalten kann (Abb. 4.8.3).

Während eine Erhöhung des Myoglobins und der Kreatinkinase (CK) durch Nekrose verschiedener Zellen zustande kommen kann, beispielsweise auch als Folge von i.m. Injektionen, ist eine Erhöhung des aus dem Herzmuskel stammenden Isoenzyms CKMB oder des Troponins I weitgehend für eine Herzmuskelnekrose spezifisch. Ein Anteil von >10% CKMB an der gesamten CK gilt als sicheres Zeichen eines Herzinfarktes. Die Höhe des Enzymanstiegs spiegelt die Ausdehnung des Infarktes oder bei Gefäßeröffnung die erfolgreiche Reperfusion mit beschleunigter Enzymausschüttung wider.

Echokardiographie

Wandbewegungsstörungen wie Hypokinesie, Akinesie und Dyskinesie sind ebenso echokardiographisch erfaßbar wie die linksventrikuläre Funktion insgesamt (Abschätzung der Auswurffraktion). Die Veränderungen sind bereits bei Beginn der Ischämie erkennbar und liefern somit einen wichtigen Beitrag zur Diagnostik, für die Wahl der Therapie und für die Prognose. Infarktkomplikationen wie Thrombus, Aneurysma, Papillarmuskeldysfunktion, Septumperforation, freie Ruptur und Perikarderguß können rasch und sicher diagnostiziert werden.

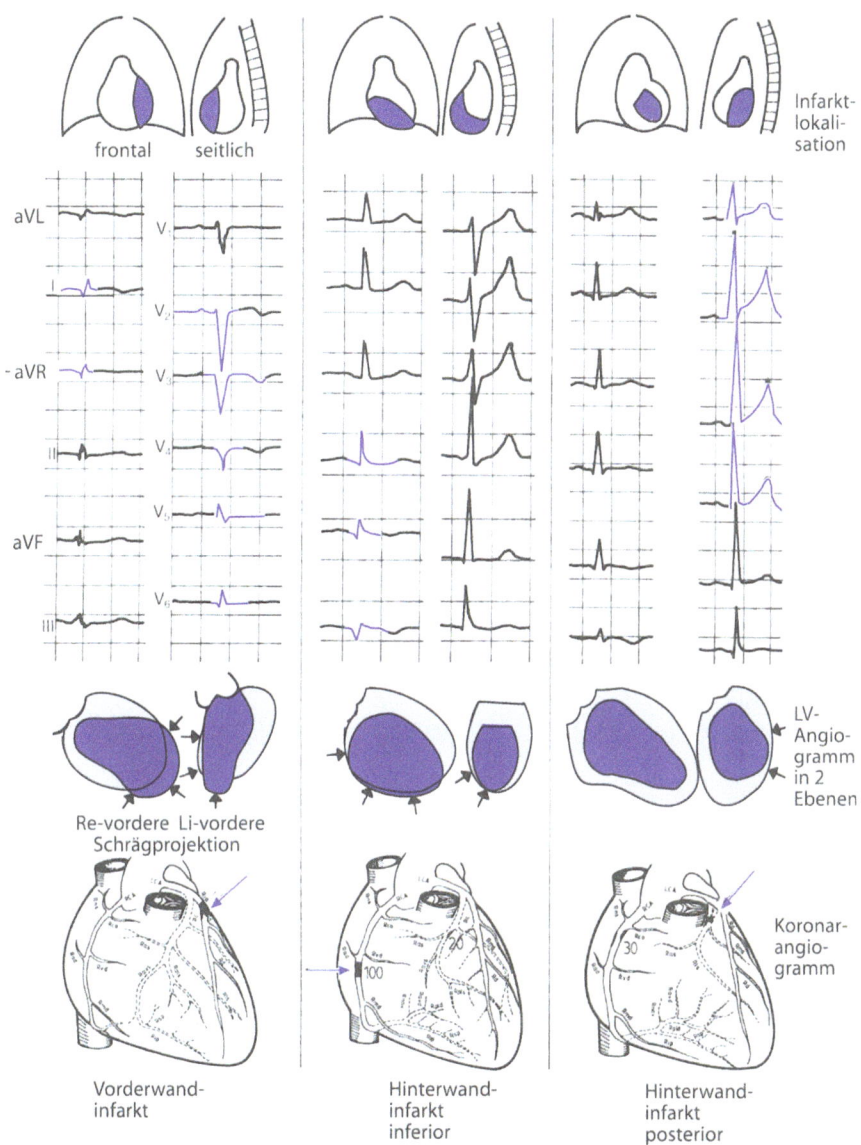

Abb. 4.8.2. Synopsis von Infarktlokalisation, EKG, Ventrikulogramm und Koronarangiogramm bei Vorderwandinfarkt, inferiorem (diaphragmalem) und posteriorem Hinterwandinfarkt. Oben ist das Herz im Röntgenbild dargestellt, darunter das EKG, dann das Laevokardiogramm, wobei diastolische und systolische Kontur übereinandergezeichnet sind, um die Kontraktionsstörung deutlich zu machen. Ganz unten erkennt man den im Koronarangiogramm durch Pfeil gekennzeichneten Koronargefäßverschluß

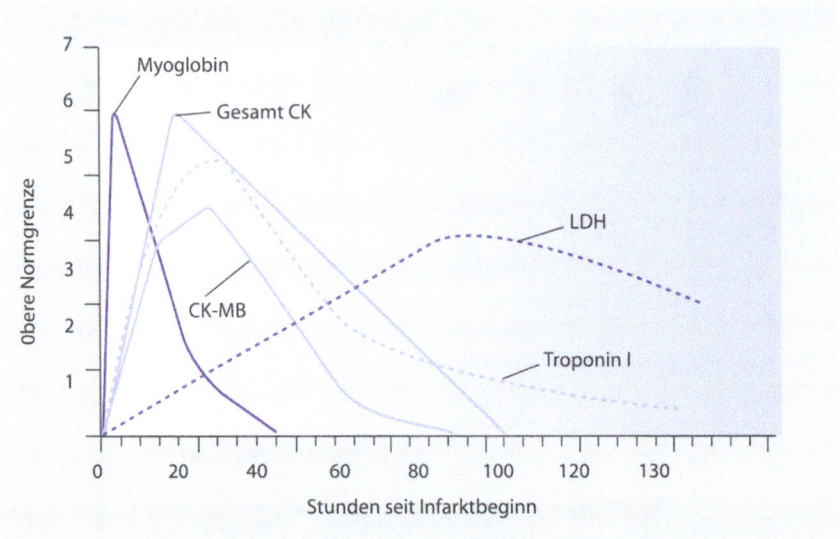

Abb. 4.8.3. Verlauf der Serummarker nach Myokardinfarkt. CKMB und Troponin I sind kardiospezifischer als die anderen Enzyme. Myoglobin wird am frühesten freigesetzt, ist aber ebenfalls unspezifisch. Das Maximum korreliert grob mit der Infarktgröße, wobei im Einzelfall erhebliche Abweichungen möglich sind, u. a. auch durch rascheres Anfluten nach Eröffnung des Infarktgefäßes (mod. nach [1])

Infarktlokalisation

Die Größe, aber auch die Lokalisation sind für die Prognose entscheidend. Vorderwandinfarkte, hervorgerufen durch den Verschluß des R. interventrikularis anterior, sind in der Regel größer und daher auch prognostisch ungünstiger. Sie führen auch häufiger zu Infarktausdehnung, wandständigem Thrombus, Aneurysma und Ventrikelruptur. Bei dominanter Circumflexarterie (bei 10 % der Menschen) kann der Infarkt ebenfalls groß sein und die posteriore und diaphragmale Hinterwand betreffen. Obwohl Verschlüsse der rechten Kranzarterie meist weniger problematisch verlaufen, kann es gelegentlich auch zu den gefürchteten Komplikationen Septumruptur (Verschluß des R. interventrikularis posterior) und rechtsventrikulärer Infarkt (hoher Verschluß der dominanten rechten Kranzarterie) kommen. Bei dieser Lokalisation ist auch mit Bradykardie, Blockbildern und natürlich Kammerflimmern zu rechnen.

Befall weiterer Koronargefäße

Die Prognose des akuten Infarktes wird auch durch frühere Infarktereignisse und das Ausmaß der Koronarsklerose an anderen Ästen wesentlich mitbestimmt. Ungefähr 75 % der Patienten mit akutem Infarkt weisen kritische Stenosen an mindestens 2 großen Ästen auf und 50 % leiden unter einer Dreigefäßerkrankung.

So verwundert nicht, daß es bei etwa jedem 4. Infarktpatienten binnen 1–2 Wochen erneut zur Angina pectoris kommt, wobei die Prognose dann ohne revaskularisierende Maßnahmen sehr schlecht ist. So liegt die Halbjahresmortalität bei Patienten mit Ischämie außerhalb des Infarktbereiches bei 75%.

4.8.4 Erste Maßnahmen bei Myokardinfarkt

In der Regel entscheidet sich das Schicksal des Infarktkranken innerhalb der ersten Minuten bis Stunden. Fast die Hälfte der Betroffenen sterben schon vor Eintreffen des Arztes oder Krankenwagens infolge plötzlichen Herztodes. Da der plötzliche Herztod beim frischen Myokardinfarkt meist die Folge von Herzrhythmusstörungen ist, die bei entsprechender Behandlung nicht tödlich sind, ist die rasche Reanimationsmaßnahme, auch durch Laien, kontinuierlich zu fordern, zu lehren und zu üben.

Während für die Reanimation des bewußtlos Aufgefundenen die ABCD-Regel gilt:

- A = Atemwege freimachen
- B = Beatmung (bei Atemstillstand)
- C = Kompression des Herzens
- D = Defibrillation, Diagnostik und Dosierung von Medikamenten,

ist die sinnvolle Reihenfolge bei Kreislaufstillstand z. B. infolge Herzinfarktes anders. Da zumeist eine Herzrhythmusstörung (Kammerflimmern oder Asystolie) Ursache des Kreislaufstillstandes ist, beginnt die Behandlung mit einem präkordialen Faustschlag. Bei Asystolie führt dieser häufig zur Spontanaktion, und auch Kammerflimmern kann u. U. durch den mechanischen Reiz unterbrochen werden. Ist diese Maßnahme erfolglos, wird der Patient auf eine harte Unterlage gelegt und die Herzmassage durchgeführt. Die Wahrscheinlichkeit, daß eine rechtzeitig eingeleitete Wiederbelebungsmaßnahme bei akutem Infarkt zum Erfolg führt und bis zum Eintreffen des Notarztwagens eine ausreichende Perfusion und Oxygenierung der lebenswichtigen Organe gewährleistet werden kann, ist hoch.

Gezielte Erstmaßnahmen bei akutem Myokardinfarkt

Der Infarktpatient wird so schnell wie möglich mit Arztbegleitung in das Krankenhaus gebracht, wo umgehend die Diagnose durch 12-Ableitungs-EKG gesichert wird und weitere therapeutische Maßnahmen (Thrombolyse, Sofort-PTCA) eingeleitet werden. Insbesondere die Thrombolyse sollte bei allen Patienten mit typischer Anamnese und ST-Hebung in mehr als 2 benachbarten Ableitungen oder neuem Linksschenkelblock erwogen werden, wobei das Ziel sein muß, diese Therapie binnen 30 min nach Hospitaleinlieferung zu verabreichen. Auch bevor der Myokardinfarkt eindeutig gesichert ist, sollten 300 mg Acetylsalicylsäure verabreicht werden (z. B. als Aspirin Brause oder Kautablette), da hierdurch bei

Infarkt, wie die großangelegte ISIS-II-Studie zeigte, die Sterblichkeit signifikant um ein Viertel gesenkt werden kann (Tabelle 4.8.1). Ist die Diagnose schon im Notarztwagen zu sichern, und liegen keine Kontraindikationen vor, kann auch bereits hier mit einer Thrombolyse begonnen werden, zumal beim Wettlauf gegen die Zeit mit jeder Minute, die eine Reperfusion früher erfolgt, wertvolles Myokardgewebe gerettet wird (Tabelle 4.8.2). ISIS II belegte, daß allein durch die Kombination von Aspirin und Streptokinase, verabreicht innerhalb der ersten 6 Stunden, die Mortalität gegenüber Placebo um 53% gesenkt werden kann.

Ist der Infarkt nach dem ersten EKG ungesichert, so können Echokardiogramm sowie EKG-Verlauf gefährdete Patienten mit zunächst kleinem Infarktareal entdecken helfen.

Von der Einlieferung des Patienten bis zum Beginn der Thrombolyse sollten nicht mehr als 30 min vergehen. Patienten, die ohne kardiogenen Schock die Klinik erreichen, haben unter Intensivpflegebedingungen eine Überlebenschance von 85%. Allein Acetylsalicylsäure erhöht die Überlebensrate auf etwa 88%. Kann binnen 6h nach Infarkteintritt eine thrombolytische Therapie eingeleitet werden,

Tabelle 4.8.1. Notfallmedikamente beim akuten Herzinfarkt

Symptomatik	Medikament	Dosis	Applikationsform
Angina pectoris	Nitroglycerin	0,4–6 mg/h i.v. 0,4–0,8 mg s.l.	Sublingual (s.l.) und intravenös (i.v.)
Schwere Schmerzen	Morphin	10 mg	i.v.
Lungenödem	Nitroglycerin Furosemid	0,8 mg ggf. mehrfach 20 mg	s.l. i.v.
Pumpversagen	Dobutamin Dopamin Dopamin und Dobutamin und Nitroglycerin	2,5–30 μg/kg/min 3–20 μg/kg/min Reduzierte Dosis s.o.	i.v. Perfusor i.v. Perfusor i.v. Perfusor
Kammerflimmern	Xylocain Amiodarone	75–100 mg 75–150 mg	i.v. i.v.
Bradykardie	Atropin Ipratropium Orziprenalin	0,5–1,0 mg 0,5–1,0 mg 0,5 mg	i.v. i.v. i.v.
Koronarverschluß	Streptokinase t-PA	1,5 Mio Einheiten/60 min 30 mg Bolus 50 mg/30 min 35 mg/60 min	i.v. Perfusor i.v. Perfusor
Plättchenaggregation	ASS	300–500 mg	p.o. (als Brause oder kauen)

t-PA = Alteplase, ASS = Acetylsalicylsäure

Tabelle 4.8.2. Diagnostischer und therapeutischer Ablauf bei Verdacht auf akuten Myokardinfarkt (jede Minute zählt)

Typische Beschwerden: ASS 500 mg (Brause), Blutentnahme, ggf. Nitroglycerin, Morphin, EKG (12 Abl.)		
Infarkt gesichert: ST-Hebung Thrombolyse kontraindiziert? PTCA überlegen und binnen 30 min erreichbar? Thrombolyse (z. B. Streptase 1,5 Mio i.v.) Intensivüberwachung	Infarkt möglich: Verdacht auf Infarkt Echo und EKG-Kontrollen Antianginöse Therapie Intensivüberwachung	Infarkt unwahrscheinlich: EKG und Echo o.B. EKG-Kontrollen, Blutwerte Infarktausschluß Entlassung nach 8–12 h

steigt die Überlebenswahrscheinlichkeit auf 91% (Tabelle 4.8.3). In den erwähnten Vergleichsuntersuchungen wurde für die PTCA bei Infarkt eine Überlebensrate um 95% belegt.

Zur intravenösen Thrombolyse werden folgende Substanzen eingesetzt: Streptokinase, Urokinase, Plasminogen-Aktivator (TPA und rTPA) und Anistreplase (APSAC). In Untersuchungen mit allen Substanzen konnte gezeigt werden, daß sie in den ersten 6 h nach Infarkteintritt die Mortalität im Krankenhaus gegenüber Placebo verbessern. Der Effekt basiert auf einer Reperfusion des Infarktgefäßes, die bei etwa 60% der Kranken binnen 45 min erreicht wird.

Leider kommen die meisten Infarktpatienten erst 3 h oder später zur Aufnahme, und die Thrombolyse wird nur bei weniger als ein Drittel der Patienten durchgeführt, wahrscheinlich weil die Ausschlußkriterien der randomisierten Studien fälschlich als Kontraindikation interpretiert werden.

Eignung zur Thrombolyse

Generell kann empfohlen werden, diese Therapie allen Patienten unter 75 Jahren mit Infarktalter unter 6 h anzubieten, wenn keine der folgenden Kontraindikationen erkennbar ist:

- Innere Blutung,
- Verdacht auf Aortendissektion,
- lange oder traumatisierende Wiederbelebung,
- kürzliches Schädel-Hirn-Trauma,
- Hirntumor, Schwangerschaft oder
- hämorrhagischer Schlaganfall.

Jenseits der 6-Stunden-Grenze sollten Patienten mit Lyse oder Revaskularisation behandelt werden, die noch unter Brustschmerzen leiden, oder Patienten mit Hinweisen auf anhaltende Ischämie oder mit ausgedehnter Infarzierung.

Tabelle 4.8.3. Sterblichkeit in den ersten 35 Tagen bei Thrombolyse (n = 29 315) und in der Kontrollgruppe (n = 29 285) bei 9 Untersuchungen zur Wirksamkeit der Fibrinolyse (Braunwald [3])

Befund		Fibrinolyse (Sterblichkeit in %)	Kontrolle (Sterblichkeit in %)
EKG	Schenkelblock	18,7	23,6
	Anteriore ST-Hebung	13,2	16,9
	Inferiore ST-Hebung	7,5	8,4
	Andere ST-Hebung	10,6	13,4
	ST-Senkung	15,2	13,8
	Andere Abnormalität	5,2	5,8
	Normal	3,0	2,3
Stunden seit Beginn	0–1	9,5	13,0
	2–3	8,2	10,7
	4–6	9,7	11,5
	7–12	11,1	12,7
	13–24	10,0	10,5
Alter	<55	3,4	4,6
	55–64	7,2	8,9
	65–74	13,5	16,1
	≥75	24,3	24,3
Geschlecht	Männer	8,2	10,1
	Frauen	14,1	16,0
Syst. RR	<100 mm Hg	28,9	35,1
	100–149 mm Hg	9,6	11,5
	150–174 mm Hg	7,2	8,7
	≥174 mm Hg	7,2	8,5
Puls	<80/min	7,2	8,5
	80–99/min	9,2	11,3
	≥100/min	17,4	20,7
Erkrankung	Diabetes	13,6	17,3
	Kein Diabetes	8,7	10,2
	Früherer Infarkt	12,5	14,1
	Erstinfarkt	8,9	10,9
Alle Patienten		2820/29 315 (9,6)	3357/29 285 (11,5)

Wahl des Thrombolytikums

Kontrovers wird die Frage diskutiert, welches Thrombolytikum eingesetzt werden sollte. Streptokinase als die preisgünstigste Substanz hat sich in der ISIS-3 Studie gegenüber t-PA und APSAC leicht überlegen gezeigt. t-PA scheint hingegen, nach einer Untersuchung von Ross, als Bolus gegeben und mit aggressiver Heparin-Therapie kombiniert, das Infarktgefäß schneller zu öffnen.

PTCA nach Thrombolyse

Die theoretisch attraktive Kombination von intravenöser Thrombolyse und anschließender Koronarangioplastie der zugrundeliegenden hochgradigen Stenose wurde in mehreren Studien untersucht und hat sich bei asymptomatischen Patienten als schädlich erwiesen (höhere Sterblichkeit sowie Notfall-Bypassoperation und Blutungen). Die Folge ist, daß heute nach Thrombolyse nur noch Patienten mit anhaltenden Beschwerden oder Angina bzw. Ischämie im vor Entlassung veranlaßten Belastungs-Test mittels PTCA revaskularisiert werden. Zweifellos müssen Infarktpatienten jedoch weiter engmaschig und unter höherer Belastung untersucht werden, um die Gefahr eines Reinfarktes rechtzeitig erkennen zu können.

Die Plättchenaggregation spielt eine zentrale Rolle bei akuten Koronarsyndromen. Neben Aspirin und Heparin, die die Komplikationsrate wirksam senken, haben sich in jüngster Zeit Glycoprotein IIb/IIIa-Rezeptorantagonisten (z.B. Abciximab, Tirofiban, Lamifiban, Eptifibatide) als sehr effektiv erwiesen. Sie verhindern die Bindung von Fibrinogen und des Willebrandfaktors an der Plättchenoberfläche

Thrombolyse bei akutem Infarkt

Indikation
- Infarkttypischer Brustschmerz
- ST-Hebung im EKG >0,1 mV in mindestens 2 benachbarten Ableitungen
- Neuer oder vermutlich neuer Linksschenkelblock
- Seit Beginn der Symptomatik <12 h
- Bei >12 h noch sinnvoll bei selektierten Patienten

Absolute Kontraindikation
- Innere Blutung (außer Menstruation)
- Verdacht auf Aortenaneurysma
- Kürzliches Schädeltrauma oder Hirntumor
- Zustand nach hämorrhagischem cerebrovaskulärem Ereignis (<6 Wochen)
- Größere Operation oder Trauma in den letzten 2 Wochen

Relative Kontraindikation
- Blutdruck >180/110 mm Hg (2 Messungen)
- Chronische schwere Hypertonie
- Aktives Ulcus ventrikuli/duodeni
- Zustand nach cerebrovaskulärem Ereignis
- Hämmorrhagische Diathese oder Antikoagulantientherapie
- Zustand nach langen Wiederbelebungsmaßnahmen
- Hämmorrhagische Retinopathie (z.B. bei Diabetes)
- Schwangerschaft
- Streptokinasebehandlung in den letzten 9 Monaten (TPA oder Urokinase kann gegeben werden)

durch Blockade der Rezeptoren und damit die Aggregation. Mittlerweile haben zahlreiche randomisierte Studien die Überlegenheit gegenüber Placebo, insbesondere bei instabiler Angina pectoris mit und ohne PTCA, belegt. Als Zusatztherapie zu Thrombolyse oder PTCA bei akutem Infarkt führten GP IIb/IIIa-Inhibitoren zu höheren Offenraten, verbessertem Koronarfluß und besserer Ventrikelfunktion (EPIC, TAMI-8, PARADIGM, TIMI-14). Zu den meisten dieser Studien liegen bislang zwar nur vorläufige Resultate vor, dennoch scheint sich hiermit eine vielversprechende neue Therapievariante des akuten Myokardinfarktes abzuzeichnen.

4.8.5 Weitere Diagnostik und Therapie

Gesicherte Medikation in den ersten Tagen des Myokardinfarktes

Neben Maßnahmen, den Herzinfarkt in seiner Ausdehnung zu begrenzen (Thrombolytika, Koronarangioplastie), zielen die intensivmedizinischen Anstrengungen darauf, eine bedrohliche Herzrhythmusstörung, eine Herzinsuffizienz, weitere ischämische Ereignisse oder Infarktkomplikationen zu bekämpfen.

Probleme, die in den ersten Minuten und Stunden auftreten können und therapiert werden müssen:

1. Schmerzen bedürfen nicht selten einer intravenösen Analgesie mit Morphin.
2. Bei Rhythmusstörungen, die einen Übergang in Kammerflimmern befürchten lassen, ist die intravenöse Gabe von Xylocain ratsam. Bei Bradykardie ist Atropin indiziert.
3. Bei Luftnot infolge Lungenstauung oder bei Lungenödem ist die Gabe von Nitroglycerin s.l., der Applikation eines Diuretikums unbedingt vorzuziehen. Es empfiehlt sich jedoch, zunächst nur 0,4 mg s.l. (die Hälfte einer angestochenen Nitrokapsel) zu verabreichen und die Wirkung abzuwarten. Tritt nach 5 min eine Besserung und keine unerwünschte Nebenwirkung auf, kann die Dosis gesteigert werden.
4. Bei hämodynamischer Instabilität oder kardiogenem Schock wird neben einer Infusion von Katecholaminen (z.B. Dobutamin) und Nitroglycerin die rasche Revaskularisation durch PTCA erwogen. Hierdurch kann die Mortalität von ca. 80% auf etwa 30% gesenkt werden.

Heparin als Prophylaxe nach Reperfusion ist trotz der zahlreichen Studien immer noch ungesichert. Es scheint die Reperfusion zwar nicht zu beschleunigen, vermag aber zumindest nach rTPA-Lyse die Reokklusionsgefahr zu verringern. Länger als 24 h nach Thrombolyse gegeben, ist die Wirkung dem Aspirin nicht überlegen.

Betablocker verringern Herzfrequenz und Blutdruck und wirken negativ inotrop, wodurch der Sauerstoffbedarf des Herzens gesenkt wird. Fünf groß angelegte randomisierte Untersuchungen zeigen, daß die Sterblichkeit durch frühzeitige Betablockergabe (z.B. Atenolol, Timolol, Alprenolol) signifikant um etwa ein Viertel gesenkt werden kann, wahrscheinlich weil sie die Gefahr des plötzlichen

Herztodes durch einen antiarrhythmischen (antiadrenergen) Effekt mindern. Betablocker sollten aber nicht gegeben werden bei Patienten mit Stauungslunge, Bradykardie, AV-Block und systolischem Druck <90 mmHg.

Nitrate senken den Füllungsdruck, verbessern die linksventrikuläre Funktion, senken den peripheren Widerstand, erweitern die Kranzarterien, auch im Bereich der Stenosen, und wirken Koronarspasmen entgegen. Auch sie scheinen die Sterblichkeit günstig zu beeinflussen. Nitroglycerin (i.v. oder s.l.) sollte allerdings nicht bei inferiorem Infarkt mit Verdacht auf Rechtsherzbeteiligung und nicht bei systolischem Druck <90 mmHg gegeben werden.

Bei den Calciumantagonisten erscheint es wichtig, zwischen der frequenzsenkenden (Typ Verapamil) und den frequenzsteigernden (Typ Nifedipin) zu unterscheiden. Die frequenzensenkenden entfalten bei Non-Q-Infarkt eine gesicherte (Verapamil, Diltiazem), die frequenzsteigernden eine ungünstige Wirkung (Nifedipin); alle Calciumblocker sollten bei Herzinsuffizienz vermieden werden.

ACE-Hemmer werden bei Herzinsuffizienz mit Erfolg eingesetzt, um die Herzleistung zu steigern, die Herzgröße zu reduzieren und die Prognose zu bessern. Die Gabe bei akutem Infarkt hat ebenfalls günstige Auswirkungen auf die Herzgröße und verhindert 4–16 Tage nach Infarkt gegeben den Herztod bei 5 von 1000 unselektierten Patienten. Werden nur Herzinsuffiziente oder Patienten mit einer Auswurffraktion unter 40% oder mit Vorderwandinfarkt therapiert, so werden langfristig sogar 32–76 von 1000 Patienten gerettet.

Bei schwerer linksventrikulärer Beeinträchtigung (z.B. Herzindex < 2 l/min/m^2 und optimiertem Füllungsdruck) sollten Dopamin (3–20 µg/kg/min) oder Dobutamin (2,5–30 µg/kg/min) gegeben werden. Die Dosis ist nach Herzindex, Füllungsdruck und Herzfrequenz zu titrieren. Suprarenin sollte wegen der Nebenwirkungen (Tachykardie, Erhöhung des myokardialen Sauerstoffverbrauches, Erhöhung des peripheren Widerstandes) möglichst nicht verabreicht werden.

4.8.6 Primäre Koronarangioplastie bei akutem Myokardinfarkt

Erstmals 1982 angewendet hat sich diese Revaskularisationsmethode in den 80er und vor allem den 90er Jahren rasch verbreitet. Nachteilig ist, daß die Methode nur in Einrichtungen mit Herzkatheter-Labor möglich ist, die Kosten höher liegen als bei Thrombolyse und daß Operateur und Herzkatheter-Team sehr erfahren sein müssen.

Unstreitbar ist, daß es sich um die effektivste Form der Wiedereröffnung eines verschlossenen Infarktgefäßes handelt, wobei zusätzlich wertvolle Information über die weiteren Koronargefäße und die linksventrikuläre Funktion gewonnen wird. Darüber hinaus ist das Verfahren bei allen Patienten möglich, besonders wenn eine Kontraindikation gegen Thrombolyse besteht.

Während durch Thrombolyse das Infarktgefäß bei etwa 60% der Patienten eröffnet und der Fluß normalisiert werden kann, ist dies mit PTCA bei etwa 90% der Patienten zu erreichen. Die Wiederverschlußrate nach Thrombolyse liegt mit 25% ebenfalls höher als nach PTCA mit 10–15%, wobei in jüngster Zeit durch Stent-Implantation das Risiko einer Reokklusion nochmals deutlich gesenkt werden konnte.

Dementsprechend gelang es in randomisierten Vergleichsuntersuchungen zu zeigen, daß die PTCA der Thrombolyse bezüglich Tod, Reinfarkt und Schlaganfall überlegen sein kann.

Bei Betrachtung der Untergruppen wird der Vorteil einer aggressiven Strategie aber nur deutlich bei:

- großem Infarkt (z. B. Vorderwand mit Hebungen in ≥ 4 Ableitungen),
- kardiogenem Schock,
- beeinträchtigter Hämodynamik (HF >100/min, systolischer RR <100 mmHg),
- Zweitinfarkt,
- Zustand nach Bypassoperation und
- sehr alten Patienten (z. B. >70 Jahren).

Auch sollten Patienten, die noch 90 min nach Beginn der Thrombolyse unter heftigen Schmerzen leiden oder unvermindert ST-Hebungen aufweisen sowie alle Patienten mit erneuter Angina, nach zunächst offensichtlich erfolgreicher Thrombolyse interventionell behandelt werden. Während eine frühzeitige PTCA bei nach Thrombolyse beschwerdefreien Patienten ungünstig ist, scheint sich die Eröffnung und Aufweitung eines Infarktgefäßes im Intervall dagegen günstig auf die Ventrikelgröße und Langzeitprognose auszuwirken.

4.8.7 Non-Q-Infarkt

Diese früher als nichttransmuraler oder subendokardialer Infarkt bezeichnete Form ist bei typischem Fermentanstieg gekennzeichnet durch spitz-negative T-Wellen in den betroffenen Ableitungen des EKGs, wobei es nicht zu R-Verlust oder pathologischer Q-Zacke kommt. Während bei Q-Zacken-Infarkt das entsprechende Koronargefäß bei 91% in den ersten 6 h nach Symptombeginn verschlossen ist, trifft dies bei Non-Q-Infarkt nur für 39% der Fälle zu. Da diese Patienten zu über 50% unter persistierender Belastungsischämie leiden und es oft innerhalb weniger Jahre zu einem großen Reinfarkt kommt, sollten sie koronarangiographiert werden. Meist liegt eine gut durch PTCA zu behandelnde Läsion eines epikardialen Kranzgefäßes als Infarktursache vor.

4.8.8 Der komplizierte Infarkt – Infarktkomplikationen

Herzrhythmusstörungen

Herzrhythmusstörungen sollten früh erkannt werden, da sie die Herzauswurfleistung und damit die Sauerstoffversorgung des Herzens nachhaltig beeinträchtigen können und zudem häufig in elektrische Instabilität münden. Bei 25–40% der Patienten mit akutem Infarkt kommt es zu supraventrikulären Herzrhythmusstörungen. Die Sinustachykardie kann in der Regel durch Schmerzbekämpfung und ggf. Sedierung behandelt werden. Bei unklarer Ursache sollten durch Einschwemmkatheter die Herzleistung und der Füllungsdruck erfaßt werden. Kann hierdurch eine Insuffizienz ausgeschlossen werden, sind Betablocker sinnvoll.

Vorhofflimmern (Inzidenz 10%) ist meist durch Herzinsuffizienz, Vorhofinfarkt oder Perikarditis bedingt und tritt zu 90% in den ersten 48 h auf. Bei hämodynamischer Beeinträchtigung oder länger anhaltender Episode ist eine Kardioversion ratsam, gefolgt von einer medikamentösen Prophylaxe (z. B. Betablocker, Procainamid, Verapamil, Digoxin). Sinusbradykardie, manchmal vergesellschaftet mit Hypotension (Betzold-Jarisch Reflex), wird mit 0,5–2 mg Atropin therapiert.

Ventrikuläre Arrhythmien werden bei fast allen Infarktpatienten beobachtet und können in Kammerflimmern münden. Dennoch hat sich die generelle prophylaktische Gabe des sehr wirksamen Lidocains nicht als hilfreich erwiesen: In 14 randomisierten Studien führte die prophylaktische Gabe zu höherer Mortalität und bedrohlichen Nebenwirkungen (Sinusstillstand, erheblicher Bradykardie, Krampfanfälle).

Tritt Kammerflimmern in den ersten 24 h nach Infarktbeginn auf, so ist die Prognose günstig. Jenseits der ersten 48 h spricht Kammerflimmern für eine schwere linksventrikuläre Schädigung mit einer Frühsterblichkeit von etwa 50%. Bei gehäuften ventrikulären Extrasystolen (>6/min) oder komplexer Arrhythmie (Paare oder multiforme Salven) dagegen sollte z. B. 200 mg Lidocain i.v. in 2 Dosen im Abstand von 20 min verabreicht werden, gefolgt von einer Infusion mit 2 mg/min (maximal 4 mg/min). Die Initialdosis ist zu halbieren bei kardiogenem Schock, Alter >70 Jahre oder Lebererkrankung.

Versagt Lidocain, so kann Amiodarone (75–150 mg als Bolus) notwendig werden. AV-Blockierungen sind bei inferiorem Infarkt infolge erhöhten Vagotonus oder AV-Knotenischämie zu beobachten, wobei ein totaler AV-Block mit 6% relativ selten auftritt und meist passager ist. Bei anteriorem Infarkt kann durch Beeinträchtigung des HIS-Bündels ein AV-Block unvermittelt auftreten, meist vergesellschaftet mit weiten QRS-Komplexen und Bradykardie. Hier ist in der Regel eine Schrittmachertherapie erforderlich, wobei diese bei höhergradiger AV-Blockierung und Schenkelblock wahrscheinlich auf Dauer notwendig wird.

Postinfarktangina

Eine Postinfarktangina ist bei 25% der Patienten zu erwarten (10% nach Q-Infarkt und 42% nach Non-Q-Infarkt) und spricht für inkomplette Infarktausdehnung oder höhergradige Stenose eines weiteren Astes. Die Schmerzen lassen sich meist durch Nitrate rasch bessern. Da sich 85% der Reinfarkte zwischen Tag 3 und 10 des stationären Aufenthaltes ereignen (Mortalität 25%) sollten die Beschwerden Anlaß für eine baldige Koronarangiographie sein (noch vor Entlassung bzw. Verlegung zur Anschlußheilbehandlung).

Hämodynamische Dysfunktion

Ein Infarkt führt fast regelhaft zu einer myokardialen Dysfunktion, die sich bei Befall von mehr als 40% des linken Ventrikels als kardiogener Schock manifestiert.

Tabelle 4.8.4. Killip-Klassifizierung (Killip und Kimball [11])

	Symptome	Häufigkeit (%)	Mortalität (%)
I	Keine Herzinsuffizienz	33	6
II	Leichte Insuffizienz (basale RG)	38	17
III	Lungenstauung in >50% der Lungenfelder	10	38
IV	Kardiogener Schock (syst. RR <90 mm Hg, Oligurie, Lungenstauung)	19	81

Die Prognose bei akutem Infarkt korreliert eng mit der Infarktgröße und myokardialen Beeinträchtigung. Diesbezüglich gibt es verschiedene Klassifizierungen, die teilweise auf hämodynamischen Messungen basieren. Die bekannteste Klassifizierung der myokardialen Dysfunktion fußt jedoch nur auf klinischen Symptomen (Tabelle 4.8.4).

Eine neuere Klassifizierung bei 3261 Patienten nach Thrombolyse schließt weitere Parameter ein (Tabelle 4.8.5).

Zur präziseren Einschätzung sind im Zweifel Echokardiographie und Einschwemmkatheteruntersuchung hinzuzuziehen.

Bei schwerer Herzinsuffizienz (Klasse III und IV; erhöhter Pulmonalkapillardruck, reduzierter Herzindex) müssen die Vorlast und Nachlast mit Nitraten gesenkt und bei unzulänglicher Wirkung Dopamin oder Dobutamin verabreicht werden. Die aussichtsreichste Therapie der Herzinsuffizienz bei frischem Infarkt ist die rasche Koronarangioplastie.

Im kardiogenen Schock sollte ein optimaler Füllungsdruck von 15–20 mm Hg und ein systolischer Druck von 90–100 mm Hg angestrebt werden. Häufig ist hierzu eine Kombination von Nitraten, Dopamin und Dobutamin notwendig.

Tabelle 4.8.5. Sterblichkeit 6 Wochen nach Thrombolyse bezogen auf einzelne Risikofaktoren bei 3261 Patienten (Hillis et al. [10])

Risikofaktoren	Tod binnen 6 Wochen (% der Patienten)
Keine	1,5
Alter > 70 Jahre	11,2
Früherer Infarkt	7,9
Vorderwandinfarkt	5,6
Vorhofflimmern	10,6
Stauungsgeräusche in >1/3 der Lunge	12,4
Hypotension und Sinustachykardie	10,1
Frauen	7,1
Diabetes mellitus	8,5
2 der genannten Risikofaktoren	7,0
3 der genannten Risikofaktoren	13,0
4 und mehr der genannten Risikofaktoren	17,2

Die Wirkung der intraaortalen Gegenpulsation, einer mechanischen perkutan applizierbaren Pumphilfe, beruht auf einer drastischen Senkung der Nachlast durch EKG-getriggerte Unterstützung der diastolischen Pumpfunktion, wodurch die linksventrikuläre Dilatation begrenzt und die Koronarperfusion gesteigert wird. Indiziert ist die „Ballonpumpe" bei großem Erstinfarkt <6h eines relativ jungen Patienten ohne Aorteninsuffizienz. Als Komplikationen der Behandlung müssen erwähnt werden: Ballonruptur, Embolie, Aortendissektion, Infektion, Anämie und peripherer Gefäßverschluß.

Rechtsventrikulärer Infarkt

Der rechtsventrikuläre Infarkt wird fast ausschließlich bei inferiorem Infarkt beobachtet, wobei die Inzidenz zwischen 19 und 43% und die klinische Manifestation (Halsvenenstauung, Hypotension) 3–8% beträgt. Die Diagnose ist wahrscheinlich, wenn der exzessive Anstieg der herzspezifischen Enzyme im Mißverhältnis steht zur linksventrikulären Dysfunktion, klinisch eine Trikuspidalinsuffizienz imponiert und bereits geringste Nitratdosen zur Hypotension führen. Ein rechtsventrikulärer Infarkt läßt sich durch EKG (ST-Hebung in den rechtspräkordialen Ableitungen), Echokardiogramm (rechtsventrikuläre Dilatation) und Swan-Ganz-Katheter (rechtsatrialer Druck auf 12–20 mm Hg erhöht) sichern. Differentialdiagnostisch muß an eine Perikardtamponade, Pericarditis contrictiva oder eine Lungenembolie gedacht werden.

Bei rechtsventrikulärem Infarkt muß der rechtsventrikuläre Füllungsdruck angehoben (z.B. Plasmaexpander) und die Nachlast gesenkt werden (arterielle Vasodilatatoren), damit durch Verringerung des linksatrialen Druckes die passive Füllung der linken Kammer erleichtert wird. Der kardiogene Schock durch Rechtsherzinfarkt ist selten, und die Prognose ist wesentlich besser als bei linksventrikulärem Versagen (Mortalität „nur" 50%).

4.8.9 Mechanische Ursachen einer Herzinsuffizienz bei Myokardinfarkt

Papillarmuskeldysfunktion/Papillarmuskelruptur

Auffällig ist ein plötzliches systolisches Geräusch mit unvermittelter Linksherzinsuffizienz. Die Komplikation ist bei 1–5% aller Infarkte die Todesursache. Sie tritt 2–10 Tage nach Infarkteintritt auf und befällt meist Patienten mit inferoposteriorem Infarkt. 70% versterben binnen 24h, 90% binnen 2 Wochen.

Die Diagnose läßt sich im Echokardiogramm durch flottierenden Papillarmuskelkopf und im Farbdopplerechokardiogramm durch den Nachweis einer bedeutsamen Mitralinsuffizienz sichern (Abb. 4.8.4). Therapeutisch müssen Nachlastsenker, positiv inotrope Substanzen und die Aortenpumpe eingesetzt werden. Ohne rasche Operation ist die Prognose infaust.

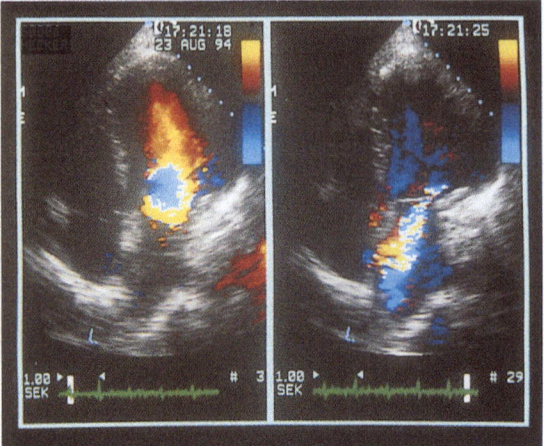

Abb. 4.8.4. Echokardiogramm einer Papillarmuskelinsuffizienz

Ventrikelseptumruptur

Ähnlich wie beim Papillarmuskelabriß fallen bei der Ventrikelseptumruptur plötzlich ein rauhes systolisches Herzgeräusch parasternal und eine hämodynamische Verschlechterung auf (biventrikuläre Insuffizienz). Befallen sind etwa 2% der Patienten mit Septuminfarkt. Ursache ist meist ein anteroseptaler Infarkt 9–10 Tage vor dem Ereignis. Am häufigsten rupturiert die anteroapikale Septumregion; bei inferiorem Infarkt ist in der Regel die basale Region betroffen. Etwa 25% der betroffenen Patienten versterben binnen 24 h, 87% innerhalb von 2 Monaten. Auch hier ist die Diagnose meist im Echokardiogramm und Farbdopplerechokardiogramm zu stellen, wenn die apikale Region aufmerksam aus verschiedenen Anlotungsebenen untersucht wird. Bei der Herzkatheteruntersuchung fällt die erhöhte Sauerstoffsättigung in der Pulmonalarterie verglichen mit dem rechten Vorhof auf.

Auch hier sollte die Operation nicht hinausgeschoben werden, da dies unnötigerweise zu Infektionen, respiratorischem Versagen, Infarktausdehnung und Niereninsuffizienz führen kann. Lediglich bei stabiler Situation, ohne unterstützende Medikation, ist eine abwartende Haltung vertretbar, damit die Infarktzone sich stabilisieren kann, was die Operation erleichtert.

Ruptur der freien Wand

Eine Ruptur der freien Wand tritt nur bei größeren Herzinfarkten auf (über 20% des linken Ventrikels betroffen), häufiger bei Patienten mit Erstinfarkt und bei etwa 10% der Infarkttoten. Eine Ruptur ist bei anteriorem Infarkt 7mal häufiger als bei Hinterwandinfarkt. Die Folge ist in der Regel ein Hämoperikard und Tod durch Herzbeuteltamponade. Manchmal ist der Verlauf weniger dramatisch und gestattet noch die Verlegung zur rettenden Operation.

Pseudoaneurysma – Herzwandaneurysma

Es handelt sich beim Pseudoaneurysma um eine inkomplette Ruptur, wobei die Perikardtamponade durch Thrombus oder Perikardverwachsungen verhindert wird. Anders als beim echten Aneurysma enthält die Aussackung keine Myokardanteile. Das sog. falsche Aneurysma kann monströse Formen annehmen und erhebliche hämodynamische Auswirkungen haben, die nur durch eine operative Ausschaltung nachhaltig gebessert werden können. Die Diagnose wird echokardiographisch und ventrikulokardiographisch gestellt (schmaler Aneurysmahals), wobei die Unterscheidung zum echten Herzwandaneurysma nicht immer gelingt.

Das echte Herzwandaneurysma manifestiert sich als Dyskinesie mit, im Gegensatz zum Pseudoaneurysma, weitem Eingang. Es wird bei 5–10% der Patienten mit Vorderwandinfarkt beobachtet und ist hier 4mal häufiger anzutreffen als nach Hinterwandinfarkt. Im Verlauf kommt es zu narbiger Konsolidierung des aneurysmatischen Bezirkes, wobei eine weitere Vergrößerung mit zunehmender hämodynamischer Beeinträchtigung folgen kann. Die Mortalität ist bei Aneurysma um das 6fache erhöht, wahrscheinlich aufgrund wesentlich höherer Inzidenz an ventrikulären Rhythmusstörungen. Fast immer enthält ein Aneurysma wandständige Thromben mit erhöhter Emboliegefahr.

Persistierende ST-Hebung im EKG ist typisch für ein Ventrikelaneurysma, aber nicht beweisend. Die Operationsindikation ist abhängig von einer hämodynamischen Beeinträchtigung und dem Nachweis einer ausreichenden basalen Kontraktion im Echokardiogramm (Abb. 4.8.5).

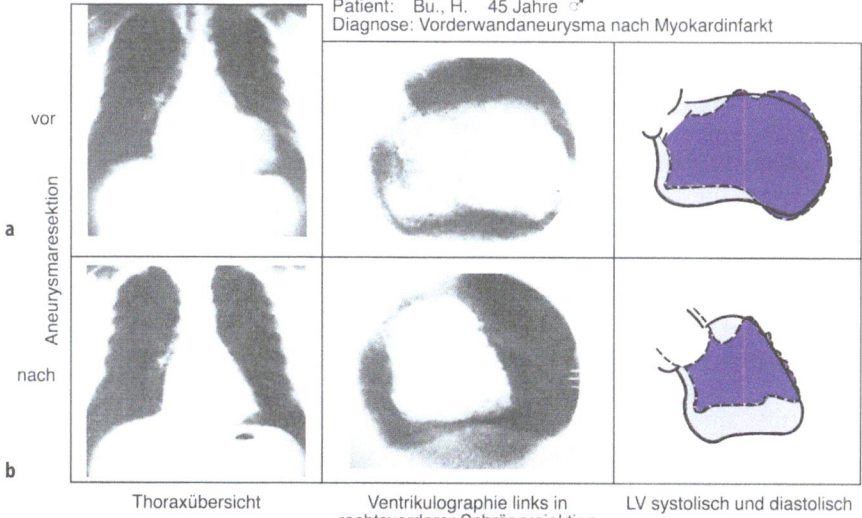

Abb. 4.8.5. Patient mit Linksherzinsuffizienz infolge Ventrikelaneurysma vor (**a**) und nach (**b**) Resektion. Durch die Ventrikelverkleinerung konnte eine wesentliche Besserung, insbesondere der basalen Kontraktion, erzielt werden

Arterielle Embolie

Die Häufigkeit lag in den 70er Jahren bei 3–5% und ist in jüngerer Zeit deutlich rückläufig. Eine generelle Antikoagulation hat sich nicht bewährt. Bei Aneurysma oder echokardiographisch nachgewiesenem Ventrikelthrombus (40% bei Vorderwandinfarkt, 60% bei großem Vorderwandinfarkt mit apikaler Beteiligung) sollten Antikoagulantien jedoch prophylaktisch gegeben werden.

4.8.10 Diagnostische und therapeutische Maßnahmen nach Infarkt

Patienten mit hohem Risiko wie bei rezidivierenden ischämischen Episoden (Angina, ST-Veränderungen) oder deutlich eingeschränkter linksventrikulärer Funktion (Echokardiogramm) kommen prinzipiell für eine Revaskularisation (Bypassoperation oder PTCA) in Betracht und sollten noch vor Entlassung koronarangiographiert werden. Bei lebensbedrohlichen Herzrhythmusstörungen (ventrikuläre Tachykardie oder Kammerflimmern) sollten Koronarangiographie und elektrophysiologische Untersuchung veranlaßt werden, wobei eine Amiodarone-Therapie oder die Implantation eines Kardioverters in Frage kommen.

Patienten ohne Komplikationen erhalten nach 1 Woche eine Ergometrie mit submaximaler Belastung, nach 2 Wochen eine symptomlimitierte Belastung oder eine Belastungsechokardiographie. Ist der Infarkt klein (Echokardiogramm) und kann eine Ischämie bei maximaler Belastung nicht nachgewiesen werden, so ist eine Herzkatheteruntersuchung nicht unbedingt erforderlich.

Acetylsalicylsäure sollte bei allen Patienten als Dauermedikation gegeben werden, da sie signifikant die Rate an Reinfarkt, Schlaganfall und vaskulärem Tod verringern. Betablocker empfehlen sich, wenn keine Kontraindikation besteht, und ACE-Hemmer bei linksventrikulärer Dysfunktion. Eine Langzeitantikoagulation mit Coumadin reduziert nach Myokardinfarkt das Mortalitätsrisiko sowie die Reinfarkthäufigkeit signifikant und senkt die Rate an Thromboembolie von 5,9 auf 2,7%. Dennoch wird eine generelle Antikoagulation derzeit nicht empfohlen. Sie sollte jedoch Patienten mit folgendem Befund angeboten werden: Tiefe Beinvenenthrombose, Lungenembolie, große Akinesie/Dyskinesie im Echokardiogramm (besonders anterior), bei Vorhofflimmern und nach embolischem zerebrovaskulärem Ereignis.

Betarezeptorenblocker werden allen Patienten ohne Kontraindikation für die Dauertherapie empfohlen. Es sollten Substanzen ohne betamimetische Wirkungen eingesetzt werden. Nachteil der Betablocker ist die mögliche Provokation von Gefäßspasmen durch alphaadrenergen Einfluß und eine ungünstige Auswirkung auf den Fettstoffwechsel.

Nitrate sind in der Behandlung der Angina pectoris seit über 100 Jahren bewährt. Eine Dauerbehandlung bei Patienten ohne Stenokardie ist jedoch nicht indiziert. Gleiches gilt für Calciumantagonisten, wobei solche vom Verapamil-Typ zur Behandlung der Angina pectoris den Vertretern vom Nifedipin-Typ vorzuziehen sind. Durch ausreichende Bewegung und entsprechende Diät, ggf. auch Cholesterinsenker, sollte das LDL-Cholesterin auf Werte unter 125 mg/dl gesenkt werden.

4.8.11 Rehabilitation

Die Rehabilitation des Infarktpatienten soll auf der Intensivstation beginnen. Die Eindrücke, die der Patient in dieser Akutphase erhält, können für sein weiteres Schicksal wegweisend sein. In den ersten Tagen ist wohl am nachhaltigsten eine gesunde Lebensführung zu vermitteln. Der Patient sollte so früh als möglich mobilisiert werden, wobei die Belastbarkeit sich nach dem klinischen Bild und der Infarktgröße (Echokardiogramm) richtet. Beispielsweise können Patienten, die frühzeitig mittels Thrombolyse oder PTCA behandelt wurden, wesentlich früher belastet und entlassen werden als Patienten ohne rechtzeitige Revaskularisationsmaßnahmen. Meist ist nach Frühmobilisierung in der 1. oder 2. Woche ein Belastungs-EKG mit 75–100 Watt über 6 min durchführbar, so daß entschieden werden kann, ob eine invasive Diagnostik notwendig ist. Zumal bei positivem Test das Risiko im Folgejahr an kardialer Ursache zu versterben, wesentlich erhöht ist. Auch kann dem Patienten nach einem Belastungstest eine verbindliche Auskunft über seine weitere Leistungsfähigkeit erteilt werden.

Nach dem Krankenhausaufenthalt sollte bei größerem Infarkt oder Reinfarkt eine Anschlußheilbehandlung (Rehabilitationszentrum oder ambulante Koronargruppe) veranlaßt werden, um die kardiale Leistungsfähigkeit zu verbessern und die Motivation für eine gesunde Lebensweise zu verstärken.

Im Anschluß daran scheint die Mitarbeit in einer Koronarsportgruppe hilfreich, um Angst, aber auch Übereifer zu dämpfen, die Zuversicht zu steigern und die Motivation für eine gesunde Lebensführung zu verstärken.

Weiterführende Literatur zu Kap. 4.8

1. Antman EM (1994) General hospital management. In: Julian DG, Braunwald E (eds) Management of acute myocardial infarction. WB Saunders, London, pp 63
2. Braunwald E (1996) Acute myocardial infarction – the value of beeing prepared. N Engl J Med 334: 51
3. Braunwald E (1997) Heart disease. WB Saunders, London, p 1217
4. Califf RM, Bengston JR (1994) Cardiogenic shock. N Engl J Med 330: 1724
5. Cardiac Arrhythmia Supression Trial (CAST) Investigators (1989) Preliminary report: Effect of encainide and flecainide on mortality in a randomised trial of arrhythmia supression after myocardial infarction. N Engl J Med 321: 406
6. Gibson RS (1989) Non-Q-wave myocardial infarction: Pathophysiology, prognosis and therapeutic strategy. Ann Rev Med 40: 395
7. Gibson RS, Boden WE, Theroux P et al. (1986) Diltiazem and reinfarction in patients with non-Q-wave myocardial infarction. N Engl J Med 315: 423
8. Grines CL, Browne KF, Marco J et al. (1993) A comparison of immediate angioplasty with thrombolytic therapy for acute myocardial infarction. N Engl J Med 328: 673
9. ISIS-2 (Second International Study of Infarct Survival) Collaborative Group (1988) Randomised trial of intravenous streptokinase, oral aspirin, both, or neither among 17,187 cases of suspected acute myocardial infarction: ISIS-2 Lancet, 2: 349
10. Hillis L, Foreman D, Braunwald E (1990) Risk stratification before thrombolytic therapy in patients with acute myocardial infarction. J Am Coll Cardiol 16: 313
11. Killip T, Kimball JT (1967) Treatment of myocardial infarction in a coronary care unit: A two year experience with 250 patients. Am J Cardiol 20: 457

12. Lamas GV, Flaker GC, Mitchell G et al. (1995) Effects of infarct artery patency on prognosis after acute myocardial infarction. Circulation 92: 1101
13. Maynard C, Weaver D, Litwin PE et al. (1993) Hospital mortality in acute myocardial infarction in the era of reperfusion therapy (the Myocardial Infarction Triage and Intervention Project). Am J Cardiol 78: 877
14. Norwegian Multicenter Study Group (1981) Timolol-induced reduction in mortality and reinfarction in patients surviving acute myocardial infarction. N Engl J Med 304: 808
15. Pfeffer M (1995) ACE inhibition in acute myocardial infarction. N Engl J Med 332: 118
16. Ryan TJ, Anderson JL, Antman EM et al. (1996) ACC/AHA guidelines for the management of patients with acute myocardial infarction: executive summary. A report of the American College of Cardiology/American Heart Association Task Force on Practice Guidelines. Circulation 94: 2341–2350
17. Schröder R, Neuhaus KL, Leizorovicz A et al. (1987) A prospective placebo-controlled double-blind multicenter trial of intravenous streptokinase in acute myocardial infarction (ISAM): Long-term mortality and morbidity. J Am Coll Cardiol 9: 197
18. Theroux P, Waters DD, Halphen C et al. (1979) Prognostic value of exercise testing soon after myocardial infarction. N Engl J Med 301: 341
19. Topol EJ (1994) Mechanical interventions for acute myocardial infarction. In: Topol EJ (ed) Textbook of Interventional Cardiology. WB Saunders Company, Philadelphia, p 192
20. Vogt A, von Essen R, Tebbe U et al. (1993) Impact of early perfusion status of the infarct-related artery on short-term mortality after thrombolysis for acute myocardial infarction: Retrospective analysis of four German multicenter studies. J Am Coll Cardiol 21: 1391
21. Yusuf S, Collins R, MacMahon S et al. (1988) Effect of intravenous nitrates on mortality in acute myocardial infarction: An overview of the randomized trials. Lancet 1: 1088

5 Schlaganfall und Arteriosklerose der hirnversorgenden Arterien

N. Reifart

Etwa 350000 Menschen erleiden jährlich in Deutschland einen Schlaganfall (d.h. 1600/von 1 Mio. Einwohner), 30% dieser Patienten versterben daran (3.häufigste Todesursache nach Myokardinfarkt und Tumorerkrankungen) und ein Großteil ist über Jahre physisch und intellektuell behindert – 20–30% sind nicht oder nur mit einer Hilfsperson gehfähig. Nach einem schweren Schlaganfall beträgt die kumulative Mortalität in 5 Jahren etwa 50%; 15–35% erleiden in dieser Zeit einen 2. Hirninfarkt.

Etwa 80% aller Schlaganfälle sind durch ischämische Hirninfarkte verursacht. 70% dieser Infarkte betreffen das Versorgungsgebiet der A. carotis interna (Abb. 5.1). Als Infarktursache kommen zu 20% kardiale Hirnembolien in Betracht, bei 80% ist die Ursache eine arteriosklerotische Veränderung der Carotisgabel oder der A. carotis interna. Auslöser für den Hirninfarkt bzw. die flüchtige Ischämie ist entweder eine arterioarterielle Embolie aus rupturierter oder ulceröser Plaque oder ein akuter, meist thrombotischer Gefäßverschluß. Der Hälfte der ischämischen Hirninfarkte geht keine transitorische Ischämie voraus. Bei 20% der Schlag-

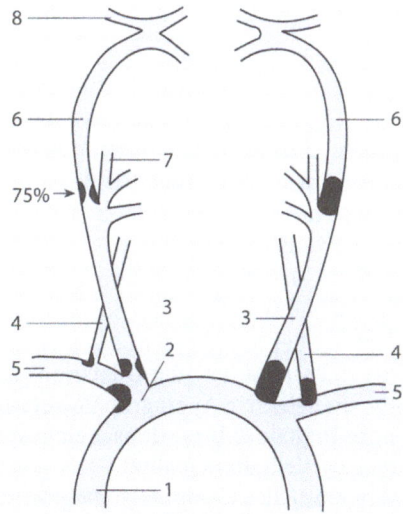

Abb. 5.1. Hauptlokalisationen von Stenosen und Verschlüssen im Bereich des Aortenbogens und der extrakraniellen Arterien; 1 Aortenbogen, 2 Truncus brachio-cephalicus, 3 A. carotis comm., 4 A. vertebralis, 5 A. subclavia, 6 A. carotis int., 7 A. carotis ext., 8 A. cerebri media (mod. nach [8])

anfälle liegt eine Subarachnoidalblutung oder eine intrazerebrale Einblutung zugrunde.

5.1 Diagnostik

Wesentlich ist die Anamnese: Das Schlaganfallrisiko ist bedeutsam erhöht bei Patienten mit bekannten kardiovaskulären Risikofaktoren, insbesondere bei Bluthochdruck, Diabetes mellitus, Rauchen, aber auch bei Alkoholkonsum. Koronarpatienten haben ein 3fach erhöhtes Schlaganfallrisiko. Nach transitorisch-ischämischer Attacke erleiden 17% im 1. Jahr und 30–50% in den ersten 5 Jahren einen apoplektischen Insult. Während passagere sensorische Ausfälle prognostisch ähnlich zu werten sind wie motorische, ist die Amaurosis fugax etwas benigner. Rezidivierende transitorische ischämische Attacken (TIA) erhöhen das Risiko beträchtlich, besonders wenn die symptomfreien Intervalle kurz sind. Ungefähr jedem 2. Hirninfarkt geht eine solche TIA voraus.

Eine längeranhaltende hirnischämische Symptomatik, die sich letztlich zurückbildet, wird als prolongiertes neurologisches Defizit, leichter Hirninfarkt oder PRIND bezeichnet. Das Risiko, danach einen erneuten Schlaganfall mit schwerer Behinderung oder Todesfolge zu erleiden, beträgt im 1. Jahr 5–20% und nach 5 Jahren 50%. Diagnostisch sind bei PRIND eine Computertomographie (CT) oder Magnetresonanztomographie (MRT) notwendig, um hämodynamische (durch Okklusion) und embolische (arterioarteriell) Infarkte zu differenzieren und danach den Operationszeitpunkt festzulegen (früh bei hämodynamischem, im Intervall bei embolischem Ereignis).

Obwohl Carotisstenosen mit über 50% Einengung nur bei jedem 2. Patienten ein Systolikum hervorrufen, und über 75%ige Stenosen sogar nur bei jedem 4., sollte jede Untersuchung eine Auskultation einschließen. Sehr hochgradige Stenosen sind meist nicht mehr auskultierbar, da der Fluß nur noch sehr gering ist. Bei Verschluß oder ganz hochgradiger Stenose der A. carotis interna kann manchmal über dem kontralateralen Auge ein deutliches Strömungsgeräusch infolge kompensatorischen Flusses auskultiert werden.

Die Dopplersonographie und das Duplexverfahren stellen in der Hand des Geübten eine verläßliche Methode zur Diagnose höhergradiger extracranieller Stenosen dar. Das jährliche Schlaganfallrisiko beträgt 0,8% bei einer Stenose von 30–50% und etwa 5% bei über 70%igen Einengungen. Mit dem Duplexverfahren läßt sich darüberhinaus auch eine Aussage über die Plaquemorphologie treffen (weich-ulcerös oder derb und glattwandig). Während weiche Plaques mit einer jährlichen Rate an TIA und Schlaganfall von 5,7% einhergehen, werden derartige Ereignisse bei echodichter Läsion nur bei 2,4% jährlich beobachtet.

Ist eine Operation oder Dilatation einer extrakraniellen Gefäßstenose indiziert, sollte die selektive Angiographie veranlaßt werden. Die häufig bevorzugte intravenöse Digitale Subtraktionsangiographie (DSA) der Arterien liefert nicht selten Bilder zweifelhafter Qualität.

Ein kranielles Computertomogramm ist in der Regel nur bei bis zu 6 Wochen zurückliegendem ischämischen Ereignis notwendig. Andererseits bietet diese

Methode die Möglichkeit, stumm verlaufende Hirninfarkte diagnostizieren zu können, was Rückschlüsse auf die Prognose einer Gefäßläsion zuläßt und die Indikation zur Revaskularisation beim asymptomatischen Patienten beeinflußt. In Zweifelsfällen sind CT oder MRT auch differentialdiagnostisch notwendig, um beispielsweise einen Hirntumor, Subduralhämatom oder ein Aneurysma auszuschließen.

5.2 Heutiger Stand der Therapie

Chirurgisch

Ähnlich wie für die Aortokoronare Bypassoperation Mitte der 70er Jahre wurde in den letzten Jahren auch der Vorteil der Carotis-Thrombendarterektomie (Carotis-TEA) gegenüber der konservativen Therapie bei symptomatischen Patienten mit bedeutsamer Carotis-interna-Stenose belegt. Sie scheint auch bei ausgewählten asymptomatischen Patienten langfristig vorteilhafter.

Darauf basierend sollte ein Gefäßchirurg nach den Leitlinien der American Heart Association in der Lage sein, asymptomatische Patienten mit einer Rate schwerer Komplikationen von unter 3% (Tod/Schlaganfall mit persistierendem Defizit) und symptomatische Patienten mit einer Komplikationsrate unter 6% zu operieren. Diese Leitlinien dürfen heute als Standard der Behandlung gelten, wobei alternative Verfahren, hier die Carotis-Angioplastie (PTA), auch das Langzeitergebnis von unter 2% Schlaganfälle/Jahr bei asymptomatischen und unter 3% Schlaganfälle/Jahr bei symptomatischen Patienten erreichen sollten. Allerdings darf nicht übersehen werden, daß in den erwähnten randomisierten Studien Patienten mit vorangegangenem neurologischen Ereignis, bedeutsamer Begleiterkrankung (z.B. koronare Herzkrankheit, Herzinsuffizienz, Niereninsuffizienz) ausgeschlossen waren. Diese Patienten weisen ein signifikant höheres Operationsrisiko auf.

Die Indikation zur Carotis-Thrombendarterektomie besteht bei
- symptomatischer Stenose der extrakraniellen Arteria carotis von über 70%. (Symptome: TIA, PRIND, Amaurosis fugax);
- asymptomatischer Stenose von über 70% bei einer Lebenserwartung von mehr als 5 Jahren. Für die Indikation sprechen auch: Progression der Stenose (Doppler), Verschlußgefährdung (subtotaler Verschluß), stummer Infarkt (CT/MRT), „unruhige" Morphologie („soft plaque") im Duplex, kontralateraler Carotisverschluß und Patient vor aortokoronarer Bypassoperation;
- fortschreitendem Schlaganfall („progressive stroke"): Carotis-TEA ausnahmsweise indiziert – CT und Duplex obligat. Diese Patienten könnten möglicherweise von einer PTA mit Stentimplantation profitieren. Berichte hierüber liegen allerdings kaum vor;
- komplettem Schlaganfall. Eine Frühoperation birgt ein hohes Risiko und kommt nur ausnahmsweise in Betracht. Auch hier wird, ähnlich dem Myokardinfarkt,

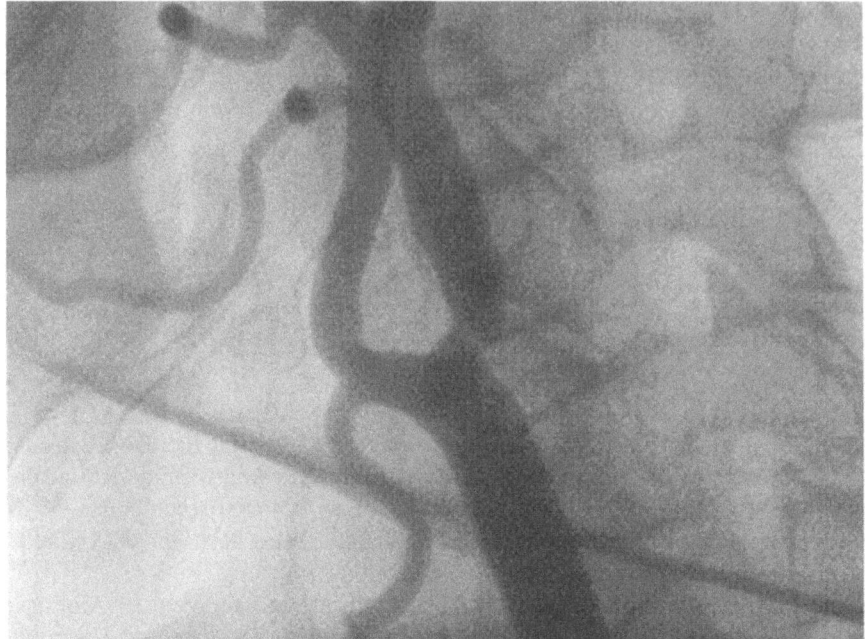

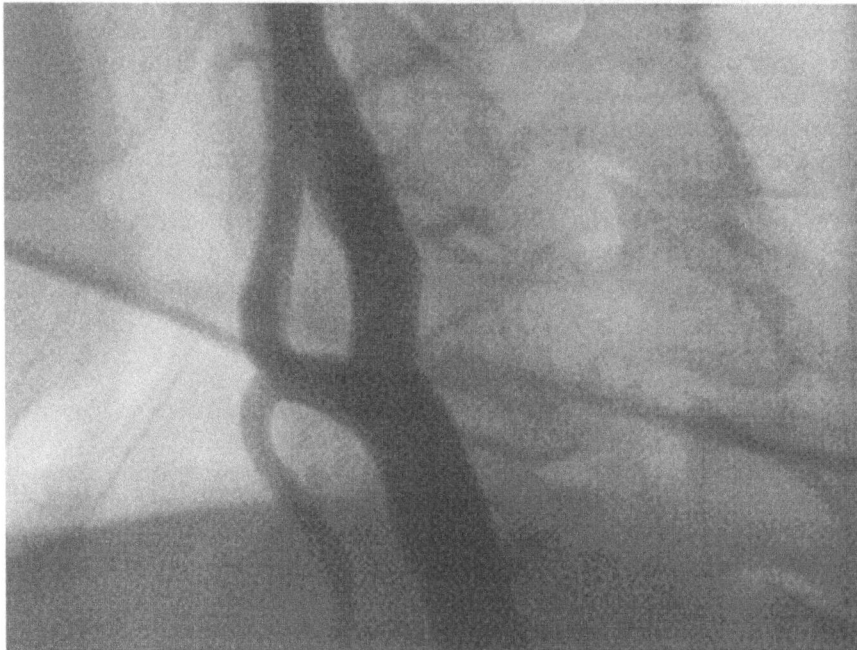

Abb. 5.2.1. Zeigt das Beispiel einer 73jährigen Patientin mit Zustand nach TIA und koronarer Dreigefäßerkrankung. Nach Ballondilatation und Implantation eines JJ Stents (biliary) ist die hochgradige Stenose der A. carotis int. beseitigt. **a)** Die linke A. carotis interna weist eine höchstgradige sehr exzentrische Stenose auf; **b)** Einen Tag später wurde die Patientin mit 10 % Reststenose erfolgreich am Herzen operiert

die PTA in Zukunft als Weg zur Frührevaskularisation vorgenommen werden. Bislang gibt es allerdings noch wenige Mitteilungen mit optimistisch stimmenden Resultaten.

Interventionell

Wie die Koronarangioplastie wird auch die Carotisangioplastie seit Ende der 70er Jahre angewendet. Während die PTCA mittlerweile als Therapie etabliert ist, und beispielsweise in Deutschland 1996 über 100 000 derartige Eingriffe vorgenommen wurden, blieb die Zahl der Carotisangioplastien 1996 noch unter 500. Nachdem durch die interventionellen Kardiologen eine verläßliche Stent-Implantationstechnik entwickelt wurde, die auch im Bereich der Carotis einfach anwendbar ist, nimmt die Anzahl der Eingriffe weltweit eindrucksvoll zu. Die Ergebnisse mit Stent sind angiographisch besser, die Komplikationsrate ist vergleichbar mit der guter Gefäßchirurgen, und die Rezidivrate scheint mit 5% gering (Abb. 5.2.1). Randomisierte Untersuchungen, in denen die Ergebnisse der Carotis-TEA mit der PTA verglichen werden, wurden initiiert. Die Indikation für dieses noch nicht etablierte Verfahren sollte bislang zurückhaltend gestellt werden und sich auf Patienten mit Indikation zur operativen Revaskularisation beschränken, die u.a. wegen bedeutsamer Komorbidität ein deutlich erhöhtes Operationsrisiko aufweisen.

Weiterführende Literatur zu Kap. 5

1. Allenberg JR, Lehnert T (1993) Die asymptomatische Carotisstenose: Besteht eine Indikation zur Operation? Chirurg 64: 66–70
2. Bockenheimer SA, Mathias K (1983) Percutaneous transluminal angioplasty in ateriosclerotic internal carotid artery stenosis. Am J Neuroradiology 4: 791–792
3. Diethrich EB, Ndiaye M, Reid DB (1996) Stenting in the carotid artery: Initial experience in 110 patients. J Endovasc Surg 3: 42–62
4. European Carotid Surgery Trialists Collaborative Group. MRC European Carotid Surgery Trial (1991) Interim results for symptomatic patients with severe (70–99%) or with mild (0–29%) carotid stenosis. Lancet 337: 1235–1243
5. Executive Commitee for the Asymptomatic Carotid Atherosclerosis Study (1995) Endarterectomy for asymptomatic carotid artery stenosis. J Am Med Assoc 273: 1421–1428
6. Iyer SS, Roubin GS, Yadav S et al. (1996) Elective carotid stenting. J Endovasc Surg 3: 105–106
7. Kachel R, Endert G, Basche S et al. (1987) Percutaneous transluminal angioplasty (dilatation) as carotid, vertebral and innominate artery stenoses. Cardiovasc Intervent Radiol 10: 142–146
8. Kappert A (1987) Lehrbuch und Atlas der Angiologie. Hans Huber, Bern Stuttgart Toronto, S 153
9. North American Symptomatic Carotid Endarterectomy Trial Collaborators (1991) Beneficial effect of carotid endarterectomy in symptomatic patients with high grade carotid stenosis. N Engl J Med 325: 445–453
10. Sundt TM Jr, Meyer FB, Piepgras DG et al. (1994) Risk factors of operative results. In: Meyer FP (ed) Sundts occlusive cerebrovascular disease. 2nd ed. WB Saunders Co, Philadelphia, pp 241–247
11. Zarins CK (1996) Carotid endarterectomy: The gold standard. J Endovasc Surg 3: 10–15

6 Periphere arterielle Durchblutungsstörungen

C. Vallbracht

Periphere arterielle Durchblutungsstörungen werden zu Recht zu den Volkskrankheiten gezählt, haben aber im Bewußtsein von Patienten wie Ärzten im Vergleich mit der koronaren Herzerkrankung zu Unrecht einen geringeren Stellenwert. Dies ist um so mehr unverständlich, als sie nur zu oft als erster Hinweis auch auf unmittelbar lebensbedrohliche Erkrankungen des Herzens wie auch der hirnversorgenden Gefäße auftreten: Wenn eine Verschlußerkrankung der Beine vorliegt, so ist die Wahrscheinlichkeit einer Herzkranzgefäßverengung sehr groß (70%).

Der geringere Stellenwert wird auch in der immer noch weithin üblichen Praxis deutlich, daß häufig der Arzt für den Patienten entscheidet, welche schmerzfreie Gehstrecke für ihn ausreichend ist und damit mögliche, einfache, interventionelle Behandlungsmaßnahmen dem Patienten von vornherein nicht angeboten werden.

Wenn man nach den Ursachen für diese Fehleinschätzungen sucht, so findet man sie in der jahrzehntelangen Unterbewertung der Fachrichtung Angiologie begründet, die erst jetzt durch die Einführung der Zusatzbezeichnung in die internistische Fachausbildung beendet wurde.

6.1 Klinik

6.1.1 Symptome

Die Symptomatik der peripheren arteriellen Durchblutungsstörungen tritt einmal als akuter Arterienverschluß und damit medizinischer Notfall auf und zum anderen als chronische Arterienstenose oder -verschluß. Als Ursache des Akutverschlusses findet sich in aller Regel eine Verschleppung eines Embolus von zentral (z. B. sehr häufig im Rahmen einer absoluten Arrhythmie bei chronischem Vorhofflimmern oder ausgehend von einem Ventrikelthrombus nach Herzinfarkt), weniger häufig eine lokale arterielle Thrombose.

Während beim akuten Arterienverschluß die Dramatik der Beschwerden mit plötzlich aufgetretenem („peitschenartigem") heftigen Schmerz, Blässe der betroffenen Extremität, Pulslosigkeit und eingeschränkter Funktion den unmittelbaren Handlungsbedarf deutlich macht, ist das führende Symptom der chronischen Minderversorgung die Claudicatio intermittens, der belastungsabhängig auftretende Schmerz. Dieser tritt nach unterschiedlich langen Gehstrecken auf

Tabelle 6.1.1. Einteilung der Gefäßerkrankungen nach Fontaine

Stadium	Befund
I	Keine Beschwerden (Gefäßerkrankung bekannt z. B. durch Geräuschbefund, Ultraschalluntersuchung oder Verkalkungen im Röntgenbild)
II	Claudicatio intermittens (II a: schmerzfreie Gehstrecke mehr als 200 m; II b: schmerzfreie Gehstrecke weniger als 200 m)
III	Ruheschmerz
IV	Nekrose

und ist je nach Sitz des Strombahnhindernisses und der Qualität einer bestehenden Kollateralversorgung unterschiedlich stark ausgeprägt.

Die klassische Einteilung der Gefäßerkrankungen in 4 klinische Stadien nach Fontaine ist auch heute noch die entscheidende Grundlage sowohl der Diagnose als auch der Therapie (Tabelle 6.1.1).

Die Claudicatio intermittens wird als ein belastungsabhängig auftretender Schmerz in der betroffenen Extremität geschildert, wobei die Regel gilt, daß der Schmerz stets eine Etage unter dem Strombahnhindernis auftritt (z. B. Unterschenkelschmerz bei Oberschenkelverschluß). Die Besonderheit, daß viele Patienten die Claudicatioschmerzen lange Zeit für sich behalten und deshalb bei Auftreten vielerlei Gründe zum Stehenbleiben erfinden, hat zur Bezeichnung Schaufensterkrankheit geführt. Als wichtiges Unterscheidungskriterium gegenüber Beschwerden, die durch Erkrankungen der Venen hervorgerufen werden, gilt die Belastungsabhängigkeit: Während die Schmerzen bei der Claudicatio belastungsabhängig auftreten, bessern sich venenbedingte Symptome häufig beim Gehen.

Die Länge der schmerzfreien Wegstrecke bis zum Auftreten der Claudicatio läßt Rückschlüsse auf die Bedeutung des Strombahnhindernisses bzw. das Vorhandensein von Kollateralgefäßen zu. Letztere können insbesondere bei chronischen Verschlüssen der A. femoralis superficialis im Adduktorenkanal so gut ausgebildet sein, daß Claudicatio nicht mehr auftritt. Entsprechend lassen sich aus dem angiographischen Bild durch Beurteilung der Kollateralversorgung Rückschlüsse auf das Alter eines Gefäßverschlusses ziehen.

Während im Stadium der Claudicatio ein stabiler Zustand die Planung der durchzuführenden Untersuchungen erleichtert, ist im Stadium III, gekennzeichnet durch Ruheschmerz, die arterielle Versorgung der Extremität kritisch eingeschränkt und das Bein damit unmittelbar bedroht. Rasche diagnostische Klärung und, wenn immer möglich, invasive interventionelle oder operative Behandlungsmöglichkeiten müssen initiiert werden. Dies gilt in gleicher Weise auch für die das Stadium IV kennzeichnende Nekrose.

6.1.2 Untersuchungstechniken

Die Inspektion kann trophische Veränderungen der Haut und das evtl. gleichzeitige Vorhandensein von Erkrankungen der peripheren Venen, die Palpation die

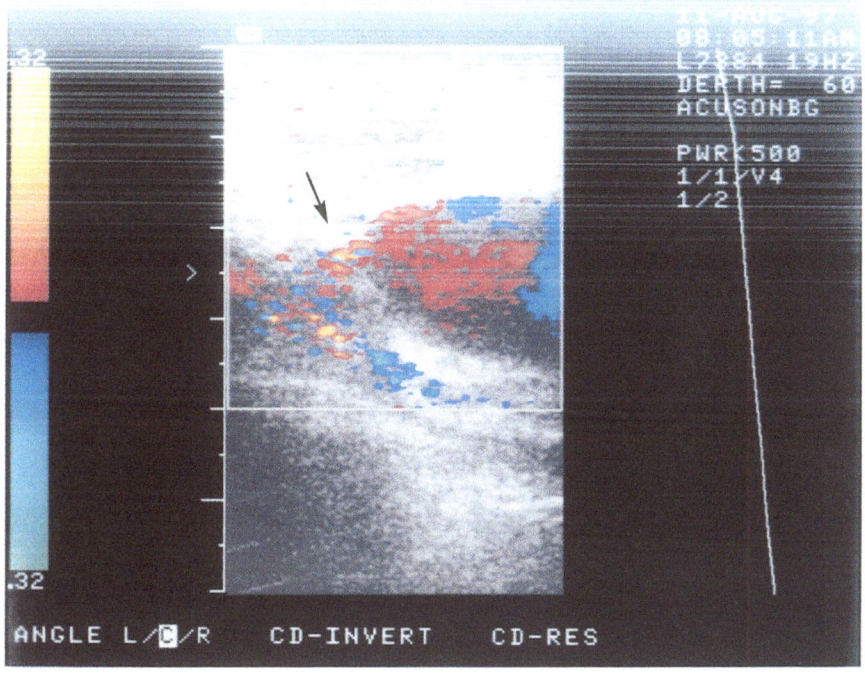
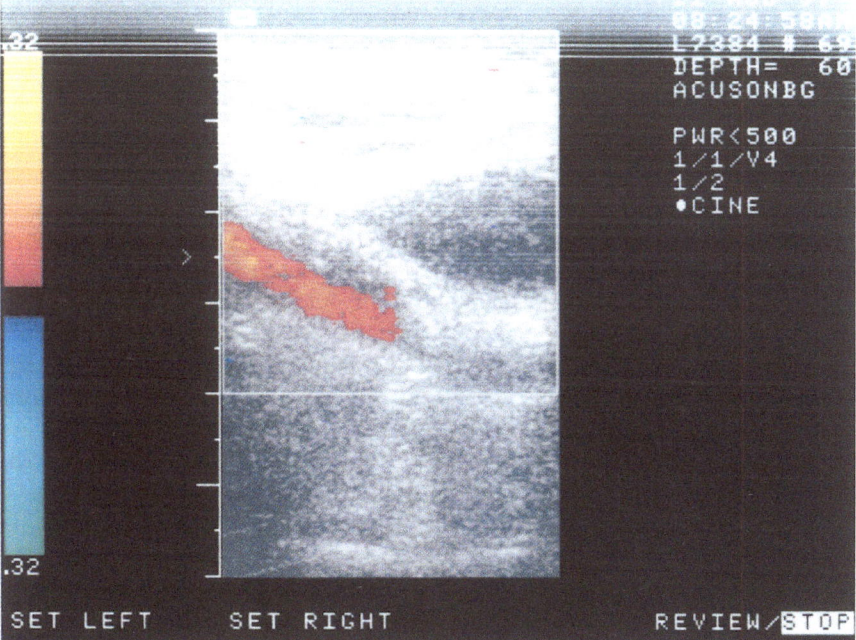

Abb. 6.1.1. a) Farbduplex-Darstellung eines Aneurysma spurium nach arterieller Punktion. Man erkennt die turbulente Strömung im Aneurysmahals (Pfeil); **b)** Nach gezielter Kompression über 20 min ist die Verbindung thrombosiert. Eine operative Revision ist so in mehr als 80% der Fälle zu vermeiden

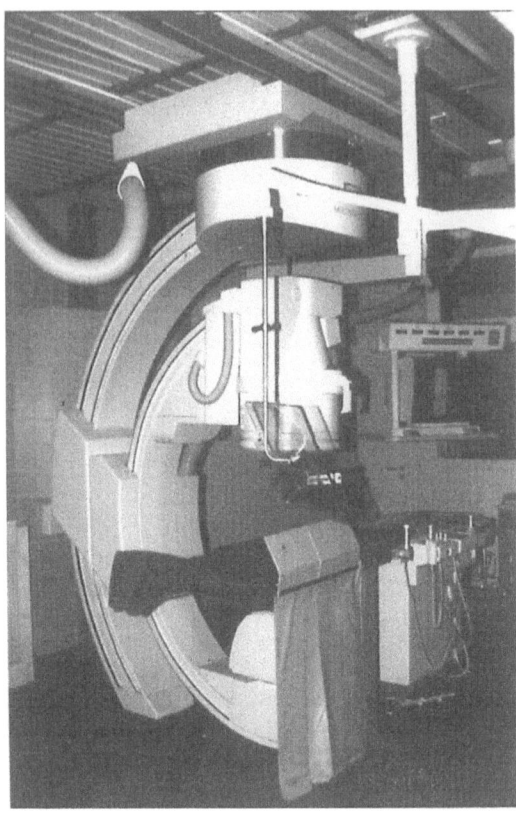

Abb. 6.1.2. Modernes Angiographiegerät: Die Projektion ist beliebig wählbar, die Strahlenbelastung von Patient und Untersucher durch vielfältige Maßnahmen (z. B. Blendeneinstellung mit virtuellem Bild) niedrig

Hauttemperatur und den Hautturgor wie insbesondere auch das Vorhandensein bzw. Fehlen der Pulse erkennen lassen. Die Auskultation deckt evtl. vorhandene Strömungsgeräusche auf.

Ein wichtiger und einfacher, klinischer Test der arteriellen Durchblutung der unteren Extremität ist die Ratschow-Probe: In Rückenlage hält der Patient mit Unterstützung durch beide Hände die Beine möglichst senkrecht nach oben und führt in dieser Lage mehrere Minuten Rollbewegungen der Füße durch. Der Arzt beobachtet die Farbe von Fußrücken und -sohle. Bei ungestörter Durchblutung treten keine Veränderungen auf, vorgeschaltete arterielle Strombahnhindernisse führen dagegen zu fleckförmiger oder diffuser Abblassung der Haut evtl. verbunden mit Schmerzen.

Die modernen Verfahren der Ultraschalluntersuchung haben die nichtinvasive Diagnostik auch der peripheren arteriellen Durchblutungsstörungen revolutioniert. Mit der einfachen Dopplerdruckmessung lassen sich wichtige Rückschlüsse auf den Sitz der Strombahnverengung und den Grad der Kompensation erkennen, wobei die Angabe sowohl des systemarteriellen Druckes, gemessen an der A. brachialis, und der peripheren Drücke als auch des Quotienten hieraus (Dopplerindex) Standard ist. Dieser sollte bei ungestörten Durchblutungsverhältnissen mindestens 1 sein (aufgrund komplexer Reflexionsmuster werden die Drücke am Fuß normalerweise etwas höher als am Arm gemessen). Dopplerdruckwerte unter 50 mm Hg weisen auf eine akute Gefährdung der Extremität hin.

Zusätzlich zu Informationen über die unterschiedlichen Flußgeschwindigkeiten, wie sie die konventionelle (schwarz-weiß) Duplexsonographie liefert, kann die farbkodierte Duplexsonographie den Blutfluß unmittelbar sichtbar machen. Sie leistet auch bei der Behandlung von punktionsbedingten Komplikationen einen wesentlichen Beitrag (Abb. 6.1.1).

Die hiermit möglich gewordene nichtinvasive Klärung beeinflußt zunehmend auch die logistische Planung des therapeutischen Vorgehens. Klagt z. B. ein Patient über eine typische Claudicatio intermittens des linken Unterschenkels, so kann nach Ausschluß weiterer Veränderungen im Bereich der vorgeschalteten Beckengefäße und der A. femoralis communis (Punktionsstelle) mit Hilfe der Farbduplexsonographie der erste, invasive, diagnostische Eingriff gezielt schon für die Therapie genutzt werden: Nach antegrader Punktion des betroffenen Beines wird die Extremität selektiv angiographisch dargestellt, und das Strombahnhindernis, wenn möglich, im gleichen Eingriff interventionell beseitigt.

Die Angiographie sollte heute wenn immer möglich nach Klärung der Indikation zur invasiven Therapie gezielt erfolgen, wobei die arterielle Darstellung einer venösen (neben weiteren Vorteilen wie der geringeren Kontrastmittelbelastung) qualitativ deutlich überlegen ist. Die noch vielfach übliche Darstellung der Arte-

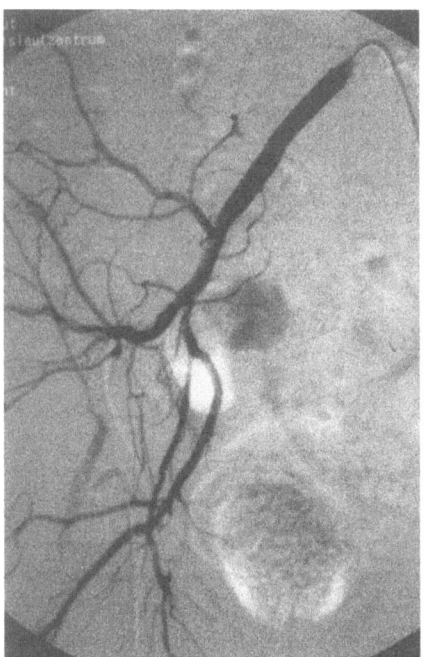
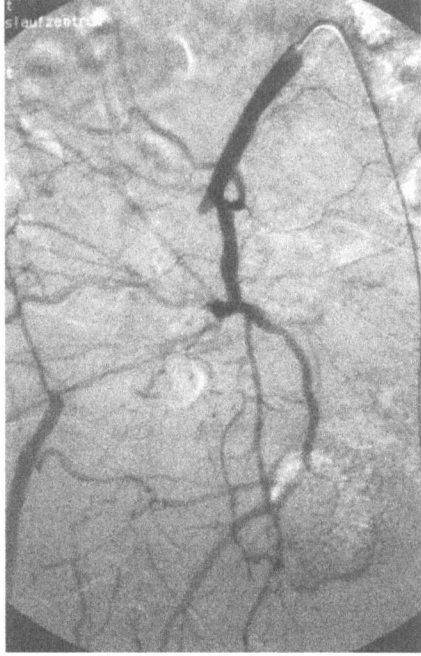

Abb. 6.1.3. a) Kompletter Verschluß der A. iliaca externa rechts. In der pa-Projektion ist ein proximaler Gefäßstummel nicht erkennbar; **b)** Klärung des Befundes durch Wechsel der Projektion: In links-schrägem Strahlengang zeigt sich der proximale Gefäßstummel. Anschließend konnte das Gefäß in Cross-over-Technik erfolgreich wiedereröffnet werden

rien ausschließlich im posterior-anterioren Strahlengang ist in vielen Abschnitten unzureichend und durch die Möglichkeiten moderner Röntgengeräte (Abb. 6.1.2) antiquiert. Vielfache Darstellungen einer Arterie in verschiedenen Projektionen sind zuweilen nötig, um unklare Befunde zu verstehen (Abb. 6.1.3 a, b).

6.1.3 Differentialindikation zur konservativen oder invasiven Therapie

Der akute Arterienverschluß ist ein medizinischer Notfall, der keinerlei zeitliche Verzögerung zuläßt. Die umgehende interventionelle oder operative Revaskularisation ist hier zwingend indiziert.

Bei der chronischen Verschlußkrankheit ist die klinische Stadieneinteilung eine wichtige Hilfe: Während im beschwerdefreien Stadium I die Indikation zur konservativen Therapie mit Betonung der Beeinflussung von Risikofaktoren (insbesondere des Rauchens) und im Stadium III und IV die Indikation zur invasiven interventionellen oder operativen Therapie eindeutig ist, stellt das Stadium II, die Claudicatio intermittens, einen Abschnitt der Erkrankung dar, in dem ganz besonders der Patient in die Entscheidung einbezogen werden sollte.

Ein Beispiel: Eine schmerzfreie Gehstrecke von 500 m kann für einen 64jährigen Verwaltungsangestellten ausreichend sein, während die gleiche Gehstrecke von einem 78jährigen passionierten Bergwanderer als große Behinderung empfunden wird. In jedem Fall sollte nicht die absolute Strecke in Metern, sondern die individuelle Behinderung des Patienten der Maßstab für die Entscheidung zwischen konservativer und invasiver Behandlung sein (Tabelle 6.1.2).

Mitentscheidend für die Indikation wird natürlich auch sein, ob eine invasive Therapie mit relativ geringer Belastung des Patienten auf interventionellem Wege möglich ist oder ob eine eingreifendere operative Versorgung z. B. mit einem Kunststoffbypass erforderlich ist. Hier sind sicherlich Unterschiede zu machen, zumal die interventionelle Behandlung nach entsprechender Aufklärung des Patienten in vielen Fällen zusammen mit dem diagnostischen Eingriff und sehr geringem Risiko durchführbar ist.

Tabelle 6.1.2. Klinisches Stadium und Therapie

Stadium	Behandlung
I	Konservativ (Gefäßtraining)
	Beeinflussung der Risikofaktoren
II	Konservativ oder invasiv
	interventionell oder operativ
	Mitentscheidung des Patienten!
III	Invasiv
	interventionell oder operativ
IV	Invasiv
	interventionell oder operativ

6.2 Therapie

6.2.1 Konservative Therapie

Grundlage jeder Behandlung der arteriellen Verschlußkrankheit ist die Beeinflussung der Risikofaktoren, wobei dem Zigarettenrauchen sicherlich der höchste Stellenwert zukommt. Auch hier macht sich wieder der anfangs erwähnte geringere Stellenwert der Erkrankung negativ bemerkbar. Während nach einem Herzinfarkt die Chance auf das Einstellen eines Nikotinabusus „aus Angst" relativ gut ist, sind nur die wenigsten Patienten von der ebenso dringenden Notwendigkeit dieser Maßnahme beim Vorliegen eines Beinarterienverschlusses zu überzeugen. Der Hinweis auf die nahe Verwandtschaft der Erkrankung und das hohe Risiko, auch an einem Herzinfarkt oder Schlaganfall zu erkranken, kann in einigen Fällen hilfreich sein.

Ein aktives Gefäßtraining mit langen Spaziergängen bis zur Schmerzgrenze (und nachfolgender reaktiver Hyperämie) kann auch durch eine Verbesserung der Kollateralversorgung zu einer meßbaren Verlängerung der schmerzfreien Gehstrecke führen, so daß bei vielen Patienten mit dieser einfachen (und nebenwirkungsfreien) Maßnahme ein guter und bleibender Effekt erzielt werden kann.

Die zusätzliche Behandlung mit sog. gefäßerweiternden Medikamenten kann nur begrenzt zu einer weiteren Besserung führen und sollte in keinem Fall überbewertet werden.

Im Stadium IV läßt sich nach Ausschöpfen interventioneller und operativer Revaskularisationsverfahren in einigen Fällen mit einer intravenösen oder intraarteriellen Infusionstherapie mit Prostaglandinen (z. B. Prostavasin) eine deutliche klinische Besserung erreichen.

6.2.2 Interventionelle Therapie

Die konventionelle Ballondilatation stellt nach wie vor den goldenen Standard der nichtoperativen invasiven Therapie dar: Stenosen nahezu aller Lokalisationen lassen sich mit den heute verfügbaren steuerbaren Ballonkathetersystemen in mehr als 95 % der Fälle erfolgreich erweitern. Auch für die Unterschenkelgefäße stehen entsprechend dimensionierte Katheter zur Verfügung, wobei in einigen Labors das Material zur Koronardilatation Verwendung findet (z. B. bei weit distal gelegenen Stenosen der Unterschenkelgefäße und zwingender klinischer Indikation).

Weiterentwicklungen der letzten Jahre wie z. B. die Atherektomie (die ein Herausschneiden des Plaquematerials ermöglicht) oder die verschiedenen Formen der Laserbehandlung haben nur eine sehr geringe Bedeutung erlangt, da eine Überlegenheit sowohl was die Akuterfolgsrate als auch die Rezidivrate anbelangt (letztere ist bei zunehmender mechanischer Irritation des Gewebes höher) nicht nachzuweisen war.

In den Beckengefäßen hat die Stentimplantation sich einen gesicherten Platz erworben, während bei Lokalisation im Oberschenkel und Unterschenkel nur bei zwingender Indikation ein Stent Verwendung finden sollte, da die Langzeitergebnisse enttäuschend sind.

Bei den kompletten Verschlüssen hat sicherlich die Einführung der hydrophilen Führungsdrähte die Rate der erfolgreichen Wiedereröffnungen erhöht; hinderlich ist eine deutlich ausgeprägte Tendenz dieser Drähte zum Eintritt in die Gefäßwand, was z. T. ohne wesentlichen spürbaren Widerstand möglich ist und eine Rekanalisation verhindert. Aus unserer Erfahrung wie auch der einiger anderer Kliniken hat sich das Rotacs-System (eine stumpfe und bei Bedarf langsam rotierende Welle mit Innenlumen) besonders in Kombination mit einem hydrophilen Draht sehr bewährt. Ein subintimales Abgleiten wird hiermit erschwert und damit die Rate der erfolgreichen Wiedereröffnungen erhöht. Abhängig ist diese natürlich vom Alter des Verschlusses und der Verschlußlänge; bei klinischer Indikation sollte aber ein Versuch der Wiedereröffnung nicht nur von der theoretischen Chance abhängig gemacht werden, da das Risiko des Eingriffs als sehr gering angesehen werden kann. Die Unmöglichkeit der Wiedereröffnung kann erst nach dem praktischen Versuch festgestellt werden, wobei ein wesentlicher Punkt auch die Geduld des Untersuchers ist.

Im Stadium IV kann die erfolgreiche Wiedereröffnung eines Verschlusses oft wesentliche und anhaltende Besserungen der Situation mit Abheilen der Nekrose erreichen, selbst wenn es bereits nach kurzer Zeit zu einem kompletten Reverschluß kommt (Abb. 6.2.1).

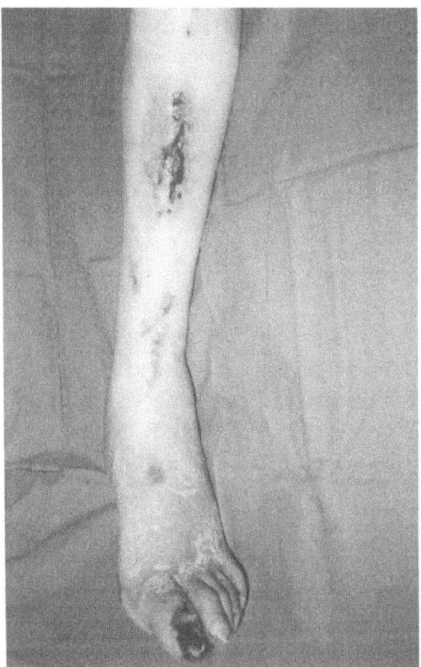
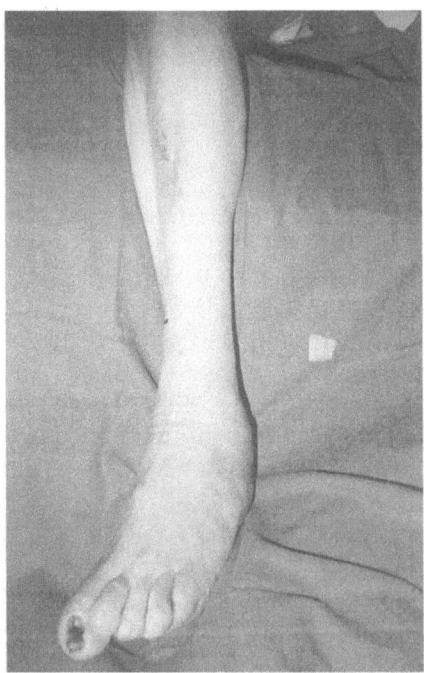

Abb. 6.2.1. **a)** Stadium IV mit Nekrose; **b)** Nach Wiedereröffnung eines Verschlusses der A. femoralis sup. zeigt die Aufnahme 5 Monate später eine weitgehende Heilung

6.2.3 Chirurgische Therapie

Neben den Verfahren der Thrombendarteriektomie (z. B. in der A. iliaca) und der Patch-Plastik (z. B. der A. profunda femoris) sind vielfältige Formen der Bypassversorgung mit unterschiedlichen Materialien gebräuchlich. Wenn anatomisch möglich, stellen In-situ-Venenbypässe eine sehr gute Alternative zu Fremdmaterialien wie z. B. Polytetrafluorethylen (PTFE) oder Dacron dar. Bei gelenküberschreitenden Bypässen werden auch Kombinationen verwendet.

Entscheidend für die Langzeit-Offenheitsrate eines Bypasses ist neben anderen Faktoren stets die Qualität des peripheren Abflußgebietes: Wenn z. B. bei Verschluß der A. femoralis superficialis die A. poplitea wie auch alle 3 Unterschenkelarterien frei durchgängig sind, so sind die besten Voraussetzungen für eine anhaltende Funktionsfähigkeit des Bypasses gegeben. *Je schlechter der Abfluß, desto zurückhaltender muß demnach die Indikation zur Bypass-Versorgung gestellt werden.*

Wesentliche Einschränkungen findet die Indikation zur operativen Versorgung auch in der klinischen Gesamtsituation der in aller Regel älteren Patienten. Hier ist stets eine sorgfältige Voruntersuchung unter besonderer Berücksichtigung der Koronarversorgung und der Halsschlagadern erforderlich. Nicht selten muß zunächst hier interveniert werden, um dann im 2. Schritt die periphere operative Versorgung durchführen zu können.

Die Kooperation der beteiligten Fachgebiete Angiologie, interventionelle Gefäßtherapie (Radiologen oder Kardiologen) und Gefäßchirurgie ist bei Grenzfällen außerordentlich wichtig. Eine gemeinsame Besprechung mit Diskussion des im Einzelfall besten Behandlungsweges sollte zum Standard gehören.

6.3 Kasuistik

Um das praktische Vorgehen zu demonstrieren, soll im folgenden ein Behandlungsablauf geschildert werden: Ein 67jähriger Lehrer klagte seit etwa 6 Monaten über eine typische Claudicatio intermittens des rechten Unterschenkels nach etwa 500 m schmerzfreier Gehstrecke in der Ebene. Da er sehr gerne wanderte, fühlte er sich hierdurch erheblich behindert. Weitere Beschwerden bestanden nicht, insbesondere wurde keine Angina pectoris angegeben. Ein Nikotinabusus hatte bis vor 2 Jahren bestanden, ebenso war eine familiäre Belastung auffällig.

Die klinische Untersuchung zeigte keine Auffälligkeiten der Haut des betroffenen Beines, die Leistenpulse waren gut tastbar. Der Puls an der A. poplitea links war deutlich eingeschränkt, die A. tibialis posterior wie auch die A. dorsalis pedis waren links nicht tastbar. EKG und Belastungs-EKG waren unauffällig, letzteres mußte wegen auftretender Claudicatio des rechten Unterschenkels vorzeitig abgebrochen werden.

Die Dopplerdruckmessung ergab bei Blutdruckwerten in der A. radialis bds. von 140/80 mm Hg einen systolischen Druck von 90 mm Hg in der A. poplitea rechts und 80 mm Hg in der A. tib. posterior (letztere mußte bei anatomisch anderer Lage länger gesucht werden und war wohl deshalb der Palpation entgangen). Die Farbduplexsonographie ergab bei freier Durchgängigkeit der Beckengefäße und

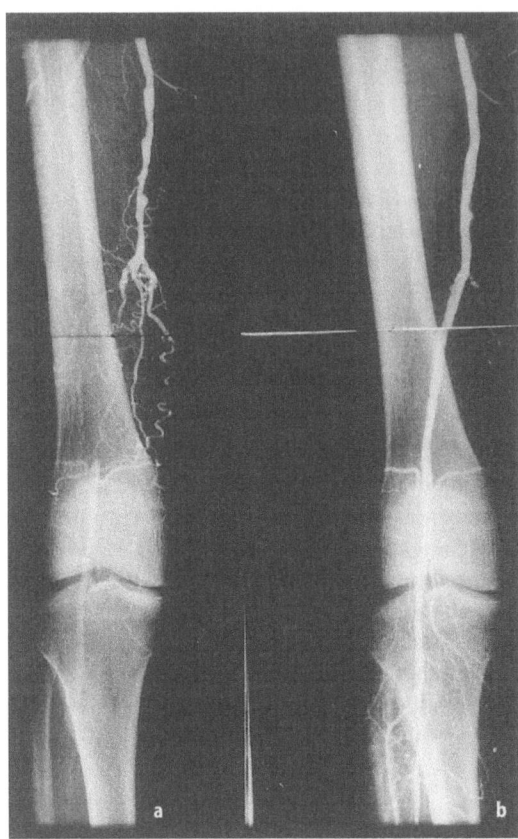

Abb. 6.3.1. a) Verschluß der distalen A. femoralis superficialis an typischer Stelle. Kollateralen füllen die A. poplitea auf; **b)** Nach erfolgreicher Wiedereröffnung und Ballondehnng (die Kollateralen werden nun druckbedingt nicht mehr durchströmt)

der Leistungsregion (Punktionsstelle!) Hinweise auf einen langstreckigen Verschluß bzw. eine hochgradige Stenose der A. femoralis superficialis.

Mit dem Patienten wurde nun besprochen, daß aufgrund der Voruntersuchungen die Möglichkeit einer interventionellen Therapie im diagnostischen Ersteingriff bestünde und die Aufklärung erfolgte entsprechend.

Nach stationärer Aufnahme wurde die A. femoralis communis rechts antegrad knapp unterhalb des Leistenbandes punktiert und eine 6-French-Schleuse in die A. femoralis superficialis eingelegt. Danach erfolgte die selektive Arteriographie, die einen Verschluß im Adduktorenkanal ergab. Kollateralgefäße aus der A. profunda femoris füllten die frei durchgängige A. poplitea und offenen Unterschenkelarterien auf. Wie zuvor besprochen, wurde nun im gleichen Eingriff der Versuch einer Wiedereröffnung unternommen, der erfolgreich verlief (Abb. 6.3.1). Am folgenden Tag wurden die Dopplerdruckmessungen wiederholt, die nun ungestörte Durchblutungsverhältnisse zeigten. Klinisch berichtete der Patient über Beschwerdefreiheit. Eine Kontrolluntersuchung ist nach 4 Monaten vorgesehen.

6.4 Zusammenfassung

Bei funktionierender interdisziplinärer Diskussion und daraus folgender vernünftiger Indikationsstellung sind die Behandlungsmöglichkeiten der peripheren arteriellen Verschlußkrankheit heute weit entwickelt und gezielt einsetzbar. Im Stadium II der Claudicatio intermittens sollte der Patient viel mehr als früher in die Entscheidung zur konservativen oder invasiven Therapie mit einbezogen werden. Regelmäßige angiologische Kontrollen erscheinen nach Diagnosestellung bei jedem Patienten erforderlich und sollten auch die Koronargefäße und Halsschlagadern regelhaft einbeziehen.

Weiterführende Literatur zu Kap. 6

1. Alexander K (Hrsg) (1993) Gefäßkrankheiten. Urban & Schwarzenberg, München
2. Kappert A (Hrsg) (1989) Lehrbuch und Atlas der Angiologie. Hans Huber, Bern Stuttgart Toronto
3. Mahler F (1996) Katheterinterventionen in der Angiologie. Thieme, Stuttgart New York
4. Neuerburg-Heusler D (1995) Gefäßdiagnostik mit Ultraschall. Thieme, Stuttgart New York
5. Simon H, Schoop W (Hrsg) (1986) Diagnostik in der Kardiologie und Angiologie. Thieme, Stuttgart New York
6. Strauss AL (1995) Farbduplexsonographie der Arterien und Venen. Springer, Berlin Heidelberg
7. Zeitler E (Hrsg) (1997) Klinische Radiologie. Arterien und Venen. Diagnostik mit bildgebenden Verfahren. Springer, Berlin Heidelberg

7 Aortenerkrankungen

M. Kaltenbach

7.1 Aortenaneurysmen

Aneurysmatische Erweiterungen der Aorta kommen eigenständig oder in Verbindung mit anderen Erkrankungen vor. Bekannt ist das Aortenaneurysma beim Marfan-Syndrom und bei Lues. Am häufigsten kommt es zur druckpassiven Erweiterung der Aortenwand infolge Hochdruck und arteriosklerotischer Schädigung von kollagenen und elastischen Faserelementen. Eine leichte Aortenektasie ist im höheren Alter häufig und in der Regel ohne Krankheitswert. Auch im Bereich peripherer Arterien und der Kranzgefäße finden sich aneurysmatische Erweiterungen, die auch als „dilative Arteriosklerose" bezeichnet werden, ohne daß Komplikationen wie zunehmende Erweiterung oder Perforation zu befürchten sind; gelegentlich entstehen dort infolge der relativen Blutstase intraarterielle Thrombosen. Im Bereich der Aorta besteht die Gefahr der Perforation, wenn die Ektasie einen Durchmesser von ca. 5 cm überschreitet. Eine operative oder interventionelle Behandlung ist dann indiziert, insbesondere wenn ein Fortschreiten der Dilatation nachgewiesen wurde.

Eine andere gefährliche Komplikation des Aortenaneurysmas ist der Intimaeinriß mit subintimaler Blutung. Es kommt zur Trennung der Wandschichten, wobei die Dissektion von der Aortenklappe bis zur Bifurkation reichen kann. Wird die Intima weit abgedrängt, so kann es zur vollständigen Lumenverlegung kommen. In anderen Fällen entsteht ein 2. Einriß, und die abgelöste Innenwand kann sich wieder anlegen (Abb. 7.1.1). Das Aneurysma dissecans ist zu unterscheiden

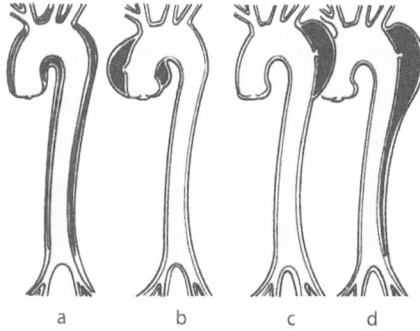

Abb. 7.1.1. Aneurysma dissecans; **a)** Typ 1; **b)** Typ 2; **c)** und **d)** Typ 3 nach De Bakey (mod. nach [3])

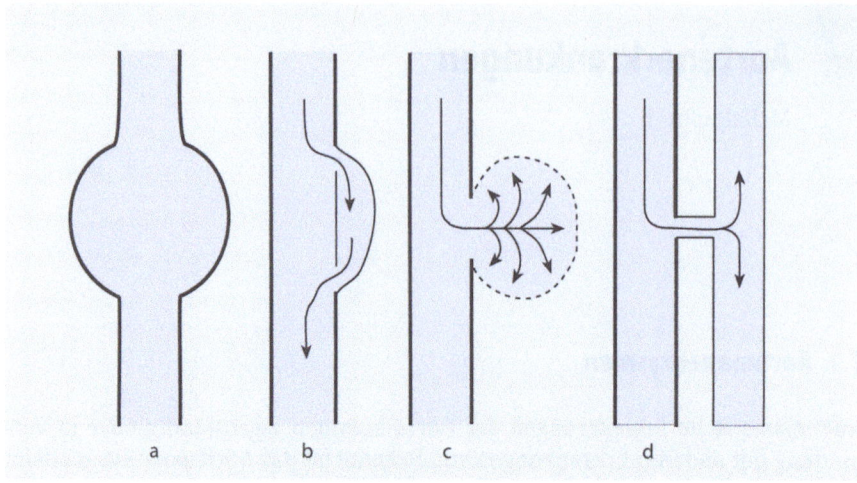

Abb. 7.1.2. a) Echtes Aneurysma; **b)** Aneurysma dissecans mit Trennung der Wandschichten. Im gezeichneten Beispiel distaler Wiedereintritt des Blutes in das Gefäßlumen; **c)** Aneurysma „spurium". Es handelt sich um ein pulsierendes Hämatom ohne Gefäßwand, das z. B. nach Arterienpunktion in der Leistenbeuge entstehen kann; **d)** Arteriovenöses „Aneurysma" in Form einer arteriovenösen Fistel oder arteriovenösen Fensterung, wie sie nach Traumen und Gefäßpunktionen entstehen kann

vom echten Aneurysma, vom „Aneurysma spurium" und vom „arteriovenösen Aneurysma" (Abb. 7.1.2).

Die akute Aortendissektion ist differentialdiagnostisch vom frischen Herzinfarkt abzugrenzen. Sie geht mit ähnlichen heftigen Schmerzen einher. Fehlende EKG-Veränderungen und der fehlende Fermentanstieg im Blut können auf eine Aortendissektion hinweisen. Bei der klappennahen Dissektion wird der Schmerz eher nach vorne, bei der Dissektion der Aorta descendens eher im Rücken lokalisiert.

Die Diagnose wird durch Echographie, CT und NMR gestellt. Angiographisch kommt bei den meist lebensbedrohlich kranken Patienten die intravenöse digitale Subtraktionsangiographie bevorzugt zur Anwendung. Die operativen Möglichkeiten hängen von der Lokalisation des Einrisses und der Ausdehnung der Dissektion ab. Manchmal kann die Situation durch eine Übernähung des proximalen Intimaeinrisses beherrscht werden, in anderen Fällen ist ein Aortenersatz durch Gefäßprothese erforderlich. Die Implantation einer stoffüberzogenen Maschendrahtprothese (stent) ist bei einem Teil der Fälle ersatzweise möglich.

7.2 Luetische und Takayasu-Aortitis

Die luetische Aortitis war früher keine seltene Erkrankung, seit Einführung der Penizillinbehandlung wird sie kaum noch gesehen. Eine andere Form der Aortitis stellt die Takayasu-Krankheit dar. Das Syndrom wird besonders bei Frauen im Alter zwischen 16 und 30 Jahren angetroffen. Im Vordergrund steht eine arterielle Verschlußkrankheit mit Befall von proximalen Gefäßen des Aortenbogens, wie Truncus brachiocephalicus, Carotis communis, A. subclavia. Im Gegensatz zur Arteriosklerose werden vorwiegend junge Menschen betroffen, und es finden sich allgemeine Krankheitszeichen sowie humorale Entzündungshinweise, besonders in Form einer stark erhöhten Blutsenkungsgeschwindigkeit. Die Erkrankung besitzt eine Tendenz zur Progression. Behandlungsversuche mit entzündungshemmenden Stoffen einschließlich Steroiden werden empfohlen, ein gesicherter Wirkungsnachweis steht jedoch aus.

7.3 Aortensklerose als Emboliequelle

Durch die verbreitete Anwendung der Echokardiographie wurde man auf Formen der Aorten-Arteriosklerose aufmerksam, die Quelle von arteriellen Embolien darstellen. Diese Erkrankung und die entsprechende systematische Diagnostik ist in der primären und sekundären Schlaganfallprophylaxe von zunehmender Bedeutung.

Weiterführende Literatur zu Kap. 7

1. Anidjar S, Kieffer E (1992) Pathogenesis of acquired aneurysms of the abdominal aorta. Ann Vasc Surg 6: 298
2. Johnston KW, Rutherford RB, Tilson MD et al. (1991) Suggested standards for reporting on arterial aneurysms. J Vasc Surg 13: 444
3. Krayenbühl HP, Kübler W (1981) Kardiologie in Klinik und Praxis. Bd 1,2. Thieme, Stuttgart New York
4. Spittell PC, Spittell JA Jr, Joyce JW et al. (1993) Clinical features and differential diagnosis of aortic dissection: Experience with 236 cases (1980 through 1990). Mayo Clin Proc 68: 642

8 Entzündliche Herzerkrankungen

M. Kaltenbach

8.1 Endokarditis

Man unterscheidet die bakterielle von der rheumatischen Endokarditis. Die bakterielle Endokarditis umschließt dabei sowohl die akute septische als auch die subakute Verlaufsform (Endocarditis lenta). Dieser schweren Erkrankung des Erwachsenenalters mit Bevorzugung des männlichen Geschlechts steht die rheumatische Endokarditis gegenüber, die vorwiegend bei Kindern bzw. Jugendlichen auftritt. Zwar ist auch das rheumatische Fieber die Folge einer bakteriellen Infektion. Im Gegensatz zur bakteriellen Endokarditis entsteht diese Erkrankung jedoch nicht durch direkte Bakterienwirkung am Herzen, sondern durch eine allergisch-entzündliche Fernreaktion des Endokards auf Bakterientoxine bei einer Streptokokkeninfektion im Nasen-Rachenraum.

8.1.1 Bakterielle Endokarditis

Die bakterielle oder infektiöse Endokarditis ist eine ernste Erkrankung, die vor der Antibiotikatherapie bei 90% der Patienten tödlich verlief. Heute sind die Behandlungserfolge bei der Mehrzahl der Patienten günstig, die septische Verlaufsform hat jedoch noch immer eine ernste Prognose. Das Endokard der Herzklappen stellt ein bradytrophes, wenig durchblutetes Gewebe dar, obwohl die Herzklappen „im Blut schwimmen". Das Endokard der Herzklappen ist für Infektionen daher besonders anfällig, besonders gefährdet sind die Mitral- und die Aortenklappe. Nur bei der Endokarditis der Drogensüchtigen sind auch Klappen des rechten Herzens betroffen. Auch das Endokard im Bereich vorgeschädigter Klappen oder kongenitaler Vitien ist besonders anfällig, z. B. bei vorausgegangener rheumatischer Klappenschädigung, angeborener Aortenstenose, Mitralklappenprolaps, Ductus Botalli oder Ventrikelseptumdefekt.

Die akute septische Endokarditis tritt meist im Gefolge einer bakteriellen Sepsis auf. Erreger sind vor allem Staphylokokken, Streptokokken und Kolibakterien, wobei die Staphylokokkensepsis in den letzten Jahren häufiger anzutreffen ist. Die septische Herzerkrankung entsteht häufig im Rahmen einer bakteriell-infektiösen Erkrankung wie eines Abszesses, einer Gallenwegserkrankung, Peritonitis, Pneumonie oder Urosepsis. Zur Infektion kommt es auch nicht selten durch medizinische Eingriffe wie Injektionen, Infusionen und Operationen.

Die Erkrankung der Herzklappen besteht in Geschwüren, bakteriellen Vegetationen und Thrombosen. Von hier können septische Embolien in die Arterien des Gehirns, der Nieren, Milz und Gliedmaßen ausgehen.

Klinisch besteht Fieber mit „septischen" - stark wechselnden - Temperaturen mit Werten bis über 40° und anfallsweisem Schüttelfrost. Die Milz ist häufig vergrößert, und im Bereich der Finger und Zehen sind kleine rote Flecken erkennbar, die Blutungen nach Mikroembolien darstellen. Über dem Herzen ist meist ein Geräusch zu auskultieren. Dieses kann im Verlauf der Erkrankung wechseln oder neu auftreten. Die Geräuschänderung deutet dabei häufig auf einen fortschreitenden Befall der Herzklappen hin. Typische Folge der Klappenendokarditis ist die Mitralinsuffizienz, besonders dramatisch auftretend, wenn es zu einem Sehnenfadenabriß kommt. Die Erkrankung kann eine Perforation der Aortenklappe erzeugen und dadurch zu einer akuten Aorteninsuffizienz mit schwersten hämodynamischen Rückwirkungen führen.

Die Endocarditis lenta oder subakute Endokarditis ist dagegen durch eine stille, schleichende Verlaufsform gekennzeichnet. Die bakterielle Besiedlung der Herzklappen kommt durch eine Bakteriämie, wie sie bei Nasenracheninfekten oder Zahneingriffen häufig ist, zustande, ohne daß eine allgemeine septische Erkrankung vorliegt. Die bakteriellen Vegatationen betreffen die Mitral- und Aortenklappe in gleicher Häufigkeit, bei 15-20% der Patienten sind beide Klappen befallen. Häufigste Erreger sind Streptokokken (Streptococcus viridans 75%) und Enterokokken (15%). Bei etwa 10% der Patienten lassen sich keine Erreger im Blut nachweisen, insbesondere, wenn Blutkulturen erst nach vorausgegangener Antibiotika-Behandlung angelegt werden.

Klinisch bestehen über Wochen bis Monate anhaltende uncharakteristische Symptome wie Müdigkeit und Schwäche, die den Patienten häufig erst nach langer Zeit zum Arzt führen. Es fällt dann eine „schmutzige" Blässe der Haut auf. Der Patient hat zeitweise Fieber. Die Milz ist vergrößert, im Bereich der Finger und Zehen sind punktförmige petechiale Blutungen erkennbar. Ein Herzgeräusch, eine Anämie sowie eine stark erhöhte Blutkörperchensenkungsgeschwindigkeit sind weitere Symptome. Nicht selten besteht eine begleitende Herdnephritis mit Mikrohämaturie.

Die Diagnose ist nicht schwer zu stellen, sobald der Arzt an diese Krankheit denkt. Sie läßt sich durch eine Blutkultur oft rasch sichern. Blutkulturen sind aber - wie erwähnt - nur sensitiv, wenn sie vor Einleitung der ersten antibiotischen Therapie angelegt werden.

Therapie

Die antibiotische Therapie ist am aussichtsreichsten und mit den geringsten Nebenwirkungen belastet, wenn sie gezielt nach Keimnachweis in der Blutkultur erfolgen kann. Die Streptokokkenendokarditis wird in der Regel mit hochdosierten intravenösen Kurzinfusionen von Penizillin (z.B. 3×10 Mill. E Penizillin G täglich) über 4-6 Wochen behandelt. Eine Heilung gelingt bei über 80% der Patienten.

Die Staphylokokkenendokarditis im Rahmen einer Sepsis stellt auch heute ein schweres Krankheitsbild mit einer Letalität von 50% dar. Der Behandlungserfolg hängt in 1. Linie davon ab, ob die Diagnose rechtzeitig gestellt wird. In 2. Linie spielt die Virulenz des Erregers und die Abwehrlage des Organismus eine bedeutende Rolle. Hospitalismusinfektionen können besonders schwer behandelbar sein, ebenso wie Fälle mit geschwächter Abwehr bei Drogensüchtigen oder Kranken mit chronischen Grundkrankheiten. Neben Penizillin spielen Antibiotika gegen penizillinaseresistente Keime (beispielsweise Oxazillin) sowie Cephalosporine, Vankomyzin u.a. eine besondere Rolle.

Infizierte Thromben oder septische Klappenbesiedlungen können häufig im Echokardiogramm direkt sichtbar gemacht werden. Auf Antibiotika nicht ansprechende Sepsisherde oder Abszesse müssen u. U. chirurgisch angegangen werden. Auch wenn es durch Klappenzerstörung, Sehnenfadenabriß oder Klappenperforation zu einer nicht beherrschbaren Herzinsuffizienz kommt, muß nicht selten im fieberhaften Stadium die Operation mit Klappenersatz erwogen werden. Die Erfolge sind bei der Mehrzahl der Patienten selbst in schwersten Krankheitsstadien erstaunlich gut und lebensrettend.

Prophylaxe und Nachbehandlung

Bei bekannter Eintrittspforte etwa durch die Haut sind entsprechende hygienische Maßnahmen von Bedeutung. Da intramuskuläre oder subkutane Injektionen nicht selten die Eintrittspforten darstellen, müssen diese auf ein Minimum beschränkt oder vermieden werden. Besondere Vorsicht ist bei intravenösen Dauerinfusionen geboten. Wenn Infusionsbestecke über mehrere Tage liegen, kommt es häufig zu bakteriellen Besiedelungen.

Patienten mit durchgemachter Endokarditis, künstlichen Herzklappen, angeborenen und erworbenen Herzfehlern, hypertrophischer Kardiomyopathie und Mitralklappenprolaps bedürfen einer Prophylaxe mit Antibiotika. Die Richtlinien der American Heart Association von 1997 empfehlen als Regel die einmalige Gabe von 2 g Ampicillin 1 h vor dem Eingriff. Die 2. Gabe einige Stunden nach dem Eingriff wird heute nicht mehr empfohlen. Außerdem wurden die Eingriffe, bei denen eine Prophylaxe erforderlich ist, genauer definiert. So wird nicht mehr bei allen zahnärztlichen Eingriffen, sondern nur noch bei solchen mit Zahnfleisch- oder Wurzelbehandlung die Prophylaxe für notwendig erachtet.

Als weitere Indikationen gelten: Tonsillektomie, Operationen im Magendarmbereich, Prostatachirurgie, Cystoskopie. Keine Prophylaxe wird empfohlen bei Bronchoskopie, Endoskopie, transoesophagealer Echokardiographie, Herzkathetereingriffen [1].

8.1.2 Rheumatische Endokarditis

Die Endokarditis im Rahmen des rheumatischen Fiebers ist eine Entzündung, die bevorzugt das Endokard der Mitralklappe, der Aortenklappe und des linken Vorhofs befällt. Es entstehen warzenförmige Auflagerungen, an die sich Thromben anlagern können. Die Entzündung führt häufig zu einer Verschmelzung der Mitralkommissuren und der Sehnenfäden. Dabei ist auffallend, daß die hämodynamischen Folgen im akuten Stadium denen einer Mitralinsuffizienz entsprechen, während die postrheumatische Mitralstenose sich erst ca. 20 Jahre nach der akuten Endokarditis manifestiert. Das Myokard ist in die Entzündung in Form von perivaskulären Herden einbezogen. Wahrscheinlich ist ein Teil der Spätfolgen nach rheumatischem Fieber durch Schrumpfungsvorgänge und ein anderer durch die entzündliche Myokardschädigung bedingt.

Die rheumatische Perikarditis führt dagegen zu keinen Spätfolgen, obwohl gelegentlich Perikardverkalkungen auftreten.

Das rheumatische Fieber tritt bei Kindern und Jugendlichen vorwiegend zwischen dem 5. und 15. Lebensjahr, selten noch nach dem 21. Lebensjahr auf. Voraus geht eine Streptokokkeninfektion mit betahämolysierenden Streptokokken der Gruppe A. Bei manchen Kranken – bevorzugt bei einer genetisch determinierten Empfänglichkeit und einem niedrigen Sozialstatus – entwickelt sich über einen Immunvorgang die Entzündung, die neben dem Herzen auch vorwiegend die großen Gelenke sowie gelegentlich die Haut und das Unterhautgewebe betrifft. Bei Befall des Gehirns entsteht das Krankheitsbild der Chorea minor (Veitstanz).

Zwischen Streptokokkeninfekt, meist in Form einer eitrigen Tonsillitis, und Auftreten des rheumatischen Fiebers besteht ein Intervall von 2–3 Wochen. Eine Endokarditis tritt meist nach diesem Intervall auf, während eine Chorea minor sich erst nach mehreren Monaten manifestiert. Die Polyarthritis pflegt zusammen mit der Endokarditis aufzutreten.

Neben Fieber und allgemeinem Krankheitsgefühl stehen die Gelenksymptome im Vordergrund. Ein Befall der Herzklappen wird durch ein Geräusch erkennbar, der typische Klappenfehler ist dabei die Mitralinsuffizienz. Eine Mitralstenose tritt in aller Regel – wie erwähnt – erst viele Jahre später in Erscheinung.

Die Diagnose ist bei entsprechender Vorgeschichte nicht schwer. Eine hohe Blutsenkungsgeschwindigkeit und ein erhöhter Antistreptolysintiter sind regelhafte Begleiterscheinungen. Die Therapie der akuten Erkrankung erfolgt mit Antirheumatika, besonders Acetylsalicylsäure in hoher Dosis. Die Langzeitbehandlung hat die Prophylaxe des rheumatischen Fiebers zum Ziel. Sie erfolgt mit Penizillin meist in Form einer intramuskulären Injektion alle 4 Wochen (Benzathin Penizillin 1,2 Mill. E) oder 2 mal täglich ca. 250 000 E Penizillin oral.

Um das Auftreten eines rheumatischen Fiebers primär zu vermeiden, wird die Penizillinbehandlung von Streptokokken-Racheninfektionen empfohlen. Falls durch Abstrich eine Streptokokkeninfektion gesichert ist, ist die Penizillinbehandlung indiziert.

8.1.3 Seltene Endokarditisformen

Unter den seltenen Endokarditisformen stellt die Löffler-Endokarditis eine charakteristische Erkrankung dar. Sie geht mit einer extremen Vermehrung der eosinophilen Leukozyten einher und führt zu einer Verdickung des Endokards häufig mit thrombotischen Auflagerungen.

Bei der Bechterew-Erkrankung mit dem Hauptsymptom der ankylosierenden Spondylitis findet sich gelegentlich eine valvuläre Endokarditis aortae, die zur Aortensinsuffizienz führt. Die Endokarditis beim Lupus erythematodes ist häufig für den Verlauf dieser Erkrankung entscheidend.

8.2 Myokarditis, Perikarditis

Unter Myokarditis versteht man eine entzündliche Erkrankung des Herzmuskels, die durch lymphozytäre oder leukozytäre Infiltration gekennzeichnet ist. Früher wurde die Diagnose relativ häufig gestellt, wobei klinische Erscheinungen wie Tachykardie, Hypotonie und Rhythmusstörungen als Leitsymptome dienten. Mit Einführung der Myokardbiopsie stellte sich heraus, daß die Diagnose in Verdachtsfällen häufig nicht bestätigt werden konnte. In vielen Fällen ist allerdings selbst das histologische Bild vieldeutig. So wurde aus dem gleichen Biopsiematerial, wenn dieses verschiedenen Pathologen vorgelegt wurde, die Diagnose Myokarditis in sehr verschiedener Häufigkeit gestellt. Pathologisch-anatomische Untersuchungen zeigen, daß entzündliche Infiltrationen des Herzmuskels als Begleiterscheinung konsumierender und entzündlicher Erkrankungen nicht selten sind. Die Myokarditis als Begleiterkrankung von Typhus, Malaria, Diphterie wurde oft beschrieben. Bei der erworbenen Immunschwäche AIDS besteht eine kardiale Beteiligung bei 30–50 % der Patienten. Auch Systemkrankheiten wie Lupus erythematodes, Lymphogranulomatose und Sarkoidose sowie Tumorleiden führen zu entzündlichen Beteiligungen des Herzens.

Die Myokarditis als eigenständige Erkrankung, die den individuellen Krankheitsverlauf entscheidend beeinflußt, wurde aber nur bei etwa einer von 1000 Autopsien nachgewiesen (Tabelle 8.2.1).

Es gibt keine diagnostisch sicher verwertbare klinische Befundkonstellation. Allgemeine Entzündungszeichen wie Fieber, Leukozytose, Tachykardie, können fehlen. Herzrhythmusstörungen und EKG-Veränderungen sind häufig, jedoch unspezifisch (Abb. 8.2.1). Möglicherweise wird in Zukunft mit der Anwendung von markierten monoklonalen Herzmuskelantikörpern die nichtinvasive Diagnose besser gelingen. Bei dringendem Verdacht und zu erwartenden therapeutischen Konsequenzen ist die Herzmuskelbiopsie aus dem rechten oder linken Ventrikel indiziert.

Die Perikarditis kann als trockene fibrinöse Form oder als Pericarditis exsudativa mit Ergußbildung verlaufen. Wenn das epikardiale Perikard mit beteiligt ist, kann die Entzündung auch die Außenschichten des Herzmuskels im Sinne einer Perimyokarditis erfassen.

Tabelle 8.2.1. Nur in 2 von 2507 Autopsien fand sich eine Myokarditis als eigenständige, den Krankheitsverlauf bestimmende Erkrankung ohne vorliegende Grundkrankheit [3]

Autoptische Häufigkeit der Myokarditis	n	%
Ausgewertete Erwachsenenobduktionen	2507	100
Myokarditis, gesamt	84	3,25
Mononukleäre Infiltrate, gesamt	63	2,5
bei schwerer Grunderkrankung	61	2,4
ohne Grundkrankheit	2	0,08
septische Myokarditis	20	0,79
spezielle Morphologie	1	0,04

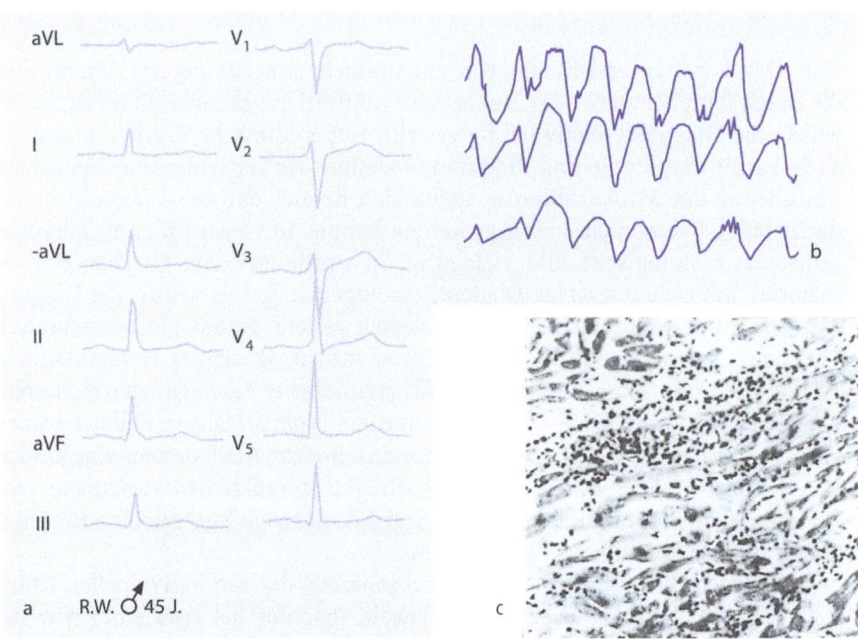

Abb. 8.2.1. Floride Myokarditis bei einem 45jährigen Mann, der wegen synkopaler Zustände zur Aufnahme kam: **a)** normales EKG; **b)** bei der Ergometrie Kammerflimmern, das durch Defibrillation beseitigt wurde; danach Beschwerdefreiheit. Zwei Wochen später spontanes Kammerflimmern, das nicht beherrscht werden konnte; c) bei der Autopsie diffuse entzündliche Infiltration des Myokards [3]

Für die fibrinöse Perikarditis ist ein auskultatorisch zu erfassendes Reibegeräusch mit systolischem und diastolischem Reiben charakteristisch. Die Pericarditis exsudativa führt zu einer Verbreiterung der absoluten Herzdämpfung, zu einer Vergrößerung und Ausrundung des Herzschattens (Abb. 8.2.2a, b) sowie zu einer im Echokardiogramm erkennbaren echofreien Zone außerhalb des Myokards. Bei der intrakardialen Druckmessung ist der enddiastolische Druck erhöht und in ausgeprägten Fällen in beiden Ventrikeln gleich hoch, die Druckkurve zeigt ein „dip-Plateau"-Phänomen (Abb. 8.2.2c, d).

Schwere hämodynamische Rückwirkungen können von entzündlichen, aber auch von nichtentzündlichen und blutigen Perikardergüssen ausgehen. Diese sind um so schwerwiegender, je schneller die Ergußbildung auftritt, es kann zur Herzbeuteltamponade kommen. An die Möglichkeit einer Tamponade muß man auch nach Thoraxtraumen oder nach ärztlichen Eingriffen wie Herzkatheterismus, transseptale Punktion und Vena cava-Katheterismus für Dauerinfusionen denken, wenn ein plötzlicher Blutdruckabfall, Abschwächung der Herztöne und Schocksymptome auftreten. Die sofortige Perikardpunktion kann lebensrettend sein. Sie erfolgt am einfachsten am halbsitzenden Patienten von unten mit Einstich links neben dem Schwertfortsatz.

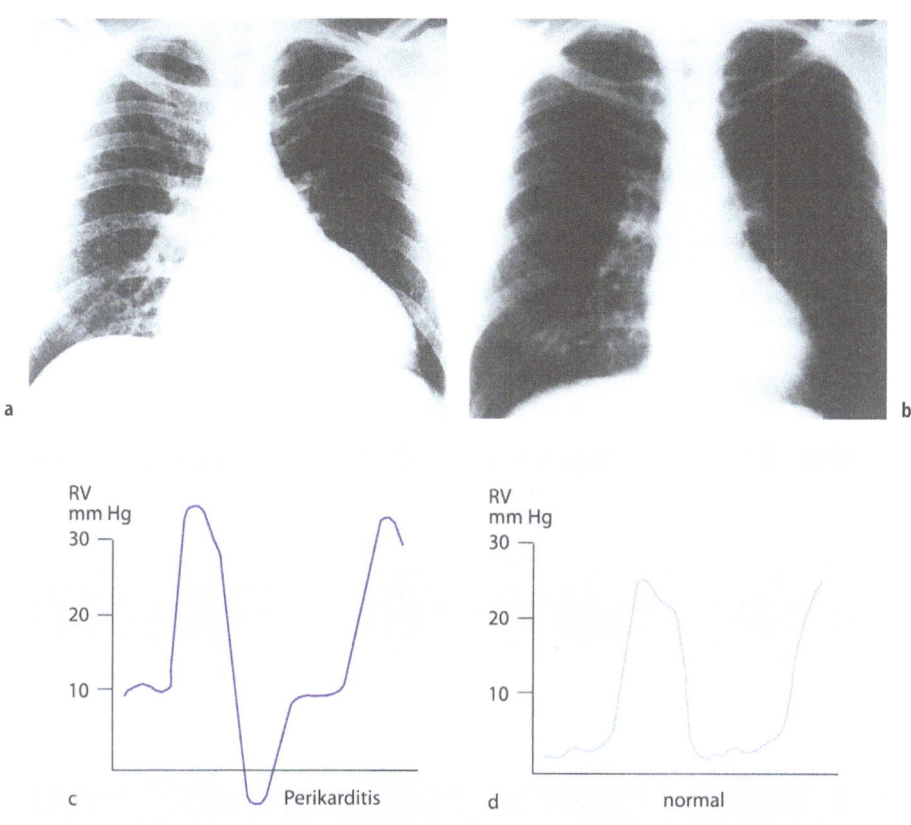

Abb. 8.2.2. a) Im Röntgenbild „Bocksbeutelform" des Herzens infolge Perikarderguß; **b)** nach Punktion von 1200 ml Exsudat Normalisierung des Herzschattens; **c)** und **d)** bei der Perikarditis constrictiva kommt es infolge Behinderung der diastolischen Ventrikelentfaltung zu einem plateauartigen Anstieg des diastolischen Druckes, der sich in allen Herzhöhlen angleicht

Die Perikarditis ist eine nicht seltene Erkrankung, die eigenständig vorkommen kann, in der Regel jedoch eine Begleiterkrankung von infektiösen, systemischen oder tumorösen Erkrankungen ist. Am häufigsten tritt eine Perikarditis im Gefolge einer Infektion mit Coxsackie-Viren der Gruppe B auf. Rezidive sind nicht selten.

Als Spätfolge der Pericarditis exsudativa kann ein Panzerherz mit Perikardkonstriktion auftreten. Diese Verlaufsform ist typisch für die tuberkulöse Perikarditis, sie kann sich aber u. a. auch nach einer Coxsackie-Perikarditis entwickeln. Kalkeinlagerungen im Perikard sind typisch, aber nicht obligat. Die chirurgische Abtragung der epikardialen und perikardialen Schwielen ist die Behandlung der Wahl.

Weiterführende Literatur zu Kap. 8

1. Dajani AS et al. (1997) Prevention of bacterial endocarditis recommendations by the American Heart Association. Circulation 96: 358–366
2. Herskowitz A, Campbell S, Deckers J et al. (1993) Demographic features and prevalence of idiopathic myocarditis in patients undergoing endomyocardial biopsy. Am J Cardiol 71: 982
3. Kunkel B, Schneider M, Hübner K, Kaltenbach M (1985) Bioptische und autoptische Häufigkeit der Myokarditis. Z Kardiol 74: 360–368
4. Löffler W (1936) Endocarditis parietalis fibroplastica mit Bluteosinophilie. Ein eigenartiges Krankheitsbild. Schweiz Med Wochenschr 66: 817–820
5. Maisch B, Bauer E, Cirsi M, Kochsiek K (1993) Cytologic cross-reactive antibodies directed against the cardiac membrane and viral proteins in coxsackievirus B_3 and B_4 myocarditis. Characterization and pathogenetic relevance. Circulation 87 (Suppl IV): IV-49–IV-65
6. Manolio TA, Baughman KL, Rodeheffer R et al. (1992) Prevalence and etiology of idiopathic dilated cardiomyopathy (summary of a National Heart, Lung and Blood Institute workshop). Am J Cardiol 69: 1458–1466
7. Tirilomis T, Unverdorben S, von der Emde J (1994) Pericardiectomy for chronic constrictive pericarditis: Risks and outcome. Eur J Cardiothorac Surg 8: 487

9 Herzklappenfehler

M. Kaltenbach

9.1 Bedeutung, Einteilung, Entstehung

Die Bedeutung und Einteilung von Herzklappenfehlern resultiert aus

1. Art und Schwere des Fehlers,
2. dem Ausmaß der begleitenden Myokardschädigung und
3. der Grunderkrankung, die den Fehler hervorgerufen hat.

Man unterscheidet 8 Herzklappenfehler, entsprechend einer Stenose oder Insuffizienz an jeder der 4 Herzklappen. Darüber hinaus gibt es eine Reihe typischer Kombinationen.

Die häufigste Ursache ist das rheumatische Fieber, daneben gibt es andere entzündliche Ursachen wie bakterielle und luetische Endokarditis. Nicht selten ist trotz offensichtlich rheumatischem Klappenfehler die Anamnese leer.

Eine angeborene Mißbildung der Klappen kommt besonders bei der Aortenstenose in Betracht, gefolgt von der angeborenen Miltralinsuffizienz im Rahmen eines Mitralklappenprolaps. Selten ist die angeborene Trikuspidalinsuffizienz beim Ebstein-Syndrom. Die Aorteninsuffizienz beim Marfan-Syndrom entsteht meist erst im Jugendlichen- oder Erwachsenenalter, obwohl die Bindegewebsschwäche angeboren ist.

Eine Erweiterung des Herzklappenrings – etwa im Gefolge einer Ventrikeldilatation – kann zur relativen Mitralinsuffizienz oder Trikuspidalinsuffizienz führen. Eine relative Aorteninsuffizienz kann die Folge einer aneurysmatischen Erweiterung der Aortenwurzel sein.

Im höheren Lebensalter kommt es nicht selten zu sklerotischen Klappenveränderungen mit oder ohne Kalkeinlagerung. Auf dieser Grundlage kann im 6.–10. Lebensjahrzehnt eine Aortenstenose, seltener eine Mitralinsuffizienz entstehen. Auch diese Form der Aortenstenose führt bisweilen zu schweren hämodynamischen Folgen.

In Tabelle 9.1.1 ist die häufigste Entstehung der einzelnen Herzfehler zusammengefaßt.

Tabelle 9.1.1. Häufige Herzfehler und deren mögliche Ursachen

	Rheumatische Endokarditis	Bakterielle Endokarditis	Angeboren	Mißbildung	Sonstige Ursachen
Mitralstenose	+				Vorhofmyxom
Mitral-insuffizienz	+	+	+	Mitralprolaps	Papillarmuskelsyndrom nach Myokardinfarkt, Ventrikeldilatation mit relativer Mitralinsuffizienz
Aortenstenose	+		+		Sklerotische bzw. senile Klappenverengung
Aorten-insuffizienz	+	+	+	Marfan-Syndrom	Morbus Bechterew, Lues, Aortenaneurysma
Pulmonal-stenose			+		
Pulmonal-insuffizienz					Iatrogen nach Klappensprengung
Trikuspidal-stenose	+				
Trikuspidal-insuffizienz			+	Ebstein-Syndrom	Endokarditis bei Drogensüchtigen

9.2 Mitralstenose

Die reine oder überwiegende Mitralstenose ist der häufigste Herzklappenfehler. Er kommt bei Frauen 4 mal häufiger als bei Männern vor. Ursache ist meist eine rheumatische Endokarditis. Nicht selten besteht eine hämodynamisch unbedeutende, begleitende Mitralinsuffizienz.

9.2.1 Entstehung

Die in der Regel im Alter zwischen 5 und 15 Jahren auftretende rheumatische Endokarditis führt häufig zu einer Mitralinsuffizienz, die hämodynamisch wenig bedeutsam ist. Eine Mitralstenose macht sich im Kindesalter so gut wie nie bemerkbar, sondern tritt erst viel später nach einer Latenzzeit von ca. 20 Jahren auf. Es ist nicht bekannt, ob dafür eine narbige Schrumpfung verantwortlich ist oder ob der erkrankte Klappenapparat mit der Größenzunahme des Herzens nicht genügend mitwächst. Im fortgeschrittenen Stadium zeigen die Klappen oft groteske Veränderungen mit fibrösen Narben, Kalkeinlagerungen, Verschmelzung der Kommissuren, Verwachsung der Sehnenfäden und Papillarmuskeln. Das Klappengewebe kann bis auf einen kleinen Rand geschrumpft sein. Bei weniger fortgeschrittener Deformation ist das Klappengewebe erhalten und noch beweglich, die Stenose ist dann vorwiegend Folge der verschmolzenen Kommissuren.

9.2.2 Pathophysiologie

Das Ausmaß der hämodynamischen Folgen einer Mitralstenose wird durch die Reduktion der diastolischen Klappenöffnungsfläche bedingt. Diese beträgt normalerweise 4–6 cm^2 und ist bei einer schweren Mitralstenose bis auf weniger als 1 cm^2 reduziert. Durch Behinderung des diastolischen Bluteinstroms in den linken Ventrikel kommt es als Kompensationsmechanismus zu einem Druckanstieg im linken Vorhof. Die Vorhofmuskulatur hypertrophiert, der Druck kann von dem normalen Wert um 10 mm Hg auf bis über 40 mm Hg ansteigen, wobei die Druckerhöhung anfangs nur unter körperlicher Belastung auftritt. Im Verlauf kommt es auch in Ruhe zum links atrialen und pulmonalen Hochdruck; dieser kann sich so weit verselbständigen, daß schließlich das Hindernis für den Blutstrom in gleichem Ausmaß in der verengten Lungenstrombahn wie in der verengten Mitralklappe besteht. Das rechte Herz erfährt eine zunehmende Druckbelastung, die häufig zur Rechtsherzdekompensation führt. Hierbei handelt es sich um eine echte kardiale Insuffizienz, während die Symptome der Linksherzinsuffizienz bei der Mitralstenose nicht Ausdruck eines Versagens des linken Ventrikels darstellen, sondern die Folge der diastolischen Einstrombehinderung in den linken Ventrikel und der daraus resultierenden Kompensationsmechanismen sind.

9.2.3 Klinik und Verlauf

Im Vordergrund der Beschwerden steht die Atemnot, vor allem bei körperlicher Belastung. Die Lungenstauung kann so schwer sein, daß es zum Lungenödem kommt. Es entsteht ein blutig tingiertes Sputum mit Herzfehlerzellen.

Bei der Inspektion fällt das „Mitralgesicht" mit bläulichroter Färbung der Wangen auf, verursacht durch eine Erweiterung kleiner Blutgefäße (Teleangiektasien). Je nach Schweregrad besteht zusätzlich eine Lippenzyanose durch vermehrte periphere Blutausschöpfung.

Bei der Auskultation sind in Abhängigkeit davon, ob ein Sinusrhythmus oder eine absolute Arrhythmie vorliegen, 5 bzw. 4 klassische Symptome zu beobachten (Abb. 9.2.1):

1. Lauter, paukender 1. Herzton. Sein Vorhandensein ist an einen gut funktionsfähigen linken Ventrikel gebunden.
2. Betonter 2. Herzton über der Pulmonalis im Vergleich zur Aorta oder betontes Pulmonalsegment des 2. Herztons. Es handelt sich um die Folge des pulmonalen Hochdrucks. Dementsprechend kann das Symptom verschieden stark ausgeprägt sein.

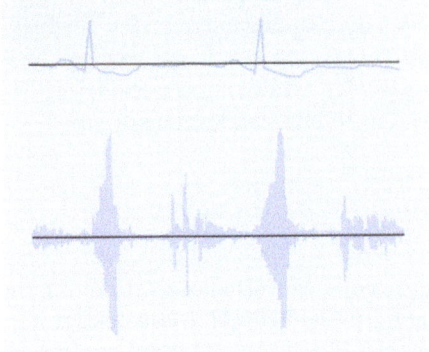

Abb. 9.2.1. EKG (oben) und Phonogramm in gehörsähnlicher Frequenzabstimmung (unten) bei Mitralstenose. Bei erhaltenem Sinusrhythmus erkennt man im Phonogramm ein präsystolisches Geräusch, einen lauten 1. Herzton, einen Mitralöffnungston 0,06 s nach dem 2. Herzton und ein diastolisches Geräusch

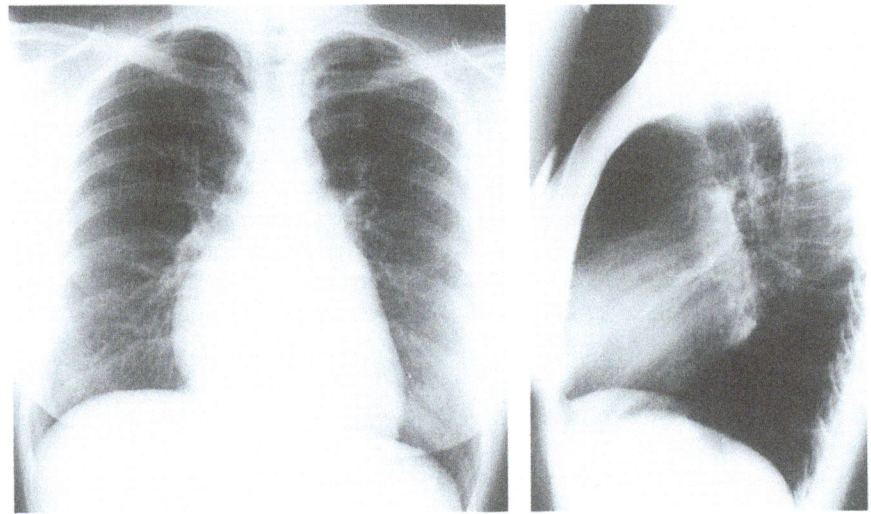

Abb. 9.2.2. a) Röntgenbild; **b)** intrakardiale Drucke bei mittelschwerer Mitralstenose, pathologische Werte in violett

3. Mitralöffnungston. Dieser frühdiastolische Extraton entsteht durch das Umspringen der Mitralsegel zum Zeitpunkt des Druckausgleichs zwischen linkem Vorhof und linkem Ventrikel in der frühen Diastole. Sein Auftreten ist an eine noch vorhandene Beweglichkeit der Mitralsegel gebunden, die Entstehung wird mit dem Knall verglichen, den ein Segel beim Einfall des Windes verursacht. Je höher der Druck im linken Vorhof, je schwerer also die Mitralstenose ist, desto früher tritt der Mitralöffnungston auf; im Phonogramm variiert sein Abstand zum aortalen Anteil des 2. Herztons zwischen 0,04 und 0,11 s.
4. Diastolisches Geräusch. Das Geräusch ist über der Mitralregion hörbar, bisweilen am deutlichsten in Linksseitenlage. Es kann durch körperliche Belastung wie durch mehrmaliges Aufsitzen verstärkt oder sogar erst hervorgerufen werden. Die Lautstärke ist variabel, im Extremfall kann ein diastolisches Schwirren getastet werden. Das niederfrequente Geräusch ist die Folge des erschwerten diastolischen Einstroms durch die verengte und pathologisch veränderte Mitralklappe.
5. Präsystolisches Geräusch. Das Geräusch entsteht infolge des vermehrten spätdiastolischen Bluteinstroms durch verstärkte Vorhofkontraktion. Es ist an einen Sinusrhythmus gebunden (Abb. 9.2.1).

Keines der Symptome ist obligat. Besonders bei schwer veränderten Klappen kann der Auskultationsbefund weitgehend stumm sein.

Im Röntgenbild erkennt man die „Mitralisierung" des Herzens an verstrichener Herztaille infolge Erweiterung des Pulmonalsegments und des linken Herzohrs sowie an einer Vergrößerung des linken Vorhofs (Abb. 9.2.2). Diese macht sich im PA-Bild als Kernschatten mit einer Doppelkontur im Bereich des rechten Herzrands sowie einer Einengung des Retrokardialraums im Seitenbild bemerkbar. Häufig ist eine Lungenstauung erkennbar. Das Herzvolumen ist regelhaft über die Grenze des oberen Normwerts (bei Frauen 700, bei Männern 800 ml/1,73 m^2) erhöht.

Im EKG besteht bei Sinusrhythmus häufig ein p-mitrale mit Doppelgipfligkeit in Ableitung II und Verbreiterung des negativen Anteils der p-Welle in V_1. Nicht

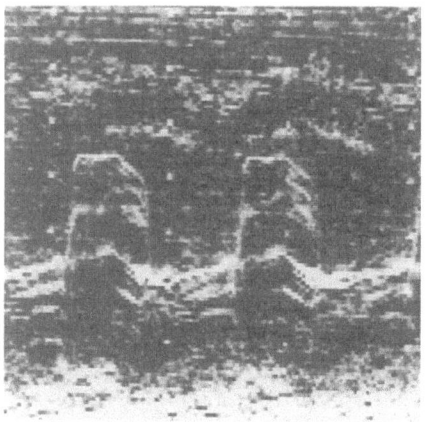
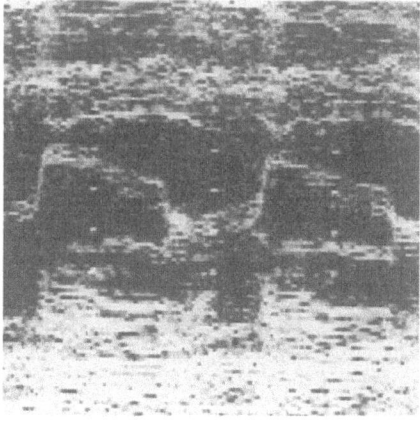

Abb. 9.2.3. Echokardiogramm bei hochgradiger Mitralstenose links vor rechts nach Klappensprengung durch Ballonkatheter. Die Stenose ließ sich deutlich erweitern, aber nicht beseitigen

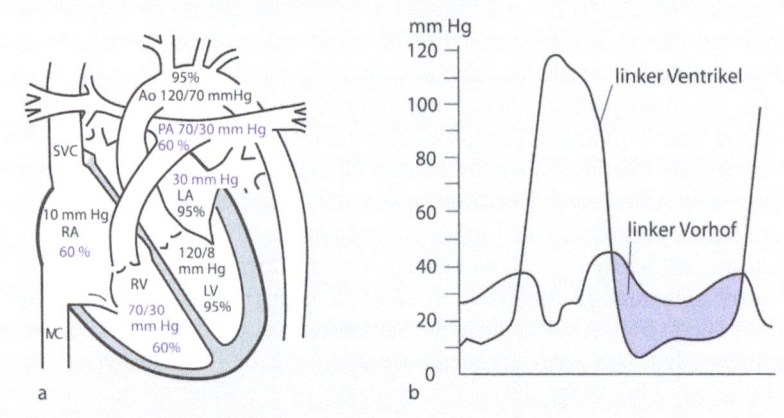

Abb. 9.2.4. a) Herzkatheterdaten (Drucke in mm Hg und O_2-Sättigung in %), **b)** simultane Druckkurven aus linkem Ventrikel und linkem Vorhof bei Mitralstenose. Die schraffierte Fläche entspricht dem diastolischen Druckgradienten infolge Klappenstenose

selten bestehen Vorhofextrasystolen als Vorboten der absoluten Arrhythmie oder Vorhofflimmern.

Das Echokardiogramm ist für die nichtinvasive Diagnose der Mitralstenose von hervorragender Bedeutung. Das Bewegungsbild des vorderen Mitralsegels ist im Echokardiogramm besonders auffallend, weil es sich vom echoarmen blutgefüllten linken Ventrikel deutlich abhebt. Es wurde als erste Echostruktur des Herzens entdeckt, was zur Anwendung dieser Methode in der Kardiologie geführt hat. Man kann die Behinderung der Mitralöffnung aus der Abnahme der Geschwindigkeit der diastolischen Klappenbewegung und Abnahme der frühdiastolischen Einstromgeschwindigkeit in den linken Ventrikel im Doppler ablesen. Die Reduktion der Gesamtamplitude des Klappenechos zeigt die Einschränkung der Klappenbeweglichkeit an. Auch die Dicke der Segel und eventuelle Verkalkungen sowie die Auflagerung von Thromben lassen sich erkennen. Die Vergrößerung des linken Vorhofs ist aus dem Echokardiogramm quantitativ zu entnehmen, ebenso die Größe und Kontraktionsfähigkeit des linken Ventrikels. Intraatriale Thromben entgehen nicht selten der Darstellung, während ein Vorhofmyxom als Ursache einer Mitralstenose meist gut erkennbar ist (Abb. 9.2.3). Die Mitralöffnungsfläche wird planimetrisch ausgemessen. In Zweifelsfällen oder wenn die Möglichkeit für eine plastische Korrektur oder eine Ballondehnung beurteilt werden soll, ist die transoesophageale Ultraschalluntersuchung am aufschlußreichsten.

Bei der intrakardialen Druckmessung ist der Druckgradient, die diastolische Druckdifferenz zwischen linkem Vorhof und linkem Ventrikel für die Diagnose ausschlaggebend (Abb. 9.2.2, 9.2.4, 9.2.5). Aus der Höhe des Druckgradienten und dem Herzzeitvolumen läßt sich die Klappenöffnungsfläche abschätzen. Besonders durch die Echokardiographie ist die Herzkatheteruntersuchung für die Beurteilung des Klappenfehlers jedoch nur noch von untergeordneter Bedeutung. Sie erfolgt hauptsächlich, um eine begleitende Erkrankung der Herzkranzgefäße bei älteren

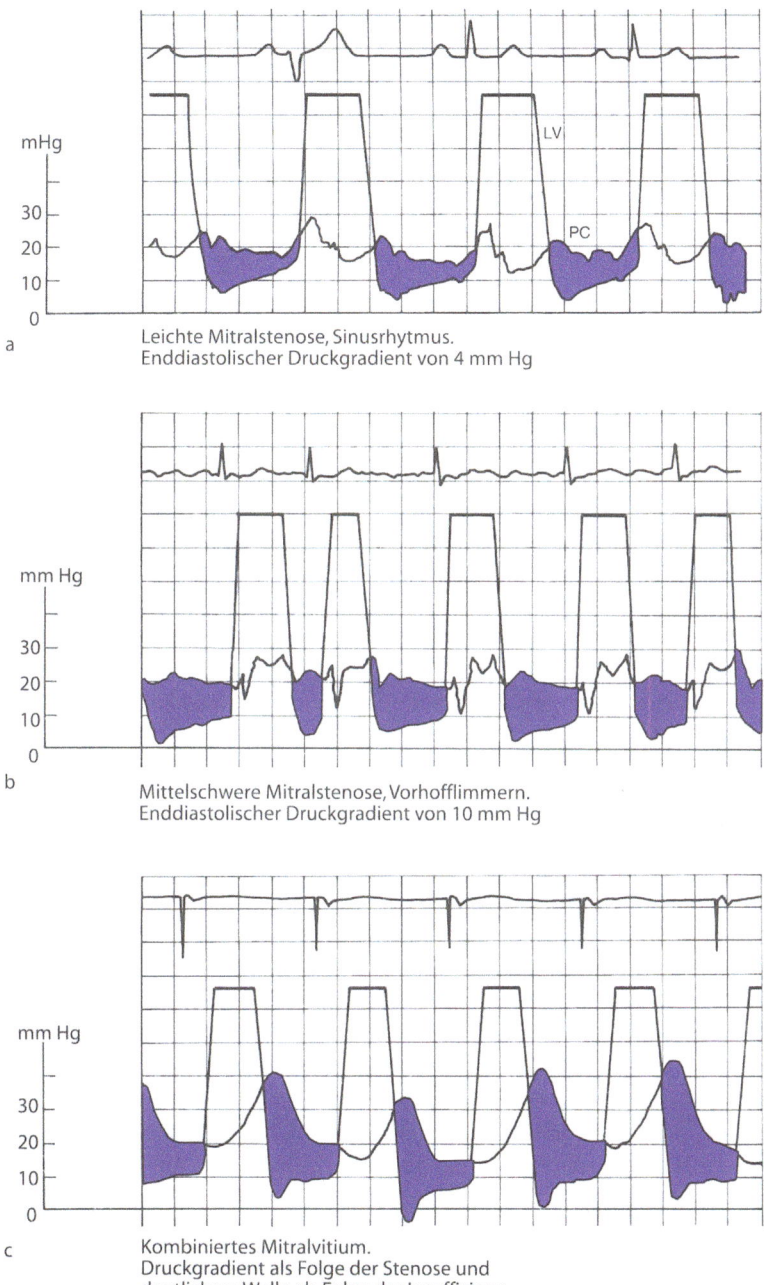

Abb. 9.2.5 a–c. Simultane Druckkurven aus linkem Ventrikel (LV) und Pulmonalkapillare (PC) bei verschiedenen Mitralvitien

Patienten auszuschließen bzw. zu erkennen. Angiokardiographisch läßt sich aber auch die Klappenbeweglichkeit und damit die Sprengbarkeit sowie das Vorhandensein einer begleitenden Mitralinsuffizienz oder Aorteninsuffizienz gut beurteilen. Eine pulmonale Hypertonie liegt fast immer vor. Nach Beseitigung der Stenose kommt es in der Regel auch bei exzessiv erhöhten Werten, die den arteriellen Druck übersteigen können, zum Druckabfall; in seltenen Fällen bleibt auch nach erfolgreicher Operation eine fixierte pulmonale Hypertonie bestehen.

9.2.4 Therapie

Leichtgradige Mitralstenosen können über lange Zeit relativ gut toleriert werden, besonders solange keine Rhythmusstörungen auftreten. Die medikamentöse Behandlung erfolgt mit Digitalis, ACE-Hemmern und – falls erforderlich – mit Diuretika.

Bei mittelschwerer und schwerer Mitralstenose ist meist eine operative Behandlung erforderlich. Die Indikation zur Operation hängt auch davon ab, ob ein herzklappenerhaltender Eingriff möglich ist oder ein Herzklappenersatz erforderlich wird. Diese Entscheidung muß unter Berücksichtigung aller diagnostischen Kriterien getroffen werden. In einzelnen Fällen ist sie nur intraoperativ möglich. Während die Indikation zur Klappensprengung relativ früh zu stellen ist, wird ein Klappenersatz nur bei erheblichen Beschwerden oder deutlichem pulmonalen Hochdruck durchgeführt. Bei noch erweiterbaren Mitralstenosen erfolgt die Klappensprengung meist ohne Operation durch Ballondilatation.

9.3 Mitralinsuffizienz

9.3.1 Entstehung

Als Spätfolge der rheumatischen Endokarditis tritt in der Regel eine Mitralstenose oder ein kombiniertes Mitralvitium auf, nur in einem kleinen Teil der Fälle kommt es zur isolierten Mitralinsuffizienz. Es besteht im Gegensatz zur Mitralstenose keine Häufung bei Frauen. Kombinierte Mitralvitien mit vergleichbar schwerem Stenose- und Insuffizienzanteil sind selten, in der Regel steht die eine oder andere Komponente im Vordergrund. Im Rahmen der bakteriellen Endokarditis kann eine Mitralinsuffizienz durch Klappenperforation oder durch Sehnenfadenabriß auftreten und stellt dann häufig eine lebensbedrohliche Komplikation dar. Beim Papillarmuskelsyndrom entsteht die Klappeninsuffizienz durch Infarzierung und Funktionsverlust eines Papillarmuskels, beim Vorderwandinfarkt ist der vordere, beim Hinterwandinfarkt der hintere Papillarmuskel betroffen.

Die Mitralinsuffizienz bei Mitralklappenprolaps beruht auf der myxomatösen Degeneration des Klappengewebes. Sie tritt nur bei einem kleinen Prozentsatz der Patienten mit diesem relativ häufigen Syndrom auf. In der Regel bewirkt der Mitralklappenprolaps keine oder nur eine hämodynamisch unbedeutende Mitralinsuffizienz, sie kann aber im Verlauf der Erkrankung, besonders im höheren Lebensalter, eintreten bzw. hämodynamisch bedeutsam werden. Nicht selten ist der Mitralklappenprolaps mit einem Vorhofseptumdefekt verbunden, auch die Kombination mit Leitungsstörungen und Reizbildungsstörungen ist häufig.

9.3.2 Klinik

Der typische Auskultationsbefund der Mitralinsuffizienz ist ein systolisches Geräusch, das zur Axilla hin ausstrahlt bzw. sich verstärkt. Das Geräusch kann holosystolisch, früh- oder spätsystolisch sein. Für die Klappeninsuffizienz bei Mitralklappenprolaps ist ein spätsystolisches Geräusch charakteristisch, zusätzlich kann ein systolischer Klick auftreten. Weiteres häufiges Auskultationsphänomen der Mitralinsuffizienz ist ein verstärkter 3. Herzton durch vermehrten frühdiastolischen Bluteinstrom in den linken Ventrikel: Er tritt 0,12–0,14 s nach dem 2. Herzton d.h. später als ein Mitralöffnungston auf.

Im Röntgenbild kommt es zu einer allgemeinen Herzvergrößerung mit besonderer Beteiligung des linken Ventrikels und des linken Vorhofs (Abb. 9.3.1). Im EKG ist eine Linkshypertrophie typisch. Im Gegensatz zur Klappenstenosierung ist die Insuffizienz im Echokardiogramm nicht direkt sichtbar. Nur die als Folge des Vitiums entstehende Vergrößerung des linken Ventrikels und des linken Vorhofs sind erkennbar. Die Farbdoppler-Echokardiographie läßt dagegen den Blutrückstrom in den linken Vorhof direkt erkennen und kann damit die nichtinvasive Diagnose wesentlich erleichtern.

Die intrakardiale Druckmessung zeigt im linken Vorhof einen systolischen Druckanstieg durch den Rückstrom des Blutes (s. Abb. 9.2.5 c; v-Welle). Wichtiger ist die Angiokardiographie mit Kontrastmittelinjektion in den linken Ventrikel; bei

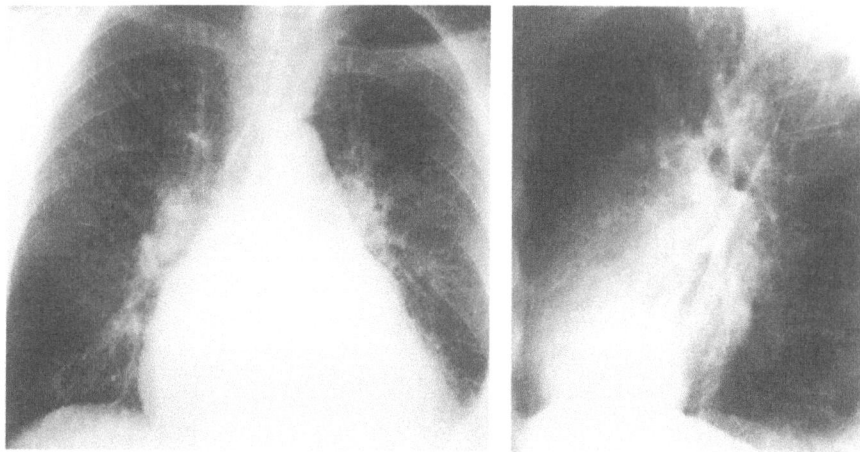

Abb. 9.3.1. Röntgenbild bei kombiniertem Mitralvitium. Verstrichene Herztaille, Vergrößerung von linkem Vorhof und linkem Ventrikel, Zeichen der Lungenstauung

schwerer Mitralinsuffizienz zeigt sich häufig ein Rückstrom bis in die Lungenvenen. Die Darstellung der Kranzarterien ist von besonderer Bedeutung, da die Mitralinsuffizienz Folge eines Koronarverschlusses mit Papillarmuskelsyndrom sein kann, wobei trotz schwerster Klappenschlußunfähigkeit der Infarkt so klein sein kann, daß er im EKG nicht erkennbar ist.

9.3.3 Verlauf, Therapie

Wie bei anderen Herzfehlern mit vorwiegender Volumenbelastung ist der Verlauf der Mitralinsuffizienz häufig über lange Zeit weitgehend stabil. Eine plötzliche, unerwartete Dekompensation ist bei unveränderter anatomischer Situation nicht häufig. Die medikamentöse Behandlung erfolgt mit Digitalis, ACE-Hemmern und Saluretika. Die Operation ist bei Dekompensation oder nachweisbarer Verschlechterung bzw. zunehmendem pulmonalen Hochdruck notwendig und erfordert oft einen Klappenersatz, in einem Teil der Fälle insbesondere beim Klappenprolaps ist jedoch auch die operative Rekonstruktion der Mitralklappe möglich. Bei begleitender oder ursächlicher Koronarerkrankung ist u. U. eine gleichzeitige Bypassoperation erforderlich.

9.3.4 Antikoagulation bei Mitralklappenfehlern

Bei Vorhofflimmern auf dem Boden einer Mitralstenose oder eines kombinierten Mitralvitiums ist in der Regel eine Thromboseprophylaxe sinnvoll. Bei der Mitralinsuffizienz ist die Thromboembolieneigung geringer, solange die Funktionsfähigkeit des linken Ventrikels nicht hochgradig eingeschränkt ist. Nach Klappenersatz durch Kunstklappe ist stets eine Antikoagulation erforderlich. Bei Bioprothesen ist dies nicht der Fall. Wegen der altersabhängigen Neigung zur Klappendegeneration werden Bioprothesen bei Jugendlichen gar nicht mehr, bei 20- bis 40jährigen nur bei besonderer Indikation wie Kinderwunsch bei Frauen, sonst aber meist nur bei über 60jährigen implantiert.

9.4 Aortenstenose

9.4.1 Vorkommen, Entstehung

Die Aortenstenose kommt bei Männern häufiger vor als bei Frauen. Es ist der häufigste Herzklappenfehler bei Männern und der zweithäufigste Klappenfehler überhaupt. Ursache ist einerseits die rheumatische Endokarditis, andererseits handelt es sich bei etwa einem Drittel um einen angeborenen Fehler. Dabei ist die Klappe häufig bikuspid angelegt. Im mittleren und höheren Lebensalter kann sich eine Aortenstenose als Folge sklerotischer Prozesse mit vermehrter Bindegewebseinlagerung und Verkalkung im Bereich der Taschen und des Klappenrings entwickeln. Die angeborene Aortenstenose ist häufig mit einem koronaren Linksversorgungstyp verbunden [3]. Infolge verbesserter Diagnostik und entscheidender therapeutischer Konsequenzen wird die hochgradige Aortenstenose im hohen Lebensalter über 75 J. heute viel häufiger erkannt und erfolgreich operiert als früher.

9.4.2 Klinik

Klassische Symptome sind Belastungsdyspnoe und Angina pectoris. Die Belastungsdyspnoe ist Folge des diastolischen Druckanstiegs im linken Ventrikel und im linken Vorhof. Die Angina pectoris kann allein infolge einer relativen Koronarinsuffizienz entstehen: Die Linkshypertrophie mit starker Wanddickenzunahme erfordert eine vermehrte Koronardurchblutung, diese wird aber erschwert durch den relativ niedrigen Aortendruck bei gleichzeitig stark erhöhtem diastolischen Ventrikeldruck und intramyokardialem Wanddruck. Als Folge der Auswurfstörung des linken Ventrikels kommt es zum Vorwärtsversagen mit einer Neigung zu Schwindel und synkopalen Anfällen bei körperlicher Anstrengung. Das EKG weist meist eine ausgeprägte Linkshypertrophie auf. In seltenen Fällen kann es aber trotz schwerer Aortenstenose normal sein.

Die Carotispulskurve zeigt einen verlangsamten Druckanstieg, die halbe Gipfelzeit beträgt mehr als 0,05 s (Abb. 9.4.1, 9.4.2). Es kann eine Hahnenkammform auftreten. Ähnlich wie beim EKG können Normalbefunde trotz schwerer Stenose vorkommen.

Echokardiographisch besteht eine Hypertrophie des linken Ventrikels und häufig eine Erweiterung des linken Vorhofs. Die Verdickung der Herzklappensegel und die mangelhafte Öffnungsfähigkeit ist qualitativ erkennbar. Einen guten Anhalt für den Schweregrad liefert die Dopplerechokardiographie. Mit dem Farbdoppler läßt sich eine begleitende Insuffizienz erkennen oder ausschließen.

Im Röntgenbild kommt es zu einer Schuhform des Herzens durch Vergrößerung des linken Ventrikels. Die Herzvergrößerung kann jedoch im Übersichtsbild fehlen, solange die Druckbelastung nur zu einer konzentrischen Hypertrophie geführt hat. Das Herzvolumen ist auch in diesem Stadium in aller Regel schon vergrößert, weil die Vergrößerung des linken Vorhofs, die infolge diastolischer Füllungserschwerung schon vor der Ventrikeldilatation entsteht, mit in das Gesamtvolumen eingeht.

Die Linksherzkatheteruntersuchung gibt wie die Dopplerechokardiographie entscheidende Hinweise auf den Schweregrad der Aortenstenose. Der systolische Druckgradient zwischen linkem Ventrikel und Aorta ist für die Operationsindikation ein wichtiger Parameter (Abb. 9.4.1). Ab 70 mm Hg ist die Operation indiziert, ab 100 mm Hg sehr dringlich.

Das Symptom Angina pectoris tritt bei hohem Druckgradienten fast regelhaft auf. Eine begleitende Koronarerkrankung ist bei älteren Patienten nicht selten und kann durch Koronararteriographie erkannt bzw. ausgeschlossen werden. Ein ausgeprägter koronarer Linksversorgungstyp weist auf eine kongenitale Entstehung des Vitiums hin (s. a. S. 119 ff). Die Aortographie dient zur Erkennung eines Aorteninsuffizienzanteils, die Linksventrikulographie zur Beurteilung einer begleitenden

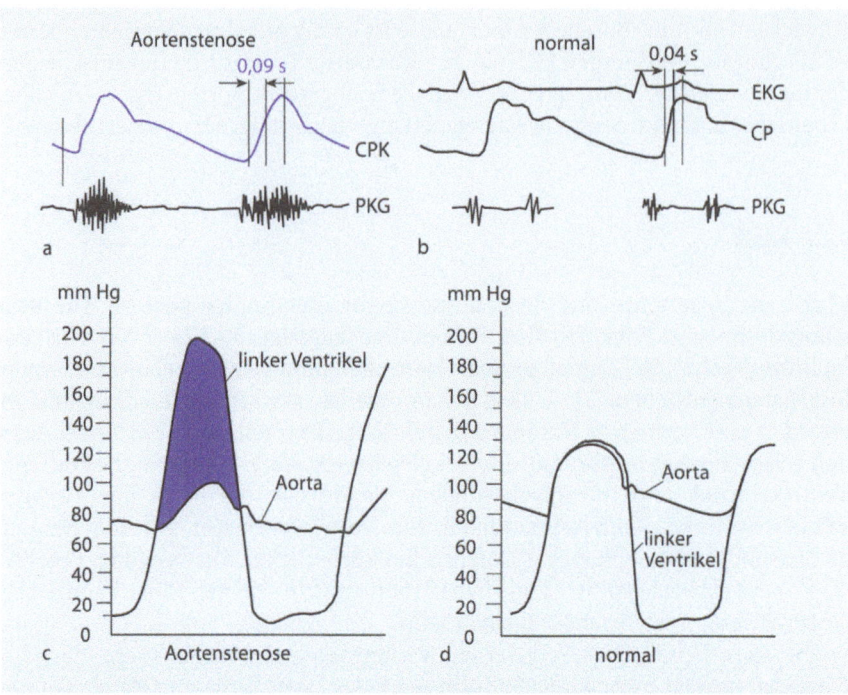

Abb. 9.4.1. a) Pulskurve und Phonogramm bei Aortenstenose; **b)** im Vergleich zum Normalen. Bei Aortenstenose ist der Steilanstieg der Pulskurve verzögert, die halbe Gipfelzeit mit 0,09 s deutlich verlängert, eine Hahnenkammform in Form einer feinen Zähnelung erkennbar. Im Phonogramm spindelförmiges Geräusch mit spätsystolischem Maximum; **c)** bei der Linksherzkatheteruntersuchung ausgeprägter systolischer Druckgradient zwischen linkem Ventrikel und Aorta von 100 mm Hg; **d)** im Vergleich mit normalen Druckkurven

Mitralinsuffizienz. Sie gestattet auch die Beurteilung der verbliebenen Kontraktionsreserve des linken Ventrikels.

9.4.3 Verlauf, Therapie

Leichte Aortenstenosen können über Jahre symptomlos verlaufen. Es kann aber gerade bei diesem Klappenfehler auch rasch, innerhalb von einem Jahr aus einer leichten, eine schwere Aortenstenose entstehen. Das gilt für kongenitale, postendokarditische und senile Formen in gleicher Weise. Daher muß sorgfältig auf eventuelle Symptomveränderungen, besonders auf das Auftreten von Belastungsdyspnoe, Belastungsangina und Synkopen geachtet werden. Rhythmusstörungen können ebenfalls eine Progression anzeigen. Ihr Auftreten ist aber weit weniger eng mit dem hämodynamischen Verlauf verbunden als das der Belastungsdyspnoe und Belastungsangina. Der plötzliche Herztod im Verlauf der Erkrankung ist meist die Folge tachykarder Rhythmusstörungen. Er ist bei schweren Stenosen mit einem hohen Druckgradienten gehäuft.

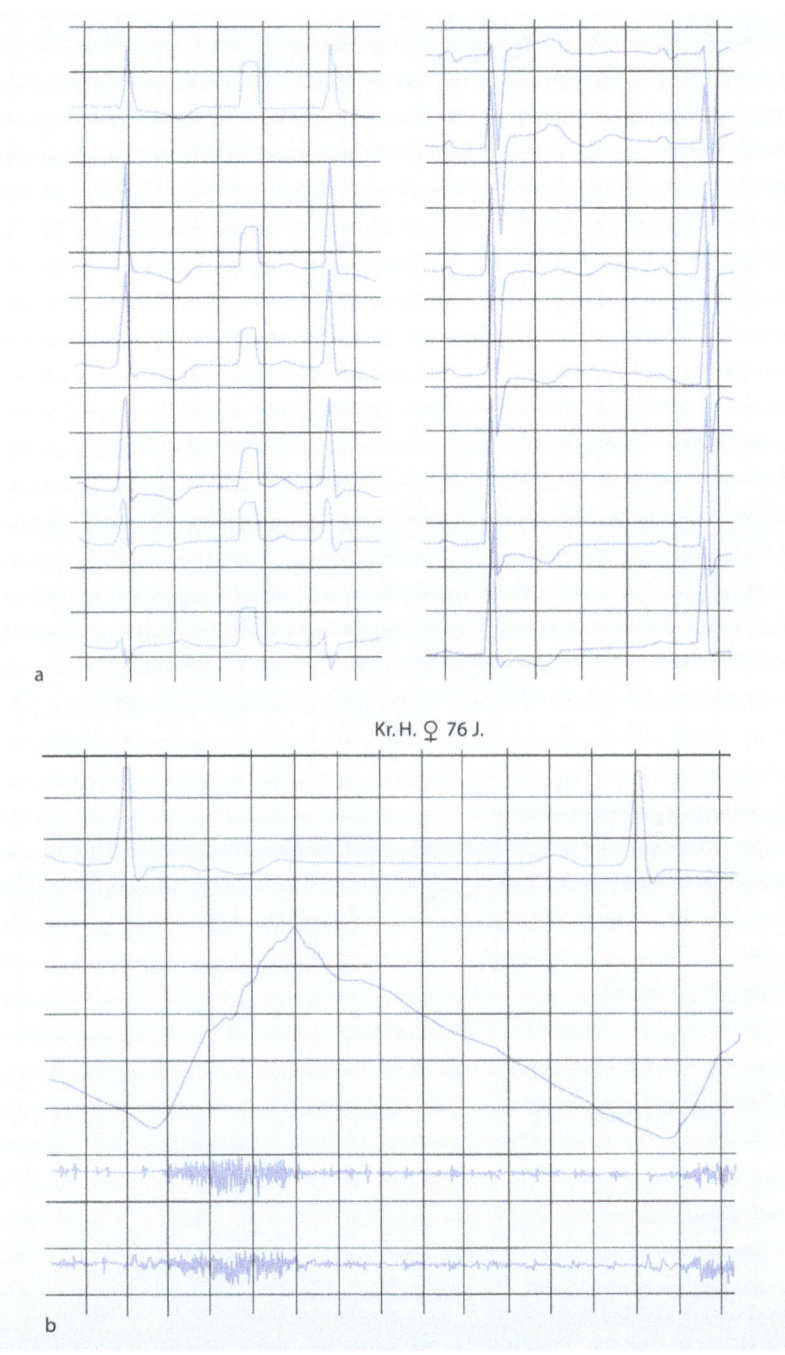

Abb. 9.4.2. a) Linkshypertrophie im EKG; **b)** verzögerter Steilanstieg und Hahnenkammphänomen in der Carotispulskurve sowie hochfrequentes Systolikum mit spätsystolischem Maximum als typische Zeichen einer hochgradigen Aortenstenose bei einer 76jährigen Frau (Dopplergradient 110 mmHg)

9.4.4 Operationsindikation und -verfahren

Bei hochgradigen Aortenstenosen ist in aller Regel der operative Herzklappenersatz indiziert. Als Grenze gilt ein Druckgradient von 70 mmHg. Im Grenzbereich müssen alle diagnostischen Kriterien wie Ausmaß der Linkshypertrophie im EKG, Röntgenbefund, Echokardiogramm sowie deren Veränderungen und der klinische Verlauf für die Indikationsstellung mit herangezogen werden. Weit mehr als bei anderen Herzfehlern ist aber bei der Aortenstenose die Operationsindikation von der Höhe des Druckgradienten abhängig. Bei einem Gradienten von ≥ 100 mm Hg ist die Operation umgehend vorzunehmen, weil erfahrungsgemäß die Spontangefährdung dieser Patienten besonders hoch ist.

Klappenerhaltende Operationen sind im Erwachsenenalter nur selten möglich. Bei Kindern und Säuglingen bringt die Klappensprengung meist gute Resultate und kann häufig als Katheterintervention ausgeführt werden. Auch die mittel- und langfristigen Ergebnisse sind gut, während derselbe Eingriff bei Erwachsenen regelhaft zu frühzeitigen Rezidiven führt. Bei diesen kommt die Ballondilatation daher nur ausnahmsweise in Betracht, z. B. zur Überbrückung kritischer Zeitspannen wie Schwangerschaft oder kritischer Akutsituationen wie Lungenoedem und Linksherzversagen.

Therapie der Wahl ist der Klappenersatz, in der Regel durch Kunststoffklappen, nur ausnahmsweise, z. B. bei jungen Frauen mit Kinderwunsch, durch biologische Klappen. Bioklappen vom Schwein werden nicht mehr häufig verwendet, weil sie nach einigen Jahren meist funktionsunfähig werden. Bessere Langzeitergebnisse sind von optimal konservierten Leichenklappen zu erwarten. Sehr gute Langzeitergebnisse werden nach autologer Transplantation der körpereigenen Pulmonalklappe in Aortenposition bei gleichzeitiger Implantation einer Leichenklappe in die Pulmonalposition erzielt.

Die stetig verbesserten Ergebnisse der Klappenchirurgie haben dazu geführt, daß auch Patienten im hohen Lebensalter, das heißt mit über 80 Jahren, mit vertretbarem Risiko operiert werden können. Die hochgradige Aortenstenose tritt in diesem Alter häufig auf, und die Diagnose sollte wegen dieser wichtigen therapeutischen Konsequenz möglichst nicht versäumt werden.

9.5 Aorteninsuffizienz

9.5.1 Entstehung

Die Aorteninsuffizienz entsteht meist als Folge einer rheumatischen oder bakteriellen Endokarditis. In beiden Fällen kann sich auch ein kombiniertes Aortenvitium entwickeln: Bei der rheumatischen Endokarditis entsteht u. U. zunächst eine Aortenstenose und später eine Aorteninsuffizienz infolge Schrumpfung und Substanzverlust der Herzklappen. Die bakterielle Endokarditis kann bei vorbestehender Aortenstenose infolge Herzklappenzerstörung oder Herzklappenperforation zum kombinierten Vitium führen.

Die Schlußunfähigkeit der Aortenklappe führt zum diastolischen Rückstrom von Blut aus der Aorta in den linken Ventrikel. Kompensatorisch wird das Schlagvolumen erhöht, es kommt zur Ventrikeldilatation infolge Volumenbelastung. Wenn das Ausmaß der Herzklappeninsuffizienz nicht zunimmt, kann das Vitium lange Zeit kompensiert und die körperliche Leistungsfähigkeit normal bleiben. Daher wird das Vitium nicht selten zufällig entdeckt.

9.5.2 Klinik

Bei der körperlichen Untersuchung steht neben dem Geräusch die große Blutdruckamplitude mit erhöhtem systolischen und besonders charakteristisch mit erniedrigtem diastolischen Wert im Vordergrund. Der Schweregrad des Vitiums steht in Relation zur Blutdruckamplitude. Allerdings kann eine Bradykardie diese vergrößern, ebenso wie eine Tachykardie diese vermindern. Auch die mit dem Lebensalter abnehmende Elastizität der Windkesselgefäße bewirkt eine Zunahme der Blutdruckamplitude, so daß jenseits des 50. Lebensjahrs die Erniedrigung des diastolischen Werts ein zuverlässigeres Symptom ist als die Zunahme der Amplitude.

Die Patienten verspüren häufig ein verstärktes Herzklopfen. Bei der Untersuchung tastet man einen schnellenden, besonders kräftigen Puls. Bei ausgeprägtem Vitium kann ein pulssynchrones Nicken des Kopfes auftreten. Beim leichten

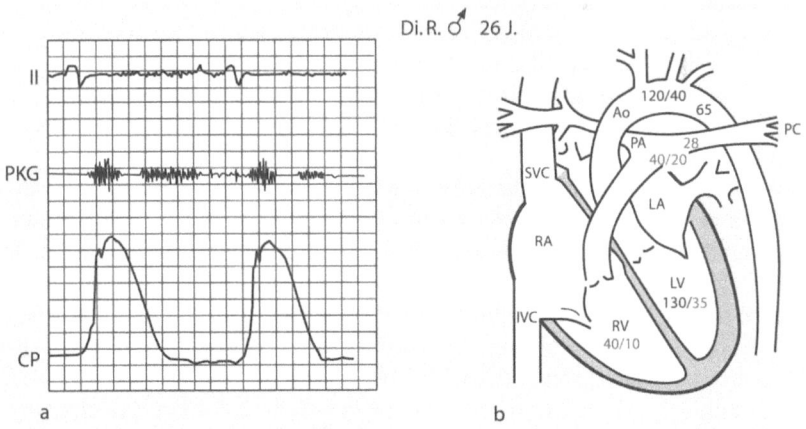

Abb. 9.5.1. a) EKG, Phonogramm und Karotispuls. **b)** Herzkatheterbefunde bei Aorteninsuffizienz. Im Phonogramm frühsystolisches Geräusch infolge relativer Aortenstenose bei vergrößertem Schlagvolumen und Wirbelbildung an der veränderten Aortenklappe sowie diastolisches Dekrescendogeräusch. Im Carotispuls fehlende Inzisur und rascher diastolischer Druckabfall. Die Herzkatheteruntersuchung zeigt eine starke Erniedrigung des diastolischen Aortendruckes sowie eine Erhöhung des linksventrikulären Füllungsdruckes mit leichter passiver pulmonaler Hypertonie. Angiographisch bestand eine ausgeprägte Klappeninsuffizienz, der linke Ventrikel und linke Vorhof waren stark vergrößert. Bei dem 26jährigen, symptomatischen Patienten war ein operativer Klappenersatz erforderlich. Es wurde eine Kippklappenprothese implantiert

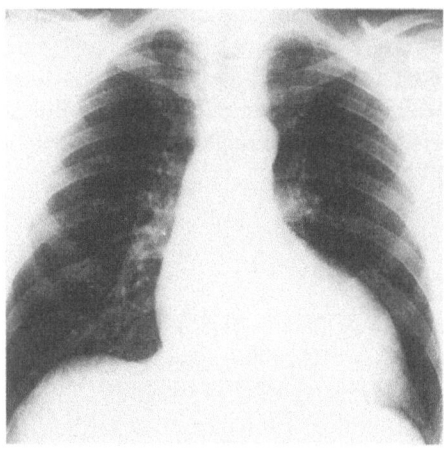
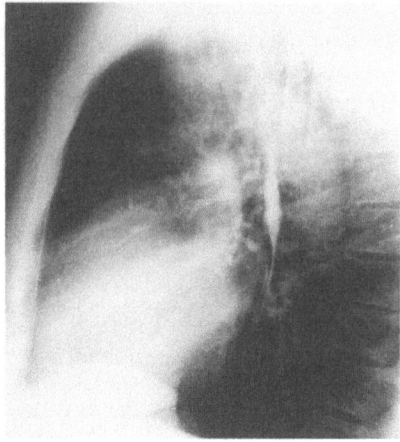

Abb. 9.5.2. Verstärkte Herztaille mit „Schuhform" des Herzschattens infolge vergrößerten linken Ventrikels bei Aorteninsuffizienz

Druck auf den Fingernagel wird ein Kapillarpuls erkennbar. Über der Femoralarterie und bei schwerer Aorteninsuffizienz auch über der A. brachialis sind spontane pulssynchrone Korotkoff-Geräusche zu auskultieren.

Der Spitzenstoß ist hebend und nach links verbreitert. Man auskultiert ein diastolisches Geräusch über Aorta, Erb-Punkt und Herzspitze, bei geringer Aorteninsuffizienz meist am deutlichsten über dem Erb-Punkt. Das Geräusch ist hochfrequent und hat einen hauchenden Dekrescendocharakter. Bei stärkerer Aorteninsuffizienz ist ein systolisches Begleitgeräusch infolge relativer Aortenstenose regelhaft zu auskultieren (Abb. 9.5.1).

Im Röntgenbild kommt es frühzeitig zu einer Vergrößerung des Herzens, besonders im Bereich des linken Ventrikels (Abb. 9.5.2). Das Herzvolumen ist meist stark vergrößert.

Echokardiographisch ist als Folge des Vitiums der Ventrikeldurchmesser vergrößert und man kann ein diastolisches Flattern der Mitralsegel beobachten. Im Farbdoppler kann der Blutrückstrom in den linken Ventrikel direkt sichtbar gemacht werden.

Die Herzkatheteruntersuchung hat für die qualitative und quantitative Diagnose des Vitiums nur untergeordnete Bedeutung. Die Aortographie zeigt den diastolischen Kontrastmittelrückfluß. Nicht selten sind anatomische Besonderheiten nur angiographisch erkennbar wie die Aorteninsuffizienz infolge Erweiterung des Klappenrings oder infolge Perforation eines Sinus-valsalva-Aneurysmas. Für die Operation ist die genaue Kenntnis der anatomischen Situation von Bedeutung, besonders aber die über Verlauf und Durchgängigkeit der Koronararterien.

9.5.3 Verlauf, Therapie

Während die akute Aorteninsuffizienz bei bakterieller Endokarditis oder Kunstklappenausriß meist zu dramatischen Symptomen führt, macht die chronische

Aorteninsuffizienz häufig keine Beschwerden. Das Vitium kann sogar bei körperlich überdurchschnittlich leistungsfähigen Sportlern zufällig entdeckt werden. Auch nach Stellung der Diagnose bleibt die hämodynamische Situation häufig über viele Jahre stabil. Eine Operationsindikation ist aufgrund einmaliger Messung hämodynamischer Parameter nur in besonders schweren Fällen zu stellen. Häufig kann nur die Verlaufsbeobachtung darüber Auskunft geben, ob das Leiden fortschreitet und damit die Operation erforderlich ist, oder ob weiter zugewartet werden kann. Die Zunahme der Linkshypertrophie im EKG kann Hinweise geben, deutlicher die Zunahme der Herzgröße, des Vorhof- und Ventrikeldurchmessers im Echokardiogramm. Die Bestimmung der Regurgitations- und Auswurffraktion durch Radionuklidventrikulographie ist für die Verlaufsbeobachtung von zusätzlicher Bedeutung.

Bei der chronischen Aorteninsuffizienz muß der behandelnde Arzt sich selbst und dem Patienten klarmachen, daß häufig nur durch wiederholte, sorgfältige Kontrolluntersuchungen eine sichere Beurteilung und damit die richtige Festlegung für den Zeitpunkt der Operation möglich ist. Diese muß wegen der mit der Antikoagulation verbundenen Risiken so spät wie möglich und andererseits so früh wie nötig erfolgen, um einer irreversiblen Ventrikelschädigung zuvorzukommen.

9.6 Pulmonalklappenfehler

9.6.1 Vorkommen

Die schwere Pulmonalstenose führt meist bei Neugeborenen zu Symptomen, weswegen sie in dieser Zeit diagnostiziert und ggf. therapiert wird. Die leichtergradige Pulmonalstenose wird zwar ebenfalls häufig schon im Kindesalter erkannt, eine Behandlung wird jedoch nur erforderlich, falls die Stenosierung fortschreitet. Besonders unter Gastarbeitern wird die Pulmonalstenose nicht selten auch erstmals im Erwachsenenalter erkannt. Die Pulmonalklappeninsuffizienz ist dagegen ein seltener, hämodynamisch in aller Regel unbedeutender Herzfehler, der praktisch nur im Gefolge einer operativen Herzklappensprengung auftritt.

9.6.2 Pathologie, Pathophysiologie

Die Pulmonalstenose entsteht durch Verschmelzung der Pulmonalklappentaschen in ihren Kommissuren. Eine Stenosierung peripherer Pulmonalarterien kann in der Spätgravidität als Folge einer Rötelninfektion auftreten. Eine infundibuläre bzw. muskuläre Pulmonalstenose tritt auch im Zusammenhang mit der Fallot-Tetralogie oder einer hypertrophischen Myokarderkrankung auf.

Die Pulmonalstenose führt zu einer Druckbelastung des rechten Ventrikels mit zunächst konzentrischer Hypertrophie, später Ventrikeldilatation und Rechtsherzdekompensation. In der Regel führen Pulmonalstenosen mit einem Druckgradienten von ≥70 mm Hg zu fortschreitenden hämodynamischen Rückwirkungen, so daß eine invasive Behandlung erforderlich ist.

9.6.3 Klinik

Präkordial ist eine verstärkte Herzaktion zu palpieren als Folge der Vergrößerung des rechten Ventrikels. Auskultatorisch steht ein spindelförmiges systolisches Geräusch mit Punctum maximum über dem 2. ICR links im Vordergrund. Nicht selten ist das Geräusch so stark, daß es auch als Schwirren palpabel ist. Wie bei der Aortenstenose kann die Lautheit des Geräusches keinen sicheren Hinweis auf den Schweregrad des Vitiums geben. Einen besseren Anhaltspunkt liefert die Lage des Geräuschmaximums in der Systole. Dieses liegt bei leichter Pulmonalstenose in der frühen, bei schwerer Pulmonalstenose in der späten Systole.

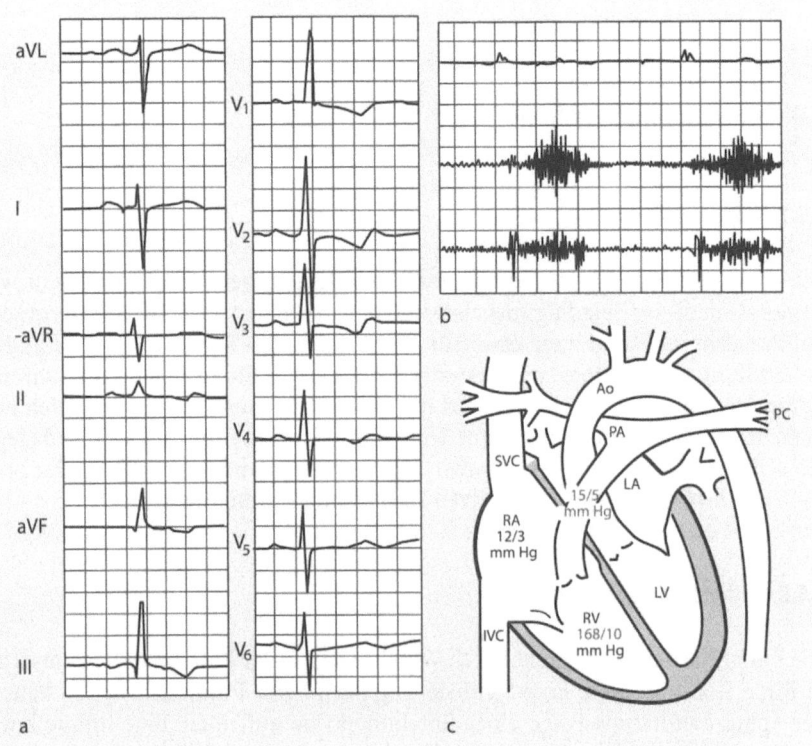

Abb. 9.6.1. Schwere Pulmonalstenose mit einem systolischen Druckgradienten von 153 mm Hg. **a)** Rechtshypertrophiezeichen im EKG; **b)** spindelförmiges Austreibungsgeräusch im Phonogramm. Bei der 36jährigen Patientin wurde die valvuläre Stenose mit Hilfe eines über die Vena femoralis eingeführten Ballonkatheters erweitert. Der Gradient betrug 3 Monate nach dem Eingriff nur noch 30 mm Hg; **c)** Herzkatheterdaten

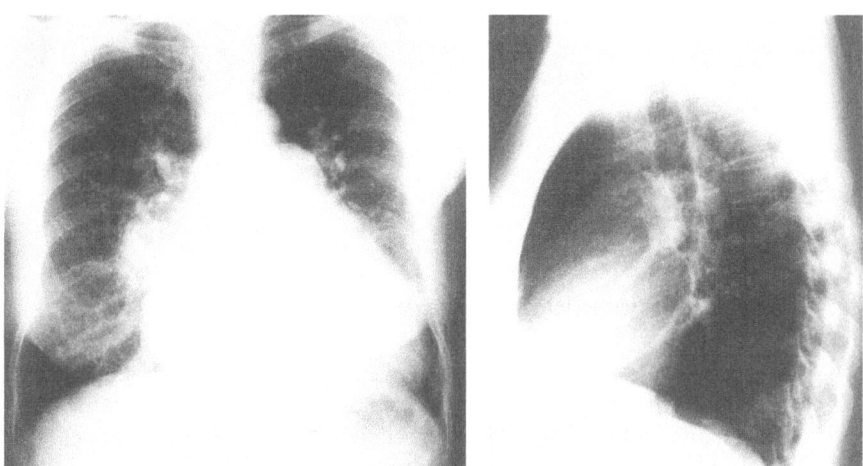

Abb. 9.6.2. Röntgenbild bei schwerer Pulmonalstenose. Dieselbe Patientin wie Abb. 9.6.1. Das Herz ist vergrößert, das Pulmonalsegment verstärkt, die zentralen Lungengefäße erweitert, die distalen vermindert

Das EKG ist ein wichtiges diagnostisches Hilfsmittel. Die Rechtshypertrophie bei Druckbelastung führt zu einem Rechtslagetyp und Vergrößerung der R-Zacken in V_1–V_2 bei Reduktion der S-Zacken in den gleichen Ableitungen. Das für die Pulmonalstenose typische Bild der Druckbelastung unterscheidet sich von dem der Volumenbelastung mit Verbreiterung des QRS-Komplexes und unvollständigem Rechtsschenkelblock (Abb. 9.6.1).

Echokardiographisch ist die Rechtshypertrophie und ggf. auch die Rechtsdilatation erkennbar, auch die mangelhafte Öffnungsfähigkeit der Pulmonalklappen kann in einem Teil der Fälle dargestellt werden. Dopplersonographisch läßt sich der Druckgradient gut abschätzen.

Das Röntgenbild zeigt häufig eine poststenotische Erweiterung der Pulmonalarterie, bei Ventrikeldilatation eine Herzvergrößerung und u. U. eine Verminderung der peripheren pulmonalen Gefäßzeichnung (Abb. 9.6.2). Bei leichtergradiger Stenose kann das Röntgenbild normal sein.

Durch Rechtsherzkatheteruntersuchung läßt sich die Höhe des Druckgradienten bestimmen und durch eine Ausziehkurve feststellen, ob dieser im Bereich der Herzklappe und/oder unterhalb bzw. oberhalb der Herzklappe entsteht. Wie bei der Aortenstenose liefert die Höhe des Druckgradienten einen wichtigen Anhalt für den Schweregrad und damit für das therapeutische Vorgehen.

9.6.4 Therapie

Bei einem Druckgradienten von weniger als 60 mm Hg ist in der Regel keine Behandlung erforderlich, bei höheren Gradienten ist eine Klappensprengung indiziert. Während diese bis 1985 nur operativ durchführbar war, hat sich seither gezeigt, daß die Erweiterung mit dem Ballonkatheter in der Regel gute Erfolge bringt. Pulmonalklappeninsuffizienzen als Folge der Klappensprengung werden bei diesem Verfahren nur selten beobachtet.

9.7 Trikuspidalstenose

9.7.1 Pathologie, Pathophysiologie, Vorkommen

Die Trikuspidalstenose entsteht in der Regel auf dem Boden einer rheumatischen Endokarditis. Während der Befall der Trikuspidalklappe durch die postrheumatische Endokarditis in westlichen Ländern selten ist, tritt dieser Herzklappenfehler aus unbekannten Gründen im Nahen Osten häufiger auf. Er ist in der Regel mit anderen Vitien, insbesondere einer Mitralstenose kombiniert. Es kommt zu einer Verengung der Trikuspidalöffnungsfläche, die bei einem Wert von $\leq 1,5\,cm^2$ zu Symptomen führt. Im Vordergrund steht die diastolische Einflußbehinderung in den rechten Ventrikel mit konsekutivem Druckanstieg im rechten Vorhof und Ausbildung einer Leberstauung, peripheren Ödemen und evtl. Aszites.

9.7.2 Klinik, Therapie

Das Vitium wird häufig übersehen, weil es durch Symptome anderer Herzklappenfehler überdeckt wird. Das trifft besonders für die Auskultation zu. Das diastolische und präsystolische Geräusch der Trikuspidalstenose bei Sinusrhythmus ist linksparasternal zu auskultieren. Bei vergrößertem rechten Ventrikel können sich die Auskultationsareale von Trikuspidalis und Mitralis jedoch weitgehend überlagern. Therapeutisch kommt die Klappensprengung oder der Klappenersatz in Betracht.

9.8 Trikuspidalinsuffizienz

9.8.1 Vorkommen, Entstehung

Die Trikuspidalinsuffizienz ist im Gegensatz zur Trikuspidalstenose ein häufger Herzfehler. Er tritt nur selten als organische Insuffizienz auf – etwa im Rahmen des Ebstein-Syndroms oder der Endokarditis der Drogensüchtigen –, in der Regel handelt es sich um eine relative Klappeninsuffizienz infolge Erweiterung des Klappenrings durch Dilatation des rechten Ventrikels. Am häufigsten entsteht eine relative Trikuspidalinsuffizienz durch myokardiales Versagen des rechten Ventrikels infolge Mitralvitium oder Rechtsherzinsuffizienz anderer Genese.

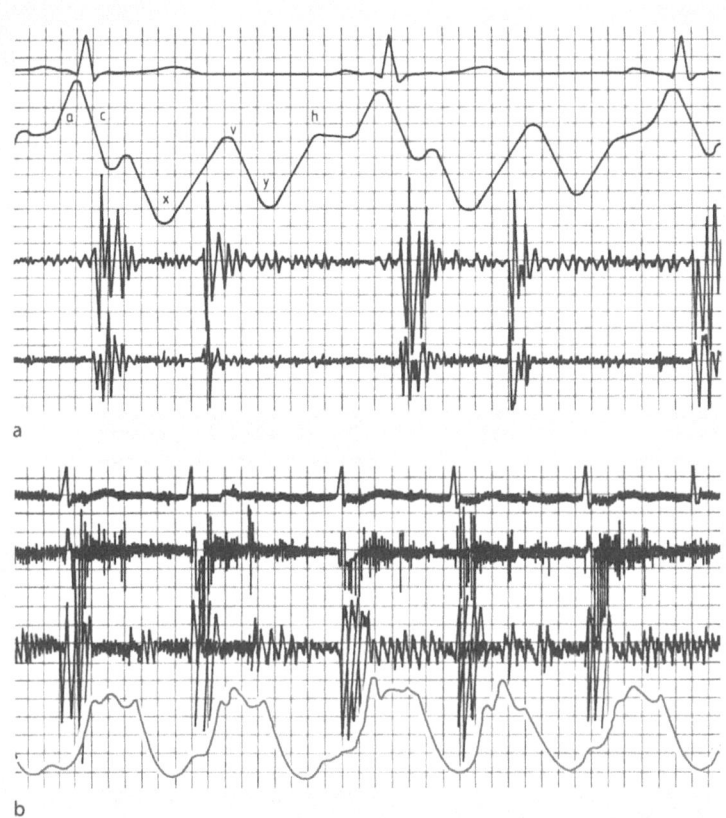

Abb. 9.8.1. a) Normaler Venenpuls; **b)** "Ventrikularisierte" Venenpulskurve bei Trikuspidalinsuffizienz und systolisches Rückstromgeräusch im Phonogramm

9.8.2 Klinik, Therapie

Präkordial kann man häufig die verstärkte Aktion des vergrößerten rechten Ventrikels tasten. Leitsymptom ist im übrigen der positive Venenpuls und die vergrößerte Leber mit einem systolisch nach kaudal gerichteten Leberpuls. Das systolische Geräusch kann leicht mit dem der Mitralinsuffizienz verwechselt werden. Es unterscheidet sich jedoch von dieser durch die fehlende Ausstrahlung in die Axillarlinie und das weiter medial zwischen linkem Sternalrand und Medioklavikularlinie liegende Geräuschmaximum (Abb. 9.8.1).

Behandlung

Die Behandlung richtet sich nach dem Grundleiden. Durch medikamentöse Rekompensation einer Rechtsherzinsuffizienz verschwinden nicht selten alle

Symptome der Trikuspidalinsuffizienz. Bei schwerer, irreversibler Schädigung des rechten Ventrikels z. B. im Rahmen einer Dekompensation bei ausgeprägtem Mitralvitium kann es jedoch erforderlich werden, die Trikuspidalinsuffizienz operativ zu behandeln. Meistens wird eine Wiederherstellung der Klappenschlußfähigkeit durch Plastik mit Verkleinerung des Klappenrings angestrebt.

Weiterführende Literatur zu Kap. 9

1. Braunwald E (1996) Valvular heart disease. In: Braunwald E (ed) Heart disease: a textbook of cardiovascular medicine. 5th ed. WB Saunders Company, Philadelphia London Toronto Montreal Sydney Tokyo, pp 1007–1076
2. Klepzig H, Skupin M, Mildenberger D et al. (1987) Chronische Aorteninsuffizienz: Vorhersage des postoperativen Verlaufs aufgrund der präoperativen Relation von linksventrikulärem enddiastolischen Volumen zu regurgitiertem Blutvolumen. Z Kardiol 76: 688–698
3. Kober G, Klepzig H, Kaltenbach M (1986) Left predominant coronary circulation in patients with valvular aortic stenosis. Clin Cardiol 9: 383–387
4. Sievert H, Kober G, Bussmann W-D et al. (1989) Long-term results of percutaneous pulmonary valvuloplasty in adults. Eur Heart J 10: 712–717
5. Sievert H, Krämer P, Kober G et al. (1989) Restenosis is a common feature of the angiographic follow-up after balloon valvuloplasty of calcified aortic stenoses. Intern J Cardiol 23: 179–183
6. Sievert H, Krämer P, Kaltenbach M, Kober G (1989) Retrograde mitral valvuloplasty – a further approach to balloon commissurotomy. J Interv Cardiol 2: 85–88

10 Mißbildungen und Defekte des Herzens und der großen Gefäße

M. Kaltenbach

Die folgende Reihung berücksichtigt die Häufigkeit im Erwachsenenalter:
- Vorhofseptumdefekt (ASD)
- Ventrikelseptumdefekt (VSD)
- Aortenisthmusstenose
- persistierender Ductus Botalli
- Fallot-Tetralogie
- Transposition der großen Gefäße
- Ebstein-Syndrom

Etwa 1% der Neugeborenen (8–10‰ aller Lebendgeborenen) haben einen angeborenen Herzfehler. Die relative Häufigkeit der verschiedenen Fehler geht aus Tabelle 10.1 hervor.

Tabelle 10.1. Häufigkeit der verschiedenen angeborenen Herzfehler (nach Bühlmeyer und Schuhmacher [1])

Herzfehler	Häufigkeit (%)
Linksobstruktionen	
Aortenstenose	7,2
Aortenisthmusstenose	5,3
Hypoplastisches Linksherz	0,8
Rechtsobstruktionen	
Pulmonalstenose	10,6
Fallot-Tetralogie	5,3
Pulmonalatresie	1,0
Trikuspidalatresie	1,0
Ebstein-Anomalie	0,5
Septumdefekte	
Ventrikelseptumdefekt	31,8
Offener Ductus arteriosus	8,0
Vorhofseptumdefekt	7,5
AV-Septumdefekt	4,8
Fehlabgänge der großen Arterien	
Komplette Transposition	3,8
Angeborene korrigierte Transposition	0,6
Double outlet rechter Ventrikel	0,5

Die Häufigkeiten bei Neugeborenen sind anders als bei Erwachsenen. Die Veränderung der Häufigkeiten hat u. a. damit zu tun, daß der Ventrikelseptumdefekt sich in etwa 30% der Fälle spontan verschließt, und daß z. B. der Vorhofseptumdefekt leicht der Diagnose entgeht.

10.1 Vorhofseptumdefekt

10.1.1 Pathologie, Pathophysiologie, Vorkommen

Der Vorhofseptumdefekt ist die im Erwachsenenalter am häufigsten vorkommende Mißbildung des Herzens. Im Kindesalter kann das Vitium übersehen werden, weil kein auffallendes Geräusch besteht und die hämodynamischen Rückwirkungen gering sind. Am häufigsten ist der Ostium-secundum-Defekt, d. h. eine im Bereich des Foramen ovale liegende Öffnung im Vorhofseptum, wobei zwischen offenem Foramen ovale und Ostium-secundum-Defekt fließende Übergänge bestehen. Der Ostiumprimum-Defekt ist dagegen eine entwicklungsgeschichtlich grundlegend andere Mißbildung, bei der die Verbindung zwischen den Vorhöfen nahe der Vorhofkammergrenze liegt und häufig mit einer Spaltbildung des vorderen Mitralsegels verbunden ist. Es bestehen fließende Übergänge zum persistierenden atrioventrikulären Kanal.

Ein Vorhofseptumdefekt im Bereich der Einmündungen der rechten Lungenvenen wird als Sinus-venosus-Defekt bezeichnet, ein Defekt im Bereich des Koronarvenensinus als Koronarvenensinus-Defekt. Hierbei entsteht die Verbindung zwischen beiden Vorhöfen durch eine Vergrößerung des Koronarvenenostiums, das das Septum überschreitet.

Isolierte Lungenvenenfehleinmündungen in den rechten Vorhof führen zu gleichen hämodynamischen Rückwirkungen wie der Vorhofseptumdefekt. Es kommen isolierte Fehleinmündungen der rechten Lungenvenen vor, eine Fehleinmündung der oberen oder unteren Lungenvenen entsteht meist in Verbindung mit einer Mißbildung im Vena-cava-Bereich. Schließlich gibt es auch eine komplette Fehleinmündung sämtlicher Lungenvenen. Die Kombination von falsch einmündenden Lungenvenen und Vorhofseptumdefekt findet sich häufig beim Sinus-venosus-Defekt.

Infolge eines Vorhofseptumdefekts und/oder einer Fehlmündung von Lungenvenen in den rechten Vorhof kommt es zu einem Links-Rechts-Kurzschluß. Die hämodynamischen Auswirkungen werden von der Größe des Kurzschlusses bestimmt. Eine Shunt-Umkehr oder ein gekreuzter Shunt kommen nur bei sehr großem Vorhofseptumdefekt und bei pathologischem Druckanstieg im rechten Vorhof zustande.

Durch den Links-Rechts-Shunt zirkuliert im kleinen Kreislauf eine größere Blutmenge als im großen. Ein Teil des Blutes kehrt nach Oxygenierung in der Lunge auf Vorhofebene direkt in den kleinen Kreislauf zurück („Kurzschlußblut"). Der Lungendurchfluß kann auf diese Weise das mehrfache (bis ca. 5fache) des Körperdurchflusses betragen, das Verhältnis von Herzzeitvolumen im kleinen Kreislauf zu dem im großen Kreislauf beträgt dann 5:1. Das Kleinkreislaufzeitvolumen beträgt z. B. 20l, das Großkreislaufzeitvolumen 4l, das Shuntvolumen 16l, d. h. 80% des Kleinkreislaufvolumens bzw. 400% des Großkreislaufvolumens sind Kurzschlußblut. Eine hämodynamische Rückwirkung des Vitiums entsteht in der Regel, wenn das Verhältnis von Herzzeitvolumen im kleinen zum großen Kreislauf $\geq 1,5:1$ ist, oder anders ausgedrückt, wenn $\geq 33\%$ des Herzzeitvolumens im kleinen Kreislauf Kurzschlußblut sind. Geringere Shuntvolumina bleiben ohne Rückwirkungen und insbesondere ohne wesentliche Druckerhöhung im kleinen Kreislauf. Gefürchtete Komplikation des großen Vorhofseptumdefekts ist die pulmonale Hypertonie, die anfangs nur bei Belastung auftritt, später aber fixiert sein kann und dann zu einer Dekompensation des rechten Herzens führt. Im Spätstadium kann infolge sekundärer Lungengefäßveränderungen eine pulmonale Widerstandserhöhung mit Rechts-Links-Shunt resultieren (Eisenmenger-Reaktion).

10.1.2 Klinik, Verlauf, Therapie

Der Vorhofseptumdefekt wird nicht selten erst im Erwachsenenalter entdeckt, z.B. weil als auffälligstes Symptom im Röntgenbild die Zeichen der pulmonalen Hyperzirkulation und Herzvergrößerung zufällig gesehen werden.

Auskultatorisch läßt sich ein systolisches Geräusch über der A. pulmonalis, das Folge einer relativen Pulmonalstenose ist, feststellen. Regelhaft kommt es zu einer Spaltung des 2. Herztons, die atemunabhängig ist, also nicht wie im physiologischen Fall bei Inspiration verstärkt wird und bei Exspiration verschwindet, sondern in In- und Exspiration fixiert bestehen bleibt. Die Spaltung des 2. Herztons kommt durch eine Verspätung des Pulmonalklappenschlusses infolge verlängerter rechtsventrikulärer Auswurfzeit zustande. Bei großer Kurzschlußmenge, d. h. einem Verhältnis des Herzzeitvolumens im kleinen zum großen Kreislauf von $\geq 2,5:1$, ist meist auch ein diastolisches Geräusch am linken Sternalrand als Folge einer relativen Trikuspidalstenose zu auskultieren.

Im EKG bestehen die Zeichen der Volumenbelastung des rechten Ventrikels in Form eines unvollständigen Rechtsschenkelblocks mit rSr-Kammerkomplexen. Beim Ostium primum-Defekt besteht im EKG charakteristischerweise ein überdrehter Linkstyp.

Im Röntgenbild (Abb. 10.1.1 a, b) ist das Pulmonalsegment erweitert, die arterielle und venöse Lungengefäßzeichnung vermehrt. Bei der Durchleuchtung erkennt man ein pulssynchrones „Tanzen" der Hilusgefäße. Das Herzvolumen ist deutlich bis stark vergrößert.

Die Größe des Shuntvolumens läßt sich anhand peripherer Indikatorverdünnungskurven abschätzen (Abb. 10.1.1 c, d), auch echokardiographisch kann der Shunt durch Injektion von Kontrastmittel in Form feinster echogebender Luftbläschen sichtbar gemacht werden. Als Sekundärzeichen des Vitiums ist die Vergrößerung des rechten Ventrikels erkennbar. Doppler-sonographisch und im Farbdoppler kann der Links-Rechts-Shunt beurteilt werden. Mit der Ösophagusechokardiographie ist der Vorhofseptumdefekt in den meisten Fällen direkt erkennbar.

Durch Rechtsherzkatheteruntersuchung wird die nicht invasiv gestellte Diagnose bestätigt und das Ausmaß einer pulmonalen Druckerhöung festgestellt

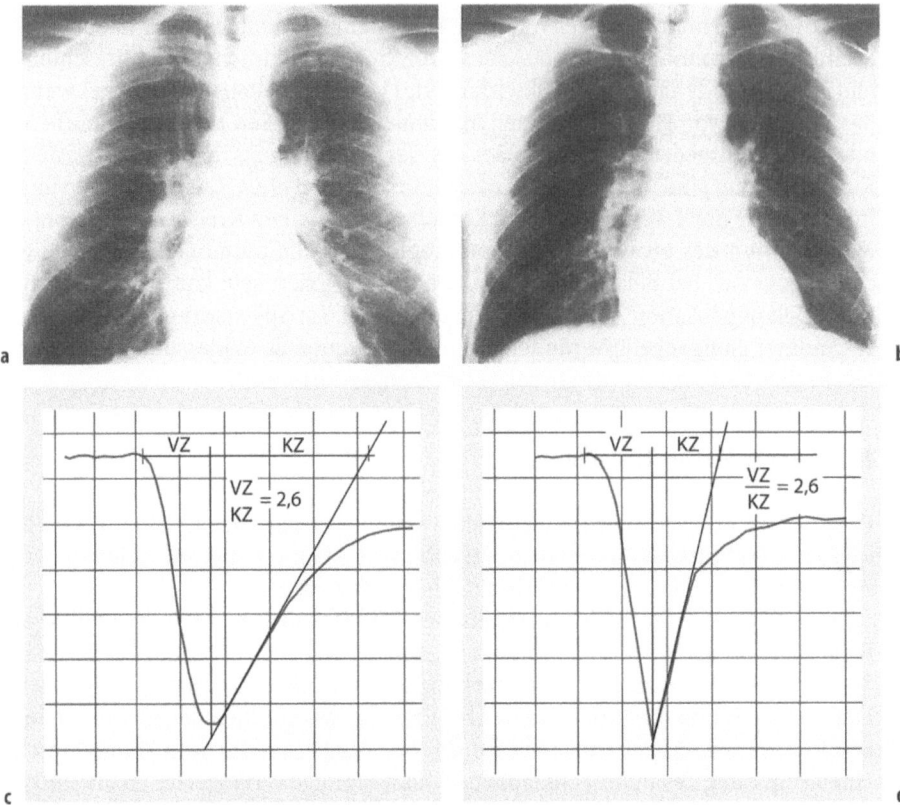

Abb. 10.1.1. Röntgenbilder (**a, b**) und Indikatorverdünnungskurven (**c, d**) bei Vorhofseptumdefekt vor (**a, c**) und nach operativem Verschluß (**b, d**); **a)** Vergrößerung des Herzens, Erweiterung der Pulmonalarterie und vermehrte arterielle und venöse Lungengefäßzeichnung; nach peripherer Farbstoff-Injektion; **c)** deutlicher Links-Rechtsshunt; **d)** nach Operation weitgehende Normalisierung der Indikatorverdünnungskurve

(Abb. 10.1.2). Durch Angiographie sind evtl. vorliegende falsche Lungenveneneinmündungen darstellbar.

Wenn das Kurzschlußvolumen groß ist (Herzzeitvolumen im kleinen Kreislauf zum großen Kreislauf $\geq 1{,}5{:}1$ bzw. Anteil des Kurzschlußblutes am Herzzeitvolumen des kleinen Kreislaufs $\geq 33\%$), ist die operative Behandlung indiziert. Der Vorhofseptumdefekt kann durch Naht allein, bei großem Defekt mit einem Dakronflicken geschlossen werden. Wenn fehleinmündende Lungenvenen vorliegen, sind plastische Korrekturen erforderlich. Beim Ostium-primum-Defekt muß häufig auch eine Mitralklappenplastik erfolgen. Kleinere Sekundum-Defekte lassen sich auch interventionell d.h. durch Kathetereingriff und Implantation einer defektverschließenden Prothese behandeln.

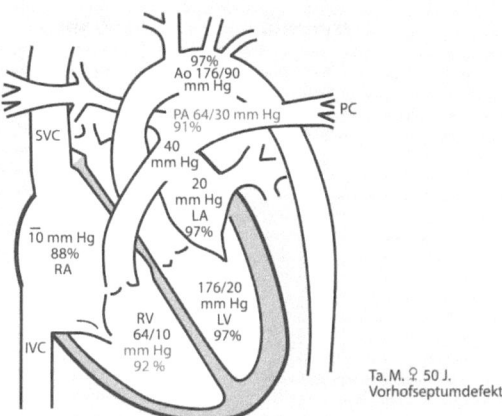

Meßwerte			Druck p		Mitteldruck		O_2 - Sättigung			
			mm Hg	norm.	p	norm.	Sättig. %	norm.	Vol. %	norm.
SVC	V. cava superior						74	74	78,7	
IVC	V. cava inferior						81	75		
RA	Rechter Vorhof	hoch			10	5	80	70		
		mittel					87	72		
		tief					88	75		
RV	Rechter Ventrikel	IT					92	73		
		OT	64/10	25/5				73		
PA	Pulmonalarterie		64/30	25/10	40	15	91	73		14
PC	Pulmonalkapillare					10				
Ab	A. brachialis			120/70		90		95		18
Ao	Aorta			120/70		90		95		
LV	Linker Ventrikel		176/20	120/10			97	95		
LA	Linker Vorhof		2		20	10		95		
PV	Pulmonalvene					10	95	95		

Errechnete Werte			
HZV	Herzzeitvolumen gr. Kreislauf	5,6 l/min 6,25	l/min •1,73 m² (4,8 - 7,3)
HI	Herzindex	3,6 l/min • m²	(n = 2,8 - 4,2; x̄ = 3,4)
Lungenarteriolenwiderstand		285 dyn • sec • cm⁻⁵	(n = 150 - 250)
HZV im kl. Kreislauf		21,3 l/min	
Li - Re Shunt 15,7 l/min entspr.		75 % des HZV im kl. Kreislauf	
Li - RE-Shunt 15,7 l/min entspr.		380 % des HVZ im gr. Kreislauf	

Abb. 10.1.2. Herzkatheterbefunde bei Vorhofseptumdefekt mit pulmonaler Hypertonie. Das Herzzeitvolumen ist im kleinen Kreislauf 4mal so groß wie im großen. Als Nebenbefund besteht eine arterielle Hypertonie

10.2 Ventrikelseptumdefekt

10.2.1 Pathologie, Pathophysiologie, Vorkommen

Obwohl der Ventrikelseptumdefekt die häufigste angeborene Mißbildung ist, kommt er im Erwachsenenalter nur selten vor. Die kleineren Ventrikelseptum-

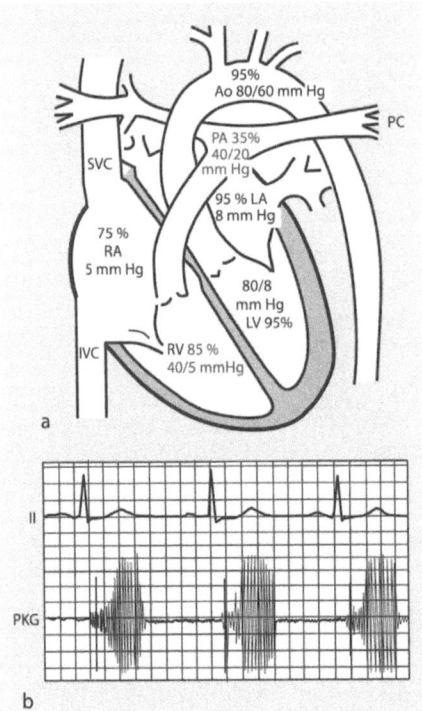

Abb. 10.2.1. a) Herzkatheterbefunde; **b)** EKG und Phonogramm bei Ventrikelseptumdefekt. Die Sauerstoffsättigungswerte sprechen für einen reinen Links-Rechts-Shunt, der Druck im kleinen Kreislauf ist leicht erhöht. Im Phonogramm lautes systolisches Geräusch. Es erfolgte ein operativer Verschluß des Defektes

defekte verschließen sich während der Kindheit spontan. Große Defekte verursachen erhebliche Symptome, so daß sie frühzeitig erkannt und operiert werden. Im Gegensatz zum Vorhofseptumdefekt ist der Fehler wegen des lauten Geräusches kaum zu überhören.

Der angeborene Defekt liegt in der Regel im membranösen, kranialen Teil. Im muskulären Teil des Ventrikelseptums liegen gelegentlich multiple Defekte, die selbst intraoperativ schwer vollständig auffindbar sind.

Ein erworbener Ventrikelseptumdefekt kann durch Septumperforation bei akutem Herzinfarkt eintreten. Die Perforation ist immer im muskulären Anteil lokalisiert. Durch Traumen wie Aufprall auf das Steuerrad bei Frontalzusammenprall kann ein Septumabriß mit gleichen Folgen und Symptomen wie ein großer Septumdefekt entstehen.

Während die Folgen der Kurzschlußverbindung auf Vorhofebene nur durch die Menge des Kurzschlußblutes bestimmt werden, stehen auf Ventrikelebene die Folgen der Druckübertragung auf den kleinen Kreislauf im Vordergrund. Erfahrungsgemäß ist aber auch im Bereich des Ventrikels mit hämodynamischen Konsequenzen erst zu rechnen, wenn der Anteil des Kurzschlußblutes am Herzzeitvolumen im kleinen Kreislauf 30% übersteigt, also bei einem Verhältnis der Herzzeitvolumina im kleinen zum großen Kreislauf von $\geq 1{,}5{:}1$.

10.2.2 Verlauf, Klinik, Therapie

Der kleine Ventrikelseptumdefekt ohne Druckbelastung des rechten Herzens wird folgenlos toleriert. Es besteht zwar eine vermehrte Endokarditisgefährdung, diese ist jedoch so gering, daß sie eine Operation nicht rechtfertigt. Mit einer allmählichen Druckbelastung muß bei größerer Kurzschlußblutmenge gerechnet werden. Die Grenze, bei der eine Operationsindikation besteht, liegt bei einem Shuntvolumen von ≥30% des Herzzeitvolumens im kleinen Kreislauf. Große Septumdefekte können zu schwerer, fixierter pulmonaler Hypertonie führen. U. U. wird im kleinen Kreislauf der Systemdruck infolge Umbau der kleinen pulmonalen Widerstandsgefäße übertroffen, es kommt zur Eisenmenger-Reaktion und zum Rechts-Links-Kurzschluß auf Ventrikelebene.

Klinisch steht das laute holosystolische Geräusch mit Punctum maximum im 3. ICR links parasternal (Erb-Punkt) im Vordergrund (Abb. 10.2.1). Die Größe des Shuntvolumens kann mit der Indikatorverdünnungsmethode abgeschätzt werden. Die Echokardiographie und der Farbdoppler sind wertvoll und liefern auch Hinweise auf evtl. bestehende zusätzliche Anomalien.

Im Röntgenbild kommt es je nach Defektgröße und hämodynamischen Rückwirkungen zu Zeichen der pulmonalen Hyperzirkulation, Pulmonalektasie und Rechtsherzvergrößerung. Im EKG sind Rechtshypertrophiezeichen je nach hämodynamischer Rückwirkung ausgeprägt.

Durch die Herzkatheteruntersuchung sind die hämodynamischen Rückwirkungen leicht und sicher zu quantifizieren (Abb. 10.2.1). Die Lokalisation des Defekts oder evtl. mehrerer Defekte erfolgt im Echo oder durch Linksherzkatheter mit Kontrastmittelinjektion in den linken Ventrikel und Angiokardiographie in linksvorderer Schrägprojektion, wobei das Ventrikelseptum parallel zur Strahlenrichtung liegen und die Projektionsrichtung durch zusätzliche kraniokaudale Einstellung so gewählt werden muß, daß die ganze Länge des Septums unverkürzt dargestellt wird.

Behandlung der Wahl ist der operative Verschluß. Ausgenommen sind hämodynamisch unbedeutende Defekte und Defekte mit Rechts-Links-Druckausgleich. Bei Druckausgleich hat man versucht, im Kleinkindesalter durch eine operative Einschnürung der Pulmonalarterie (banding) eine künstliche Pulmonalstenose zu erzeugen, um damit die Lungengefäße vom Systemdruck zu entlasten.

10.3 Aortenisthmusstenose

10.3.1 Pathologie

Es handelt sich um eine ringförmige oder längerstreckige Verengung der Aorta, die im Bereich der Einmündung des Ductus Botalli auftritt. Man unterscheidet eine mehr proximale (präduktale) von einer mehr distalen (postduktalen) Form, wobei im 1. Fall die A. subclavia links distal der Stenosierung abgeht, so daß zwischen beiden Armen eine Blutdruckdifferenz auftritt, während im 2. Fall der Blutdruck an beiden Armen erhöht und nur in der unteren Körperhälfte erniedrigt ist. Zur Überbrückung der Stenose kommt es zur Erweiterung von Blutgefäßen (Kollateralkreislauf), insbesondere im Bereich von Interkostalarterien, der A. thoracica interna (A. mammaria) und von Subskapulararterien.

10.3.2 Verlauf

Schwere Formen führen schon im 1. Lebensjahr zu Komplikationen wie Herzinsuffizienz, Hirnblutung und Endokarditis. Ohne frühzeitige Operation sterben etwa die Hälfte der Kinder im 1. Lebensjahr. Spätere Folgen der Mißbildung werden durch das Ausmaß der arteriellen Hypertonie in der oberen Körperhälfte bestimmt.

10.3.3 Klinik

Im Erwachsenenalter ist die Aortenisthmusstenose nicht häufig, trotzdem muß man damit rechnen, daß ein arterieller Bluthochdruck die Folge einer Isthmusstenose sein kann. Wegen der therapeutischen Konsequenzen sollte man diese immer ausschließen bzw. erkennen. Wichtig ist es, an die Möglichkeit zu denken.

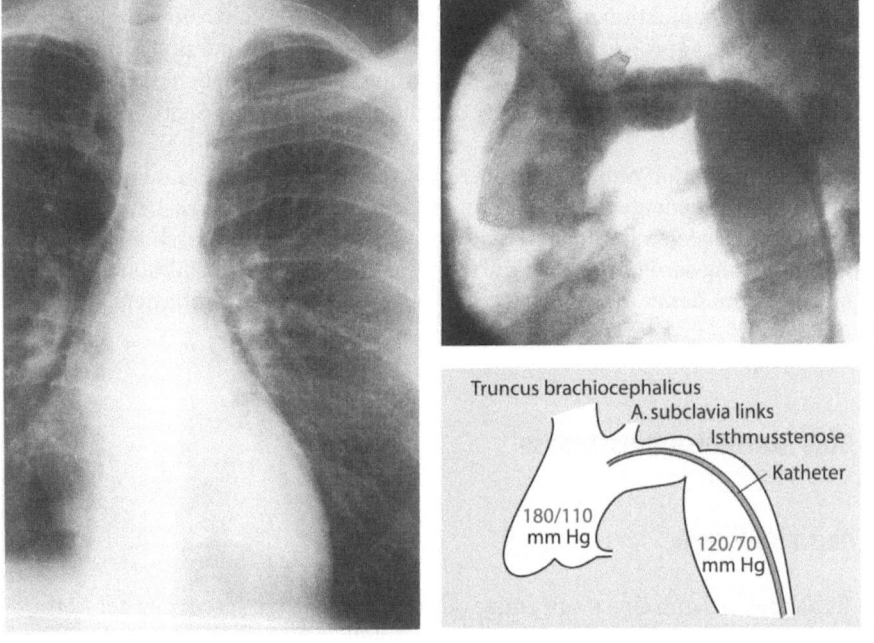

Abb. 10.3.1. Aortenisthmusstenose bei einem 29jährigen Mann; **a)** im Röntgenbild sind Rippenusuren im Bereich der oberen dorsalen Rippen links erkennbar; **b)** im Angiogamm der Aorta deutliche Isthmusstenose mit poststenotischer Aortenerweiterung; **c)** bei der Druckmessung Druckgradient von 60 mm Hg

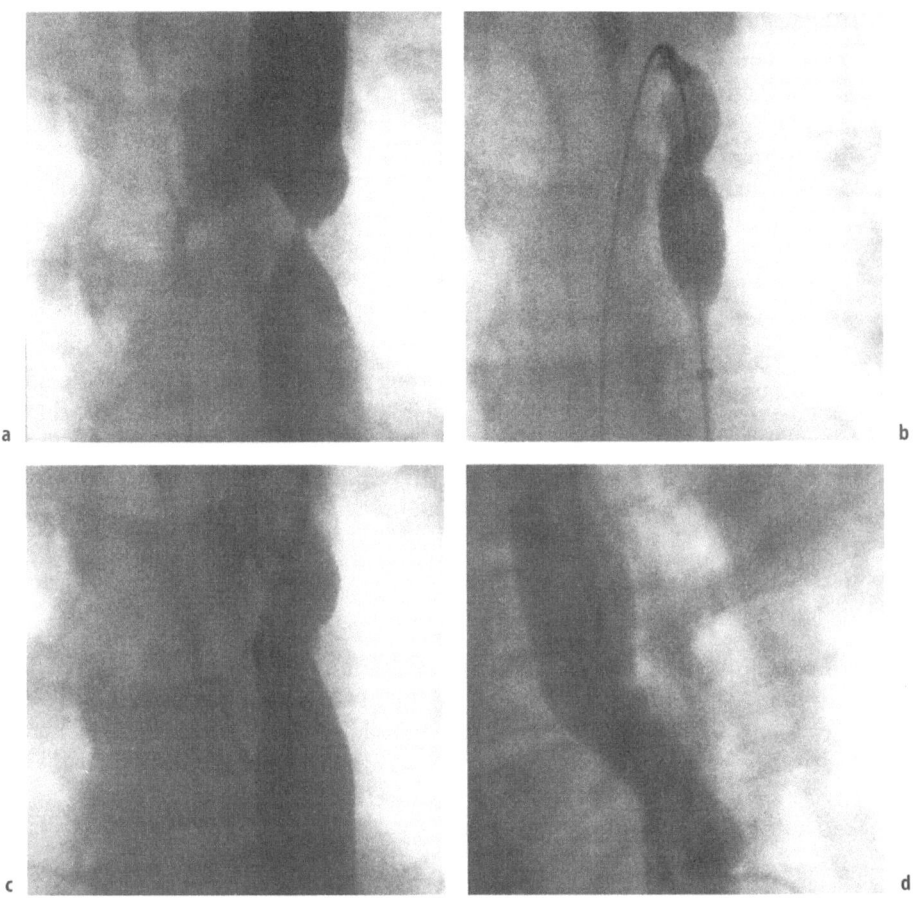

Abb. 10.3.2. a) Hochgradige Aortenisthmusstenose bei einer 27jährigen Frau (Aortogramm). Der Druckgradient betrug 75 mm Hg. Die Behandlung erfolgte durch Katheterintervention; **b)** kontrastmittelgefüllter Ballon, der im Bereich der Stenose erweitert wurde **c), d)** das Angiogramm zeigt in RAO- und LAO-Projektion nach dem Eingriff eine gute Erweiterung der Stenose, der Druckgradient sank auf 20 mm Hg

Wird bei einem Kranken ein hoher Blutdruck festgestellt und lassen sich die Fußpulse nicht einwandfrei tasten, so liegt der Verdacht auf eine Isthmusstenose nahe. Die Druckdifferenz ist durch Blutdruckmessung an Armen und Beinen zu objektivieren. Hat man nur eine gewöhnliche Armblutdruckmanschette zur Verfügung, so genügt die systolische Blutdruckmessung am Unterschenkel mit der Kapillardruckmethode (s. Blutdruckmessung). Um vergleichbare Werte zu erhalten, muß die Messung an Oberarm und Unterschenkel im Liegen, also bei gleicher Lage von Arm und Bein im Verhältnis zur Höhe des Herzens erfolgen. Die Druckmessung ist am einfachsten mit der Dopplertechnik möglich.

Bei den im Erwachsenenalter selteneren Formen der präduktalen Isthmusstenose besteht die Blutdruckdifferenz auch an den Armen. Da nicht selten gleichzeitig eine Mißbildung der Aortenklappen vorliegt, muß auf entsprechende Symptome geachtet werden.

Auskultatorisch ist ein systolisches Geräusch im Bereich des 1. und 2. Interkostalraums sowie besonders charakteristisch am Rücken etwa in der Medioklavikularlinie im Bereich der oberen Rippen festzustellen. Das systolische Geräusch kann bis in die frühe Diastole reichen.

Im Thoraxübersichtsröntgenbild sind häufig Rippenusuren erkennbar (Abb. 10.3.1). Im Tomogramm mit einer Schichtebene parallel zum Aortenverlauf kann u. U. die Stenosierung direkt erkannt werden, ebenso im Computertomogramm und Kernspintomogramm (NMR).

Durch Herzkatheteruntersuchung läßt sich die Höhe des Druckgradienten im Bereich der Stenose direkt messen (Abb. 10.3.2). Ziel der Aortographie ist es, das Ausmaß und die Ausdehnung der Stenosierung sichtbar zu machen. In jedem Fall muß auf eine evtl. begleitende Mißbildung im Bereich der Aortenklappe geachtet werden. Falls eine Mitbeteiligung der Aortenklappe und zusätzliche Gefäßanomalien weitgehend ausgeschlossen sind, genügt zur Darstellung der Aortenisthmusstenose evtl. auch die intravenöse Subtraktionsangiographie.

10.3.4 Therapie

Die Isthmusstenose läßt sich durch Operation in der Regel gut erweitern. Die Operation sollte möglichst zwischen dem 7. und 14. Lebensjahr erfolgen, um einen fixierten, später nicht mehr korrigierbaren Hochdruck zu vermeiden. Bei einem Teil der Fälle ist die Erweiterung durch einen Ballonkatheter möglich.

10.4 Persistierender Ductus Botalli

10.4.1 Vorkommen, Pathologie

Der Ductus Botalli ist eine nicht seltene Mißbildung, die in einem Offenbleiben der für den Fetalkreislauf erforderlichen Verbindung besteht. Physiologischerweise kommt es innerhalb der ersten Lebenswoche nach der Geburt zu einem Ductusverschluß. Bei Frühgeburten ist der persistierende offene Ductus Botalli besonders häufig.

Während ein persistierender Ductus mit großem Durchmesser frühzeitig zu Symptomen im Sinne der Herzinsuffizienz führt, bleibt ein kleiner Ductus ohne wesentliche Rückwirkungen. Im Erwachsenenalter kommen vorwiegend kleine und mittelgroße, gelegentlich aber auch größere mit einem Durchmesser von >10mm vor. Hämodynamisch führt der persistierende Ductus zu einem Links-Rechts-Shunt mit den Folgen der pulmonalen Hyperzirkulation und Hypertonie. Die Neigung zur Endokarditis im Ductusbereich ist zwar vorhanden, ihr Auftreten aber so selten, daß daraus allein keine Operationsindikation abzuleiten ist.

10.4.2 Klinik

Charakteristisch ist ein im 1.–3. ICR links hörbares, systolisch-diastolisches Geräusch im Sinne des „Maschinen"- oder „Lokomotiv"geräusches (Abb. 10.4.1). Es entsteht durch das unter hohem Druck von der Aorta in die Pulmonalis strömende Blut, wobei wegen der anhaltenden Druckdifferenz der Shunt sowohl in der Systole als auch in der Diastole stattfindet. Bei manchen Patienten, insbesondere mit kleinem Ductus, hört man nur ein systolisches Geräusch, bisweilen ist der Auskultationsbefund auch uncharakteristisch.

Die Symptome werden von der Weite des Ductus (ca. 2–11 mm) und der resultierenden Links-Rechts-Shuntgröße bestimmt. Bei großem Ductus kann es zur fixierten pulmonalen Hypertonie und zum Rechts-Links-Kurzschluß kommen.

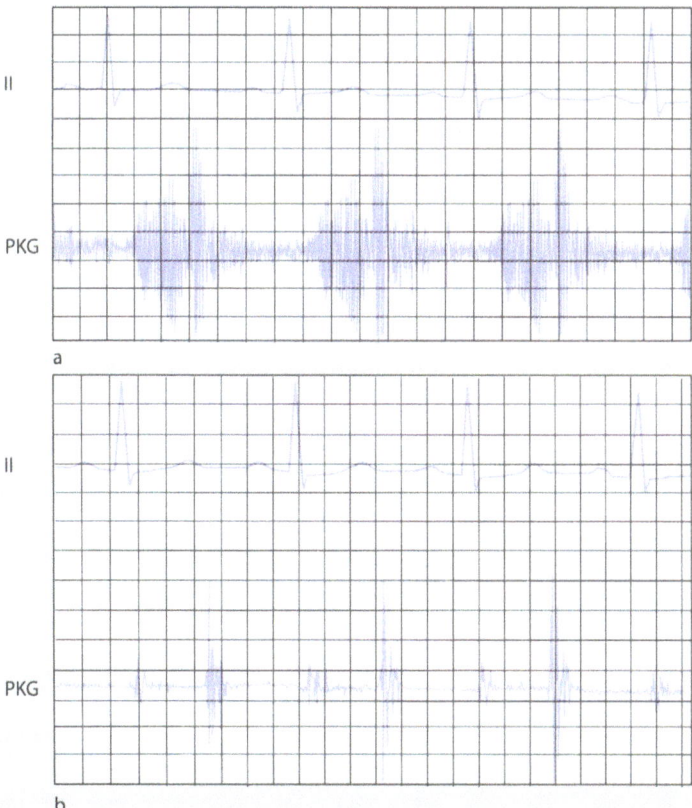

Abb. 10.4.1. a) Systolisch-diastolisches „Maschinengeräusch" bei einem 11jährigen Mädchen mit offenem Ductus, **b)** nach nichtoperativem Verschluß mit Kunststoffstöpsel, der mit Kathetertechnik in den Ductus geschoben wurde, Verschwinden des Geräusches

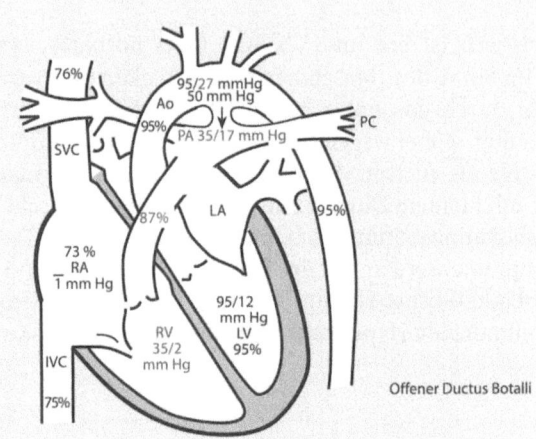

Meßwerte			Druck p		Mitteldruck		O₂ - Sättigung			
			mm Hg	norm.	p	norm.	Sättig.%	norm.	Vol.%	norm.
SVC	V. cava superior					76		70	78,7	
IVC	V. cava inferior						75	75		
RA	Rechter Vorhof	hoch			1	5	73	75		
		mittel						72		
		tief						75		
RV	Rechter Ventrikel	IT						73		
		OT	35/2	25/5				73		
PA	Pulmonalarterie		35/17	25/10	24	15	87	73		14
PC	Pulmonalkapillare				7	10				
Ab	A. brachialis			120/70		90	95	95		18
Ao	Aorta		95/27	120/70	50	90	95	95		
LV	Linker Ventrikel			120/10				95		
LA	Linker Vorhof					10		95		
PV	Pulmonalvene					10		95		

Errechnete Werte			
HZV	Herzzeitvolumen gr. Kreislauf	4,3 l/min 5,1	l/min·1,73 m² (4,8 - 7,3)
HI	Herzindex	3,0 l/min·m²	(n = 2,8 - 4,2; x = 3,4)
	Lungenarteriolenwiderstand	316	dyn·sec·cm⁻⁵ (n = 150 - 250)
	Großkreislaufwiderstand	817	dyn·sec·cm⁻⁵ (x = 1500)
Bei Shunt HZV im kl. Kreislauf 10,9 l/min			
Li - Re Shunt 6,5 l/min entspr. 61 % des HZV im kl. Kreislauf			

Abb. 10.4.2. Herzkatheterbefunde bei offenem Ductus Botalli mit großem Links-Rechts-Shunt. Leichte pulmonale Hypertonie und erniedrigter diastolischer Aortendruck als indirekte Folge des Vitiums. Der Ductusverschluß erfolgte ohne Operation mit Katheterhilfe

EKG und Röntgenbild können bei kleinem Ductus normal sein. Bei großem Ductus ergeben sich die Zeichen der Rechtsherzbelastung im EKG sowie eine Herzvergrößerung und vermehrte Lungengefäßzeichnung im Röntgenbild.

Die Größe des Kurzschlusses kann u. a. aus peripheren Indikatorverdünnungskurven geschätzt werden. Die Sicherung der Diagnose erfolgt durch Rechts- und Linksherzkatheterisierung (Abb. 10.4.2). Dabei ist das Ausmaß der pulmonalen Hypertonie sowie die Größe des Links-Rechts-Shunts von Bedeutung. Wichtig für die Therapie ist die direkte angiographische Darstellung des Ductus durch Kontrastmittelinjektion in die Aorta oder direkt in den Ductus.

10.4.3 Therapie

Der Verschluß des persistierenden Ductus kann durch operative Unterbindung und Durchtrennung erfolgen. Die Operation ist in der Regel nicht schwierig. Beim Erwachsenen besteht aber eine gewisse Gefahr der Blutung infolge degenerativer Veränderungen in der Gefäßwand des Ductus.

Der Verschluß kann auch nichtoperativ mit Katheterhilfe nach einem von Porstmann entwickelten Verfahren erfolgen: Der Ductus wird von der Aorta aus sondiert und ein Führungsdraht bis in die Pulmonalarterie vorgeschoben. Über einen Rechtsherzkatheter wird dieser Führungsdraht in der Pulmonalarterie mit einer Schlinge eingefangen und bis zur Femoralvene herausgezogen. Der Draht bildet eine Verbindung von der A. femoralis über Aorta und Ductus in die A. pulmonalis und weiter über den rechten Ventrikel, rechten Vorhof und die V. cava bis zur V. femoralis. Auf diesem Führungsdraht kann ein Kunststoffpropfen von der Femoralarterie bis in den Ductus vorgeschoben und dort fest verankert werden. Der Ivalonstopfen muß dabei in seiner Größe und Form der Weite des individuellen Ductus genau angepaßt sein. Die Erfahrung über viele Jahre hat gezeigt, daß mit diesem Verfahren ohne Operation ein zuverlässiger Ductusverschluß möglich ist (Abb. 10.4.3).

Bei kleinerem Ductus kommt die Induktion einer verschließenden Thrombose durch Einlage einer Kupferspirale in Betracht. Die Implantation von schirmchenförmigen Prothesen mit Katheterhilfe ist über einen venösen Zugang möglich.

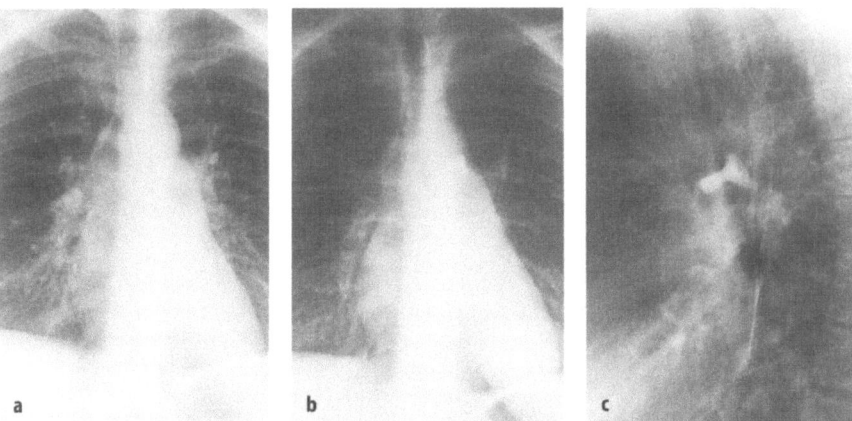

Abb. 10.4.3. Offener Ductus Botalli bei einer 26jährigen Frau, der mit Katheterverfahren verschlossen wurde. Der Verschluß erfolgte nach der Porstmann-Technik durch einen Ivalonstöpsel, der über eine arteriovenöse Drahtschiene in den Ductus eingeführt wurde. **a)** man erkennt im Röntgenbild vor dem Eingriff eine verstärkte Lungengefäßzeichnung; **b), c)** nach dem Eingriff ist diese normalisiert, der im Ductus verankerte, kontrastgebende Ivalonstöpsel ist besonders im seitlichen Strahlengang gut erkennbar

10.5 Fallot-Tetralogie

Diese Mißbildung führt in der Regel zu so auffallenden Symptomen, daß sie im frühen Kindesalter diagnostiziert und therapiert wird. Die Therapie der Wahl ist die operative Korrektur. Bei zu kleiner Pulmonalarterie und im Kleinkindesalter erfolgt palliativ eine Verbindung vom großen zum kleinen Kreislauf durch operative Fistelbildung der A. subclavia mit einem Lungengefäß. Im Erwachsenenalter kommt der Morbus Fallot vorwiegend dann vor, wenn eine operative Korrektur im Kindesalter abgelehnt wurde oder nicht durchführbar war.

10.5.1 Pathologie

Die Mißbildung besteht in einem Ventrikelseptumdefekt, einer infundibulären und evtl. valvulären Pulmonalstenose sowie einer nach rechts verlagerten über dem Ventrikelseptum reitenden Aorta. Infolge Angleichung des rechtsventrikulären an den linksventrikulären Druck kommt es zur Hypertrophie des rechten Ventrikels.

Für die Möglichkeiten der operativen Korrektur ist vor allem die Mißbildung der Pulmonalarterie im Sinne der Hypoplasie von Bedeutung.

10.5.2 Klinik

Es besteht eine ausgeprägte Mischblutzyanose. Die Kinder können sich durch Hockerstellung Erleichterung verschaffen. Häufig besteht eine Auftreibung der Fingerendglieder (Trommelschlegelfinger).

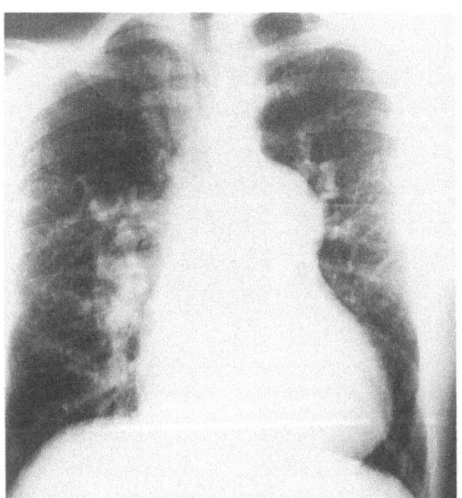
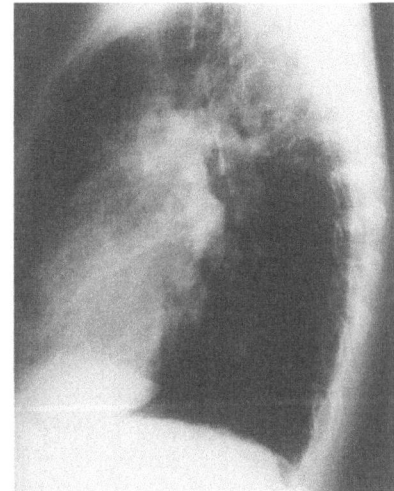

Abb. 10.5.1. Röntgenbild bei einem Erwachsenen mit Morbus Fallot

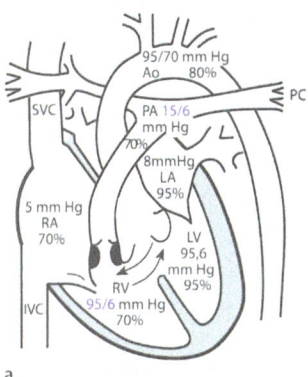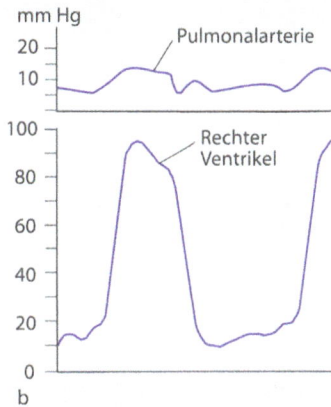

Abb. 10.5.2. Herzkatheterbefunde bei M. Fallot. **a)** Druckangleich in beiden Ventrikeln, gekreuzter Shunt auf Ventrikelebene; Pulmonalstenose; **b)** Druckkurven aus der Pulmonalarterie und dem rechten Ventrikel zeigt einen Gradienten von 80 mm Hg

Auskultatorisch finden sich die Symptome der Pulmonalstenose und des Ventrikelseptumdefekts nebeneinander. Im EKG bestehen meist schwere Zeichen der Rechtsherzhypertrophie.

Im Röntgenbild besteht eine Herzvergrößerung, besonders nach rechts und eine Rarefizierung der Lungengefäßzeichnung. Der Aortenbogen liegt rechts (Abb. 10.5.1).

Echokardiographisch ist meist eine vollständige Diagnose möglich, die Sicherung erfolgt durch Herzkather (Abb. 10.5.2).

10.5.3 Therapie

Wenn immer möglich wird die operative Korrektur angestrebt. Ist diese beispielsweise wegen schwerer Hypoplasie der Pulmonalgefäße nicht oder nur unbefriedigend möglich, so muß die Rechtsherzinsuffizienz und die Polyglobulie symptomatisch behandelt werden. Steht die Polyglobulie im Vordergrund, sind u. U. Aderlaßbehandlungen indiziert.

Im Gegensatz zum isolierten Ventrikelseptumdefekt kommt es nicht zu einer Eisenmenger-Reaktion, da die Lungengefäße durch die Pulmonalstenose geschützt sind.

10.6 Transposition der großen Gefäße

Die Transposition der großen Gefäße kommt im Erwachsenenalter nur im Sinne der korrigierten Transposition vor. Dabei entspringt die Aorta aus dem anatomisch rechten Ventrikel, die A. pulmonalis aus dem anatomisch linken Ventrikel. Langzeitbeobachtungen zeigen, daß beide Ventrikel durchaus in der Lage sind, den unphysiologischen Anforderungen gerecht zu werden. Dementsprechend ist die korrigierte Transposition der großen Gefäße mit einer normalen Lebenserwartung vereinbar, falls nicht zusätzliche Mißbildungen vorliegen.

10.7 Ebstein

Während die Trikuspidalatresie nur im Kleinkindesalter vorkommt, hat die Ebsteinsche Anomalie eine bessere Prognose und wird auch bei Erwachsenen gelegentlich beobachtet. Dabei ist die Trikuspidalis von der Vorhofkammergrenze in den rechten Ventrikel verlagert. Es entsteht ein „atrialisierter" Teil des rechten Ventrikels. Das intrakardiale EKG ist für die Diagnose hilfreich. Eine operative Korrektur ist meist möglich.

Weiterführende Literatur zu Kap. 10

1. Bühlmeyer K, Schuhmacher G (1996) Angeborene Herzfehler. In: Erdmann E, Riecker G (Hrsg) Klinische Kardiologie: Krankheiten des Herzens, des Kreislaufs und der herznahen Gefäße, 4. Aufl. Springer, Berlin Heidelberg New York, S 309–351
2. Friedman WF (1997) Congenital heart disease in infancy and childhood. In: Braunwald E (ed) Heart disease: a textbook of cardiovascular medicine, 5th ed. WB Saunders Company, Philadelphia London Toronto Montreal Sydney Tokyo, pp 877–962
3. Perloff JK (1997) Congenital heart disease in adults. In: Braunwald E (ed) Heart disease: a textbook of cardiovascular medicine, 5th ed. WB Saunders Company, Philadelphia London Toronto Montreal Sydney Tokyo, pp 963–987
4. Schräder R, Kadel C, Cieslinski G et al. (1993) Non-thoracotomy closure of persistent ductus arteriosus beyond age 60 years. Am J Cardiol 72: 1319–1321
5. Sievert H, Reuhl J, Schräder R et al. (1989) Aortenaneurysma nach Dilatation einer Aortenisthmusstenose. Dtsch med Wochenschr 114: 750–752

11 Herzmuskelerkrankungen

M. Kaltenbach

11.1 Einteilung

* Primäre und sekundäre Herzmuskelerkrankungen

Während bei den primären Herzmuskelerkrankungen (primary myocardial disease) die Herzmuskelzelle selbst erkrankt ist, wird sie bei den sekundären Formen meist durch hämodynamische Einflüße von außen geschädigt. Am häufigsten erfolgt diese Schädigung durch Überlastung einzelner Myokardbezirke oder des ganzen Herzmuskels infolge von koronarer Herzkrankheit, Hypertonie oder Vitien.

* Dilatative, hypertrophische und restriktive Formen

Unabhängig von der primären oder sekundären Verursachung steht bei der dilatativen Form die Herzerweiterung im Vordergrund, bei der hypertrophischen die Dickenzunahme der Herzwand und des Septums, bei der restriktiven die Herzmuskelversteifung infolge von Fibrose oder Einlagerung pathologischer Stoffwechselprodukte (Abb. 11.1.1).

11.1.1 Ätiologie und Pathogenese

* Primäre Myokarderkrankungen

Die dilatative Form - dilatative Myokarderkrankung, dilatative Kardiomyopathie, idiopathische Kardiomyopathie - hat in der Regel keine erkennbare Ursache. Es handelt sich aber bei ca. einem Drittel der Fälle um genetische Defekte. Familiäres Vorkommen der Erkrankung wird bei einem Teil der Betroffenen beobachtet, in manchen Familien sind nur Männer betroffen. Eine Veränderung im x-Chromosom, sowie eine Assoziation der Erkrankung mit HLA-Antigenen wurden beobachtet. Für die hypertrophische Form ist die erbliche Komponente schon länger bekannt. Eine familiäre Häufung ist bei der Hälfte der Patienten nachweisbar. Veränderungen an den Chromosomen 1, 11, 14 und 15 sind beschrieben in Lokalisationen, die mit der Bildung von Troponin, Myosin und Tropomyosin zu tun haben.

* Sekundäre Myokarderkrankungen

Neben den genannten häufigsten Ursachen kommen entzündliche Erkrankungen in Betracht, wie rheumatische und bakterielle sowie virale Myokarditis, Coxsackie-Infektionen, Aids und Lyme-Borreliose.

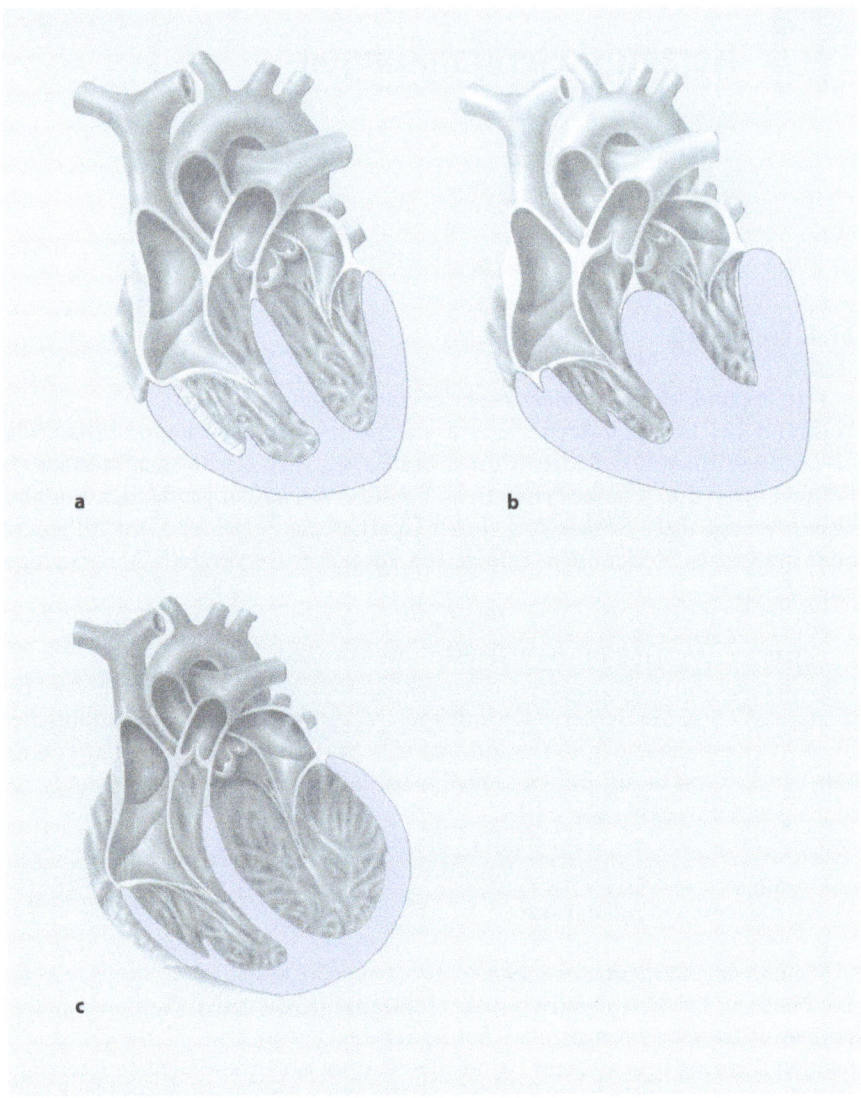

Abb. 11.1.1. Linker Ventrikel bei hypertrophischer und dilatativer Myokardiopathie im Vergleich zum Normalen. **a)** Normale Form, Größe, Wanddicke und Kontraktion; **b)** Hypertrophische Myokardiopathie, Wandverdickung und systolische Kavumverkleinerung, Hyperkontraktion; **c)** dilatative Myokardiopathie, diastolische und systolische Kavumvergrößerung, trotz Vermehrung der Muskelmasse relativ dünne Muskelwand, Hypokontraktion

☐ Die Sarkoidose führt nicht selten zur Herzbeteiligung. Die Therapie mit ionisierenden Strahlen, insbesondere Bestrahlung des Mediastinums bei Lymphogranulomatose, ist ebenfalls zu nennen. Von den endokrinologischen Ursachen steht die Über- und Unterfunktion der Schilddrüse im Vordergrund.

☐ Eine immunologische Ursache wird bei der Löfflerschen Erkrankung bzw. dem eosinophilen Syndrom sowie bei der Herzbeteiligung des Lupus erythematodes angenommen. Die Zytostatika-Therapie mit Adriamycin, Daunomycin und anderen Substanzen kann zu schweren Herzmuskelschädigungen führen.
☐ Die häufigste toxische Schädigung erfolgt durch Alkohol.

11.2 Dilatative Myokarderkrankung, dilatative Kardiomyopathie

Die Erkrankung führt zu einer Erweiterung aller Herzhöhlen, wobei die Erweiterung des linken Ventrikels und die reduzierte linksventrikuläre Auswurffraktion im Vordergrund stehen. Sie ist die häufigste Myokarderkrankung und kommt in etwa 4 Fällen pro 10000, d.h. in 0,4 Promille der Bevölkerung vor. Die Erkrankung führt häufig zur Herzinsuffizienz und ist eine der Hauptindikationen zur Herztransplantation. Es gibt Sonderformen, bei denen der rechte Ventrikel vorwiegend befallen ist (rechtsventrikuläre Dysplasie).

11.2.1 Klinik

Am häufigsten wird über Symptome wie Leistungsschwäche, Kurzatmigkeit und Unterschenkelödeme geklagt. Häufig wird die Erkrankung zufällig aufgrund eines Echokardiogramms oder vergrößerten Herzschattens im Röntgenbild entdeckt. Nicht selten treten die ersten Symptome nach oder während eines fieberhaften Infekts auf. Eine ursächliche Verknüpfung mit einer Virusmyokarditis kann dadurch vorgetäuscht werden. Bei genauer Erhebung der Anamnese lassen sich in aller Regel schon vorher bestehende Symptome nachweisen, insbesondere findet man meist eine vorher bestehende Herzvergrößerung, wenn z.B. eine früher angefertigte Thoraxaufnahme zum Vergleich herangezogen wird.

Rhythmusstörungen finden sich in der Mehrzahl der Fälle meist in Form von Extrasystolen ventrikulären und supraventrikulären Ursprungs. Vorhofflimmern ist nicht selten, alle Formen von atrio- und intraventrikulären Leitungsstörungen sowie ventrikuläre Tachykardien kommen vor.

Bei der körperlichen Untersuchung sind im fortgeschrittenen Stadium die Zeichen der Rechts- oder Linksherzinsuffizienz nachweisbar. Auskultatorisch kann ein 3. Herzton oder eine relative Mitralinsuffizienz vorliegen.

Im EKG zeigen sich außer Rhythmusstörungen verschiedene Formen von Leitungsstörungen sowie nicht selten infarktartige QRS-Veränderungen. Diese kommen möglicherweise durch fibröse Herzmuskelschwielen zustande. Linkshypertrophiezeichen sind häufig. Insgesamt ist das EKG meist pathologisch, jedoch selten diagnostisch wegweisend.

Im Echokardiogramm ist die Erweiterung der Herzhöhlen, insbesondere des linken Ventrikels mit reduzierter Auswurffraktion charakteristisch.

Im Röntgenbild kommt es frühzeitig zu einer Herzvergrößerung, die Herzform weicht vom normalen Bild ab und nähert sich einer Kugel an (Abb. 11.2.2). Das Herzvolumen ist stark vergrößert. In Frühfällen erlaubt die echographische oder

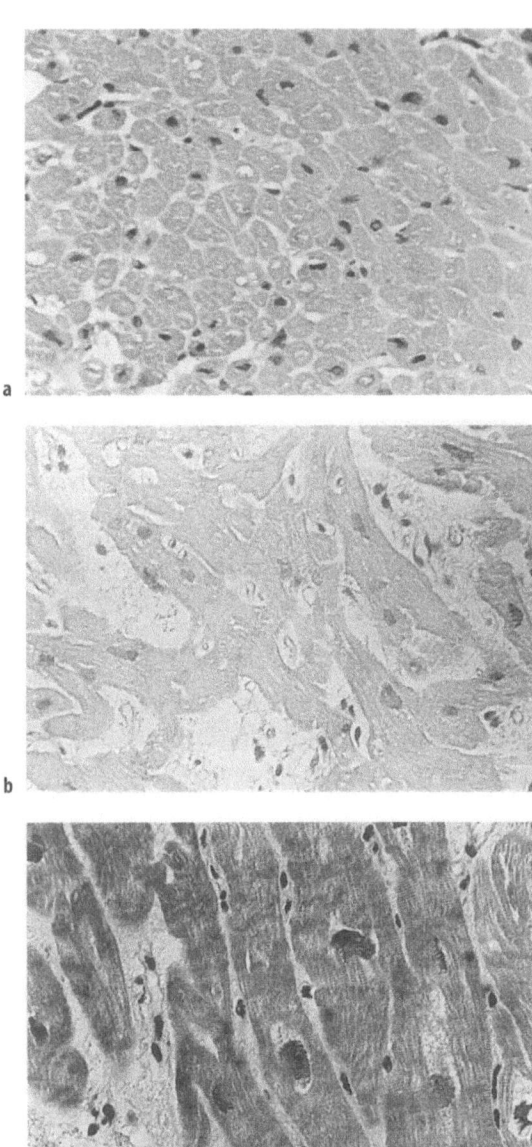

Abb. 11.2.1. Herzmuskelbiopsien aus dem linken Ventrikel. **a)** Normales Myokard; **b)** ungeordnete Faserrichtung bei hypertrophischer Myokarderkrankung; **c)** Zellhypertrophie und interstitielle Fibrose bei dilatativer Myokarderkrankung (Histologische Präparate des Senckenbergischen Pathologischen Instituts der Universität Frankfurt)

radiologische Herzvolumenbestimmung nicht selten die Abgrenzung gegen funktionelle Herzbeschwerden.

Nuklearmedizinisch kann die reduzierte Auswurfrate und das vergrößerte Ventrikelvolumen nachgewiesen werden.

Differentialdiagnostisch kommt vor allem die koronare Herzkrankheit in Betracht, auch wenn diese weniger zu globalen als zu regionalen Kontraktionsstörungen führt.

Durch Rechts- und Linksherzkatheterismus läßt sich das Ausmaß der Füllungsdruckerhöhung bestimmen, wobei selbst fortgeschrittene Erkrankungsstadien mit geringer oder ohne Füllungsdruckerhöhung einhergehen können. Wichtig ist der Ausschluß einer koronaren Herzerkrankung. Auch bei sorgfältiger, nichtinvasiver Vordiagnostik erlebt man immer wieder Überraschungen in dem Sinne, daß eine nicht vermutete Koronarsklerose als Grundkrankheit aufgedeckt wird. Aber auch das Umgekehrte kommt vor, wenn eine ST-Senkung unter Belastung nicht als Folge einer Koronarinsuffizienz, sondern einer Myokarderkrankung mit Herzmuskelhypertrophie auftritt.

Im Rahmen der Herzkatheteruntersuchung können Biopsien aus dem linken oder rechten Ventrikel entnommen werden. Man gewinnt daraus u.a. Anhaltspunkte über das Ausmaß der Zerstörung an kontraktilem Myokardgewebe, den Grad der mittleren Zelldurchmesservermehrung und das Vorliegen einer Fibrose (Abb. 11.2.1). Eine floride Myokarditis, Endokardfibrose, Amyloidose, Hämochromatose, Sarkoidose oder Speicherkrankheit werden dadurch ggf. erkennbar.

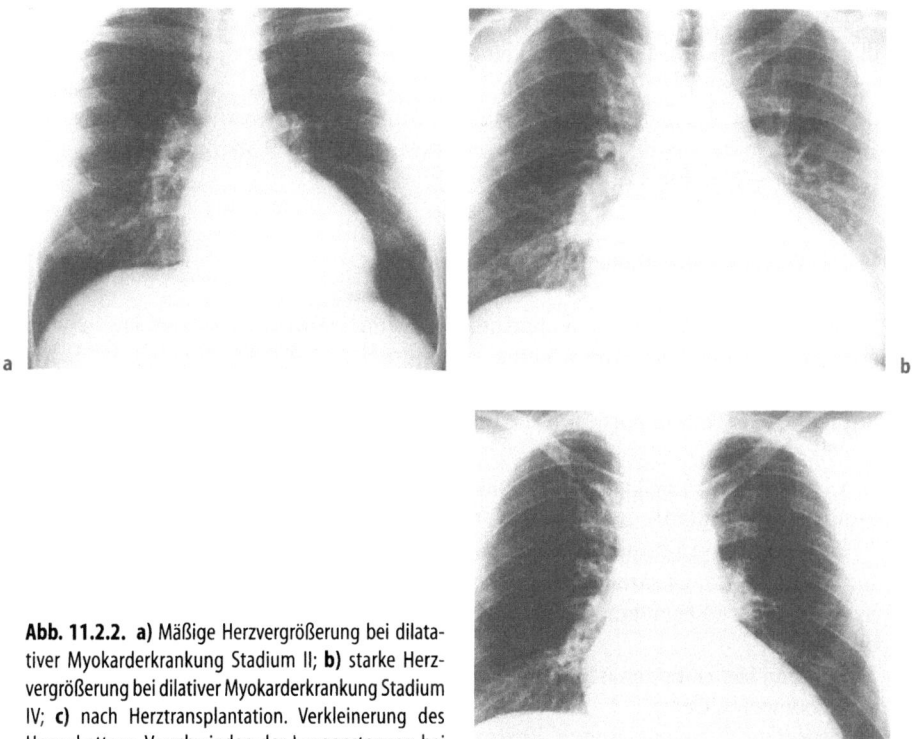

Abb. 11.2.2. a) Mäßige Herzvergrößerung bei dilatativer Myokarderkrankung Stadium II; **b)** starke Herzvergrößerung bei dilativer Myokarderkrankung Stadium IV; **c)** nach Herztransplantation. Verkleinerung des Herzschattens, Verschwinden der Lungenstauung bei demselben Patienten wie b

11.2.2 Therapie

Die Therapie muß sich an den im Vordergrund stehenden Symptomen orientieren. In der Regel ist eine Digitalisierung indiziert. Reizbildungs- bzw. Reizleitungsstörungen machen gelegentlich die Implantation eines Schrittmachers erforderlich. Bei Vorhofflimmern, höhergradiger Ventrikelerweiterung und vermindertem Herzzeitvolumen ist eine Thromboseprophylaxe durch Antikoagulation notwendig. Die Behandlung mit ACE-Hemmern und Betablockern hat sich bewährt.

Der Verlauf ist individuell verschieden. Meistens kommt es zu einer allmählichen Progression, ein Stillstand und gelegentlich eine deutliche Besserung kommen vor. Frühstadien zeigen nicht selten ein weitgehend stationäres Bild. Bei Kranken mit schwerer Herzinsuffizienz und rascher Progredienz ist u. U. die Herztransplantation indiziert (Abb. 11.2.2). Die operative Verkleinerung des Ventrikelkavums durch Myokardexcision oder Ummantelung hat die Kontraktionsverbesserung durch Reduktion der infolge Volumenzunahme extrem erhöhten Faserspannung zum Ziel.

11.3 Hypertrophische Myokarderkrankung

11.3.1 Definition

Die Erkrankung geht im Gegensatz zur dilativen Form mit einer normalen bzw. übernormalen Kontraktionsfähigkeit der Herzmuskelfasern und einer konzentrischen Hypertrophie mit Verkleinerung des Ventrikelkavums einher. Die Zunahme der Herzmuskelmasse im Bereich des Septums und der Ausflußbahn sowie die Hyperkontraktion kann mit oder ohne intraventrikuläre Obstruktion einhergehen (obstruktive bzw. nicht obstruktive Form).

11.3.2 Vorkommen, Pathologie, Pathogenese

Die Erkrankung wurde um die Jahrhundertwende erstmals beschrieben, sie wird aber erst seit den 50er Jahren klinisch diagnostiziert. Mit Einführung der Echokardiographie hat die Häufigkeit der Diagnose stark zugenommen, ohne daß eine tatsächliche Häufung vorliegen dürfte. Die Erkrankung kommt in ca. 0,2 ‰ der Bevölkerung vor, ein familiäres Auftreten in 50 % der Fälle. Bei der Untersuchung von Familienangehörigen werden häufig auch asymptomatische, leichte Erkrankungsfälle gefunden.

Pathologisch-anatomisch steht die Dickenzunahme des Ventrikelseptums im Vordergrund. Die freie Wand des linken Ventrikels ist in der Regel ebenfalls hypertrophiert. Bei einem kleineren Teil der Patienten ist auch der rechte Ventrikel betroffen.

Von den Herzklappen ist häufig die Mitralklappe verändert, sodaß eine Mitralinsuffizienz resultiert.

Histologisch zeigt sich eine „Texturstörung" der Herzmuskelfasern: Vor allem im Septumbereich kommen Muskelbezirke vor, in denen die Faserrichtung ungeordnet ist und sich überschneidet. Ähnliche Störungen werden auch bei der Linkshypertrophie infolge anderer Erkrankungen wie Hypertonie oder Aortenstenose beobachtet; das Ausmaß der Texturstörung ist jedoch bei der hypertrophischen Myokarderkrankung besonders groß. Der mittlere Durchmesser der Herzmuskelfasern ist bei einem Teil der Patienten mäßig vermehrt, bei anderen normal. Es ist anzunehmen, daß bei letzteren die Zunahme der Herzmuskelmasse allein durch eine vermehrte Faseranzahl (Hyperplasie) bedingt ist.

Eine Herzmuskelfibrose kann – vor allem in Spätstadien – in ausgeprägtem Umfang bestehen, sie kann aber auch gänzlich fehlen.

Pathogenetisch wurde u.a. eine Erkrankung im Bereich des sympathischen Nervensystems angenommen. Ein hormonaler Faktor (nerv grow hormon factor) wurde vermutet, der gleichzeitig zu einem übermäßigen Wachstum peripherer Nervenendigungen führen kann; die Erkrankung tritt auch im Rahmen der Neurofibromatose (Recklinghausen-Krankheit) auf. Eine Störung der Erregungsleitung im Ventrikel mit Beginn der Exzitation in der Basis anstelle der Herzspitze hat zu der Behandlung mit in der Ventrikelspitze angelegten Schrittmacherelektroden geführt. Neue Befunde zeigen eine vermehrte Calciumaktivität in der Herzmuskelzelle, möglicherweise bedingt durch eine Vermehrung von Calciumkanälen.

11.3.3 Pathophysiologie

Die übernormale Kontraktionsfähigkeit der Herzmuskelfasern führt zu einer erhöhten Druckanstiegsgeschwindigkeit und Auswurfgeschwindigkeit des linken Ventrikels und zur konzentrischen Hypertrophie. Bei der obstruktiven Form der Erkrankung ist die 1. Phase der Ventrikelentleerung unbehindert, während der Ventrikelkontraktion entwickelt sich jedoch eine zunehmende Einengung im Ausflußtrakt, so daß die 2. Phase der Ventrikelentleerung nur unter Überwindung eines Druckgradienten zwischen linker Ventrikelspitze und Auswurfbahn erfolgen kann. Es werden intraventrikuläre Druckgradienten bis über 100 mm Hg gemessen. Trotz normaler bzw. übernormaler Kontraktionsfähigkeit der Ventrikelmuskulatur können dadurch Schlagvolumen und das Herzzeitvolumen stark reduziert sein. Während man früher die Auswurfbehinderung als alleinige Ursache der Funktionsstörung ansah, wird diese heute auch als Folge der Behinderung des diastolisch in den linken Ventrikel einströmenden Blutes gesehen. Funktionell steht damit die diastolische Ventrikelstörung in Form einer gestörten Dehnbarkeit oder Entspannungsfähigkeit der Ventrikelmuskulatur neben der Auswurfstörung. Es kommt zum starken Anstieg des linksventrikulären Füllungsdrucks mit Hypertrophie und Erweiterung des linken Vorhofs.

Die Bedeutung des intraventrikulären systolischen Druckgradienten wird kontrovers diskutiert unter der kritischen Fragestellung: Ist der Gradient Ursache oder Folge der Erkrankung? Überzeugende Argumente und besonders dopplersonographische Befunde sprechen dafür, daß die verstärkte Kontraktion zur überhöhten Blutstromgeschwindigkeit führt und daß dadurch das vordere Mitralsegel an das Septum gesaugt wird. Im Echo entsteht das Bild der systolischen Vorwärtsbewegung des Mitralsegels, weil die Mitralklappe sich dem Septum anlegt und dadurch in der 2. Hälfte der Systole den Ausfluß behindert. Durch die anatomischen

Besonderheiten der Erkrankung nämlich die konzentrische Einengung im Ausflußtrakt des linken Ventrikel entsteht ein enger Kanal, der die kontraktionsbedingte hohe Flußgeschwindigkeit des Blutes lokal noch verstärkt.

11.3.4 Verlauf

Es handelt sich um eine ernste Erkrankung mit einer Sterblichkeit von 3–5% pro Jahr. Die Erkrankung wird vorwiegend im Kindesalter und jüngeren Erwachsenenalter diagnostiziert. Nicht selten kommt es durch die Krankheit bei scheinbar Gesunden zum unerwarteten, plötzlichen Herztod. So ist der plötzliche Herztod bei Sportlern gelegentlich die Folge einer unerkannten hypertrophischen Myokarderkrankung. Der Tod tritt infolge tachykarder Rhythmusstörungen ein, es kommen aber auch Todesfälle infolge ungenügender Blutförderung durch extreme Ventrikelfüllungsstörungen vor.

Andererseits werden auch leichtere Verlaufsformen, die über viele Jahre asymptomatisch bleiben, beobachtet. In der Regel zeigt sich eine langsame Progredienz. Zwischen Höhe des Druckgradienten und der Gefährdung bzw. Sterblichkeit besteht bei dieser Erkrankung – ganz im Gegensatz zur valvulären Aortenstenose – keine eindeutige Beziehung.

Im Spätverlauf kommt es nicht selten zur Ventrikelerweiterung.

11.3.5 Klinik

Die häufigsten Beschwerden sind Luftnot, Herzrhythmusstörungen, Angina pectoris sowie eine Neigung zu Benommenheit, Schwindel oder Synkopen.

Auskultatorisch ist für die obstruktive Form ein systolisches Geräusch über dem 2. Interkostalraum mit einem spätsystolischen Maximum charakteristisch. Das Geräusch kann auch über der Aorta hörbar sein und in die Carotiden fortgeleitet werden. Die begleitende Mitralinsuffizienz ist durch ein systolisches Geräusch über der Spitzenregion mit Ausstrahlung in die Axilla zu erkennen.

Bei der obstruktiven Form findet sich eine Doppelgipfligkeit der arteriellen Pulswelle, die in der Carotispulskurve als 2. Gipfel vor der Inzisur in Erscheinung tritt.

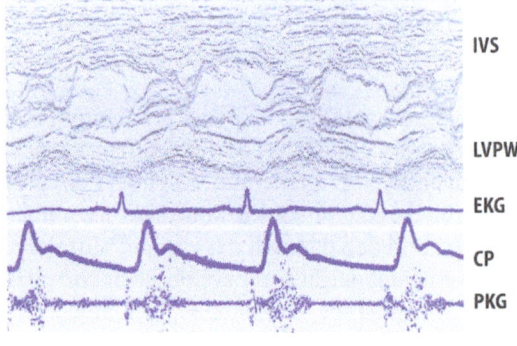

Abb. 11.3.1. Hypertrophisch-obstruktive Myokardiopathie. Echokardiographisch Verdickung des Septums und Verkleinerung des Ventrikelkavums. Systolische Vorwärtsbewegung des vorderen Mitralsegels zum Zeitpunkt des 2. Gipfels in der Karotispulskurve und des systolischen Geräuschs (nach ten Cate [26]).
IVS = Septum; LVPW = Hinterwand des linken Ventrikels; CP = Carotispuls; PKG = Phonokardiogramm

Echokardiographisch ist die Dickenzunahme der freien Ventrikelwand und des Septums charakteristisch (Abb. 11.3.1). Das Verhältnis Septumdicke zu Dicke der freien Wand übersteigt die Norm von 1,3:1.

Bei Patienten mit der obstruktiven Form zeigt sich in der Systole eine abnorme Vorwärtsbewegung des vorderen Mitralsegels, die zur Einschnürung der Ausflußbahn führt. Bei Beteiligung des rechten Ventrikels ist die Dickenzunahme der rechtsventrikulären Wand erkennbar.

Die Diagnose ist in der Regel nichtinvasiv zu stellen und wird invasiv bestätigt (Abb. 11.3.2). Bei Patienten mit Angina-pectoris-Symptomatik kann meistens nur durch Koronarangiographie das Vorliegen einer begleitenden Koronarerkrankung ausgeschlossen oder bestätigt werden.

Die Herzmuskelbiopsie kann die Texturstörung erkennen lassen. Der Befund ist jedoch unspezifisch. Eine bioptisch erkennbare Hypertrophie mit Zunahme des mittleren Herzmuskelzelldurchmessers findet sich nur bei einem Teil der Patienten, bei anderen besteht eine fortgeschrittene Fibrose. Die nichtobstruktive Form kann durch eine myokardiale Speicherkrankheit, Morbus Fabry, die bioptisch zu sichern ist, vorgetäuscht sein.

11.3.6 Therapie

Positiv inotrope Substanzen wie Katecholaminkörper und Digitalis sind kontraindiziert und können zu akuter Verschlechterung führen. Auch Vasodilatantien und

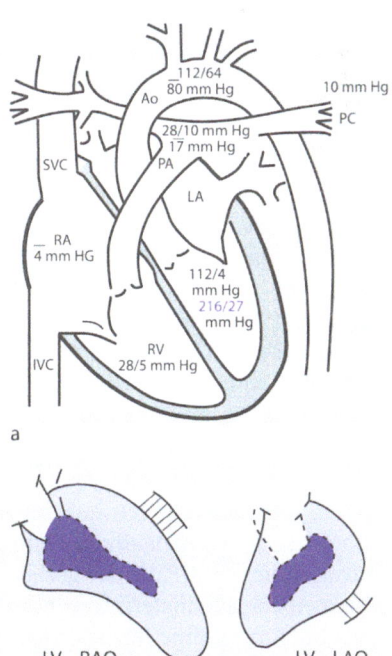

Abb. 11.3.2. Herzkatheterbefund bei hypertrophischer Myokarderkrankung. **a)** Innerhalb des linken Ventrikels findet sich ein systolischer Druckgradient, der nach Valsalvamanöver (mit Ventrikelverkleinerung) 104 (216 minus 112) mm Hg beträgt; **b)** im Ventrikulogramm verkleinertes, systolisches Volumen; **c)** starke Abknickung zwischen Ein- und Ausflußbahn des linken Ventrikels

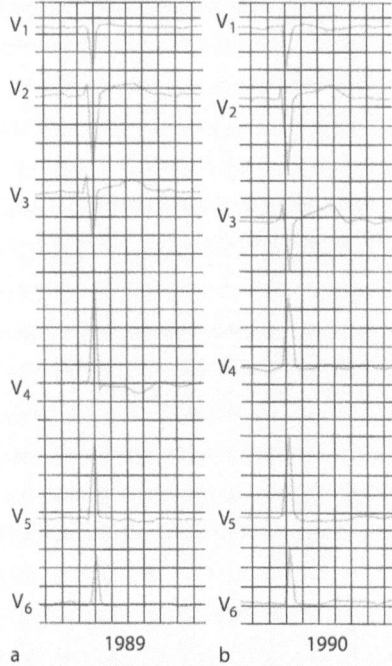

Abb. 11.3.3. EKG (nur Brustwandableitungen) eines 14jährigen Jungen vor (**a**) und nach 1jähriger Therapie (**b**) mit 280 mg Verapamil täglich. Die QRS-Amplitude hat sich verkleinert, das negative T in V_4 zurückgebildet. Klinische Verbesserung von Stadium IV zu Stadium II, die vorgesehene Transplantation konnte unterbleiben. Anhaltende Besserung während 8jähriger Nachbeobachtung

insbesondere Nitroglyzerin können die Symptomatik verstärken, weil die Erweiterung der Venen zu einer Abnahme des Vorhofdrucks und damit zu einer noch geringeren Ventrikelfüllung mit konsekutiver Verminderung des Auswurfvolumens führt (Abb. 11.3.4). Unter der Vorstellung der systolischen Auswurfbehinderung durch Überkontraktion erfolgte die Behandlung mit Betarezeptorenblockern. Die Langzeitergebnisse dieser Therapie haben jedoch enttäuscht, insbesondere konnte keine Reduktion der Letalität erzielt werden.

Die Erfolge der hochdosierten Behandlung mit dem Calciumantagonisten Verapamil oder Gallopamil sind dagegen besser. Die Substanz führt neben der Reduktion der systolischen Auswurfbehinderung infolge verminderter Auswurfgeschwindigkeit auch zu einer Zunahme der diastolischen Ventrikelfüllung. Es kommt zu einer Beschwerdebesserung und Leistungszunahme. Die Letalität betrug in einer Studie über 10 Jahre nur 1,5% im Vergleich zu 3-5% in Langzeitbeobachtungen unter anderer Therapie (Abb. 11.3.3).

Die operative Behandlung mit Myektomie im Septumbereich kann bei therapierefraktären Patienten mit der obstruktiven Form durchgeführt werden. Sie führt meist zu einer deutlichen klinischen Besserung. Durch Infarzierung des Ventrikelseptums mit Hilfe der gezielten Verödung eines koronaren Septumastes im Rahmen einer Katheterintervention läßt sich die Ausflußtrakt-Obstruktion ebenfalls beseitigen; eine Besserung der Symptome wurde berichtet. Dabei könnte – ähnlich wie bei der Operation – neben der Beseitigung des Druckgradienten auch eine Verbesserung der Ventrikelcompliance eine Rolle spielen.

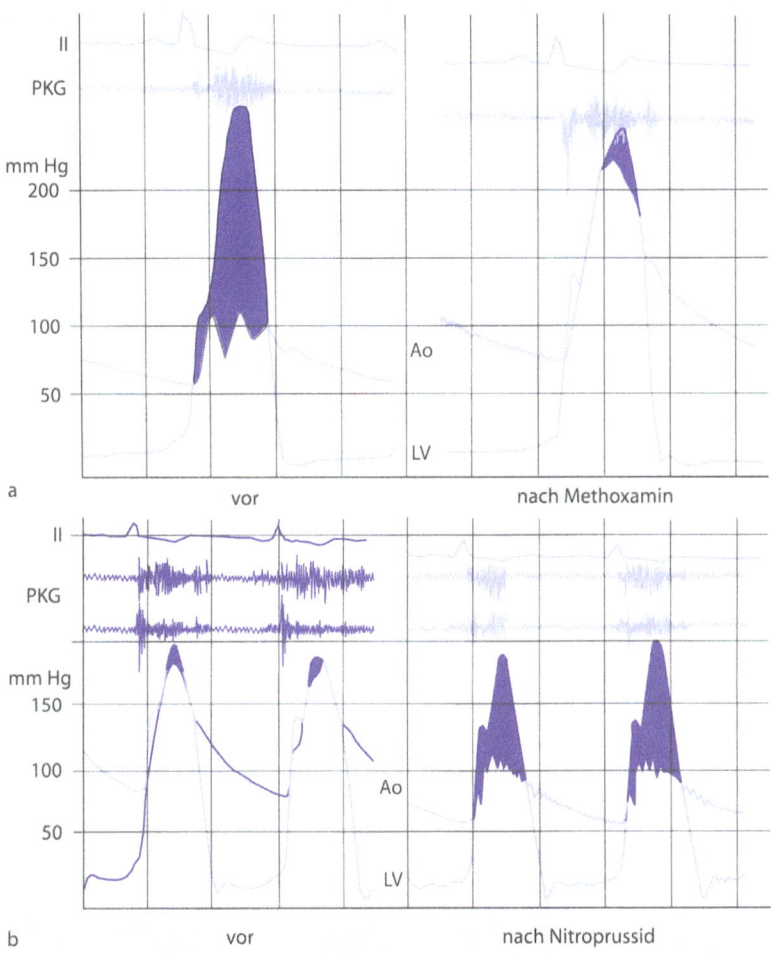

Abb. 11.3.4. a) Verminderung des Druckgradienten durch den Vasokonstriktor Methoxamin; **b)** Wiedererzeugung durch den Vasodilatator Nitroprussid (mod. nach [27])

11.4 Restriktive Myokarderkrankungen

Im Vordergrund steht die mangelhafte diastolische Ventrikelerweiterung. Sie ist aber im Gegensatz zur hypertrophischen Form nicht durch eine Myokardhypertrophie verursacht und geht auch nicht mit einer Hyperkontraktion einher. Die Ventrikel sind verkleinert, normal weit oder vergrößert, die systolische Funktion ist zumindest im Frühstadium normal. Ursache kann eine Speicherkrankheit, insbesondere die Amyloidose oder Hämochromatose sein. Beim M. Fabry finden sich Symptome ähnlich wie bei der hypertrophischen, nicht obstruktiven Myokardiopathie. Die Endokardfibrose kann ebenfalls das Bild einer restriktiven Myokarderkrankung hervorrufen, ebenso die Sarkoidose oder Lymphogranulomatose. Die operative Behandlung kann zu eindrucksvollen Besserungen führen.

Weiterführende Literatur zu Kap. 11

1. Bolte HD (1996) Entzündliche Herzerkrankungen und Kardiomyopathien. In: Erdmann E, Rieker G (Hrsg.) Klinische Kardiologie. Springer, Berlin Heidelberg New York, S 194-308
2. Braunwald E, Morrow AG, Cornell WP et al. (1960) Idiopathic hypertrophic subaortic stenosis: hemodynamic and angiographic manifestations. Am J Med 29: 924-945
3. Bonow RO, Rosing DR, Bacharach SL et al. (1981) Effects of verapamil on left vntricular systolic function and diastolic filling in patients with hypertrophic cardiomyopathy. Circulation 64: 787-796
4. Caforio ALP, Goldman JH, Haven AJ et al. (1997) Circulating cardiac autoantibodies as markers of autoimmunity in clinical and biopsy-proven myocarditis. Eur Heart J 18: 270-275
5. Cohen J, Effat H, Goodwin JF et al. (1964) Hypertrophic obstructive cardiomyopathy. Br Heart J 26: 16-32
6. Figulla HR, Gietzen F, Zeymer U et al. for the DiDi Study Group (1996) Diltiazem improves cardiac function and exercise capacity in patients with idiopathic dilated cardiomyopathy. Results of the Diltiazem in Dilated Cardiomyopathy Trial. Circulation 94: 346-352
7. Friart A, Stamatakis L, Philippart C (1990) Doppler evaluation of left ventricular filling: effect of verapamil on non-obstructive hypertrophic cardiomyopathy. Eur Heart J 11: 839-844
8. Hanrath P, Mathey DG, Siegert R, Bleifeld W (1980) Left ventricular relaxation and filling pattern in different forms of left ventricular hypertrophy: and echocardiographic study. Am J Cardiol 45: 15-23
9. Hopf R, Kaltenbach M (1987) 10-year results and survival of patients with hypertrophic cardiomyopathy treated with calcium antagonists. Z Kardiol 76 (Suppl 3): 137
10. Hopf R, Kaltenbach M (1987) Effects of nifedipine and propranolol combined therapy in patients with hypertrophic cardiomyopathy. Z Kardiol 76 (Suppl 3): 105-112
11. Kaltenbach M, Hopf R, Keller M (1976) Calciumantagonistische Therapie bei hypertrophobstruktiver Kardiomyopathie. Dtsch Med Wochenschr 101: 1284-1287
12. Kaltenbach M, Hopf R, Kober G et al. (1979) Treatment of hypertrophic obstructive cardiomyopathy with verapamil. Br Heart J 42: 35-42
13. Kober G, Hopf R, Biamino G et al. (1987) Long-term treatment of hypertrophic cardiomyopathy with verapamil or propranolol in matched pairs of patients: Results of a multicenter study. Z Kardiol 76 (Suppl 3): 113-118
14. Kron J, Oliver RP, Norsted S, Silka MJ (1990) The automatic implantable cardioverter-defibrillator in young patients. J Am Coll Cardiol 16: 896
15. Kuhn H, Thelen U, Leuner C et al. (1980) Langzeitbehandlung der hypertrophischen nicht obstruktiven Kardiomyopathie (HNCM) mit Verapamil. Z Kardiol 69: 669
16. Kunkel B, Schneider M, Eisenmenger A et al. (1987) Myocardial biopsy in patients with hypertrophic cardiomyopathy: Correlations between morphologic and clinical parameters and development of myocardial hypertrophy under medical therapy. Z Kardiol 76 (Suppl 3): 33-38
17. Lemke R, Kaltenbach M (1987) Systolic anterior movement of the mitral valve and the Venturi effect: an in vitro study. Z Kardiol 76 (Suppl 3): 87-90
18. Maron BJ, Epstein SE (1979) Hypertrophic cardiomyopathy: A discussion of nomenclature. Am J Cardiol 43: 1242-1244
19. Maron BJ, Merrill WH, Freier PA et al. (1978) Longterm clinical course and symptomatic status of patients after operation for hypertrophic subaortic stenosis. Circulation 57: 1205
20. Pelliccia F, Cianfrocca C, Romeo F, Reale A (1990) Hypertrophic cardiomyopathy: Long-term effects of propranolol versus verapamil in preventing sudden death in "low-risk" patients. Cardiovasc Drugs Ther 4: 1515-1518

21. Richardson P, McKenna WJ, Bristow M et al. (1996) Report of the 1995 World Organization/ International Society and Federation of Cardiology Task Force on the definition and classification of cardiomyopathies. Circulation 93: 841–842
22. Rosing DR, Kent KM, Borer JS, Seides SF, Maron BJ, Epstein SE (1979) Verapamil therapy: A new approach to the pharmacologic treatment of hypertrophic cardiomyopathy. I. Hemodynamic effects. Circulation 60: 1201–1207
23. Schulte HD, Bircks W, Löse B (1987) Techniques and complications of transaortic subvalvular myectomy in patients with hypertrophic obstructive cardiomyopathy (HOCM). Z Kardiol 76 (Suppl 3): 145
24. Seiler C, Hess OM, Turina J et al. (1989) Langzeitverlauf der hypertrophen Kardiomyopathie: medikamentöse versus operative Therapie. Schweiz med Wochenschr 119: 1511
25. Shaffer EM, Rocchini AP, Spicer RL et al. (1988) Effects of verapamil on left ventricular diastolic filling in children with hypertrophic cardiomyopathy. Am J Cardiol 61: 413–417
26. Teare RD (1958) Asymmetrical hypertrophy of the heart in young adults. Br Heart J 20: 1–8
27. ten Cate FJ (1985) Hypertrophic cardiomyopathy – Clinical recognition and management. Delcker, New York Basel
28. Watkins H, Rosenzweig A, Hwang DS et al. (1992) Characteristics and prognostic implications of myosin missense mutations in familial hypertrophic cardiomyopathy. N Engl J Med 326: 1108
29. Wigle FD, Heimbecker RO, Gunton RW (1962) Idiopathic ventricular septal hypertrophy causing muscular subaortic stenosis. Circulation 26: 325–340

12 Hypertonie im großen und kleinen Kreislauf

M. Kaltenbach

12.1 Hypertonie im großen Kreislauf

12.1.1 Definition des erhöhten Blutdrucks

Als obere Grenze des normalen Blutdrucks – gemessen nach der Riva-Rocci-Methode – gilt ein Wert von 140/90 mm Hg. Darüberliegende systolische oder diastolische Werte gelten als grenzwertig, ab 150/90 als erhöht. Ob es sich um eine Hypertonie handelt oder nur um einen Gelegenheitshochdruck bzw. eine Situationshypertonie, kann nur durch wiederholte Messungen entschieden werden. Unter körperlicher Belastung und psychischer Erregung kommt es physiologischerweise zu einem erheblichen Druckanstieg mit systolischen Werten bis 300 mm Hg. Ähnlich wie bei der Messung in Ruhe kann die einmalige Messung des Blutdrucks unter körperlicher Belastung keine sichere diagnostische Entscheidung liefern. Langzeitbeobachtungen haben gezeigt, daß Patienten mit grenzwertigem Ruheblutdruck, aber erhöhtem Belastungs-Blutdruck, eine Hypertonie entwickeln können. Es kommt aber auch die umgekehrte Entwicklung vor, man spricht dann von hypertoner Regulationsstörung.

Von großer Bedeutung ist die Erkenntnis, daß Patienten mit grenzwertigem Blutdruck bzw. einem Gelegenheitshochdruck eine besondere Gefährdung im Hinblick auf die Entwicklung einer koronaren Herzkrankheit aufweisen. Diese Gefährdung ist jedoch nicht die Folge des hohen Blutdrucks und nicht abhängig von dessen Höhe. Es handelt sich mehr um einen Indikator für das Auftreten der Koronarsklerose, als um einen Kausalzusammenhang. Die chronische Blutdruckerhöhung im Sinne der Hochdruckkrankheit führt dagegen zu einer Schädigung des Herzens und anderer Organe, die eine positive Korrelation zum Ausmaß der Hypertonie aufweist. Betroffen sind neben dem Herzen besonders die Nieren, das Gehirn und die Retina.

12.1.2 Pathogenese

Für die essentielle Hypertonie ist eine familiäre Veranlagung bekannt. Pathogenetisch wurden eine Reihe von Zusammenhängen gefunden wie vermehrte Empfindlichkeit gegen Kochsalzzufuhr oder veränderte Reaktion der Widerstandsgefäße, ohne daß bisher ein einheitlicher Mechanismus definiert werden kann. Wenig Zweifel besteht am ungünstigen additiven Einfluß der Adipositas, am möglichen Einfluß psychosomatischer Faktoren bzw. der Verarbeitung innerer und äußerer Einflüsse und der eventuellen Flüssigkeitsretention durch vermehrte Kochsalzzufuhr. Eine gestörte Gefäßregulation infolge ungenügender NO-Produktion durch das Endothel ist in verschiedenen Gefäßregionen regelhaft nachweisbar.

12.1.3 Formen der Blutdruckerhöhung

Man kann eine vorwiegend systolische Blutdruckerhöhung von einer Form mit Beteiligung des systolischen und diastolischen Wertes und von einer Form mit besonders hohen diastolischen Werten abgrenzen. Schließlich gibt es eine Erhöhung der Blutdruckamplitude mit erhöhtem systolischen und erniedrigtem diastolischen Wert.

Der renale Bluthochdruck infolge parenchymatöser Nierenerkrankungen geht in der Regel mit einer vorwiegend diastolischen Blutdruckerhöhung einher. Das gleiche gilt für den renovaskulären Hochdruck. Beide Formen entstehen durch vermehrte Renin-Hypertensinwirkung.

Der Bluthochdruck bei Hyperthyreose und Fieber ist durch eine große Amplitude und Tachykardie gekennzeichnet, im Gegensatz zum Schlagvolumenhochdruck, der als physiologische Anpassung an eine Bradykardie anzusehen ist. Die Erhöhung der Blutdruckamplitude mit meist nur gering erhöhtem systolischen, aber deutlich erniedrigtem diastolischen Wert ist charakteristisch für die Aorteninsuffizienz.

Mit zunehmendem Lebensalter kommt es zu einer Verminderung der Elastizität der Aorta und der großen Arterien. Die mangelnde „Windkesselelastizität" führt zu einer Erhöhung des systolischen Drucks bei meist gleichbleibendem diastolischen Druck.

12.1.4 Klinik

Symptome wie Kopfdruck und Müdigkeit können auftreten, sind aber wenig charakteristisch. Man kann den „blassen" Hochdruckkranken, wie er für die Widerstandshypertonie, besonders bei Nierenerkrankungen, typisch ist, vom „roten" Hochdruckkranken unterscheiden, wie er bei Patienten mit Blutvolumenvermehrung, Plethora und Adipositas auftreten kann. Meistens handelt es sich aber um Mischformen.

Die Blutdruckmessung hat die in dem Kapitel 2.2.3 geschilderten Kriterien zu berücksichtigen. Bei erhöhtem Wert sind Kontrollmessungen erforderlich, die Messung am anderen Arm ist empfehlenswert. Fehlen die Fußpulse, oder sind diese abgeschwächt, muß die Messung auch am Unterschenkel erfolgen. Durch Auskultation 5 cm oberhalb des Nabels, 5 cm rechts und links der Mittellinie läßt sich feststellen, ob ein Strömungsgeräusch als Hinweis auf Stenosierung der rechten oder linken Nierenarterie vorliegt.

12.1.5 Behandlungsprinzipien, Allgemeinmaßnahmen

Nach diagnostischer Abklärung und Festlegung, daß es sich um eine essentielle, behandlungsbedürftige Hochdruckkrankheit handelt, muß die Notwendigkeit einer Dauerbehandlung mit dem Patienten erörtert werden. Es empfiehlt sich in aller Regel, daß der Patient selbst die Technik der Blutdruckmessung erlernt. Der Kranke soll ein Blutdruckprotokoll führen, in dem auch das Körpergewicht verzeichnet wird. Die Regelung der allgemeinen Lebensweise muß ausreichenden Schlaf und ausreichende Bewegung beinhalten. Die Beschränkung übermäßiger Kochsalzzufuhr ist generell zu empfehlen, eine eigentliche kochsalzarme Diät nur für einen Teil der Kranken sinnvoll.

Bei symptomatischer Hypertonie ist eine kausale Behandlung anzustreben. Diese ist z. B. bei der Aortenisthmusstenose und bei der renovaskulären Hypertonie möglich; die Erweiterung stenosierter Nierenarterien gelingt oft mit dem Ballonkatheter.

Medikamente

Die medikamentöse Behandlung kann mit verschiedenen Medikamentengruppen begonnen werden. Man wählt zweckmäßigerweise zunächst das Medikament mit den geringsten Nebenwirkungen. Dabei ist das eventuelle Mitvorliegen einer koronaren Herzkrankheit zu berücksichtigen.

Calciumantagonisten

Substanzen mit bevorzugter Wirkung auf die glatte Muskulatur peripherer Arterien vom Typ des Nifedipin, aber auch solche mit kardialer *und* peripherer Wirkung vom Typ des Verapamil sind wirksam. Bei Bradykardie ist der Nifedipintyp, bei Tachykardie der Verapamiltyp zu bevorzugen; zum Ausschluß von Störungen der AV-Überleitung ist bei der Anwendung von Verapamil, Diltiazem und Gallopamil eine EKG-Kontrolle empfehlenswert.

Nebenwirkungen sind Ödemneigung (bes. bei Nifedipin) infolge peripherer Vasodilatation und Obstipation (Verapamil). Bei dem mit Verapamil weitgehend wirkungsgleichen Gallopamil besteht keine Obstipationsneigung. Neuere Calciumblocker zeichnen sich vor allem durch lange Wirkdauer aus. Es genügt – wie bei Depotpräparaten – die 1mal tägliche Einnahme.

Betarezeptorenblocker

Die antihypertensive Wirkung tritt in der Regel erst nach einer Behandlungsdauer von 1–2 Wochen deutlich in Erscheinung; Patienten mit vermehrtem betaadrenergen Antrieb sprechen dagegen rasch an. Medikamente mit betamimetischer Eigenwirkung (z. B. Pindolol) wirken weniger bradykardisierend als solche mit rein blockierender Wirkung (z. B. Propranolol).

Nebenwirkungen sind allgemeine Müdigkeit, Alpträume, Muskelermüdung und Potenzschwäche. AV-Überleitungsstörungen können ausgelöst oder verstärkt werden; starke Bradykardien bis zum AV-Block und Sinusstillstand können auftreten. Eine Bronchialobstruktion kann ausgelöst oder verstärkt werden. Die Angina pectoris wird in der Regel günstig beeinflußt, es gibt jedoch Kranke mit angiospastischer Komponente, die auf Betablocker mit einer Verstärkung der Angina pectoris reagieren. Substanzen wie Celiprolol und Carvedilol (Dilatrend) sind frei von der vasokonstringierenden Komponente der anderen Betablocker.

Alphablocker, periphere Vasodilatantien

Alphablocker wie Prazosin und Vasodilatantien wie Hydralazin entfalten ihre Wirkung durch Erniedrigung des pheripheren Widerstands, also durch arterioläre Gefäßerweiterung. Substanzen mit besonderer Wirkung auf die Blasenmuskulatur, die bei Prostatahypertrophie angewendet werden, können beim Hypertoniker eine erwünschte Blutdrucksenkung als Nebenwirkung besitzen.

Clonidin und Methyldopa

Die Hemmung der Katecholaminausschüttung bewirkt eine Blutdrucksenkung und Bradykardie. Die Wirkung kommt vorwiegend durch Stimulierung zentraler Alpha-2-Rezeptoren zustande.

Angiotensin-Converting-Enzym-(ACE)-Hemmer

Die Wirkung ist am ausgeprägtesten, falls an der Entstehung des Hochdrucks der Renin-Angiotensin-Mechanismus beteiligt ist. Die Ausschaltung dieses Wirkungsmechanismus kann selten zu Gefährdungen führen, beispielsweise beim Vorliegen einer kritischen Nierenarterienstenose. ACE-Hemmer haben sich aber auch bei Patienten mit essentieller Hypertonie als nebenwirkungsarmes Behandlungsprinzip bewährt. Sie können mit anderen Substanzen kombiniert werden. Die häufigste Nebenwirkung ist der trockene Reizhusten. Er tritt bei den neueren AT1-Hemmern vom Typ der Sartane nicht auf.

Saluretika

Der primäre Einsatz von Saluretika erscheint heute in der Regel nicht mehr gerechtfertigt, da Nebenwirkungen wie vorübergehende Bluteindickung mit Thromboseneigung, diabetogene Wirkung und Wirkungen auf den Fettstoffwechsel ungünstig sein können. Diuretika müssen jedoch eingesetzt werden, wenn unter anderen Substanzen eine vermehrte Flüssigkeitsretention eintritt oder durch diese allein keine genügende Blutdruckreduktion erreichbar ist. Als Nebenwirkung wurde u.a. ein vermehrtes Auftreten von Nierenzell-Carzinomen beschrieben.

Behandlung der Blutdruckkrise

Der krisenhafte Blutdruckanstieg erfolgt häufig im Zusammenhang mit einer besonderen Belastung bzw. Erregung. Eine Sedierung ist in manchen Fällen ausreichend wirksam. Eine rasche, aber nicht abrupte Blutdrucksenkung kann man durch Gabe von Nitroglyzerin erzielen. Der Blutdruck läßt sich ohne Kollapsgefahr einstellen, wenn mit einer kleinen sublingualen Dosis (zunächst wenige Tropfen aus einer Nitroglyzerinkapsel sublingual) begonnen wird. Durch wiederholte sublinguale Gaben oder Spray-Inhalationen im Abstand von zunächst 10 min, später 20–30 min, ist meist eine gute Einstellung erzielbar, in schwierigen Situationen erfolgt die „Titrierung" durch intravenöse Perfusion. Auch nichtretardiertes Nifedipin, das sonst insbesondere bei koronarer Herzerkrankung nicht mehr verwendet wird, ist in ähnlicher Weise einsetzbar.

12.2 Hypertonie im kleinen Kreislauf

12.2.1 Entstehung, Verlauf

Die primäre pulmonale Hypertonie ist meist angeboren. Sie kann sich schon im Kindes- oder Jugendalter manifestieren, in anderen Fällen auch erst im Erwachsenenalter. Erworbene Formen kommen besonders durch Einnahme von Appetitzüglern (Menozil u.a.) zustande. Eine symptomatische pulmonale Hypertonie entsteht häufig als Folge einer Mitralstenose oder eines Ventrikelseptumdefekts. Auch Erkrankungen des linken Herzens wie Aortenklappenfehler können über eine Stauung vor dem linken Herzen zu schwerer pulmonaler Hypertonie führen. Eine der häufigsten Ursachen im Erwachsenenalter ist die Lungenembolie, nicht selten in Form multipler, vom Patienten nicht wahrgenommener Mikroembolien.

Die Entwicklung des pulmonalen Hochdrucks verläuft in der Regel über ein Stadium der labilen, reversiblen Hypertonie und mündet in ein Stadium des fixierten, irreversiblen Hochdrucks ein. Die pulmonal-arteriolären Lungenwiderstandsgefäße zeigen dabei infolge der Hochdruckeinwirkung eine allmähliche Wanddickenzunahme, die zur fixierten pulmonalen Hypertonie führt.

12.2.2 Klinik

Bei der Auskultation ist die Akzentuierung des 2. Herztons über der Pulmonalklappe charakteristisch. Eine fixierte Spaltung des 2. Herztons ist wie bei anderen Belastungen des rechten Herzens vorhanden. Im Phonogramm ist die Akzentuierung des Pulmonalsegments erkennbar. Bei fortgeschrittener pulmonaler Hypertonie kommt es zur Zyanose, häufig verstärkt durch Polyglobulie. Bei angeborenen Formen können Uhrglasnägel und Trommelschlegelfinger auftreten. In schweren Fällen kommt es zur Rechtsherzinsuffizienz.

Im EKG findet sich eine Rechtshypertrophie, im Echokardiogramm eine Hypertrophie und Dilatation des rechten Ventrikels.

Im Röntgenbild sind die zentralen Lungengefäße erweitert, die peripheren Lungengefäße zeigen eine normale Weite oder sind eng. Es findet sich ein auffallender Kalibersprung („Amputation der Hilusgefäße").

12.2.3 Therapie

Die symptomatische pulmonale Hypertonie ist durch Therapie der Grundkrankheit meistens gut behandelbar. Auch bei Patienten mit pulmonalem Hochdruck von über 100 mm Hg systolisch kommt es z.b. nach operativer Korrektur eines Aorten- oder Mitralvitiums meist zur Normalisierung der Druckwerte.

Bei primärer pulmonaler Hypertonie, bei nicht behandelbarem Grundleiden oder bei fortgeschrittener fixierter pulmonaler Hypertonie (Eisenmenger-Reaktion) wird die medikamentöse Behandlung versucht. Die Erfolge sind aber in der Regel wenig ausdrucksvoll. Am besten ist es, im Rahmen einer Rechtsherzkatheteruntersuchung mit dem Einschwemmkatheter zu prüfen, welches Medikament eine Drucksenkung bewirkt und subjektiv gut toleriert wird. In Betracht kommen Vasodilatantien wie Nitroglyzerin, Calciumantagonisten und Alphablocker. Bei Patienten mit sekundärer Polyglobulie kann die Aderlaßbehandlung eine gute symptomatische Besserung bringen. Bei rezidivierenden Lungenembolien als Grundkrankheit der pulmonalen Hypertonie ist die Antikoagulation indiziert. Die operative Desobliteration embolisch verschlossener Lungengefäße kann eindrucksvolle Ergebnisse erzielen.

Weiterführende Literatur zu Kap. 12

1. Amery A, Birkenhager W, Brixko P et al. (1985) Mortality and morbidity results from the European Working Party on High Blood Pressure in the Elderly Trial. Lancet I: 1349–1359
2. Hakala SM, Tilvis RS, Strandberg TE (1997) Blood pressure and mortality in an older population. A 5-year follow-up of the Helsinki Ageing Study. Eur Heart J 18: 1019–1023
3. SHEP Cooperative Research Group (1991) Prevention of Stroke by antihypertensive drug treatment in older persons with isolated systolic hypertension. Final Results of the systolic hypertension in the elderly program (SHEP). JAMA 265: 3255–3264
4. Messerli FH (ed) (1994) The ABC of Antihypertensive Therapy. Raven Press New York
5. Pickering TG (1994) Blood pressure measurement and detection of hypertension. B Med J 344: 31–35

13 Kreislaufregulationsstörungen

M. Kaltenbach

13.1 Hyperkinetische und hypertone Regulationsstörungen

13.1.1 Definition

Das hyperkinetische Herzsyndrom ist durch Tachykardie und Hyperzirkulation, also durch vermehrtes Herzzeitvolumen bei verminderter arteriovenöser Ausschöpfung gekennzeichnet. Es geht häufig mit einer Neigung zu erhöhtem Blutdruck einher. Abzugrenzen ist die Neigung zur überschießenden regulativen Blutdruckerhöhung ohne Hyperzirkulation. Diese Reaktionsform wird als hypertone Regulationsstörung bezeichnet, wenn sie unter Belastung und als Situationshypertonie, wenn sie in Ruhe auftritt. Während das hyperkinetische Herzsyndrom eine meist lebenslang bestehende Störung darstellt, können andere Regulationsstörungen und die Situationshypertonie in wechselndem Ausmaß auftreten und sich wieder zurückbilden. Kennzeichnend für das hyperkinetische Herzsyndrom ist ein Anstieg der Belastungsherzfrequenz über die leistungsentsprechende Norm (Abb. 13.1.1).

13.1.2 Vorkommen, Pathogenese

Das hyperkinetische Herzsyndrom ist eine nicht seltene Erkrankung. Das weibliche Geschlecht ist bevorzugt. Es kann mit psychischen Auffälligkeiten verbunden sein.

Das Erscheinungsbild trägt die Züge vermehrter betaadrenerger Aktivität. Eine Erhöhung körpereigener Katecholamie ist jedoch nicht nachweisbar. Die Verminderung parasympathikotoner Aktivität, d.h. ein herabgesetzter Vagotonus kann eine Rolle spielen. Von den meisten Autoren wird eine vermehrte Ansprechbarkeit der beta-1-adrenergen Rezeptoren angenommen. Für beide Vermutungen haben neue Forschungen keinen Hinweis erbracht, sodaß eine zentralnervöse Fehlsteuerung am wahrscheinlichsten ist.

13.1.3 Klinik

Charakteristische Symptome sind Leistungsschwäche und Belastungstachykardie. Häufig wird eine Neigung zu Herzklopfen angegeben. Nicht selten kommt

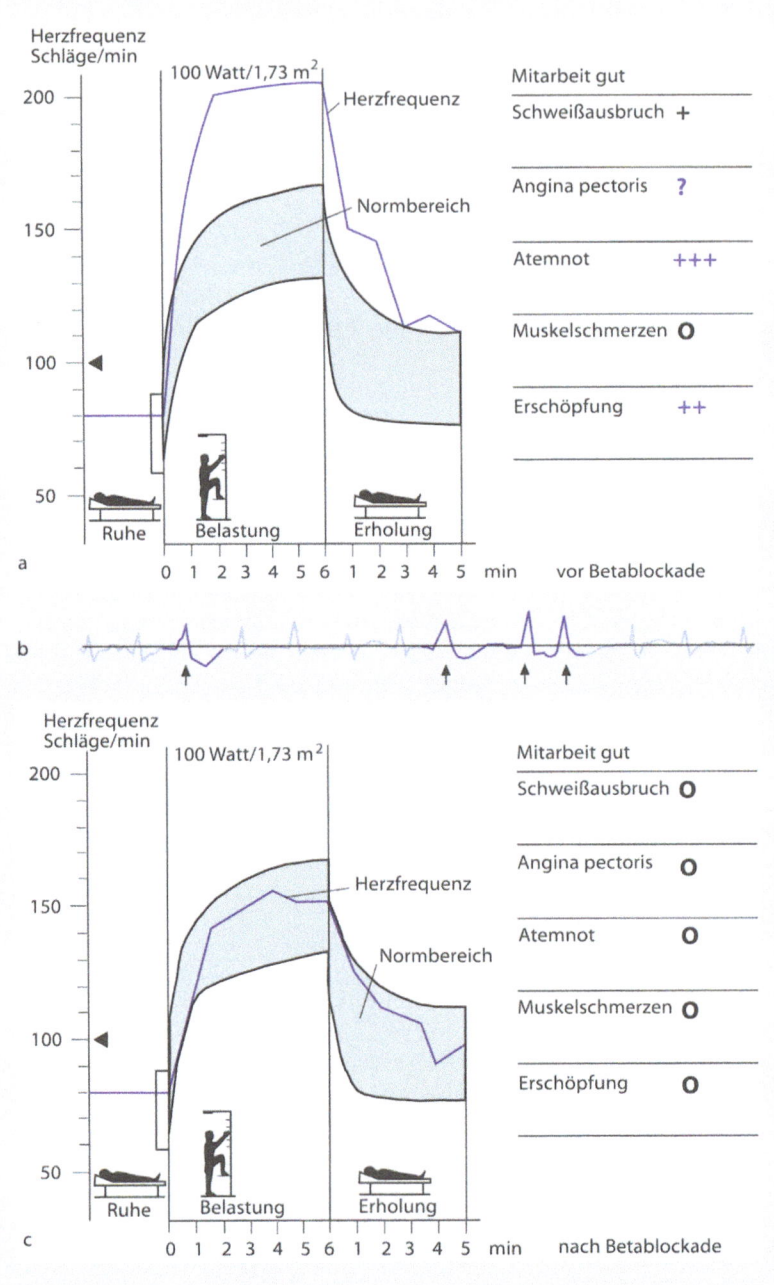

Abb. 13.1.1. a) Überschießender Herzfrequenzanstieg und verzögerte Rückkehr zu den Ruhewerten bei hyperkinetischem Herzsyndrom; **b)** im EKG während Belastung zahlreiche ventrikuläre Extrasystolen; **c)** Normalisierung des Frequenzverhaltens nach Gabe eines Betablockers (40 mg Propranolol oral). Nach Betablockade verschwand die Extrasystolie, die Dyspnoe und Erschöpfung waren wesentlich geringer (rechts im Protokoll; s. auch Abb. 13.1.2 und 13.1.3)

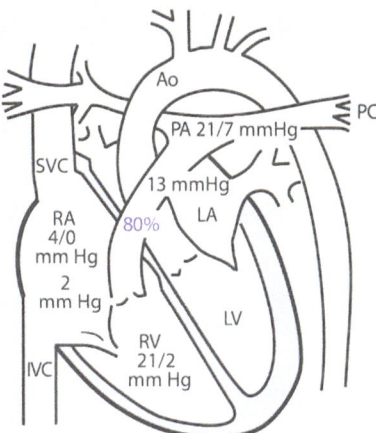

Abb. 13.1.2. Rechtsherzkatheterbefund bei einer 28jährigen Frau mit hyperkinetischem Herzsyndrom. Die Sauerstoffsättigung in der Pulmonalarterie (PA) ist infolge verminderter venöser Ausschöpfung und vergrößerten Herzzeitvolumens auf 80% erhöht, die Druckwerte sind normal. Nach Gabe des Betablockers Pindolol Normalisierung von PA-Sättigung und Herzzeitvolumen

es anfallsartig zu Angstgefühl, innerer Unruhe und Herzrhythmusstörungen. Die Beschwerden ähneln denen, die unter Infusion betaadrenerger Substanzen auftreten.

In Ruhe kann eine Tachykardie bestehen, meist ist die Herzfrequenz jedoch nur während und nach Belastung erhöht. Der Blutdruck ist häufig leicht erhöht, bei der Auskultation ist ein systolisches Geräusch über der Herzbasis zu hören.

Entscheidenden Aufschluß liefert die Ergometrie. Man findet eine überschießende Herzfrequenz, besonders deutlich nachweisbar, wenn man das Frequenzverhalten mit Normalwerten, die auf Lebensalter, Geschlecht, Leistung und Körperoberfläche bezogen sind, vergleicht (Abb. 13.1.1).

Nach Ausschluß anderer Ursachen wie Hyperthyreose, Entzündungen und konsumierende Erkrankungen kann die Diagnose durch Rechtsherzkatheterismus erhärtet werden. Es finden sich normale bis hochnormale Druckwerte im kleinen Kreislauf. Die Sättigung des venösen Mischblutes in der Pulmonalarterie ist erhöht, die arteriovenöse Sauerstoffdifferenz vermindert. Das Herzzeitvolumen ist in Ruhe und unter Belastung erhöht (Abb. 13.1.2).

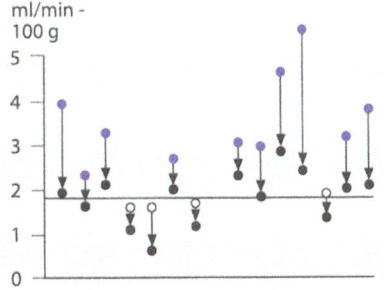

Abb. 13.1.3. Muskeldurchblutung im Unterschenkel bei 14 Patienten mit hyperkinetischem Herzsyndrom. Die meisten Werte liegen deutlich über der Norm (●). Nach Betablockade durch Propranolol zeigt sich eine Normalisierungstendenz der Einzelwerte. Die waagerechte Linie entspricht dem mittleren Normalwert von 1,85 ml/min · 100 g Muskel

Durch quantitative Messung der Extremitätendurchblutung mit der Venenverschlußplethysmographie wird die vermehrte Muskeldurchblutung mit verminderter O_2-Ausschöpfung objektiviert (Abb. 13.1.3).

13.1.4 Differentialdiagnose, Verlaufsformen

Die Abgrenzung von der Situationshypertonie macht in der Regel keine Schwierigkeiten. Die Unterscheidung vom Trainingsmangel kann schwieriger sein, insbesondere wenn das Syndrom erstmals nach erzwungener Bettruhe etwa im Rahmen einer fieberhaften Erkrankung oder nach Bewegungsmangel z. B. im Rahmen einer beruflichen Umstellung auftritt. Beim hyperkinetischen Herzsyndrom deckt die Anamnese in aller Regel schon vorher bestehende Symptome auf, während beim Trainingsmangel die körperliche Leistungsfähigkeit vor Auftreten der Symptome normal war. Der Trainingsmangel pflegt sich nach wenigen Wochen völlig zurückzubilden, während das hyperkinetische Syndrom über Jahre, meist lebenslang, bestehen bleibt.

13.1.5 Therapie

Vor Einleitung einer Behandlung muß dem Patienten klargemacht werden, daß eine Dauerbehandlung erforderlich ist, bzw. der Betroffene mit dem Syndrom auf Dauer leben muß. Durch individuell angepaßte Bewegungstherapie kann es in leichten Fällen gelingen, die Vagusaktivität zu stimulieren und dadurch die Tachykardie zu bremsen, so daß eine ausreichende Leistungsfähigkeit wiedererlangt wird. Auch eine psychotherapeutische Behandlung kann z. B. zur Beherrschung der anfallsartigen Angstzustände bedeutsam sein.

Die medikamentöse Behandlung erfolgt in erster Linie mit Beta-Rezeptorenblockern, die dabei schon in sehr niedriger Dosierung wirksam sind. Die Normalisierung der Belastungstachykardie kann ergometrisch objektiviert werden, ebenso wie die Besserung der Leistungsfähigkeit. Ähnlich günstige Effekte lassen sich auch mit Clonidinderivaten (Amilidin) erzielen, von manchen Patienten werden diese Medikamente bevorzugt. U. U. können auch Calciumantagonisten vom Verapamiltyp eine Normalisierung der Belastungstachykardie bewirken.

13.2 Hypodyname und hypotone Kreislaufregulationsstörungen

13.2.1 Definition

Es handelt sich um eine häufige Störung, wenn auch die diagnostische Einordnung nicht selten unsicher bleibt. Hämodynamisch bedeutsam ist weniger die Blutdruckerniedrigung als die im Verhältnis zum Bedarf zu niedrige Kreislaufleistung. Ebenso wenig wie eine Untergrenze des normalen Blutdrucks definiert werden kann, gibt es einen allgemein gültigen Blutdruckwert, unterhalb dessen die Organversorgung nicht mehr gewährleistet ist. Vielmehr kann von manchen Personen, insbesondere auch leistungsfähigen Sporttreibenden, ein sehr niedriger Blutdruck folgenlos toleriert werden, während andere bei gleichen Werten über Symptome wie Schwindel, Müdigkeit, Antriebsarmut und Leistungsschwäche klagen. Eine Sonderform stellt die orthostatische Regulationsstörung dar, dabei stehen Schwindelerscheinungen und Kollapsneigung beim Aufstehen im Vordergrund.

13.2.2 Klinik

Während beim Sportler das in Ruhe im Schongang arbeitende Herz auf entsprechende Stimuli sofort anspricht, bleibt bei hypodynamer Kreislaufstörung dieses „Anspringen" aus, man kann den Zustand dann auch als „lazy heart" bezeichnen. Er beinhaltet u. U. eine erheblich reduzierte Leistungsfähigkeit ohne Vorliegen einer organischen Herzerkrankung. Charakteristisch ist, daß eine Durchbrechung der Leistungsschwäche unter bestimmten Umweltbedingungen, insbesondere auch durch veränderte seelische Verfassung jederzeit möglich ist.

Bei der hypotonen Form klagen die Betroffenen über Müdigkeit, Leistungsschwäche, Neigung zu Schwindelgefühl und Kollaps. Das weibliche Geschlecht und Untergewichtige sind deutlich bevorzugt.

Im Gegensatz zum hyperkinetischen Syndrom sind die Beschwerden stark wechselnd. Sie können sich rasch zurückbilden oder verstärkt auftreten wie unter dem Einfluß hormoneller, aber auch äußerer sowie psychischer Faktoren.

Häufig findet sich ein asthenischer Körperbau. Nicht selten besteht eine blasse Haut und eine Neigung zur Hypovolämie. Der Blutdruck kann schon im Liegen niedrig sein, bisweilen aber auch nur im Stehen abfallen. Die ausgeprägtesten Veränderungen finden sich im Kipptischversuch bei passivem Aufrichten. Die Herztöne sind leise, Geräusche in der Regel nicht hörbar.

Bei der Röntgenübersichtsaufnahme ist infolge orthostatischer Störung der Herzschatten im Stehen auffallend klein, der rechte Herzrand häufig innerhalb des Wirbelsäulenschattens. Die Herzvolumenbestimmung im Liegen zeigt dagegen ein normal großes Herz. Beim Vergleich der Herzgröße im Liegen und Stehen finden sich Volumendifferenzen von 30–50 % (s. a. Kapitel 3.7).

13.2.3 Therapie

Die Prognose ist gut, die Behandlung zielt auf eine Besserung der oft erheblichen subjektiven Beschwerden. Im Wachstumsalter ist mit einer spontanen Besserung zu rechnen; eine leichte Flüssigkeitsretention durch verstärkte Kochsalzzufuhr kann wesentliche Erleichterung bringen, besonders wenn hypovolämischorthostatische Störungen im Vordergrund stehen. Eine Besserung tritt häufig auch ein, wenn die Patienten etwas an Gewicht zunehmen.

Falls psychische Ursachen im Vordergrund stehen, ist eine entsprechende Behandlung erforderlich. Die Bewegungstherapie erfordert stets eine individuelle Anpassung und bevorzugt Kurzbelastungen vor Ausdauerbelastungen. Eine medikamentöse Behandlung ist weitgehend wirkungslos und nicht erforderlich.

Obwohl sie keinen Nutzen bringt, wird sie vom Patienten häufig gewünscht. Sie kann auch schaden, besonders wenn adrenerge Substanzen, Mutterkornalkaloide und Weckamine verordnet werden.

13.3 Nervöses Atmungssyndrom

Dieses charakteristische Syndrom ist von anderen Regulationsstörungen leicht zu trennen. Es kann mit Symptomen der Hyperventilationstetanie einhergehen. Kennzeichnend ist das Gefühl des „Nicht-Durchatmen-Könnens". Die Patienten sind subjektiv erheblich beeinträchtigt, objektiv findet sich kein Hinweis auf eine Ursache der Dyspnoe. Die Diagnose bei den „nach-Luft-ringenden" Patienten ist meist schon vom Aspekt her zu stellen, die Atemnot tritt beim ruhigen Sitzen auf, bei körperlicher Anstrengung verschwindet sie meist. Die Therapie macht keine Schwierigkeiten, sobald dem Patienten die harmlose Natur der Störung erklärt wird.

Weiterführende Literatur zu Kap. 13

1. Gorlin R (1962) The hyperkinetic heart syndrome. J Am Med Ass 182: 823–829
2. Kaltenbach M (1976) Hyperkinetic heart syndrome. In: Kaltenbach M (ed) Exercise testing of cardiac patients. Huber, Bern Stuttgart Vienna, pp 106–113
3. Kaltenbach M, Brunn V, Becker HJ, Graef V (1969) Körperliche Leistungsfähigkeit und Muskeldurchblutung beim hyperkinetischen Herzsyndrom. Dtsch Med Wochenschr 94: 1314–1319

14 Herzrhythmusstörungen

H. F. Pitschner

14.1 Anatomische und elektrophysiologische Basis

Der 1–2 cm lange und 3 mm dicke Sinusknoten liegt im Sulcus terminalis des rechten Vorhofes am Übergang der Vena cava superior in den Vorhof. Die elektrische Erregung erreicht den Atrioventrikular (AV)-Knoten über die Vorhofmuskulatur. Drei Muskelbündel als anteriore, mediale und posteriore internodale Verbindung bezeichnet, sollen bevorzugt die aus dem Sinusknoten kommende elektrische Erregung zum AV-Knoten leiten. Ein weiteres verbindet rechten und linken Vorhof (Abb. 14.1.1). Der AV-Knoten liegt an der Spitze des Trigonum von Koch. Dessen mediale posteriore Begrenzung wird durch die Trikuspidalklappe, die laterale durch die Tendo von Todaro im rechten Atrium gebildet. Die Basis des Dreiecks besteht aus der Verbindungslinie zwischen dem Ostium des Koronarvenensinus und der Trikuspidalklappe [14].

Nach Penetration des AV-Knotenkörpers in den zentralen fibrösen Körper des Herzskelettes geht dieser in das His-Bündel über, das sich in den linken Tawaraschenkel mit posteriorem und anteriorem Faszikel und den rechten Tawaraschenkel aufspaltet. Die ventrikulären Endverzweigungen der Tawaraschenkel und die Verbindungen zur Ventrikelmuskulatur bilden die terminalen Purkinje-Fasern (Abb. 14.1.1).

Die Steuerung der elektrischen Entladungsfrequenz des Sinusknotens als auch des AV-Knotens als sekundärem Schrittmacherzentrum erfolgt über ein dichtes Geflecht parasympathischer und sympathischer Nervenendigungen, wobei der parasympathische Anteil der Innervation beim Menschen nur auf Vorhofebene relevant ist. Eine Zunahme des Sympathikustonus mit präsynaptischer Freisetzung von Noradrenalin führt zur Stimulation der β-Rezeptoren des Sinusknotens (überwiegend β1) mit einer Zunahme der Herzfrequenz (positiv chronotroper Effekt), während Acetylcholin aus den parasympathischen Nervenendigungen, freigesetzt durch Stimulation der M_2-Rezeptoren, zu einer Frequenzabnahme (negativ chronotroper Effekt) führt.

Entsprechend führen die erwähnten Neurotransmitter zu einer Zunahme (positiv dromotroper Effekt) oder Abnahme der Erregungsleitungsgeschwindigkeit (negativ dromotroper Effekt) im AV-Knoten.

Sympathikus und Parasympathikus sind präsynaptisch durch heterologe negative Rückkopplung miteinander verbunden, d. h. die Freisetzung eines der beiden Neurotransmitter hemmt gleichzeitig die des anderen. Neuropeptide wie das Neuropeptid Y – aus der sympathischen Nervenendigung freigesetzt – kann

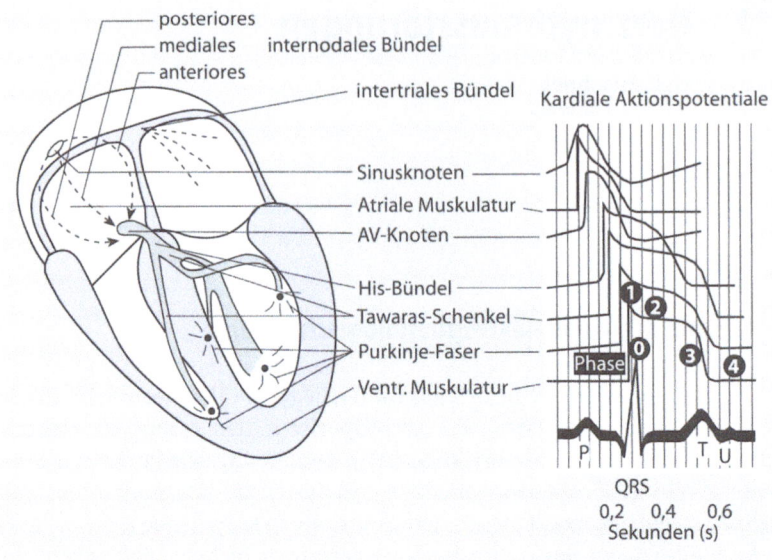

Abb. 14.1.1. a) Schematische Darstellung wesentlicher Teile des Erregungsbildungs- und Leitungssystems des menschlichen Herzens. Die gestrichelten Linien im re. Vorhof stellen spezielle Muskelfaserbündel dar, die preferentiell das Sinusknotenareal mit dem AV-Knoten oder dem linken Atrium verbinden. Zugeordnet zu den einzelnen Erregungs- und Leitungsstrukturen finden sich rechts (**b**) die entsprechenden Aktionspotentiale synchron zum Oberflächen-EKG (weitere Erläuterungen s. Text)

vagale Effekte am Herzen inhibieren. Intrazellulär kann die vagale Stimulation auf mehreren Ebenen die durch den Sympathikus vermittelte Stimulation der Adenylatcyklase und der cAMP-abhängigen Proteinkinasen hemmen [14].

Histologisch unterscheiden sich die Zellen des Sinus- und AV-Knotens von den Zellen der Arbeitsmuskulatur des Herzens. Während die blassen nodalen Zellen (P Cells) dem zellulären Urtyp des primären Myokards weitgehend entsprechen – mit primitivem Aufbau, nur wenige Zellorganellen und Mitochondrien – haben die Zellen des Arbeitsmyokards die differenziertere Ausgestaltung mit Myofibrillen. Um beide nodale Strukturen findet sich ein transitionaler Zelltyp (T cells) als Mischtyp zwischen nodalen und Myokardzellen, dem möglicherweise eine wichtige Bedeutung bei der Weitergabe der elektrischen Erregung von nodalen zu myokardialen Zellen zukommt. Connexin 43, ein Protein, das die elektrisch schnell leitenden Kanäle zwischen den Zellen in den gap junctions des Arbeitsmyokards bildet, findet sich zwischen nodalen Zellen (Sinus- und AV-Knoten) nicht. Darüberhinaus verfügen die nodalen Zellen für die Depolarisation nicht wie das Arbeitsmyokard über schnelle Na^+-Kanäle (fast response), sondern nur über langsame Ca^{++}-Kanäle vom L-Typ (slow response) (Abb. 14.1.1). Entsprechend ist die Erregungsleitungsgeschwindigkeit im AV-Knoten geringer als in Zellen des Arbeitsmyokard und His-Purkinje-Leitungssystems, wie aus den unterschiedlichen Steilheiten der Aktionspotentiale in der Depolarisation (Phase 0) in Abb. 14.1.1 ersichtlich.

Die mit mehreren Ausläufern versehenen Sternzellen des AV-Knotens bilden ein komplexes 3dimensionales Netzwerk. Sowohl dieser strukturelle Aufbau als auch das Fehlen von schnellen Na^+-Kanälen und Connexin 43 in den gap junctions führen zur elektrischen Leitungsverzögerung zwischen Vorhöfen und Kammern, die eine optimale enddiastolische Füllung der Herzkammern gewährleistet.

Die Fähigkeit zur spontanen elektrischen Depolarisation der nodalen Zellen wird durch einen von der Negativität des Membranpotentials (Phase 4) abhängigen Einwärtsstrom (I_f) Na^+ und Ca^{++} getragen (Schrittmacherstrom). Die Repolarisation beider Zelltypen wird durch differente K^+-Kanäle und deren Auswärtsströme in Phase 3 getragen [14].

14.2 Techniken zur Erfassung und Untersuchung kardialer Arrhythmien

14.2.1 Elektrokardiographie

Das normale Oberflächen-EKG kann bei Dokumentation im Anfall tachykarder Rhythmusstörungen mit wenigen Ausnahmen über das Vorliegen einer supraventrikulären (SVT) oder ventrikulären Tachykardie (VT) Aufschluß geben. Die Lage der P-Wellen während der Tachykardie gestattet oft Aussagen über den Mechanismus einer SVT.

14.2.2 Langzeit-Elektrokardiographie

Die Langzeit-Elektrokardiographie über 24 h basiert auf der Aufzeichnung von mindestens 2 Brustwandableitungen entweder auf Magnetspulen analog oder digitalen Speicherchipkarten in kleinen tragbaren Geräten. Durch das Markieren einer Bandstelle durch den Patienten können subjektiv empfundene Beschwerden den aufgezeichneten Arrhythmien zeitlich zugeordnet werden.

Die Indikationen für das Langzeit-EKG sind:
- Quantifizierung von Extrasystolen, insbesondere zur Therapiekontrolle,
- die Erfassung von Arrhythmien bei unklaren Beschwerden, wie z. B. Palpitationen oder Schwindelgefühl,
- Ausschluß von Arrhythmien als Synkopenursache oder
- Erfassung prognostisch bedeutsamer, vom Patienten jedoch kaum bemerkter Arrhythmien, beispielsweise nichtanhaltende ventrikuläre Tachykardie nach Myokardinfarkt.

Weitere Möglichkeiten zur Erfassung von fraglichen Arrhythmien bei Schwindel, Palpitationen oder präkordialen Mißempfindungen (mit Ausnahme von Synkopen) bieten sog. Ereignisspeicher-Geräte (Event-Recorder). Durch den Patienten bei Beschwerden aktiviert können kurze Episoden des EKGs über einen Zeitraum von Wochen oder Monaten ohne Batteriewechsel elektronisch gespeichert werden. Die Bearbeitungszeit zur Auswertung ist infolge der vorgeschalteten Selektion wesentlich kürzer als beim Speicher-EKG. Bei sehr seltenen aber ungeklärten Synkopen können kleine Ereignisspeicher subkutan ähnlich einem Herzschrittmacher – jedoch ohne Elektrodenkabel – implantiert werden. Durch postsynkopale Magnetaktivierung können die entscheidenden diagnostischen EKG-Daten telemetrisch ausgelesen werden.

14.2.3 Ergometrie

Die EKG-Aufzeichnung während ergometrischer Belastung informiert über die Fähigkeit des Sinusknotens zur physiologischen Frequenzanpassung. Vagal induzierte Bradykardien und AV-Blockierungen verschwinden oft unter Belastung durch Zunahme des Sympathikotonus. Frequenzbedingte intraventrikuläre Leitungsstörungen (Schenkelblock), gelegentlich auch paroxysmales Vorhofflimmern können erfaßt werden wie auch das Auftreten von durch Ischämie induzierten ventrikulären Extrasystolen (VES) und frequenzabhängigem Verschwinden von benignen VES. Sympathikustonusabhängige ventrikuläre Tachykardien aus dem rechtsventrikulären Ausflußtrakt bei ansonsten Herzgesunden sind gelegentlich während der Ergometrie auslösbar.

14.2.4 Elektrophysiologische Untersuchung

Für die elektrophysiologische Untersuchung (EPU) sind im Regelfall 3, mit 2 oder 4 Elektroden versehene Katheter im rechten Vorhof, am His-Bündel (AV-Überleitung) und in der Spitze der rechten Kammer über die Vena femoralis zu plazieren. Im Vorhof kann die Qualität der Sinusknotenautomatie durch Ausmessen der Pause nach Stimulationsende bis zum ersten spontanen Sinusschlag mit verschiedenen Frequenzen bestimmt werden (Sinusknotenerholungszeit). Die Schnelligkeit der AV-Überleitung kann durch Bestimmung des längsten Intervalls 2er Stimuli, bei dem die Erregung nicht mehr auf die Kammer übergeleitet wird (effektive Refraktärzeit der AV-Überleitung), oder durch die Bestimmung des Wenckebachpunktes (Stimulusabstand bei zunehmender Stimulationsfrequenz im Vorhof bei gerade ausfallender Überleitung zur Kammer) festgestellt werden.

Die programmierte Stimulation mit Zyklen frequenzgleicher Basisstimulationen und sich verkürzender angekoppelter Extrastimuli gestattet die Induktion supraventrikulärer und ventrikulärer Reentrytachykardien [10].

In den 80er Jahren wurden Verfahren entwickelt, die die temperaturkontrollierte Abgabe von Hochfrequenzstrom (HF) über die Spitzenelektrode eines Herzelektrodenkatheters erlaubten. Ein für eine Arrhythmie verantwortliches Gewebesubstrat konnte so durch Erhitzung zerstört werden. Vor Abgabe des Hochfrequenzstroms muß das die Arrhythmie verursachende Substrat durch quantitative und qualitative Analyse der elektrischen Signale des Endokards bzw. im Koronarvenensinus gesucht werden (Mapping). Diese Methode gestattet die kurative Behandlung zahlreicher Formen von Herzrhythmusstörungen [9].

Eine EPU ist indiziert bei symptomatischen Patienten, wenn die Art der Arrhythmie anders nicht gesichert werden kann und das Ergebnis für die Therapie, medikamentöse Katheterablation, Schrittmacherbehandlung, die Implantation eines Defibrillators (ICD) oder eine rhythmuschirurgische Maßnahme von Bedeutung ist.

Bei symptomatischen Patienten mit supraventrikulären Tachykardien und möglicher Indikation zur Katheterablation können Diagnostik und Intervention in derselben Sitzung durchgeführt werden.

14.2.5 Ösophagus-Elektrokardiographie

Bipolare Ableitungen aus dem Ösophagus mit einer Kapsel oder geschlucktem Elektrodenkatether lassen aufgrund der unmittelbaren Nachbarschaft zu den Vorhöfen eine genaue Differentialdiagnose zwischen einer AV-Knoten-Reentrytachykardie (AVNRT) und einem verborgenem WPW-Syndrom zu. Die gut sichtbare A-Welle wird bei AVNRT unmittelbar hinter der V-Welle beobachtet. Wenngleich das Verfahren nur noch selten angewandt wird, ist die Diagnostik supraventrikulärer Tachykardien und eine atriale Stimulation der Vorhöfe und damit die Beendigung mancher SVT eingeschränkt möglich [7].

14.2.6 Nichtinvasiv bestimmbare Risikoparameter für den plötzlichen Herztod

Mehrere aus dem Oberflächen-EKG und Langzeit-EKG bestimmbare Meßgrößen wurden überprüft, ob sie mit einem erhöhten Risiko für das Auftreten des plötzlichen Herztodes bei Patienten mit kardialer Grunderkrankung korrelierbar sind.

Unter Spätpotentialen versteht man im hochauflösenden EKG bei verlängertem QRS-Komplex (>120 ms) identifizierbare niederamplitudige, aber hochfrequente Nachschwankungen, die erstmals von Simson systematisch untersucht wurden [11, 12]. Obwohl in einer Reihe von Studien eine Beziehung zu organischen Herzerkrankungen sowie plötzlichem Herztod gefunden wurde, erwies sich die Spezifität und Sensitivität als zu gering, um einen hohen positiven Wert zu erreichen.

Das gleiche gilt für die Herzfrequenzvariabilität. Sie basiert auf einer diskreten Unregelmäßigkeit der Herzschlagfolge bei Sinusrhythmus in Form von Schwankungen der Zykluslänge aufeinanderfolgender QRS-Komplexe. Diese Fluktuationen entstehen hauptsächlich durch Einflüsse der Atemtätigkeit, Blutdruckregulation und Renin-Angiotensin-Wirkung. Eine vagal bedingte Komponente läßt sich sowohl aus sekundären Parametern der Standardabweichung der RR-Intervalle als auch durch Fast-Fourier-Transformation (FFT) mit Frequenzanalyse aus den Powerspektren ermitteln [2, 3]. Diese, den vagalen Tonus widerspiegelnde Komponente wird häufig bei Patienten mit Herzinsuffizienz erniedrigt gefunden [1].

Die Baroreflex-Sensivität mißt weniger den Vagustonus als vielmehr die reflektorische vagale Aktivität. Sie kann bestimmt werden aus der Veränderung der Anstiegssteilheit der Blutdruckamplitude beispielsweise unter Verabreichung eines blutdrucksteigernden Medikamentes.

Im Gegensatz zum Verhalten der Herzfrequenzvariabilität fand sich dieser Parameter auch bei Patienten ohne Herzinsuffizienz pathologisch verändert, insbesondere nach Myokardinfarkt und VT oder bei Patienten vor plötzlichem Herztod [4-6]. Möglicherweise gestattet die Baroreflex-Sensitivitätsmessung in Kombination mit der Offenheit des Infarktgefäßes und dem Ausmaß der Schädigung der LV-Funktion auch prospektiv bei Patienten nach Myokardinfarkt eine Risikoevaluierung mit einer Sensitivität und Spezifität von über 70% [8].

Ähnlich wie bei der Herzfrequenzvariabilität lassen sich zyklische Schwankungen der Erregungsrückbildung anhand der T-Wellen im Oberflächen-EKG analysieren.

Weder für die QT-Dispersion (Fluktuation der QT-Zeit) noch den T-Wellen-Alternans [13] (Alternans der T-Wellen-Amplitude) sind z.Z. ausreichend aussagekräftige prospektive Studien verfügbar, die den Stellenwert dieser Parameter sicher beurteilen.

Literatur zu Kap. 14.1 und 14.2

1. Bigger JT Jr (1995) Spectral analysis of R-R variability to evaluate autonomic physiology and pharmacology and to predict cardiovascular outcomes in humans. In: Zipes DP, Jalife J (eds.) Cardiac elektrophysiology: From cell to bedside, 2nd ed. WB Saunders Company, Philadelphia London Toronto Montreal Sydney Tokyo, p 1115
2. Casolo G, Balli E, Taddei T et al. (1989) Decreased spontaneous heart rate variability in congestive heart failure. Am J Cardiol 64: 1162
3. Esperer HD (1992) Die Herzfrequenzvariabilität, ein neuer Parameter für die nichtinvasive Risikostratifizierung nach Myokard infarkt und arrhythmogener Synkope. Herzschr Elektrophys 3: 1
4. Hartikainen JEK, Camm AJ (1995) Baroreflexsensivity in patients with myocardial infarctions. Editorials Cardiol 1: 72
5. Hohnloser SH, Klingleben T (1996) Stratifizierung der vom plötzlichen Herztod bedrohten Patienten unter besonderer Berücksichtigung des autonomen Nervensystems. Z Kardiol 85 (Suppl 6): 35
6. Hohnloser SH, Klingheben T, van de Loo A et al. (1994) Reflex versus tonic vagal activity as a prognostic parameter in patients with sustained ventricular tachykardia or ventricular fibrillation. Circulation 89: 1068
7. Klein LS, Miles WM, Rardon DP et al. (1994) Transoesophageal recording. In: Zipes DP, Jalife J (eds.) Cardiac elektrophysiology: From cell to bedside, 2nd ed. WB Saunders Company, Philadelphia London Toronto Montreal Sydney Tokyo, p 1112
8. Mortara A, Specchia G, La Rovere MT et al. on behalf of the ATRAMI Investigators (1996) Patency of infarct-related artery. Effect of restoration of antegrade flow on vagal reflexes. Circulation 93: 1114
9. Pitschner HF, Neuzner J (1996) Katheterablation bei supraventrikulären Tachykardien. Z Kardiol 85 (Suppl 6): 45
10. Seipel L (1987) Klinische Elektrophysiologie des Herzens. Georg Thieme, Stuttgart, New York
11. Simson MB (1981) Use of signals in the terminal QRS complex to identify patients with ventricular tachycardia after myocardial infarction. Circulation 64: 235
12. Simson MB, Untereker WJ, Spielmann SR et al. (1983) Relation between late potentials on the body surface and directly recorded fragmented electrograms in patients with ventricular tachycardia. Am J Cardiol 57: 105
13. Verrier RL, Nearing BB (1994) T wave alternans as a harbringer of ischemia-induced sudden cardiac death. In: Zipes DP, Jalife J (eds.) Cardiac elektrophysiology: From cell to bedside, 2nd ed. WB Saunders Company, Philadelphia London Toronto Montreal Sydney Tokyo, p 467

14. Zipes DP (1997) Genesis of arrhythmias: Electrophysiological considerations. In: Braunwald E (ed.) Heart disease: a textbook of cardiovascular medicine. 5th ed., Vol. 1. WB Saunders Company, Philadelphia London Toronto Montreal Sydney Tokyo, p 548

14.3 Tachykarde Herzrhythmusstörungen

Von einer Tachykardie reden wir definitionsgemäß bei Herzfrequenzen über 100 Schläge/Minute (S/min). Adäquate Formen der Frequenzerhöhung unter körperlicher Belastung, psychischem Streß oder erhöhter Körpertemperatur stehen nicht-adäquaten Formen gegenüber. Die nicht-adäquaten Formen lassen sich in die für den Patienten prognostisch günstigen Tachykardien (supraventrikuläre Tachykardien, benigne ventrikuläre Tachykardien bei fehlender kardialer Zweiterkrankung) und prognostisch ungünstigen Formen (ventrikuläre Tachykardien bei kardialer Grunderkrankung in Form von erworbenen Herzkrankheiten, angeborenen kardialen Mißbildungen oder primär vererbbaren elektrischen Anomalien (z. B. das lange QT-Syndrom) unterteilen.

Kammerflimmern mit hochfrequenter, ungeordneter elektrischer Kammeraktivität und unmittelbar zum Tode führendem hämodynamischen Herzstillstand entsteht häufig aus einer zunächst regelmäßigen ventrikulären Tachykardie. Bei Patienten mit VT, die vom plötzlichen Herztod bedroht sind, müssen alle kardiologisch diagnostischen Verfahren zur Abklärung der Grunderkrankung sowie spezielle elektrophysiologische Untersuchungen eingesetzt werden. Eine Behandlung der Herzrhythmusstörung muß, wenn immer möglich, von einer Therapie der Grunderkrankung begleitet werden, da sonst eine Prognoseverbesserung nicht erreichbar ist. Trotz günstiger Prognose bedürfen auch Patienten mit symptomatischen supraventrikulären Tachykardien wegen der Verminderung ihrer Leistungsfähigkeit und Lebensqualität der speziellen Diagnostik und Therapie, da insbesondere für sie häufig eine kurative Behandlung durch die HF-Strom-Katheterablation möglich ist.

14.3.1 Entstehungsmechanismen von Tachykardien

Automatische Tachykardien und getriggerte Aktivität

Die Ursache dieser Tachykardien liegt in einer gesteigerten spontanen Depolarisation in Phase 4 des Aktionspotentials (Abb. 14.3.1 c). Änderungen des vegetativen Tonus, insbesondere eine plötzliche Zunahme des Sympathikotonus, sind oft an der Auslösung eines Anfalls beteiligt. Von getriggerter Aktivität auf zellulärer Ebene spricht man bei der Beteiligung von frühen Nachpotentialen an der Tachykardieentstehung [44] (Abb. 14.3.1 b). Eine Frequenzzunahme während der ersten Schläge der Tachykardie und eine Frequenzabnahme vor dem Ende der Tachykardie können im Gegensatz zur Reentrytachykardie mit weitgehend konstanter Zykluslänge beobachtet werden.

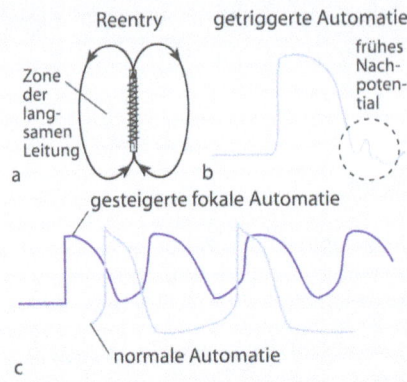

Abb. 14.3.1. Schematische Darstellung der drei wesentlichen Mechanismen für die Entstehung tachykarder Herzrhythmusstörungen. Die häufigste Ursache ist **a)** Reentry (kreisende Erregung unter Benutzung einer Zone verzögerter Leitung). An zweiter Stelle findet sich **b)** gesteigerte Automatie von Myokard- oder Schrittmacherzellen, die spontan nicht oder wesentlich langsamer depolarisieren. Getriggerte Automatie durch frühe Nachpotentiale (**c**) ist selten. (Weitere Erläuterungen s. Text)

Bei der elektrophysiologischen Untersuchung kann durch programmierte Stimulation mit vorzeitigen Extrastimuli im Gegensatz zur Reentrytachykardie die automatische Tachykardie weder reproduzierbar induziert noch terminiert werden. Die Diagnose wird häufig im Langzeit-EKG, oder auch beim Belastungs-EKG gesichert.

Reentrytachykardien

Pathologisches Substrat für eine Reentrytachykardie ist bei normaler Erregungsleitungsgeschwindigkeit ein relativ großes zusammenhängendes Myokardareal, in dem die elektrische Erregungswelle um ein anatomisches Hindernis kreist. Dieses kann die Narbe eines Aneurysmas im linken Ventrikel nach einem Myokardinfarkt sein oder aber auch aus den venösen Ostien der Vena cava in einem vergrößerten rechten Vorhof bestehen. Erreicht die elektrische Erregung erneut einen zuvor bereits erregten (depolarisierten) Ort und ist genügend Zeit für die elektrische Erholung (Repolarisation) vergangen, so können die Myokardzellen erneut für die elektrische Wellenfront auf anatomisch vorgegebener Bahn erregbar sein.

Beispiele für große Erregungskreise, an denen sowohl Herzvorhöfe, Herzkammern und der AV-Knoten beteiligt sind, finden sich bei akzessorischen AV-Leitungsbahnen, wie später bei den Präexitationssyndromen beschrieben [44].

Reentry in kleinen Arealen ist möglich durch eine Herabsetzung der lokalen Erregungsleitungsgeschwindigkeit in narbig verändertem Herzmuskelgewebe der Ventrikel, insbesondere bei Zustand nach Infarkt [4].

Die unidirektionale (d.h. nur in eine Richtung vorhandene) Blockierung in der Zone der langsamen Leitung (Abb. 14.3.1a) bildet die Voraussetzung für eine Kreiserregung in den Ventrikeln für kleine durch den Infarkt bedingte Narben. 98% aller im Regelfall prognostisch ungünstigen ventrikulären Tachykardien entstehen nach Herzinfarkt auf der Basis dieses Mechanismus [4].

Tabelle 14.3.1. Geschätzte Häufigkeit supraventrikulärer Tachykardien (die angegebenen Zahlen sind Schätzungen aus der Literatur und des Autors. Ausgehend von einer Normalbevölkerung 83 Millionen in Deutschland kann die Anzahl von Patienten mit Vorhofflimmern auf 600 000 geschätzt werden)

Supraventrikuläre Tachykardien	Geschätzte Häufigkeit in der Bevölkerung
Vorhofflimmern und Vorhofflattern	0,1–0,7 %
AV-Knoten-Reentry	1,5–2,5 ‰
Präexitationssyndrome	0,1–2 ‰
Sinuatriales Reentry und ektope atriale Tachykardie	< 0,1 ‰

14.3.2 Supraventrikuläre Tachykardien

Im allgemeinen Sinne handelt es sich bei supraventrikulären Tachykardien (SVT) um alle Tachykardien, die oberhalb des Hisbündels ihren Ursprung haben.

Tabelle 14.3.1 gibt die Häufigkeit des Vorkommens in der Normalbevölkerung wider.

Morphologisch zeigt das 12-Kanal-EKG schmale QRS-Komplexe (<110 ms). Die Konfiguration der QRS-Komplexe entspricht in über 98% der Fälle der des Sinusrhythmus (Abb. 14.3.5). Selten treten Schenkelblockbilder oder verbreiterte QRS-Komplexe ohne sichere Zuordnung zu einer typischen intraventrikulären Erregungsausbreitungsstörung auf.

Die genannten Anomalien des QRS-Komplexes erfordern in jedem Fall eine elektrophysiologische Untersuchung, um eine ventrikuläre Tachykardie auszuschließen. Der häufigste Mechanismus der SVT ist die Kreiserregung. Etwa 95% aller Patienten, die an SVT leiden, haben solche Tachykardien. Entsprechend der anatomischen Lokalisation werden diese unterteilt in:

1. Atrioventrikuläre (AV) Reentrytachykardien
2. AV-junktionale Reentrytachykardien
3. Atriale Reentrytachykardien

Eine weitere Gruppe bilden 4. die automatischen atrialen Tachykardien. Die Zellgruppe mit gesteigerter Automatie, die dabei rhythmusführend wird, ist ektop, d.h. vom Sinusknoten entfernt, und bildet einen sog. Fokus. Die Entstehung einer ektopen, fokalen atrialen Tachykardie kann ausgelöst werden durch Triggerfaktoren, am häufigsten durch eine plötzliche Zunahme des Sympathikustonus. Seltener entstehen auch die anderen supraventrikulären Tachykardien auf der Basis solcher Triggerfaktoren als Anfallsauslöser.

AV-Reentrytachykardien bei Präexzitationssyndromen

Der AV-Reentrytachykardie liegt eine erstmals von Wolff-Parkinson-White 1930 [42] beschriebene Anomalie der elektrischen Verbindung von Vorhöfen und Kammern zugrunde. Die anatomische Grundlage dieser Anomalie besteht in einer Hemmungsmißbildung der frühen embryonalen Phase der Herzentwicklung. Beim Einsprossen des bindegewebigen Torus in den primären Herzmuskelschlauch kann es zur Lückenbildung kommen, durch die in späteren Phasen eine muskuläre, elektrisch leitende Kontinuität zwischen Vorhof und Kammermuskulatur erhalten bleibt.

Diese im Gegensatz zum AV-Knotengewebe schnell leitenden Muskelfasern führen zur vorzeitigen und exzentrischen Erregung der Kammermuskulatur. Im klassischen Sinne zeigt das Oberflächen-EKG eine PQ-Zeit von ≤120 ms mit einer Delta-Welle, die der exzentrischen frühzeitigen Erregung des Myokards entspricht.

Bei ca. 25% der Patienten mit solchen akzessorischen Leitungsbahnen leitet die Muskelbrücke die elektrische Erregung nur unidirektional retrograd von einer der Kammern zu einem der Vorhöfe. In solchen Fällen ist auch bei sinusrhythmischem EKG keine Delta-Welle im Oberflächen-EKG erkennbar [31]. 75% der Patienten mit WPW-Syndrom werden während ihres Lebens durch tachykarde Herzrhythmusstörungen symptomatisch.

Diese Tachykardien basieren auf der Ausbildung einer elektrischen Kreiserregung mit normaler Erregungsleitung (>90%), d.h. schmalem, normal kon-

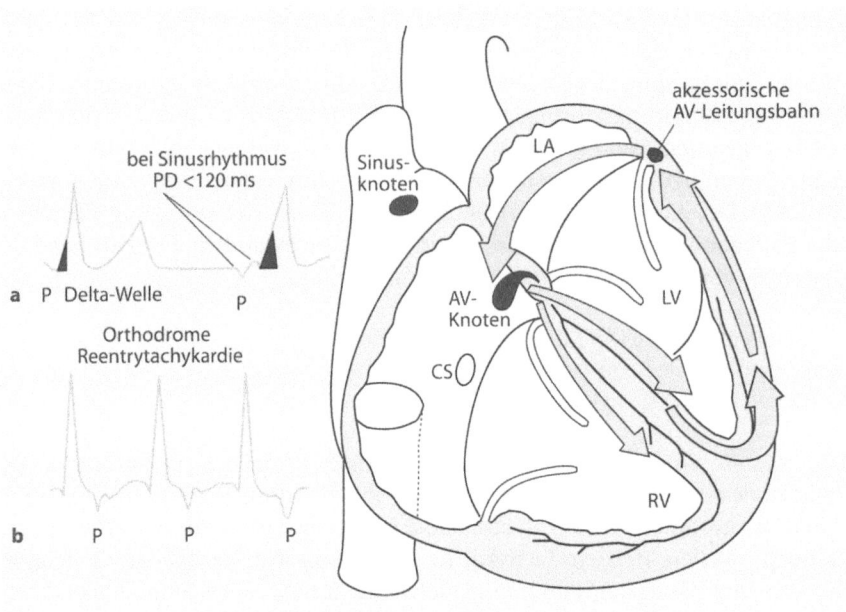

Abb. 14.3.2. a) zeigt einen kurzen Ausschnitt aus dem Oberflächen-EKG mit kurzer P-Delta-Zeit und Delta-Welle bei WPW-Syndrom im Sinusrhythmus. **b)** Während orthodrom geleiteteter Reentrytachykardie (s. Pfeile im Herzschema) rechts mit linkslateraler akzessorischer Leitungsbahn (Muskelbrücke zwischen linkem Vorhof und linker Kammer) sind die Kammerkomplexe schmal, da antegrad über den AV-Knoten geleitet wird. Häufig sind im Oberflächen-EKG P-Wellen vom QRS-Komplex abgrenzbar mit einem QRS-P-Intervall < P-QRS-Intervall (links unten). LA = linker Vorhof; LV = linke Herzkammer; RV = rechte Herzkammer; CS = Koronarvenensinus Ostium (weitere Erläuterungen s. Text)

figurierten QRS-Komplex während der Tachykardie, mit antegrader Leitung der elektrischen Erregung vom Vorhof über den AV-Knoten und Rückwärtsleitung von der Kammer zum Vorhof über die akzessorische Leitungsbahn.

Wie aus Abb. 14.3.2 erkennbar, befindet sich die P-Welle während der SVT, häufig hinter dem QRS-Komplex mit einem RP-Intervall < PR-Intervall. Die Herzfrequenz liegt zwischen 160–210 S/min.

Bei ansonsten Herzgesunden ist das Risiko für einen plötzlichen Herztod durch diese Form der Tachykardie bei WPW-Syndrom nicht erhöht.

Das gleiche gilt für die regelmäßigen SVT mit antidromer Leitung, (<10%), d.h. die Vorwärtsleitung im Erregungskreis erfolgt vom Vorhof über die akzessorische Leitungsbahn zur Kammer, von dort aus über den AV-Knoten zurück zum Vorhof.

Etwa 2‰ der Patienten mit WPW-Syndrom versterben am plötzlichen Herztod [43]. Eine klassische Konstellation für dieses Ereignis ist das plötzlich auftretende Vorhofflimmern und zusätzlicher Streß mit Erhöhung des Sympathikustonus. Das mögliche Auftreten von Kammerflimmern wird durch die hochfrequente und exzentrische Überleitung des Vorhofflimmerns auf die Herzkammern unter erhöhter Katecholaminfreisetzung am Herzen begründet.

Es ist besonders darauf hinzuweisen, daß die Verabreichung von Calciumantagonisten (Isoptin=Verapamil, Gallopamil, Diltiazem) kontraindiziert ist bei Patienten mit WPW-Syndrom und Vorhofflimmern. Durch die Verschlechterung der elektrischen Überleitung über den AV-Knoten, die asymmetrische schnelle Erregung der Herzkammern unter reflektorischer Katecholaminfreisetzung (Blutdruckabfall durch Vasodilatation) kann eine fatale Voraussetzung für Kammerflimmern bei ansonsten Herzgesunden entstehen. Akzessorische Leitungsbahnen können prinzipiell an jeder denkbaren Stelle die elektrisch isolierende AV-Grube überbrücken. Die Morphologie der Delta-Welle im 12-Kanal-EKG gestattet in vielen Fällen die Lokalisation der Leitungsbahn. Leitungsbahnen auf der linken Herzseite imponieren in Ableitung V_1 prästernal positiv, auf der rechten Herzseite in Ableitung V_1 prästernal negativ. Es gibt Sonderformen der Präexitationssyndrome, bei denen sich im Oberflächen-EKG nur eine kurze PQ-Zeit (≤120 ms) ohne Delta-Welle des QRS-Komplexes findet.

Bei diesem als LGL-Syndrom (Erstbeschreiber: Lown-Ganong-Levine, 1952) [26] charakterisierten Krankheitsbild handelt es sich wahrscheinlich um kurze Muskelbrücken, die Teile des AV-Knotens im Sinne einer atrio-nodulären, nodulo-hisären oder atrio-hisären Leitungsbahn überbrücken. Eine weitere Sonderform ist das Mahaim-Syndrom [27]. Hierbei findet sich im Oberflächen-EKG eine Delta-Welle mit normaler PQ-Zeit. Die Brustwandableitungen weisen das Bild eines Linksschenkelblocks auf, die prästernal negative Delta-Welle ist häufig nur an der initial ausgeprägteren Steigung im QRS-Komplex erkennbar. Akzessorische Leitungsbahnen vom Typ Mahaim verbinden den rechten Vorhof mit der rechten Kammer oder seltener das His-Bündel mit den peripheren Anteilen des rechten Tawaraschenkels. Patienten mit LGL-Syndrom weisen seltener symptomatische SVT auf, wohingegen Patienten mit Mahaim-Syndrom zu über 80% symptomatische SVT haben.

Diese Tachykardien zeigen im Oberflächen-EKG regelmäßig ein dem Linksschenkelblock ähnliches Bild mit prästernal negativer Delta-Welle, begründet durch die Tatsache, daß dieser Leitungsbahntyp nur unidirektional vom Vorhof zur rechten Herzkammer leiten kann. Neben dieser Besonderheit zeigen Mahaim-Bahnen dekrementelle (d.h. verlangsamende) Leitungseigenschaften, die denen des AV-Knotens ähnlich sind.

Therapie

Da bei symptomatischen Patienten mit Präexitationssyndromen und antegrader Leitung über die ALB individuelle Vorhersagen über das Risiko des plötzlichen Herztodes nur qualitativ möglich sind (geringe Spezifität und oder Sensitivität von Parametern wie effektive Refraktärperiode der Leitungsbahn oder Ajmalin-Test), empfiehlt der Autor in der Regel die HF-Strom-Katheterablation als Therapie der Wahl noch vor dem Versuch einer medikamentösen Therapie [2, 22, 35].

Wird die Katheterablation abgelehnt, können Antiarrhythmika der Klasse Ic nach Vaughan Williams oder β-Rezeptorenblocker eingesetzt werden bei Ausschluß weiterer organischer Herzerkrankungen.

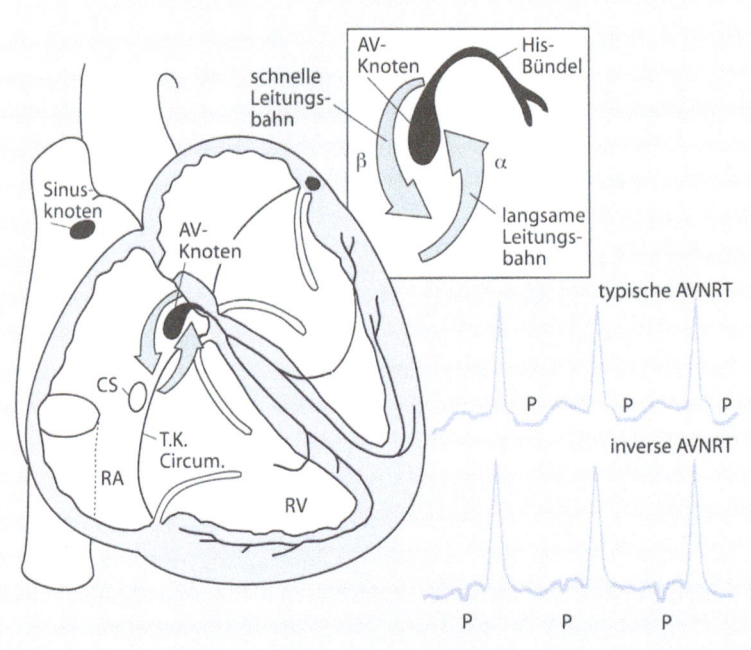

Abb. 14.3.3. Bei der AV-Knoten-Reentrytachykardie ist der Erregungskreis auf den AV-Knoten selbst und die rechts posterior septale des rechten Vorhofes Region begrenzt (s. Herzschema und Pfeile, die den Reentrykreis markieren). Bei typischer AVNRT (AV-Knoten-Reentrytachykardie) ist die P-Welle nicht vom QRS-Komplex abgrenzbar (s. oberes EKG, rechts unten). Bei der selteneren inversen Form wechselt die Leitungsrichtung im Reentrykreis mit der Folge, daß nun negative P-Wellen in Ableitung II und III auftauchen, deren QRS-P-Intervall > P-QRS-Intervall ist (s. unteres EKG, rechts unten). RA = rechter Vorhoff, RV = rechte Kammer; CS = Koronarvenensinus Ostium; T.K. = Trikuspidalklappe (weitere Erläuterungen s. Text)

AV-junktionale Reentrytachykardien

Klammert man Vorhofflimmern und Vorhofflattern aus, bildet Reentry unter Benutzung des AV-Knotens und unmittelbar benachbarter posterior-septaler Anteile des rechten Vorhofes die Ursache für die häufigste Form der SVT.

Die funktionelle Längsdissoziation des AV-Knotens in eine schnelle Leitungsbahn (β) und eine langsame Leitungsbahn (α) wurde erstmals von Moe 1956 [29] zur Erklärung AV-junktionaler Echoschläge herangezogen. Das Konzept der intranodalen Kreiserregung (Abb. 14.3.3) wurde durch die Erkenntnisse, die bei der Katheterablation der langsamen Leitungsbahn gewonnen wurden, von den meisten Arbeitsgruppen verlassen und durch ein Reentrymodell, das den AV-Knoten und die posterior-septale Region des rechten Vorhofes einschließt, ersetzt. Dieses Konzept wird durch das Vorkommen transitionaler Zellgruppen (Übergangseigenschaften zwischen Myokard und AV-Knotenzellen), die in dieser Region histologisch nachweisbar sind, unterstützt.

Die typische Form der AV-Knoten-Reentrytachykardie entsteht im Regelfall durch eine vorzeitige atriale Extrasystole, die bei langer effektiver Refraktärperiode der schnellen Leitungsbahn nur über die langsame Leitungsbahn geleitet werden kann. Unter dieser Bedingung ist der Wiedereintritt der Erregung in die schnelle Leitungsbahn möglich.

Nach Wiedereintritt der Erregungswelle in die langsame Leitungsbahn im septalen Grenzgebiet des AV-Knotens ist der Reentrykreis geschlossen. Charakteristischerweise geht dieser Tachykardie im Oberflächen-EKG eine sprunghafte PQ-Verlängerung voraus (= Leitung über die langsame Leitung antegrad). Die nachfolgende Tachykardie zeigt im Regelfall einen schmalen QRS-Komplex. Da die Rückleitung über die schnelle Leitungsbahn erfolgt, ist die P-Welle häufig im QRS-Komplex verborgen. Die Herzfrequenz erreicht während der Paroxysmen 180–220 S/min.

Die inverse Form dieser Tachykardie mit antegrader Leitung über die schnelle Leitungsbahn und retrograder Leitung über die langsame Leitungsbahn macht nur ca. 4% aller AV-Knoten-Reentrytachykardien aus.

Im Oberflächen-EKG sieht man in diesem Fall ein RP-Intervall, das länger als die Hälfte des Abstandes zwischen 2 konsekutiven QRS-Komplexen ist. Typischerweise ist die P-Welle in den Ableitungen II und III negativ. Die Herzfrequenz ist bei der inversen Form der Reentrytachykardie häufig geringer mit 120–180 S/min. AV-Knoten-Reentrytachykardien mit 2 langsamen Leitungsbahnen als Tachykardiesubstrat sind extrem selten. Die permanente junktionale Reentrytachykardie (PJRT) ist sehr selten und meistens nach dem frühen Kindesalter nachweisbar. Sie führt häufig durch chronische jahrelange Frequenzbelastung zur Herzinsuffizienz, die nach Ablation der verborgenen und dekrementell leitenden, posterior septalen Leitungsbahn reversibel ist.

Therapie

Auch bei diesen SVT ist die Katheterablation der langsamen Leitungsbahn in der posterior-septalen Region des rechten Vorhofs nahe der Trikuspidalklappen die Therapie der ersten Wahl [18, 19]. Dieses begründet sich durch die Abnahme von

AV-Blockierungen 3. Grades als Komplikation auf weniger als 1 %, nach dem früher bei der Ablation der schnellen Leitungsbahn die genannte Komplikation mit über 6 % [16] auftrat. Wird eine Ablation nicht gewünscht, kann medikamentös mit β-Rezeptorenblockern oder Calciumantagonisten ein Therapieversuch unternommen werden.

Atriale Reentrytachykardien

Wiederum unter Ausklammern von Vorhofflimmern und Vorhofflattern sind atriale Reentrytachykardien, bei denen die Kreiserregung oberhalb des AV-Knotens liegt, selten (<1%). Diese Tachykardien entstehen in der Nähe von präformierten anatomischen Hindernissen, die sie umkreisen können, z. B. Atriotomienarben nach Herzoperationen oder primär entzündliche Veränderungen mit Narbenbildung [30].

Reentry im Sinusknoten, auch unter Einbeziehung unmittelbar benachbarter Vorhofareale, zeichnet sich dabei durch eine P-Wellen-Konfiguration aus, die mit der beim Sinusrhythmus absolut identisch ist [3].

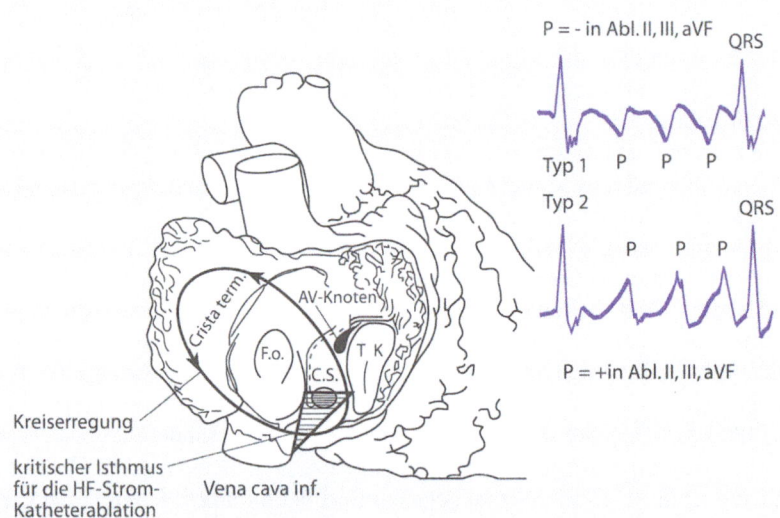

Abb. 14.3.4. Vorhofflattern basiert auf einem Makroreentry im Bereich des rechten Vorhoffes, durch den Pfeil im aufgeklappten rechten Vorhof dargestellt. Die Kreiserregung muß den inferioren Isthmus zwischen Trikuspidalklappe und Vena cava inferior passieren können (schraffiertes Dreieck). Typische Sägezahnkurve mit negativen P-Wellen in Abl. II und III (rechts oben). Der seltene Typ 2 des Vorhofflatterns zeigt positive P-Wellen in den genannten Abl. des EKG (rechts unten). F.o. = Fossa ovalis; C.S. = Koronarvenensinus Ostium; TK = Trikuspidalklappe (weitere Erläuterungen s. Text)

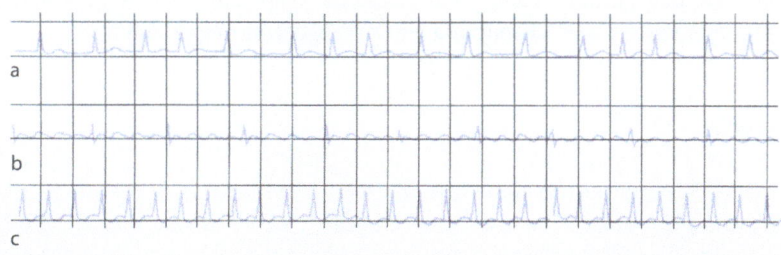

Abb. 14.3.5. a) Vorhofflimmern mit absoluter Kammerarrhythmie; **b)** Vorhofflattern mit absoluter Arrhythmie; **c)** supraventrikuläre Reentrytachykardie

Therapie

Bei symptomatischen Patienten wird wiederum die Katheterablation als Therapie der Wahl mit einer Erfolgsaussicht von über 80 % empfohlen. Klasse Ic-Antiarrhythmika können alleine oder in Kombination mit einem β-Rezeptorenblocker verordnet werden, wenn die Katheterablation abgelehnt wird oder nicht gelingt.

Vorhofflattern

Die regelmäßige hochfrequente und zeitstabile Abfolge der P-Wellen im Oberflächen-EKG mit Frequenzen von 240–320 S/min charakterisiert das Vorhofflattern. Zwei typische Morphologien wurden von Waldo beschrieben [40]. Der häufige Typ 1 (85 %) hat negative P-Wellen in den Ableitungen II, III, aVF und zeigt das Bild einer Sägezahnkurve. Typ 2 ist mit einem Anteil von 15 % wesentlich seltener. Die P-Wellen sind in den genannten Ableitungen beim Typ 2 positiv. Tierexperimentelle [25] und endokardiale Mappinguntersuchungen beim Menschen lassen ein Makroreentry [13] bei Vorhofflattern erkennen. Der Erregungskreis umfaßt den gesamten rechten Vorhof und verläuft gegen den Uhrzeigersinn.

Wie in Abb. 14.3.4 gezeigt, passiert die Erregungswelle den Engpaß zwischen Vena cava inferior einerseits und der posterior inferioren Circumferenz der Trikuspidalklappe andererseits. Die Erregungskreise bei Typ-2-Vorhofflattern sind variabler gestaltet und können neben der genau umgekehrten Ausbreitungsrichtung der elektrischen Erregung (im Uhrzeigersinn) auch Anteile des linken Vorhofes mit einschließen. Häufig ist paroxysmales Vorhofflattern mit paroxysmalem Vorhofflimmern vergesellschaftet, insbesondere dann, wenn eine kardiale Zweiterkrankung oder langjähriger Bluthochdruck vorliegt.

Die klinische Symptomatik ist abhängig von der Blockierungsrate der elektrischen Vorhofaktionen im AV-Knoten. 2-1- bis 3:1-Blockierung wird oft beobachtet mit Herzfrequenzen zwischen 90 und 140 S/min (Abb. 14.3.5).

Bedrohlich, insbesondere beim Vorliegen einer kardialen Zweiterkrankung, kann das Auftreten einer 1:1-AV-Überleitung mit Frequenzen um 240 S/min werden. Aus diesem Grunde sollten Patienten, die unter Vorhofflattern bei tachykarder Kammeraktion leiden, einen Calciumantagonisten vom Typ des Verapamil und/oder Digitalis zur Vorbeugung einer 1:1-Überleitung erhalten.

Therapie

Liegen dem symptomatischen Vorhofflattern keine Grunderkrankungen, wie beispielsweise Hyperthyreose zugrunde, empfiehlt sich auch hier bei Vorhofflattern vom Typ 1 die Katheterablation mit Hochfrequenzstromkoagulation des genannten Isthmus zwischen Vena cava inferior und der Trikuspidalklappe [14, 35]. Die Erfolgsaussichten liegen über 80%.

Medikamentöse Therapieversuche können wiederum mit Klasse-Ic-Antiarrhythmika bei fehlender kardialer Zweiterkrankung allein oder in Kombination mit einem β-Rezeptorenblocker durchgeführt werden. Die Erfolgsraten einer medikamentösen Therapie liegen mit 20% deutlich unter denen anderer SVT.

Vorhofflimmern

Vorhofflimmern ist die häufigste aller SVT (Abb. 14.3.5). Während Tachykardien auf der Basis von Präexzitationssyndromen und dualer AV-Knoten-Physiologie im Kindes-, Jugend- und Erwachsenenalter bis zum 6. Dezenium um bis zu 20% in der Häufigkeit abnehmen, nimmt Vorhofflimmern von 0,1% im Alter von 10-20 Jahren auf 4-6% im Alter von 60-70 Jahren zu. Patienten mit einer kardialen Grunderkrankung (koronare Herzerkrankung, Klappenerkrankung) haben im Alter über 60 Jahren eine Inzidenz von 9,1% [11]. Die Ursachen des Vorhofflimmerns beim Menschen sind vielfältig [1, 8, 21, 23 41].

Mindestens 3 Mikroreentrykreise mit kollidierenden Erregungsfronten bilden das elektrophysiologische Substrat des Vorhofflimmerns. Trotz völlig normaler Strukturen des Herzens reicht u. U. eine geringe altersbedingte Myokardfibrose oder eine rein funktionelle Imbalanz des vegetativen Tonus z. B. bei Sportlern (Joggern) aus, um paroxysmales Vorhofflimmern auszulösen. Gerade bei älteren Menschen können solche zunächst seltenen Paroxysmen oft in chronisches Vorhofflimmern übergehen.

Per definitionem wird das intermittierende (synonym: paroxysmale) Vorhofflimmern von dem permanenten (synonym: chronischen) Vorhofflimmern, d.h. Vorhofflimmern, das seit mindestens 1 Woche besteht, abgegrenzt.

Formen des Vorhofflimmerns bei Herzgesunden sind in ihrer prognostischen Bedeutung (keine Reduktion der Lebenserwartung) deutlich abzugrenzen von Vorhofflimmern bei Patienten mit organischer Herzerkrankung [41]. Hier sind in der Regel Volumen- und Drucküberlastung der Vorhöfe mit Dilatation und disseminierten Mikronekrosen, auch als mögliche Folge von Durchblutungsstörungen, Ursache der Arrhythmie. Im letzteren Fall muß natürlich vor der Therapie der Arrhythmie eine konsequente Behandlung der kardialen Grunderkrankung erfolgen.

Therapie

Antikoagulation

Das Hauptrisiko von Vorhofflimmern besteht im Auftreten von intraatrialen Thromben und systemischen Embolien als Folge der hämodynamischen Flußverzögerung. Das geringste Risiko für das Auftreten dieser Komplikation haben Patienten mit normal großen Vorhöfen [41], normaler LV-Funktion und fehlender spontaner Echokontrastierung in den Vorhöfen bei der Ultraschalluntersuchung. Echokontrastierung in den Vorhöfen [6, 39, 41], Vergrößerung der Vorhöfe und eingeschränkte LV-Funktion sind Parameter, die das Risiko systemischer arterieller Embolien im Mittel auf 14–16% ansteigen lassen. Bei Fehlen der 3 genannten meßbaren Risikofaktoren ist eine Antikoagulation, wie die Framinghamstudie zeigte, verzichtbar. Liegt einer der Risikoparameter oder deren Kombination vor, sollte bei Fehlen einer Kontraindikation auf jeden Fall antikoaguliert werden.

Die Zusammenfassung der vorliegenden Studien zeigt: Die höchste Effektivität wird erreicht durch eine Markumarisierung mit einem INR-Wert zwischen 3,5 und 2,5. Bei INR-Werten unter 2,5 besteht ein geringerer Schutzeffekt, verglichen mit den vorgenannten Werten.

Die Wirksamkeit der Prophylaxe von Acetylsalicylsäure ist umstritten. Wenn verabreicht, sollte die Tagesdosis nicht unter 300 mg liegen [28, 32–34].

Medikamentöse Prophylaxe von Rezidiven

Ziel der medikamentösen Therapie ist einerseits die Verhinderung oder Reduktion der Anzahl von Paroxysmen und/oder die Frequenzkontrolle der Kammeraktion. Antiarrhythmika mit positiven Eigenschaften für eine Rezidivprophylaxe sind in der Reihenfolge ihrer Wirksamkeit: Amiodaron, Sotalol, Chinidin, Klasse-Ic-Antiarrhythmika wie Propafenon oder Flecainid und β-Rezeptorenblocker [7, 10, 17].

Bei ungefähr 40% der zu behandelnden Patienten mit paroxysmalem Vorhofflimmern läßt sich mit keinem der genannten Medikamente allein oder in Kombination verabreicht eine echte Rezidivprophylaxe durchführen. Auf die Problematik der Verabreichung der Klasse I-Antiarrhythmika darunter Chinidin [37], insbesondere bei Patienten mit KHK [20,38], sei hingewiesen.

Medikamente zur Frequenzkontrolle

Durchschnittliche Herzfrequenzen in Ruhe von 80–110 S/min und 100– 130 S/min unter mittlerer Belastung werden von Patienten mit Vorhofflimmern gut toleriert, wenn keine erhebliche Einschränkung der LV-Funktion vorliegt. Bei höheren Frequenzen wird häufig über Palpitationen, Schweißausbrüche und Abnahme der Leistungsfähigkeit geklagt. In diesen Fällen sind Antiarrhythmika mit negativ dromotroper Wirkung am AV-Knoten angezeigt [23, 24].

Die Herzfrequenz in Ruhe kann durch Herzglykoside gesenkt werden. Unter Belastung ist dieser Effekt nicht mehr nachweisbar.

Sowohl in Ruhe als auch unter Belastung wirken Calciumantagonisten vom Verapamiltyp und/oder β-Rezeptorenblocker. Eine frequenzsenkende Wirkung durch Amiodaron ist nur bei hohen Dosen anzunehmen. Die Kombination von Calciumantagonisten mit β-Rezeptorenblockern sollte nur bei Versagen der Monotherapie bei Patienten ohne Einschränkung der LV-Funktion, in der Einstellungsphase unter Monitorbeaufsichtigung wegen des Risikos höherer AV-Blockierungen, verwendet werden.

Kardioversion

Unter Kardioversion versteht man die Beendigung der atrialen Flimmeraktivität mit nachfolgendem physiologischen Sinusrhythmus durch:

1. Medikamente (Chinidin, Klasse Ic),
2. transthorakalen DC-Schock in Kurznarkose und
3. endokardiale niederenergetische DC-Kardioversion (bei Erfolglosigkeit von 1 und 2).

Eine Kardioversion sollte aufgrund des bestehenden Embolierisikos grundsätzlich frühestens 6 Wochen nach ausreichender Antikoagulation durchgeführt werden.

Da ein frühes Rezidivrisiko besteht und eine Wiedererholung der mechanischen atrialen Transportfunktion mehrere Wochen in Anspruch nehmen kann, sollte die Antikoagulation für mindestens 3 Monate beibehalten werden. Erfahrungen der letzten Jahre mit der transoesophagealen Echokardiographie belegen ein geringes Embolierisiko bei fehlendem echokardiographischen Nachweis von Vorhofthromben, was aber die Notwendigkeit der Antikoagulation während und nach Kardioversion nicht ausschließt. Die Wahrscheinlichkeit einer erfolgreichen Kardioversion nimmt nach 3 Monate dauerndem Vorhofflimmern deutlich ab. Zunahme der atrialen Volumina, Reduktion der echokardiographisch nachweisbaren Flußgeschwindigkeitsprofile über den AV-Klappen verringern ebenfalls die Wahrscheinlichkeit einer erfolgreichen Kardioversion.

Rhythmuschirurgie und HF-Strom-Katheterablation

Als nichtmedikamentöses Verfahren für die Therapie des Vorhofflimmerns ist die MAZE-Operation, die HF-Strom-Katheterablation mit dem Ziel [15] von linearen Koagulationsnekrosen in beiden Vorhöfen, den Schnittlinien der MAZE-Operation entsprechend, zu erwähnen. Die MAZE-III-Operation von Jim Cox [9] auch bei ansonsten Herzgesunden mit Vorhofflimmern durchgeführt, bietet hohe Erfolgsaussichten mit Wiedererholung der atrialen Transportfunktion bei postoperativ anhaltendem Sinusrhythmus. Problematisch für die Indikation ist jedoch die Tatsache, daß bislang in keiner Untersuchung eine Prognoseverschlechterung mit verkürzter Lebenserwartung bei Herzgesunden mit Vorhofflimmern gefunden wurde.

Die chirurgische Behandlung des Vorhofflimmerns mit MAZE- oder artverwandten Operationen ist z. Z. weiterhin Gegenstand klinisch-experimenteller

Arbeiten. Eine allgemein akzeptierte Indikation dürfte derzeit bei Patienten mit operationspflichtigen Mitralvitien und Vorhofflimmern bestehen, wenn eine Mitralklappenrekonstruktion möglich ist, da bei diesen Patienten postoperativ bei bestehendem Sinusrhythmus langfristig auf eine Antikoagulation verzichtet werden kann. Die HF-Strom-Katheterablation befindet sich z.Z. in einer rein experimentellen Phase.

Als nicht-kuratives Katheterablationsverfahren bietet sich die AV-Knotenablation bei Patienten mit medikamentös nicht frequenzkontrollierbarer Tachyarrhythmie an [12, 19, 35, 36]. Mit ihr wird palliativ nach Implantation eines Herzschrittmachers durch die Frequenzsenkung und gleichmäßige enddiastolische Füllung der Herzkammern ein objektivierbarer hämodynamischer Gewinn erreicht, insbesondere bei Patienten mit kardialer Zweiterkrankung und Einschränkungen der Pumpfunktion. Die Leistungsfähigkeit und das Wohlbefinden der Patienten hängen in extremem Maße von der richtigen Wahl des Herzschrittmachers ab.

Patienten, die noch häufiger Sinusrhythmus haben, benötigen ein DDD-System mit Switch-mode für VVIR-Stimulation. Patienten mit chronischem Vorhofflimmern brauchen VVIR-Systeme mit ausreichend empfindlichen Sensoren. Natürlich muß bei dieser rein auf die Symptomatik des Patienten zielenden Therapie die Antikoagulation im gleichen Umfang wie vor der Katheterablation durchgeführt werden. Die Indikation zur Katheterablation des AV-Knotens bei Vorhofflimmern ist aufgrund der lebenslangen Schrittmacherabhängigkeit besonders streng und nicht vor dem 50. Lebensjahr zu stellen.

Der Versuch, den AV-Knoten durch HF-Stromkoagulation so zu schädigen, daß eine Reduktion der maximalen und mittleren Herzfrequenz erzielt wird, wird z.Z. klinisch-experimentell als katheterablatives Verfahren durchgeführt [5, 12]. Die Langzeitergebnisse bleiben abzuwarten. Leider muß konstatiert werden, daß, obwohl Vorhofflimmern die häufigste Form der SVT darstellt, sichere und kurative Verfahren wie für die anderen SVT derzeit noch fehlen.

Fokale atriale Tachykardien

Der fokalen atrialen Tachykardie liegt eine gesteigerte Automatie atrialer Muskelzellen zugrunde. Solche ektopen Zentren finden sich bei dieser Tachykardieform häufig rechts-atrial im Verlauf der Crista terminalis und im Randgebiet der die Vorhöfe drainierenden Venen sowohl links- als auch rechts-atrial.

Häufig findet sich bei dieser Tachykardie eine Frequenzzunahme in den ersten Sekunden bis Minuten des Anfalls und eine Frequenzabnahme am Ende des Anfalls [5, 34, 35, 44].

Dieses Phänomen kann zur Differentialdiagnose zwischen einer atrialen Reentrytachykardie, bei der es fehlt, und einer ektopen, auf gesteigerter Automatie beruhenden fokalen Tachykardie genutzt werden. Ein Grund für die gesteigerte Automatie wird selten gefunden.

Der Ausschluß anderer internistischer, insbesondere endokriner Erkrankungen wie der Hyperthyreose ist wie bei allen Tachykardien unverzichtbar.

Therapie

Eine HF-Ablationsbehandlung ist mit Erfolgsraten von über 80% möglich [30]. Ist eine Katheterablation erfolglos oder wird sie abgelehnt, können individuell Klasse-Ic-Antiarrhythmika, β-Blocker oder eine Kombination beider Substanzklassen eingesetzt werden.

Literatur zu Kap. 14.3

1. Allessie MA, Kirchhof CJ, Scheffer GJ et al. (1991) Regional control of atrial fibrillation by rapid pacing in conscious dogs. Circulation 84: 1689
2. Borggrefe M, Budde T, Podczeck A, Breithardt G (1987) High frequency alternating current ablation of an accessory pathway in humans. J Am Coll Cardiol 10: 576
3. Breithardt G, Seipel L (1982) Role of sinus node reentry in the genesis of supraventricular arrhythmias. In: Masoni A, Alboni P (eds.) Cardiac electrophysiology today. Academic Press, London New York, p 99
4. Callans DJ, Josephson ME (1994) Ventricular tachycardias in the setting of coronary artery disease. In: Zipes DP, Jalife J (eds) Cardiac elektrophysiology: From cell to bedside, 2nd ed. WB Saunders Company, Philadelphia London Toronto Montreal Sydney Tokyo, p 732
5. Chen SA, Chiang CE, Yang CJ et al. (1994) Sustained atrial tachycardia in adult patients: Electrophysiological characteristics, pharmacological response, possible mechanisms and effects of radiofrequency ablation. Circulation 90: 1262
6. Chimowitz MI, DeGeorgia MA, Poole RM et al. (1994) Left atrial spontaneous echo contrast is highly associated with previous stroke in patients with atrial fibrillation or mitral stenosis. Stroke 25: 1295
7. Coplen SE, Antman EM, Berlin JA et al. (1990) Efficacy and safety of quinidine therapy for maintenance of sinus rhythm after cardioversion. A meta-analysis of randomized control trials. Circulation 82: 1106
8. Coumel P (1994) Paroxysmal atrial fibrillation: A disorder of autonomic tone. Eur Heart J 15 (Suppl A): 9
9. Cox JL, Boineau JP, Schuessler RD (1993) Five-year experience with the maze procedure for atrial fibrillation. Ann Thorac Surg 56: 814
10. Crijns HJGM, van Wijk LM, van Gilst WH et al. (1988) Acute conversion of atrial fibrillation to sinus rhythm: clinical efficacy of flecainide acetate. Comparison of two regimens. Eur Heart J 9: 634
11. Domanski MJ (1995) The epidemiology of atrial fibrillation. Coronary Artery Dis 6: 95
12. Feld GK (1995) Radiofrequency catheter ablation versus modification of the AV node for control of rapid ventricular response in atrial fibrillation. J Cardiovasc Electrophysiol 6: 217
13. Feld GK, Fleck RP, Chen PS et al. (1992) Radiofrequency catheter ablation for the treatment of human type 1 atrial flutter: Identification of a critical zone in the reentrant circuit by endocardial mapping techniques. Circulation 86: 1233
14. Fischer B, Haissaguerre M, Garrigue S et al. (1995) Practical experience of specific catheter ablation of atrial flutter in 110 patients. Arch Mal Coeur Vaiss 88: 205
15. Haissaguerre M, Gencel L, Fischer B et al. (1994) Successful catheter ablation of atrial fibrillation. J Cardiovasc Electrophysiol 5: 1045
16. Hindricks G (1993) The Multicentre European Radiofrequency Survey (MERFS): Complications of radiofrequency catheter ablation of arrhythmias. Eur Heart J 14: 1644
17. Hohnloser SH, van de Loo A, Baedeker F (1995) Efficacy and proarrhythmic hazards of pharmacologic cardioversion of atrial fibrillation: prospective comparison of sotalol versus quinidine. J Am Coll Cardiol 26: 825

18. Jackman WM, Beckman KJ, McClelland JH et al. (1992) Treatment of supraventricular tachycardia due to atrioventricular nodal reentry by radiofrequency catheter ablation of slow pathway conduction. N Engl J Med 327: 313
19. Jazayeri MR, Sra JS, Akhtar M (1992) Transcatheter modification of the atrioventricular node using radiofrequency energy. Herz 17: 143
20. Kalusche D, Stockinger J, Betz P, Rosskamm H (1994) Sotalol und Chinidin/Verapamil (Cordichin) bei chronischem Vorhofflimmern – Konversion und 12-Monats-Follow-up – ein randomisierter Vergleich. Z Kardiol 83 (Suppl 5): 109
21. Konings KT, Kirchhof CJ, Smeets JR et al. (1994) High-density mapping of electrical induced atrial fibrillation in humans. Circulation 89: 1665
22. Kuck KH, Kunze KP, Schluter M et al. (1989) Ablation of a left-sided free-wall accessory pathway by percutaneous catheter application of radiofrequency current in a patient with the Wolff-Parkinson-White syndrome. PACE 12: 1681
23. Lammers WJEP, Allessie MA (1993) Pathophysiology of atrial fibrillation: Current aspects. Herz 18: 1
24. Lang R, Klein HO, Weiss E et al. (1993) Superiority of oral verapamil therapy to digoxin in treatment of chronic atrial fibrillation. Chest 3: 491
25. Lewis T, Feil S, Stroud WD (1920) Observations upon flutter and fibrillation. II. The nature of auricular flutter. Heart 7: 191
26. Lown B, Ganong WE, Levine SA (1952) Syndrome of short P-R i, normal QRS complex and paroxysmal rapid heart action. Circulation 5: 693
27. Mahaim I (1931) Les maladies organiques du faisceau de His-Tawara. Mason, Paris
28. Matchar DB, McCrory DC, Barnett HJ et al. (1994) Medical treatment for stroke prevention. Ann Intern Med 121: 41
29. Moe GK, Preston JB, Burlington H (1956) Physiologic evidence for a dual A-V transmission system. Circ Res 4: 357
30. Neal KG, Chong F, Epstein AE et al. (1993) Radiofrequency ablation for treatment of primary atrial tachycardias. J Am Coll Cardiol 21: 901
31. Neuss H, Schlepper M, Thormann J (1975) Analysis of re-entry mechanisms in three patients with concealed Wolff-Parkinson-White syndrome. Circulation 51: 75
32. N.N. (1994) Risk factors for stroke and efficacy of antithrombotic therapy in atrial fibrillation: Analysis of pooled data from five randomized controlled trials. Atrial fibrillation Investigators: Atrial fibrillation, Aspirin, Anticoagulation Study; Boston Area Anticoagulation Trial for Atrial Fibrillation Study; Canadian Atrial Fibrillation Anticoagulation Study; Stroke Prevention in Atrial Fibrillation Study; Veterans Affairs Stroke Prevention in Nonrheumatic Atrial fibrillation Study. Arch Intern Med 154: 1449
33. N.N. (1994) Warfarin versus aspirin for prevention of thromboembolism in atrial fibrillation. Stroke prevention in atrial fibrillation II. Lancet 343: 687
34. Petersen P, Bolsen G, Godtfredsen J et al. (1989) Placebo-controlled, randomized trial of warfarin and aspirin for prevention of thromboembolic complications in chronic atrial fibrillation. The Copenhagen AFASAK-Study. Lancet 1: 175
35. Pitschner HF, Neuzner J (1996) Katheterablation bei supraventrikulären Tachykardien. Z Kardiol 85 (Suppl 6): 45
36. Plügge T, Neuzner J, Pitschner HF et al. (1995) AV-Knotenablation und frequenzadaptive Schrittmachertherapie bei therapierefraktärem Vorhofflimmern. Z Kardiol 84: 42
37. The Cardiac Arrhythmia Suppression Trial (CAST) Investigators (1989) Preliminary report: effect of encainide and flecainide on mortality in a randomized trial of arrhythmia suppression after myocardial infarction. N Engl J Med 321: 406
38. The Cardiac Arrhythmia Suppression Trial II Investigators (1992) Effect of the antiarrhythmic agent moricizine on survival after myocardial infarction. N Engl J Med 327: 227
39. The stroke prevention in atrial fibrillation investigators (1992) Predictors of thromboembolism in atrial fibrillation: II. Echocardiographic features of patients at risk. Ann Intern Med 116: 6

40. Wells JL Jr., MacLean WAH, James TN, Waldo AL (1979) Characterization of atrial flutter: Studies in man after open heart surgery using fixed atrial electrodes. Circulation 60: 665
41. Wolf PA, Kannel WB, McGee DL et al. (1983) Duration of atrial fibrillation and imminence of stroke: the Framingham Study. Stroke 14: 665
42. Wolff L, Parkinson J, White PD (1930) Bundle-branch block with short P-R interval in healthy young people prone to paroxysmal tachycardia. Am Heart J 5: 685
43. Zardini M, Yee R, Thakur RK (1994) Risk of sudden arrhythmic death in the Wolff-Parkinson-White syndrome: Current perspectives. Pace 17: 966
44. Zipes DP (1997) Genesis of arrhythmias: Electrophysiological considerations. In: Braunwald E (ed) Heart disease: a textbook of cardiovascular medicine, 5th ed., Vol 1. WB Saunders Company, Philadelphia London Toronto Montreal Sydney Tokyo, p 548

14.4 Ventrikuläre Tachykardien

Ventrikuläre Tachykardien (VT) sind Tachykardien, die unterhalb des His-Bündels auf der ventrikulären Ebene entstehen. Wie schon unter den Tachykardiemechanismen erläutert, unterscheidet man zwischen Tachykardien auf der Basis von Reentry, primär getriggerter Aktivität (frühe elektrische Nachpotentiale an der Zellmembran) und Automatie [22].

Sekundäre Trigger für die Auslösung solcher VT können wiederum in der Veränderung des Sympathikustonus, Ischämie, Elektrolytstörungen oder Medikamentenwirkungen bestehen. Bei Herzerkrankungen, die mit erheblichen Druck- und Volumenüberlastungen der Kammern einhergehen [11], finden sich selten anatomisch fixierte Substrate für die beobachteten VT. Im Gegensatz dazu findet sich bei Patienten nach Herzinfarkt häufig ein anatomisches Substrat auf der Basis von Reentry [34]. Dies erklärt, warum bei letztgenannten Patienten im Gegensatz zu Patienten mit dilatativer Kardiomyopathie [8] durch programmierte rechtsventrikuläre Stimulation klinisch beobachtete VT reproduzierbar auslösbar sind. VT bei Patienten mit organischer Herzerkrankung bedeuten immer eine Einschränkung der Prognose des Patienten quo ad vitam [17, 24]. Das Ausmaß der Prognoseverschlechterung hängt bei diesen Patienten zusätzlich vom Umfang der linksventrikulären Funktionsstörung ab. Patienten mit einer linksventrikulären Auswurffraktion von unter 30% und VT stellen eine Hochrisikogruppe dar.

Formale Kriterien

Der Autor unterscheidet bei den ventrikulären Arrhythmien die ventrikuläre Extrasystolie (<4 konsekutive VES), die nicht anhaltende VT (>3 konsekutive VES, jedoch <30 Sekunden anhaltend) und die anhaltende VT (>30 s). Zwei konsekutive VES werden als Couplet, 3 als Triplet bezeichnet.

Kammertachykardien werden entsprechend der Gleichförmigkeit der QRS-Komplexe im Oberflächen-EKG als monomorph oder bei Änderung der Morphologie und/oder der Lage der Isoelektrischen nach maximal 5 Kammerkomplexen als polymorph bezeichnet [30]. Eine besondere Form der ventrikulären Tachykardie stellt die Torsade-de-pointes-Tachykardie dar [9]. Die Amplitude des QRS-

Komplexes im Oberflächen-EKG oszilliert bei dieser Form um die Isoelektrische mit rhythmischer Wiederkehr.

Mehrfach täglich auftretende VT, die sich jeweils nur für kurze Zeit unterbrechen lassen, bezeichnet der Autor als hartnäckig (incessant). Anhaltende VT führen insbesondere bei Patienten mit eingeschränkter linksventrikulärer Funktion nach Minuten bis Stunden zum kardiogenen Schock und stellen dann eine absolut lebensbedrohliche Notfallsituation dar [30].

Entsprechend der Morphologie in der Brustwandableitung V_1 wird die beobachtete VT als rechtsschenkelblockartig (RSB) oder als linksschenkelblockartig (LSB) deformiert, klassifiziert. VT zeigen mit wenigen Ausnahmen im Oberflächen-EKG keine elektrische QRS-Achse im Sinne eines LSB oder RSB, die QRS-Breite beträgt mehr als 140 ms. Ausnahmen finden sich bei Ursprung der Tachykardie im oberen ventrikulären Septum (schmaler QRS-Komplex), idiopathischen VT bei Herzgesunden mit linksanteriorem Hemiblock (LAH) und RSB mit faszikulärem Reentry, bei dem die Kreiserregung die Tawaraschenkel als Leitungsbahn benutzt.

Eine normale elektrische Herzaktion mit P-Welle während der VT beobachtet, beruht auf der physiologischen elektrischen Erregung des Herzens in einer erregbaren Lücke des Erregungsleitungssystems. Eine AV-Dissoziation läßt sich anhand von P-Wellen, die in der Isoelektrischen ohne festen Bezug zu R-Zacken im Oberflächen-EKG auftreten, belegen. SVT mit aberranter Leitung oder Schenkelblock-Bild können durch den verbreiterten Kammerkomplex differentialdiagnostisch Probleme bereiten.

Eine sichere Diagnose kann in solchen Fällen nur durch eine elektrophysiologische Untersuchung gestellt werden.

14.4.1 Ventrikuläre Tachykardien bei kardialer Erkrankung

Ca. 65–70% aller Patienten mit VT weisen eine koronare Herzerkrankung als Grunderkrankung auf.

Die VT (Abb. 14.4.1, c, d) koronarkranker Patienten basiert bei über 95% auf der Basis der Kreiserregung [24]. Ca. 15–20% leiden an einer primär dilatativen Kardiomyopathie [24, 30]. Als weitere kardiale Grundleiden finden sich die hypertrophisch-obstruktive und nicht-obstruktive Kardiomyopathie, die hypertensive Kardiomyopathie, angeborene und erworbene Vitien. Sowohl die arrhythmogene rechtsventrikuläre dilatative Erkrankung [10, 21] mit bioptisch oder durch Magnetresonanz-Tomographie gesicherter fettiger Degeneration des Myokardgewebes als auch der bereits im Säuglingsalter zu beobachtende Morbus Uhl gehen mit nicht anhaltenden und anhaltenden VT einher.

Torsade-de-pointes-Tachykardien (Abb. 14.4.1 a) können erworben sein, beispielsweise durch Intoxikation mit Kaliumkanalblockern (Klasse-III-Antiarrhythmika nach V. Williams) oder angeboren. Die angeborene Form geht in der Mehrzahl der Fälle mit einer Verlängerung der frequenzkorrigierten QTc-Zeit (>450 ms) im Oberflächen- EKG einher.

In den betroffenen Familien sind neben Torsade-de-pointes-Tachykardien Synkopen und der plötzliche Herztod – gehäuft durch psychischen oder physischen Stress ausgelöst – anzutreffen. Die monosymptomatische, wahrscheinlich autosomal dominant vererbbare Form des Syndroms „Romano-Ward" [28, 35] wird viel

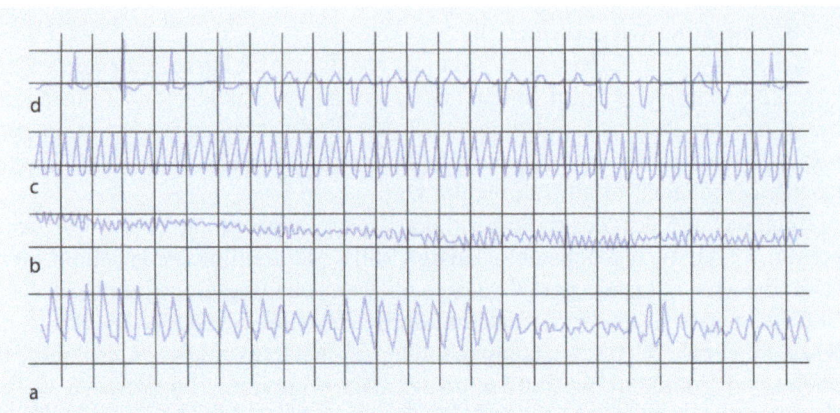

Abb. 14.4.1. a) Torsades-de-pointes-Tachykardie mit typischer Ondulation der QRS-Amplituden im Oberflächen-EKG, **b)** zeigt die chaotische unregelmäßige Herzaktion bei Kammerflimmern, **c)** eine anhaltende (> sec) hochfrequente monomorphe Kammertachykardie, **d)** eine nicht anhaltende ventrikuläre Tachykardie (weitere Erläuterungen s. Text)

häufiger als die polysymptomatische Form des Syndroms „Jervell-Lange-Nielsen" [14] – kombiniert mit Innenohrtaubheit – angetroffen.

Bei nachgewiesener genetischer Heterogenität des Romano-Ward-Syndroms sind bislang Veränderungen an 4 differenten Chromosomen als zur klinischen Entität gehörig und die myozytären K^+- oder Na^+-Kanäle beeinflussend identifiziert. Anstelle einer verlängerten QT-Zeit können in seltenen Fällen auch andere Formen der Erregungsrückbildungsstörungen bei normaler QT-Zeit beobachtet werden [29]. Eine weitere, wahrscheinlich genetisch definierte und autosomal dominant vererbbare Form von polymorphen VT oder Torsaden mit erheblichem Risiko für den plötzlichen Herztod stellt das Brugada-Syndrom dar. Neben Synkopen oder erfolgreicher Reanimation nach Kammerflimmern bei sonst Herzgesunden findet sich im EKG ein Rechtsschenkelblock mit erhöhten ST-Streckenabgängen in V1–V3 [6a]. Diese nehmen nach i.v. Verabreichung von Klasse 1C Antiarrhythmika (Ajmalin, Flecainid – diagnostischer Test) dramatisch zu. Bei dieser Erkrankung sind Struktur und oder Funktion des schnellen Natriumkanals gestört. Es wird geschätzt, daß bis zu 50 % der Fälle von plötzlichem Arrhythmietod bei Herzgesunden zu Lasten dieses in der Erforschung begriffenem Syndroms gehen [6b]. Bei symptomatischen Patienten ist als Therapie bislang nur die Implantation eines ICD möglich.

Therapie

Handelt es sich lediglich um VES bei noch ausreichender LV-Funktion (LVEF >40 %), ist eine spezifische antiarrhythmische oder nichtmedikamentöse Therapie der Arrhythmie nicht erforderlich. Werden die Palpitationen als unangenehm empfunden, empfiehlt sich die Therapie mit einem β-Rezeptorenblocker. Die

Lown-Klassifikation [19] zur Therapie ventrikulärer Extrasystolen bei Patienten mit koronarer Herzerkrankung hat heute weitgehend ihren Stellenwert für die Differentialtherapie verloren, u. a. weil das Ausmaß der linksventrikulären Funktionsstörung für die Therapiefindung nicht berücksichtigt ist.

Obwohl die durch Antiarrhythmikatherapie mit Klasse I gegenüber Plazebo beobachtete höhere Mortalität bei Patienten mit koronarer Herzerkrankung durch die CAST-Studien [32, 33] nur für Patienten mit VES belegt wurde, wird die Verordnung von Klasse-I-Antiarrhythmika bei Patienten mit koronarer Herzerkrankung generell als obsolet angesehen. Das gleiche wird für andere organische Herzerkrankungen ohne den Nachweis in entsprechenden Studien angenommen. Lediglich für Amiodarone (K^+-Kanalblocker, Klasse III nach V. Williams) konnte bislang bei fehlendem Nachweis für eine Senkung der gesamten Mortalität eine Abnahme der Fälle mit plötzlichem Herztod in einzelnen Studienkollektiven mit großen Fallzahlen nachgewiesen werden [7, 15, 26].

Eine Verbesserung der Gesamtmortalität und damit der Prognose quo ad vitam konnte für die Therapie mit dem implantierbaren Kardioverter/Defibrillator (ICD) in speziellen Kollektiven koronarkranker Patienten mit nichtanhaltenden und anhaltenden ventrikulären Tachyarrhythmien nachgewiesen werden [23, 31, 37]. Auch bei Patienten mit dilatativer Kardiomyopathie läßt sich mit dem ICD die Rate des plötzlichen Herztodes von über 40% auf unter 6% 2-Jahresmortalität senken [3].

Als gesicherte Indikation für die Implantation des ICD gilt durch Reanimation überlebtes Kammerflimmern (Abb. 14.4.1, c) und hämodynamisch nicht tolerierte VT bei Ausschluß von akuter Ischämie, Elektrolytentgleisung sowie chronischen oder akuten Intoxikationen [6]. Prognostische Indikationen, wie zuvor erwähnt, werden z. Z. in weiteren Studien untersucht.

Rhythmuschirurgische Eingriffe haben in den letzten Jahren an Bedeutung verloren, da die sie begleitende perioperative Mortalität mit ca. 5–15% [18] deutlich über der bei ICD (transvenöse Sondenversorgung ohne Thorakotomie) mit über 1% liegt.

In der Regel ist heute nur noch bei Vorhandensein eines großen, hämodynamisch wirksamen Vorderwandaneurysmas, dokumentierter und in der EPU induzierbarer VT bei gut erhaltener Kontraktilität des Restventrikels die Indikation zum rhythmuschirurgischen Eingriff gegeben. Nach Eröffnung des linken Ventrikels erfolgt die Aneurysmektomie. Die anschließende Endokardresektion oder Kryosondenablation weiterer Areale richtet sich nach der Identifikation pathologisch auffälliger elektrischer Signale bei Sinusrhythmus und endokardialem Mapping.

Die Katheterablation erreicht Langzeiterfolgsraten zwischen 60 und 72% bei Patienten mit monomorphen VT und koronarer Herzerkrankung, unter 50% bei Patienten mit koronarer Herzerkrankung, VT und mehr als einer VT-Morphologie [4, 13]. Die Erfolge sind somit deutlich schlechter im Vergleich zur Katheterablation bei SVT und geben dem Verfahren lediglich einen klinisch-experimentellen Stellenwert.

Die Therapie von Patienten mit langem QT-Syndrom umfaßt die medikamentöse Therapie mit β-Rezeptorenblockern, AAI-Schrittmacherversorgung zur Beseitigung bradykarder Zustände, die ihrerseits selber zu einer QT-Zeit-Verlängerung führen sowie die chirurgische Zerstörung des Ganglion stellatum und des 2. Grenzstrangganglions linksseitig [29]. Als seltene weitere therapeutische Alternativen bei Patienten nach erforderlicher Reanimation wurde über die Implantation von ICD oder chirurgischer, kardialer Denervation durch Reimplantation des eigenen Herzens nach Schnittführung wie bei Herztransplantationen berichtet.

Torsade-de-pointes-Tachykardien als Folge erworbener QT-Verlängerung und/oder Vorverlagerung des 2. Herztones vor das Ende der T-Welle (Hegglin-Syndrom) – beides zu beobachten beispielsweise nach Chinidin (klinisches Korrelat = Chinidin Synkopen) oder Klasse-III-Antiarrhythmika (z. B. d-Sotalol, Dofetilide [16] und auch Amiodaron) – können erfolgreich mit Magnesiumsalzen, i. v. verabreicht, behandelt werden.

14.4.2 Ventrikuläre Tachykardien bei Herzgesunden

VT bei Herzgesunden sind ein sehr seltenes Ereignis. Nichtanhaltende VT werden am häufigsten bei Patienten zwischen dem 20. und 40. Lebensjahr mit häufigstem Ursprung im rechtsventrikulären Ausflußtrakt (RVOT) gefunden [12, 20, 25]. Die QRS-Komplexe im Oberflächen-EKG weisen in den Extremitäten einen Steil- bis Rechtstyp aus und in den Brustwandableitungen das Bild eines LSB. Diese arrhythmogene Erkrankung des rechten Ventrikels mit angiographisch normaler Ventrikelmorphologie stellt möglicherweise eine Vorstufe zur dilatativen, rechtsventrikulären Erkrankung dar. Anhaltende VT können in Kombination mit nicht anhaltenden VT und gehäuften VES beobachtet werden.

Die geschilderten Tachykardien sind bei der elektrophysiologischen Untersuchung häufig nicht zu reproduzieren. Sowohl Isoproterenol oder Orciprenalin, i. v. während der elektrophysiologischen Untersuchung verabreicht, als auch körperliche Belastung führen zu spontaner Zunahme von Häufigkeit und Salvenlänge der VES. Abnorme Automatie oder durch Katecholamine getriggerte Aktivität können als mögliche Mechanismen für diese Tachykardie angenommen werden.

Idiopathische linksventrikuläre Tachykardien mit dem Bild eines RSB im Oberflächen-EKG sind in ihrer Genese unklar [1, 2]. Diese Reentrytachykardien haben jedoch eine günstige Prognose. Eine Sonderstellung nehmen Tachykardien mit LAH- und RSB-Konfiguration ein. Sie sind in Einzelfällen als Isoptin-sensibel beschrieben worden, d. h., sowohl spontanes Auftreten als auch die Induzierbarkeit während der elektrophysiologischen Untersuchung kann durch den Calciumantagonisten verhindert werden [2].

Primäres Kammerflimmern bei Herzgesunden ist sehr selten, wurde aber beschrieben [6a, 6b, 17]. Erste Mitteilungen aus laufenden Studien bei solchen Patienten mit implantiertem automatischen Kardioverter/Defibrillator zeigen, daß diese Patienten ein hohes Rezidivrisiko [36] und damit ohne entsprechende Behandlung eine schlechte Prognose haben.

Therapie

Nichtanhaltende VT aus dem RVOT lassen sich durch Therapie mit β-Rezeptorenblockern oder Sotalol symptomatisch bessern. Eine weitergehende Therapie ist aufgrund der günstigen Prognose bei fehlender rechtsventrikulärer Dilatation und fehlendem Nachweis fettiger myokardialer Degeneration (Myokardbiopsie, Magnetresonanz-Tomographie) nur bei ausgesprochen subjektiver Beeinträchtigung der Lebensqualität durch Angstzustände sowie z.B. häufigen Schwindel erforderlich. In solchen Fällen kann eine HF-Strom-Katheterablation versucht werden [5].

Auf die Behandelbarkeit der VT mit LAH- und RSB-Morphologie mit Isoptin wurde bereits hingewiesen.

Die idiopathischen linksventrikulären Tachykardien können heute mit einer Erfolgswahrscheinlichkeit von mehr als 80% der HF-Strom-Katheterablation zugeführt werden [27].

Ansonsten erscheinen Behandlungsversuche mit β-Rezeptorenblockern, Klasse-IC- und Klasse-III-Antiarrhythmika als Mono- oder Kombinationstherapie möglich.

Literatur zu Kap. 14.4

1. Aliot E, Brembilla-Perrot B, Khalife K et al. (1987) Ventricular tachycardias in individuals with apparently normal heart. In Aliot E, Lazarra R (eds) Ventricular tachycardias. From mechanism to therapy. Martinus-Nijhoff, Dordrecht Netherlands, p 31
2. Behassen B, Shapira I, Pelleg A et al. (1984) Idiopathic recurrent sustained ventricular tachycardia responsive to verapamil: an ECG-electrophysiologic entity. Am Heart J 108: 1034
3. Borggrefe M, Chen X, Martinez-Rubio A et al. (1994) The role of implantable cardioverter defibrillators in dilated cardiomyopathy. Am Heart J 127: 1145
4. Borggrefe M, Willems S, Chen X et al. (1992) Catheter ablation of ventricular tachycardia using radiofrequency current. Herz 17: 171
5. Breithardt G, Borggrefe M, Wichter T (1990) Catheter ablation of idiopathic right ventricular tachycardia. Circulation 82: 2273
6. Breithardt G, Camm AJ, Campbell RWF et al. (1992) Guidelines for the use of implantable cardioverter defibrillators: A task force of the working groups on cardiac arrhythmias and cardiac pacing of the european society of cardiology. Europ Heart J 13: 1304
6a. Brugada P, Brugada J (1992) Right bundle brunch block, persistent ST segment elevation and sudden cardiac death: A distinct clinical and electrocardiographic syndrome. J Am Coll Cardiol 20: 1391
6b. Brugada J, Brugada P et al. (1999) The syndrome of right bundle brunch block ST segment elevation in V1 to V3 and sudden cardiac death – the Brugada syndrome. Europace 1: 156
7. Cairns JA, Connolly SJ, Roberts R, Gent M for the Cannadian Amiodarone Myocardial Infarction Arrhythmia Trial Investigators (1997) Randomised trial of outcome after myocardial infarction in patients with frequent or repetive ventricular premature depolarisations: CAMIAT Lancet 349: 675
8. Chen X, Shenasa M, Borggrefe M et al. (1994) Role of programmed ventricular stimulation in patients with idiopathic dilated cardiomyopathy and documented sustained ventricular tachyarrhythmias: Inducibility and prognostic value. Eur Heart J 15: 76
9. Dessertenne F, Fabiato A, Coumel P (1966) Un chapitre nouveau d'electrographie: les variations progressives de l'amplitude de l'electrocardiogramme. Actual Cardiol Angiol Int 15: 241
10. Fontaine G, Fontaliran F, Lascault G et al. (1994) Arrhythmogenic right ventricular dysplasia. In: Zipes DP, Jalife J (eds) Cardiac elektrophysiology: From cell to bedside, 2nd ed. WB Saunders Company, Philadelphia London Toronto Montreal Sydney Tokyo, p 754
11. Franz MR, Cima R, Wang D (1992) Electrophysiological effects of myocardial stretch and mechanical determinants of stretch-activated arrhythmias. Circulation 86: 968

12. Gallavardin L (1922) Extrasystolie ventriculaire a paroxysmes tachycardiques prolonges. Arch Mal Coeur 15: 298
13. Gonska B, Cao K, Schaumann A et al. (1994) Catheter ablation in 136 patients with coronary artery disease: results and long-term follow-up. J Am Coll Cardiol 15: 1506
14. Jervell A, Lange-Nielsen F (1957) Congenital deaf-mutism, functional heart disease with prolongation of the QT-interval, and sudden death. Am Heart J 54: 59
15. Julian DG, Camm AJ, Frangin G et al. for the European Myocardial Infarct Amiodarone Trial investigators (1997) Randomised trial of effect of amiodarone on mortality in patients with left ventricular dysfunction after recent myocardial infarction: EMIAT. Lancet 349: 667
16. Kartritsis D, Camm AJ (1993) New class III antiarrhythmic drugs. Eur Heart J 14: 93
17. Kempf FC, Josephson ME (1984) Cardiac arrest recorded on ambulatory electrocardiograms. Am J Cardiol 53: 1577
18. Lawrie GM, Pacifico A (1994) Surgery for ventricular tachycardia. In: Zipes DP, Jalife J (eds) Cardiac elektrophysiology: From cell to bedside, 2nd ed. WB Saunders Company, Philadelphia London Toronto Montreal Sydney Tokyo, p 1547
19. Lown B, Wolf M (1971) Approaches to sudden death from coronary heart disease. Circulation 44: 130
20. Martins JB, Constantin MG, Kienzle SL et al. (1990) Mechanisms of ventricular tachycardia unassociated with coronary artery disease. In: Zipes DP, Jalife J (eds) Cardiac Elektrophysiology: From cell to bedside, 1st ed. WB Saunders Company, Philadelphia London Toronto Montreal Sydney Tokyo, p 581
21. Mehta D, Davies MJ, Ward DE et al. (1994) Ventricular tachycardias of right ventricular origin: Markers of subclinical right ventricular disease. Am Heart J 127 (2): 360
22. Miller JM (1994) Recognition of ventricular tachycardia. In: Zipes DP, Jalife J (eds.) Cardiac Elektrophysiology: From cell to bedside, 2nd ed. WB Saunders Company, Philadelphia London Toronto Montreal Sydney Tokyo, p 990
23. Moss AJ, Jackson Hall W, Cannom DS (1996) Improved survival with an implanted defibrillator in patients with coronary disease at high risk for ventricular arrhythmia. N Engl J Med. 335: 1933
24. Myerburg RJ, Kessler KM, Kimura S (1994) Life-threatening ventricular arrhythmias: The link between epidemiology and pathophysiology. In: Zipes DP, Jalife J (eds) Cardiac elektrophysiology: From cell to bedside, 2nd ed. WB Saunders Company, Philadelphia London Toronto Montreal Sydney Tokyo, p 723
25. Parkinson J, Papp C (1947) Repetitive paroxysmal tachycardia. Br Heart J 9: 241
26. Pfisterer M, Kiowski W, Burckhardt D et al. (1992) Beneficial effect of amiodarone on cardiac mortality in patients with asymptomatic complex ventricular arrhythmias after acute myocardial infarction and preserved but not impaired left ventricular function. Am J Cardiol 69: 1399
27. Rodriquez LM, Smeets JLRM, Timmermans C, Wellens HJJ (1997) Predictors for successful ablation of right - and left-sided idiopathic ventricular tachycardia. Am J Cardiol 79: 309
28. Romano C, Gemme G, Pongiglione R (1963) Aritmie cardiache rare dell'età pediatrica. Clin Pediat 45: 656
29. Schwartz PJ (1997) The long QT syndrome. In: Camm AJ (ed) Clinical approaches to tachyarrhythmias. Futura Publishing Company, New York, p 98
30. Shenasa M, Borggrefe M, Haverkamp W (1993) Ventricular tachycardia. Lancet 343: 386
31. The antiarrhythmics versus implantable Defibrillators (AVID) Investigators (1997) A comparison of antiarrhythmic-drug therapy with implantable defibrillators in patients resuscitated from near-fatal ventricular tachyarrhythmias. N Engl J Med 337: 1576
32. The Cardiac Arrhythmia Suppression Trial (CAST) Investigators (1989) Preliminary report: effect of encainide and flecainide on mortality in a randomized trial of arrhythmia suppression after myocardial infarction. N Engl J Med 321: 406
33. The Cardiac Arrhythmia Suppression Trial II Investigators (1992) Effect of the antiarrhythmic agent moricizine on survival after myocardial infarction. N Engl J Med 327: 227

34. Vassalo JA, Cassidy DM, Miller JM et al. (1986) Left ventricular endocardial activation during right ventricular pacing: Effect of underlying heart disease. J Am Coll Cardiol 7: 1228
35. Ward OC (1964) A new familial cardiac syndrome in children. J Irish Med Assoc 54: 103
36. Wever EF, Hauer RN, Oomen A et al. (1993) Unfavorable outcome in patients with primary electrical disease who survived an episode of ventricular fibrillation. Circulation 88: 1021
37. Wever E, Hauer R, Van Capelle F et al. (1995) Randomized Study of Implantable Defibrillator as First-choice Therapy versus Conventional Strategy in Postinfarct Sudden Death Survivors. Circulation 91: 2195

14.5 Bradykarde Herzrhythmusstörungen

Auch bradykarde Herzrhythmusstörungen werden in Störungen der Erregungsbildung und Störungen der Erregungsleitung unterteilt.

14.5.1 Störungen der Erregungsbildung

Erkrankungen des physiologischen Erregungszentrums, nämlich des Sinusknotens, können sich als Störung der Automatie nach Tachyarrhythmie bei Vorhofflimmern in Form von langen Pausen bis zur 1. Sinusknotenentladung evtl. mit hämodynamischer Auswirkung äußern (Tachykardie-Bradykardie-Syndrom).

Eine 2. Form der Sinusknotendysfunktion, die jedoch überwiegend nur bei Herzkranken gefunden wird, ist ein nicht-adäquater Herzfrequenzanstieg unter Belastung (Frequenzinkompetenz des Sinusknotens). Ein festes Maß für die Frequenzinkompetenz des Sinusknotens gibt es nicht; jedoch wird von vielen Arbeitsgruppen ein Frequenzanstieg auf Werte über 100 S/min bei submaximaler Ausbelastung als richtungsweisend für die Diagnose angesehen. Natürlich gilt dieser Wert nicht für trainierte Sportler [1] und ist in Konsequenz für eine mögliche AAI-R-Schrittmachertherapie immer von begleitenden Symptomen, etwa in Form einer frequenzabhängigen Herzinsuffizienz, zu sehen.

Eine Sinusbradykardie, ein Tachykardie-Bradykardie-Syndrom und eine Frequenzinkompetenz des Sinusknotens können als Sinusknotensyndrom [6, 8–10] Ausdruck sowohl entzündlicher als auch ischämisch und degenerativer Veränderungen sein. Eine degenerative Erkrankung, die das gesamte Erregungsleitungssystem betreffen kann und sowohl mit einer Sinusknotendysfunktion als auch mit einer AV-Überleitungsstörung einhergehen kann, wurde von Lenegre [4] beschrieben.

Ein Sinusknotenstillstand, reflektorisch durch eine Vagus-Reizung, z. B. bei einer Husten- oder Miktionssynkope oder ein Carotissinussyndrom bedingt, kann von einer gleichzeitigen reflektorischen AV-Blockierung im AV-Knoten begleitet werden.

Permanente Sinusknotenstillstände ohne begleitende atriale Ersatzrhythmen konnten beobachtet werden bei Hyperkaliämie und ausgeprägten postischämischen Veränderungen im Versorgungsgebiet der Sinusknotenarterie.

Therapie

Die vorbeschriebenen bradykarden Herzrhythmusstörungen sind nur therapiebedürftig bei einer begleitenden klinischen Symptomatik z. B. in Form von Schwindel oder Adam-Stokes-Anfällen (kurz anhaltender adynamer Herzstillstand mit Synkope). Stets müssen andere Ursachen für Synkopen ausgeschlossen werden. Eine medikamentöse Therapie ist möglich bei vagalreflektorisch bedingter Bradyarrhythmie durch Atropinderivate wie das Ipratopiumbromid (Itrop). Wegen der erheblichen Nebenwirkungen dieser unselektiven M-Cholinorezeptorblocker (Mundtrockenheit, Miktionsstörungen, Obstipation und Sehstörungen) ist eine Dauertherapie mit ausreichenden Dosen häufig nicht möglich. In Abhängigkeit vom Schweregrad der klinischen Symptomatik kann die Indikation zur Implantation eines Herzschrittmachers gegeben sein. Bei frequenzinkompetentem Sinusknoten muß die Implantation eines Schrittmachersystems (SM) mit frequenzadaptiver Zusatzfunktion (z. B. AAIR) erwogen werden. Bei reflektorisch bedingtem Sinusknoten- oder Vorhofstillstand hat sich insbesondere bei jüngeren Patienten ein Indikationswandel von Einkammersystemen (VVI) zu Zweikammersystemen (DDD) ergeben.

Der beschriebene Indikationswandel wurde begründet mit der Möglichkeit der Induktion von Vorhofflimmern durch retrograde Leitung der SM-induzierten Kammeraktion und das Auftreten von SM-Syndromen [3, 7].

Neurogene Synkopen mit Bradykardie und arterieller Hypotension (nachgewiesen mit der Kipptischuntersuchung) können neben der Schrittmacherversorgung die Behandlung mit einem niedrig dosierten β-Blocker erforderlich machen. Bei alleiniger vasovagaler Komponente (mit dem Kipptisch nachgewiesen) wird die primäre Behandlung mit einem β-Blocker empfohlen.

Klinisch asymptomatische AV-Dissoziationen, bei denen der AV-Knoten als sekundäres Schrittmacherzentrum führend wird (die P-Welle oszilliert um einen normalbreiten QRS-Komplex im Oberflächen-EKG), werden öfters bei Kindern, Jugendlichen und trainierten Sportlern beobachtet. Sie bedürfen keiner Therapie.

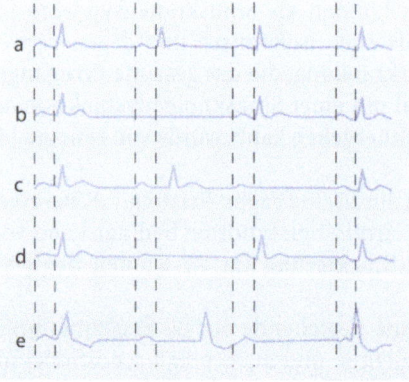

Abb. 14.5.1. In **a)** findet sich Sinusrhythmus. In **b)** fehlt die P-Welle nach der ersten Aktion, als Ausdruck eines möglichen 2:1-Blocks der sinuatrialen Leitung. **c)** zeigt die Zunahme der PQ-Zeit (Vergleiche erstes und zweites PQ-Intervall) mit anschließender völliger Blockierung der AV-Überleitung. Hier handelt es sich um einen AV-Block 2. Grades Typ Wenckebach. **d)** weist einen intermittierenden AV-Block 2. Grades Typ Mobitz (2:1-Blockierung) aus. In **e)** findet sich ein AV-Block 3. Grades mit breiten Kammerkomplexen (tertiärer Ersatzrhythmus aus den Herzkammern). Die P-Wellen sind ohne festen Bezug zu den Kammerkomplexen

Verlängerungen der Sinusknotenerholungszeit (SKEZ) über 1400 ms oder der frequenz-korrigierten SKEZ auf über 450 ms sowie Pausen nach Carotisdruckversuch sind bei asymptomatischen Patienten in keinem Fall eine Indikation zur SM-Therapie.

14.5.2 Störungen der Erregungsleitung

Sinuatriale Leitungsblockierungen

Blockierungen der vom Sinusknoten über die Vorhofmuskulatur zum AV-Knoten geleiteten elektrischen Erregungen können als sinuatriale Leitungsblockierungen sowohl im Oberflächen-EKG vermutet (Abb. 14.5.1 a, b), als auch in der elektrophysiologischen Untersuchung bewiesen werden.

In Analogie zu den noch zu besprechenden AV-Blockierungen kann die sinoatriale Leitungszeit bei jeder elektrischen Herzaktion verlängert sein. Dieses ist im Oberflächen-EKG nicht erkennbar. Eine 2:1-Blockierung kann insbesondere bei passagerem und plötzlichem Auftreten mit Halbierung der Herzfrequenz angenommen werden. Eine Blockierung mit zunehmender sinuatrialer Leitungszeit bis zum Ausfall einer Überleitung kann im Oberflächen-EKG bei sich rhythmisch verkürzenden P-Wellen-Abständen und plötzlichem Ausfall einer P-Welle angenommen werden.

Komplette sinuatriale Blockierungen mit bradykarden, ektopen atrialen Ersatzrhythmen sind selten. Mit Hilfe der invasiven elektrophysiologischen Untersuchung können die sinuatrialen Leitungszeiten während programmierter Vorhofstimulation mit verschiedenen Grundfrequenzen bestimmt werden [2].

Therapie

Selten ist die Implantation eines AAI-SM wegen klinischer Symptomatik bei sinoatrialer Blockierung erforderlich.

AV-Leitungsblockierungen

Entsprechend des Ortes der Blockierung der AV-Überleitung unterteilt der Autor in suprahisäre und intra- oder infrahisäre Leitungsblockierungen. Während suprahisär im AV-Knoten selbst Leitungsblockierungen reflektorisch durch vagale Innervation passager möglich sind, sind intra- oder infrahisäre Leitungsblockierungen immer durch begleitende organische Herzerkrankungen bedingt und somit prognostisch ungünstiger. AV-Blockierungen werden in 3 Schweregrade unterteilt. Beim AV-Block 1. Grades findet sich eine Verlängerung der PQ-Zeit auf über 210 ms. Der AV-Block 2. Grades (Typ Wenckebach) (Abb. 14.5.1, c) ist durch eine fortschreitende Ermüdung im AV-Knoten gekennzeichnet. Der Zyklus der

Überleitungsstörung beginnt mit einer normalen PQ-Zeit, die sich sukzessiv von Schlag zu Schlag verlängert bis eine Vorhofaktion komplett in der Überleitung blockiert ist (Abb. 14.5.1 c). Der AV-Block 2. Grades (Typ Mobitz) weist das Bild einer 2:1- oder höhergradigen Überleitungsstörung auf (Abb. 14.5.1 d). Bei einem AV-Block 3. Grades wird keinerlei Vorhofaktion mehr übergeleitet, erkennbar an der totalen Dissoziation von P-Wellen und QRS-Komplexen [2] (Abb. 14.5.1 e).

Bei plötzlich auftretendem AV-Block III wird der AV-Knoten als sekundäres Schrittmacherzentrum in einem Frequenzbereich zwischen 35–45 S/min aktiv. Dieses reicht in Ruhe für die Aufrechterhaltung der Hämodynamik aus. Bei erworbenem AV-Block III werden die Patienten wegen eines unzureichenden Frequenzanstieges unter Belastung mit Luftnot symptomatisch. Bei angeborenem AV-Block III kann das Herzminutenvolumen durch eine adaptive Anpassung des Schlagvolumens auch unter Belastung so kompensiert sein, daß die meisten dieser Patienten trotz Bradykardie keines SM bedürfen. Treten nach Eintritt eines AV-Blocks III tertiäre Ersatzrhythmen mit breitem QRS-Komplex (Abb. 14.5.1 e) aus den Herzkammern auf, dann ist die Frequenz (<30 S/min) so niedrig, daß häufig Synkopen auftreten, gefolgt von einer durch Bradykardie bedingten Herzinsuffizienz.
Tertiäre Ersatzrhythmen werden überwiegend bei Patienten mit organischen Herzerkrankungen nach Eintritt eines AV-Block III gefunden.

Bei akuten Myokardinfarkten im Hinterwandbereich kommt es oft zu passageren AV-Blockierungen verschiedenen Schweregrades. Treten AV-Blockierungen im Rahmen eines Vorderwandinfarktes auf, sind diese im Regelfall bleibender Natur.

Die Kombination aus LSB oder RSB und AV-Block I im Oberflächen-EKG ist im Gegensatz zu älteren Auffassungen kein sicherer Hinweis für einen drohenden AV-Block III. Auch die Kombination LAH, RSB und AV-Block I ist nicht zwangsläufig als Schrittmacherindikation wegen zu erwartender höhergradiger AV-Blockierungen anzusehen. Die Kombination AV-Block I und trifaskulärer Block (QRS >140 ms, oberer Umschlagspunkt in V_1 später als 40 ms, in V_6 später als 50 ms mit Aufsplitterung des QRS-Komplexes in V_1 und V_6) hat eine deutlich erhöhte Wahrscheinlichkeit, in einem AV-Block III zu enden.

In jedem Fall ist bei zweifelhafter Klinik z. B. in Form von Schwindelzuständen, Präsynkopen oder Synkopen, eine elektrophysiologische Untersuchung bei Vorliegen der genannten Blockbilder im Oberflächen-EKG indiziert.

Therapie

Trainierte Sportler und herzgesunde Patienten mit vagaler Imbalanz können passagere AV-Blockierungen unterschiedlichen Schweregrades aufweisen, ohne der Therapie zu bedürfen [5]. Kommt es zur Normalisierung der AV-Überleitung nach Injektion von 1 mg Atropin oder unter körperlicher Belastung ist der suprahisäre Charakter der AV-Blockierung bewiesen und eine spezifische Therapie bei fehlender klinischer Symptomatik nicht erforderlich. Abb. 14.5.2 zeigt einen AV-Knotenrhythmus mit um den Kammerkomplex wandernder P-Welle und links einen ausgeprägten AV-Block 1. Grades mit einer PQ-Zeit von 300 ms bei gesunden Sportlern. Der AV-Block verschwand bereits bei geringer körperlicher Belastung.

In seltenen Fällen kann bei Auftreten von Synkopen eine SM-Versorgung notwendig werden, wenn eine Therapie der vagalen Imbalanz durch Atropinderivate oder Sympathikonemetika nicht möglich ist. Bei fehlender Normalisierung der AV-Überleitung nach Gabe von Atropin i.v. ist die elektrophysiologische Untersuchung zur Lokalisationsdiagnostik der AV-Überleitungsstörung indiziert.

HV-Überleitungszeiten von über 90 ms oder nachgewiesene höhergradige intra- und infrahisäre AV-Blockierungen stellen auch beim asymptomatischen Patienten eine Indikation zur SM-Versorgung dar, da mit dem Auftreten plötzlicher AV-Blockierungen III zu rechnen ist. Bei einer infrahisären Blockierung sind nur tertiäre Ersatzrhythmen mit Herzfrequenzen über 30 S/min und Adam-Stokes-Anfälle zu erwarten.

Literatur zu Kap. 14.5

1. Bjornstad H, Storstein L, Meen HD et al. (1994) Ambulatory electrocardiographic findings in top athletes, athletic students and controlled subjects. Cardiology 84: 42
2. Breithard G, Seipel L (1978) Comparative study of two methods of estimating sinoatrial conduction time in man. Am J Cardiol 42: 965
3. Heeselson AB, Parsonnet V, Bernstein AD et al. (1992) Deleterious effects of long-term single-chamber ventricular pacing in patients with sick sinus syndrome. J Am Coll Cardiol 19: 1542
4. Lenegre J (1966) Bilateral bundle brunch block. Cardiologia 48: 134
5. Rardon DP, Miles WM, Mitrani RD et al. (1994) Atrioventricular block and dissociation. In: Zipes DP, Jalife J (eds): Cardiac electrophysiology: From cell to bedside, 2nd. ed. WB Saunders Company, Philadelphia London Toronto Montreal Sydney Tokyo, p 35
6. Seipel L (1987) Klinische Elektrophysiologie des Herzens. Georg Thieme, Stuttgart; New York
7. Sgarbossa EB, Pinski SL, Maloney JD et al. (1993) Chronic atrial fibrillation and stroke in paced patients with sick sinus syndrome: Relevance of clinical characteristics and pacing modalities. Circulation 88: 1045
8. Steinbeck G, Lüderitz B (1975) Comparative study of sinoatrial conduction time and sinus node recovery time. Br Heart J 37: 956
9. Strauss HC, Saroff AL, Bigger JT, Giardina EGV (1973) Electrophysiological evaluation of sinus node function in patients with sinus node dysfunction. Circulation 53: 763
10. Wu DL, Yeh SJ, Lin FC et al. (1992) Sinus automaticity and sinoatrial conduction in severe symptomatic sick sinus syndrome. J Am Coll Cardiol 19: 355

14.6 Kleines Herzschrittmacher- und Kardioverter/Defibrillator-Brevier

Die heutigen, überwiegend lithiumbatteriebetriebenen Herzschrittmacher (SM) haben eine Laufzeit zwischen 4 und 15 Jahren. Für das Erreichen einer maximalen Laufzeit ist Sorgfalt bei der Implantation zum Erreichen niedriger Reizschwellen für die Stimulation und hoher detektierbarer Spannungen für die Wahrnehmung der elektrischen Eigenaktionen durch gute Elektrodenplazierung erforderlich. Für die z. Z. verfügbaren implantierbaren Kardioverter/Defibrillatoren (ICD) können maximal bis zu 7 Jahren Laufzeit erwartet werden. In den letzten Jahren wurden die Geräte mit zahlreichen kombinierbaren und oder programmierbaren Eigenschaften ausgestattet, deren Systematik, einschließlich des in den USA und in

Tabelle 14.6.1.

1. Buchstabe	2. Buchstabe	3. Buchstabe	4. Buchstabe	5. Buchstabe
Stimulationsort	Wahrnehmungsort	Steuerung der Stimulation	Programmierung, Telemetrie, Freuqenzadapt.	Antitachyarrhythmische Funktionen
(0) Keine	(0) Keine	(0) Keine	(0) Keine	(0) Keine
(A) Atrium	(A) Atrium	(T) Getriggert	(P) Einfachprogrammierbar	(P) ATP*
(V) Ventrikel	(V) Ventrikel	(I) Inhibiert	(M) Multiprogrammierbar	(S) Schock
(D) A + V	(D) A + V	(D) T + I	(C) Telemetrie	(D) P + S
			(R) Frequenzadaptation	

NBG-Code = (NASPE/BPEG-Generic Pacemaker-Code); * = antitachyarrhythmische Stimulation

Europa akzeptierten Abkürzungscodes (NBG-Code), wiedergegeben wird. Dieser Code gibt die globalen Funktionen eines SM an.

Der 1. Buchstabe definiert den Ort der Stimulation, der 2. Buchstabe bezeichnet den Ort der Wahrnehmung, der 3. Buchstabe zeigt die Steuerung der Stimulation durch die Art der Detektion an. Vor dem 4. Buchstaben wird zur besseren Übersicht häufig ein Komma gesetzt. Er gibt fakultativ, wenn vorhanden, Auskunft über die Programmierbarkeit, Möglichkeit über die Frequenzadaption und Telemetrie. Der 5. Buchstabe findet bei antitachykarden SM und ICD Verwendung. Er informiert über die Fähigkeit des Systems zur antitachyarrhythmischen Stimulation oder Schock. Die Möglichkeiten für Buchstabenkombinationen des NBG-Code sind Tabelle 14.6.1 zu entnehmen.

Im Bereich der SM-Therapie ist es seit einigen Jahren möglich, mit einer Elektrode im Vorhof die Vorhofaktion wahrzunehmen und mit einer 2. Elektrode über dasselbe Kabel die rechte Kammer zu stimulieren. Diese sog. VDD-Stimulation hat vielfach die Versorgung mit 2 getrennten Elektrodenkabeln, die die Wahrnehmung und Stimulation sowohl in Vorhöfen und Kammern ermöglicht, ersetzt.

Die Steuerung der elektrischen Impulsabgabe kann drei Möglichkeiten folgen:

1. mit Demandfunktion (durch cardiale Eigenaktion inhibiert).
2. Eigenaktionsgetriggert und
3. starrfrequent.

Mit Demandfunktion bedeutet, daß der SM atrial oder ventrikulär P-respektive R-Wellen inhibiert (I) stimuliert, wenn eine bestimmte programmierte Frequenz durch die Eigenaktion des Herzens unterschritten wird.

Bei getriggerter (T) Impulsabgabe erfolgt die Stimulation bei jeder wahrgenommenen Eigenaktion. Gebräuchliche SM-Modi mit Demandfunktion sind:

VVI   Stimulations- und Wahrnehmungsort = Ventrikel, Betriebsmodus = inhibiert

AAI   Stimulations- und Wahrnehmungsort = Vorhof, Betriebsmodus = inhibiert

DDD (D=Dual) Stimulations- und Wahrnehmungsort = Ventrikel + Atrium, Betriebsmodus = inhibiert + getriggert
VDD Stimulationsort = Ventrikel, Wahrnehmungsort = Ventrikel + Atrium, Betriebsmodus = Inhibiert + Getriggert
DDI Stimulations- und Wahrnehmungsort = Ventrikel + Atrium, Betriebsmodus = inhibiert
SSI (S=Single) als Einkammersystem im Vorhof = AAI oder im Ventrikel = VVI einsetzbar, Betriebsmodus = inhibiert

Alle genannten Modi sind heute in Kombination mit frequenzadaptiven Algorithmen verfügbar. Als Sensoren für die Wahrnehmung des Ausmaßes der körperlichen Belastung des Patienten werden hauptsächlich Erschütterungssensoren singulär oder in Kombination mit Akzelerometern, Atemminutenvolumen und Atemfrequenz erfassenden Fühlern eingesetzt. Neben den beschriebenen Betriebsmodi der Geräte kann sowohl die Wahrnehmung als auch die Stimulation in Abhängigkeit von der Elektrode unipolar (Schrittmachergehäuse versus distaler Elektrode) oder bipolar (distale versus proximale Elektrode) gestaltet werden. Häufig wird, wenn es die SM und Elektroden gestatten, ein bipolarer Modus für die Wahrnehmung gewählt, da so das Risiko von Falschwahrnehmungen der anderen Kammer oder von Myopotentialen erniedrigt wird. Stimulationsinduzierte Muskelkontraktionen am Zwerchfell oder subpectoral sind bei bipolarer Stimulation seltener, der Stromverbrauch gelegentlich jedoch höher im Vergleich zur unipolaren Stimulation.

Für Patienten, die neben der antitachyarrhythmischen Stimulation und/oder niederenergetischer Gleichstromschock-Therapie bei lebensbedrohlichen ventrikulären Tachyarrhythmien eine SM-Therapie benötigen, sind heute ICD-Typen mit der additiven Möglichkeit einer VVI- oder DDD-Stimulation verfügbar. Zur weiteren Übersicht siehe [1, 2].

14.6.1 Arrhythmien durch Herzschrittmacher

Herzschrittmacher können selbst Ursache von Tachykardien sein. Im DDD-Modus kann eine ventrikuläre Stimulation auf den Vorhof zurückgeleitet werden. Dort wird sie als Vorhoferregung wahrgenommen und löst eine Kammerstimulation aus. Diese Schrittmachertachykardie kann durch Programmierung verschiedener Refraktärparameter vermieden werden. Fehlwahrnehmungen durch Detektion beispielsweise einer ventrikulären Erregung durch eine Vorhofelektrode (Crosstalk) oder durch Myopotentiale können ebenfalls zu jedoch meistens bradykarden Herzrhythmusstörungen führen, die häufig durch Umprogrammierung des SM beherrschbar sind. Im VVI-Modus kann die fehlende Koordination der Hämodynamik von Vorhöfen und Kammern mit einer ventrikulären Systole bei offenen AV-Klappen zu einem reflektorischen Abfall des Blutdruckes mit Synkope (Schrittmachersyndrom) führen. Als ursächlich wird eine überschießende Reaktion auf eine Reizung von Druckrezeptoren in den Vorhöfen oder Pulmonalvenen angenommen.

Die Implantation eines ICD, im besonderen aber auch eines Herzschrittmachers, bedeutet für viele Patienten eine nicht unerhebliche seelische Belastung, der in der ambulanten Betreuung besonders Rechnung getragen werden muß.

Literatur zu Kap. 14.6

1. Fischer W, Ritter PH (1997) Praxis der Herzschrittmacher Therapie. Springer Verlag, Berlin Heidelberg New York
2. Lüderitz B (1991) Herzschrittmacher. Springer-Verlag, Berlin Heidelberg

15 Herzinsuffizienz

M. Kaltenbach, H. G. Olbrich

15.1 Definition, Einteilung

Die Herzinsuffizienz ist ein Syndrom, das im Gefolge der verschiedensten Herzerkrankungen auftreten kann. Erstes Ziel der Behandlung einer Herzkrankheit ist es, das Auftreten einer Herzinsuffizienz überhaupt zu verhüten. Dies trifft für die Herzinsuffizienz im Gefolge einer arteriellen Hypertonie genauso wie für die Herzinsuffizienz als Folge einer Myokardischämie zu. Auch die meisten Herzklappenfehler oder Mißbildungen, die im Spätstadium zur Herzinsuffizienz führen, können heute in der Regel rechtzeitig korrigiert werden. Bei den primären Erkrankungen des Herzmuskels dagegen und auch beim primären pulmonalen Hochdruck ist die Entwicklung einer Herzinsuffizienz häufig nicht zu vermeiden.

Die klassische Form der Herzinsuffizienz geht mit einer starken Herzvergrößerung infolge Dilatation der Herzhöhlen, mit einem verminderten Herzzeitvolumen und erhöhten Füllungsdrucken (RV >10, LV >15 mm Hg) einher. Das Herzzeitvolumen sinkt unter $4 l/1,73 m^2$, die arteriovenöse Sauerstoffdifferenz steigt auf mehr als 30% an, die Sättigung des venösen Mischbluts in der Pulmonalarterie sinkt auf unter 65%.

Bei vorwiegendem Versagen des linken Ventrikels entsteht das Bild der Linksherzinsuffizienz, bei dem des rechten Ventrikels das der Rechtsherzinsuffizienz. Das Bild der Linksherzinsuffizienz kann auch durch eine Einflußbehinderung in den Ventrikel beispielsweise infolge Mitralstenose oder hypertrophischer Myokarderkrankung auftreten, das der Rechtsherzinsuffizienz durch Einflußbehinderung infolge Pericarditis constrictiva. Eine Stauung vor dem Herzen z.B. durch Thrombose der Hohlvenen kann ähnliche Symptome wie die Rechtsherzinsuffizienz hervorrufen.

Die Symptome der Rechts- und Linksherzinsuffizienz bestehen in vielen Fällen nebeneinander. Dies ist besonders bei Erkrankungen des linken Herzens der Fall, da sich die hämodynamische Störung über den Lungenkreislauf rasch auf das rechte Herz auswirkt.

Bei manchen Kranken steht nicht die Blutstauung, sondern Symptome im Sinne der verminderten Auswurfleistung im Vordergrund. Man spricht dann vom „Vorwärtsversagen" im Gegensatz zum „Rückwärtsversagen".

Als Belastungsherzinsuffizienz wird ein Zustand definiert, bei dem die Zeichen der Herzinsuffizienz nur unter körperlicher oder anderweitiger Belastung, nicht aber in Ruhe auftreten.

15.2 Klinik

Das klassische Symptom der Linksherzinsuffizienz ist die Atemnot. Diese tritt bevorzugt bei körperlichen Anstrengungen wie Treppensteigen auf. Sie macht sich aber auch häufig nachts, besonders in den frühen Morgenstunden, infolge vermehrter intravasaler Flüssigkeitsansammlung bemerkbar. Die Patienten empfinden Erleichterung durch Aufstehen oder Aufsitzen mit herabhängenden Beinen. In ausgeprägten Fällen kommt es zum alveolären Lungenödem.

Die Stauung vor dem linken Herzen ist auskultatorisch durch feinblasige Rasselgeräusche über den basalen Lungenabschnitten am Rücken – bevorzugt links – zu auskultieren. Man hört feinblasige, zunächst inspiratorische Rasselgeräusche. Bei ausgeprägter Stauung und besonders beim Lungenödem sind die Geräusche manchmal so laut, daß sie auf Distanz gehört werden können.

Bei manchen Patienten, insbesondere bei der Linksherzinsuffizienz im Rahmen des frischen Myokardinfarkts kommt es zur Ausbildung eines rein interstitiellen Lungenödems, das ohne auskultatorische Symptome einhergeht, auch wenn röntgenologisch schon ausgeprägte Flüssigkeitseinlagerungen vorliegen.

Wenn die Linksherzinsuffizienz vorwiegend zu einer Störung des Blutauswurfs führt, stehen die Folgen der Mangeldurchblutung, insbesondere des Gehirns, im Vordergrund. Die Patienten klagen über Schwindelgefühl, es kommt zu Kollapserscheinungen mit Bewußtlosigkeit, bevorzugt bei körperlicher Anstrengung. Klassisches Beispiel ist die Linksherzinsuffizienz bei schwerer Aortenstenose oder hypertrophischer Myokarderkrankung.

Die Rechtsherzinsuffizienz kann mit geringen subjektiven Beeinträchtigungen einhergehen, wenn es sich vorwiegend um eine Stauungsinsuffizienz handelt. Der Patient bemerkt als erstes Symptom eine Flüssigkeitsansammlung in den unteren Extremitäten. Bei der körperlichen Untersuchung findet man Knöchelödeme und prätibiale Ödeme von seitengleichem Schweregrad – falls nicht zusätzlich eine einseitige venöse Abflußstörung vorliegt –, bei bettlägerigen Kranken tritt die Flüssigkeitsansammlung bisweilen über dem Kreuzbein als erste hervor. Sind die Ödeme kardial bedingt, so besteht immer auch eine Leber- und Halsvenenstauung. Diese ist daran erkennbar, daß die Entleerung der Halsvenen erst beim steilen Aufsitzen zustandekommt. Durch Druck auf die vergrößerte Leber kann die Halsvenenstauung verstärkt werden. Venös thrombotisch bedingte Ödeme dürfen nicht als Herzinsuffizienz mißgedeutet werden. Sie gehen ohne Lebervergrößerung einher, sind häufig seitenungleich, die Haut über dem Ödem ist meist übererwärmt. Anamnestisch ist eine durchgemachte Phlebothrombose oder eine dazu disponierende Erkrankung aufdeckbar.

Die Ansammlung von Flüssigkeit im Abdomen ist ein spätes Zeichen der Rechtsherzinsuffizienz. Ein ausgeprägter Aszites geht meist auf eine Stauung der Pfortader zurück. Besonders bei der Pericarditis constrictiva tritt der Aszites nicht selten in den Vordergrund.

Ein Pleuraerguß spricht bei der Herzinsuffizienz für eine Stauung sowohl vor dem rechten als auch vor dem linken Herzen, weil der Pleuraraum sowohl über Venen des großen als auch des kleinen Kreislaufs drainiert wird.

Bei der Stauungsherzinsuffizienz kommt es meist zu einer Vermehrung des intravasalen Blutvolumens. Eine Polyglobulie findet sich u. a. bei Herzinsuffizienz infolge pulmonalen Hochdrucks. Patienten mit überwiegender Vorwärtsinsuffizienz können dagegen ein vermindertes Blutvolumen und eine Anämie aufweisen. Die Therapie muß diese im Einzelfall ausgeprägt gegenläufigen Adaptationsmechanismen berücksichtigen.

Bei der schweren Herzinsuffizienz liegt als Folge des erhöhten sympathischen Antriebs meist eine Tachykardie vor, die Haut ist blaß, der Blutdruck niedrig. Der 1. Herzton ist infolge mangelhafter Kontraktion leise, man hört einen 3. Herzton. Bei ausgeprägter Ventrikeldilatation kommt es zum Geräusch der relativen Mitralinsuffizienz bzw. Trikuspidalinsuffizienz.

Die Herzinsuffizienz führt zu einer Reihe von Kompensationsmechanismen, die eine Beseitigung der Störung zum Ziel haben. Häufig bewirken diese Mechanismen aber keine Besserung, sondern sogar eine Verstärkung der Symptomatik, weil sie überschiessend sind, sich verselbständigen oder zu unerwünschten Sekundärveränderungen führen.

Die Aktivierung des Sympatikus führt zu einer Erhöhung der Katecholamine und des Aldosteron-Angiotensin-Reninsystems mit Tachykardie und peripherer Vasokonstriktion. Die Blutkonzentration von Noradrenalin steht dabei in quantitativer Beziehung zur Schwere und Prognose der Erkrankung. Therapeutisch werden häufig entsprechende Antagonisten, insbesondere Betarezeptorenblocker, ACE-Hemmer und Aldosteronantagonisten eingesetzt. Die Erfolge sind so gut, daß ihre Anwendung schon weitgehend zur Grundlage der Therapie geworden ist.

Infolge der erhöhten Katecholamine kommt es zu einer Verminderung der Anzahl und Sensitivität sympatischer Beta 1-Rezeptoren. Durch Betablockade kann deren „Herabregulierung" wieder rückgängig gemacht werden.

Infolge Dehnung des rechten Vorhofs kommt es zu einer vermehrten Ausschüttung des atrialen, natriuretischen Faktors (ANF). Auch für dessen Konzentration besteht eine quantitative Beziehung zur Schwere der Herzinsuffizienz. Die vermehrte Ausschüttung tritt auch akut auf, wenn zum Beispiel bei einer Tachykardie der Vorhof gedehnt wird. Sie ist Ursache der regelmäßig auftretenden Harnflut bei paroxysmaler Tachykardie oder Tachyarrhythmie.

Das EKG ist in aller Regel pathologisch, ohne irgendwelche für die Herzinsuffizienz spezifischen Veränderungen. Mit der Indikatorverdünnungsmethode oder durch Messung der O_2-Sättigung im arteriellen Blut und im venösen Mischblut der Pulmonalarterie kann man das stark herabgesetzte Herzzeitvolumen nachweisen. Echokardiographisch ist die Erweiterung und Kontraktionsschwäche der Herzhöhlen zu erkennen. Die röntgenologisch erkennbare Lungenstauung ist ein zuverlässiges Zeichen der Linksherzinsuffizienz. Für die differentialdiagnostische Erkennung von Frühformen der Herzinsuffizienz hat sich die Herzvolumenbestimmung bewährt. Das Herzvolumen ist regelhaft über die Normgrenze erhöht.

15.3 Therapie

Die Herzinsuffizienz erfordert im akuten Stadium Bettruhe – im Gegensatz zum chronischen Stdium und zur Behandlung fast aller sonstiger Herz-Kreislaufstörungen bzw. -erkrankungen. Bei ausgeprägter Luftnot ist die Lagerung mit erhöhtem Oberkörper und herabhängenden Beinen hilfreich. Das trifft besonders für das Lungenödem zu. Allgemeinmaßnahmen für die Behandlung der chronischen Herzinsuffizienz bestehen bei Adipositas in Normalisierung des Körpergewichts und in Kochsalzeinschränkung. Eine kaliumreiche Kost kann zur Ödemausschwemmung beitragen (Reistag, Obsttag mit Obst als Kompott). Die dosierte Bewegungstherapie ist sinnvoll und führt zur symptomatischen Besserung infolge Wiederherstellung gestörter Regulationen in der Skelettmuskulatur und den peripheren Gefäßen.

Wenn immer möglich, wird die Grunderkrankung, die zur Herzinsuffizienz geführt hat, therapiert.

Medikamentös ist in der Regel eine Digitalisierung angezeigt. Ausnahmen sind die akute Linksherzinsuffizienz, bei der eine Digitaliswirkung nicht abgewartet werden kann wie beim frischen Infarkt. Bei Herzrhythmusstörungen muß die mögliche arrhythmogene Wirkung von Digitalis beachtet werden. Während man früher eine rasche Sättigungsbehandlung mit Glykosiden durchführte, wird heute die langsame Sättigung in der Regel bevorzugt. Bei der chronischen Herzinsuffizienz kann man durchaus mit der Erhaltungsdosis beginnen, muß aber damit rechnen, daß bei der Verwendung von Digitoxin die volle Wirkung erst in 4 Wochen erreicht wird. Verwendet werden in der Regel Digoxin- oder Digitoxinpräparate, bei eingeschränkter Nierenfunktion oder im höheren Alter ist Digitoxin (0,07 mg/Tag) in aller Regel vorzuziehen.

Bei der Stauungsherzinsuffizienz ist die Gabe von Saluretika indiziert. Kaliumsparende Kombinationen sind zur Vermeidung einer Kaliumverarmung notwendig; nur bei Kranken mit Niereninsuffizienz muß die Neigung zur Hyperkaliämie beachtet werden.

In den letzten Jahren wurde als zusätzliche Behandlungsmöglichkeit die Gabe von Vasodilatantien eingeführt. Man versucht, mit diesen Substanzen durch Reduktion der Nachlast das Herz zu entlasten. Diese Entlastung wird dann besonders wirksam, wenn die Herzinsuffizienz mit einem Hochdruck einhergeht, sie ist aber auch bei normalem oder sogar niedrigem Blutdruck einsetzbar. Für die Dauerbehandlung haben Substanzen wie Prazosin, Nifedipin und Nitrate eher enttäuscht.

Die Behandlung mit ACE (angiotensin-converting-enzym)-Hemmern führt zu erheblicher Besserung der Symptome und – im Gegensatz zur Digitalistherapie – auch zu einer eindeutigen Verbesserung der Überlebensrate. Die ACE-Hemmer gehören daher heute zum Standard der Herzinsuffizienzbehandlung.

Die Blockade der Angiotensin-Rezeptoren führt zu Besserungen, die weit über die Erfolge der Vasodilatatoren hinausgehen und auch auf anderen pathophysiologischen Mechanismen beruhen. Neben der Hemmung des Renin-Angiotensinsystems spielt die Beeinflussung von Bradykinin, Aldosteron u.a. eine Rolle. Entscheidend für die Prognoseverbesserung ist wahrscheinlich die Durchbrechung des Teufelskreises der übermäßigen neurohumoralen Aktivierung durch die ACE-Hemmer. Tabelle 15.3.1 zeigt die Ergebnisse mehrerer doppelblinder, randomisierter Studien mit ACE-Hemmern versus Placebo.

ACE-Hemmer können wegen Nebenwirkungen – insbesondere wegen Auslösung von chronischem Husten durch eine Alveolitis – manchmal nicht toleriert werden. Die neuentwickelten AT1-Antagonisten vom Typ des Losartan können hier vorteilhaft sein.

Tabelle 15.3.1. Kontrollierte Therapiestudien mit ACE-Hemmern bei Herzinsuffizienz[a] ([8])

	Studienname	Design	Therapie	Dauer [Monate]	Ergebnis
Chronische Herzinsuffizienz	CONSENSUS (253 Patienten) (1987)	Herzinsuffizienz NYHA IV	Enalapril vs. Plazebo initial 2,5–5 mg p.o. Dauer: 2x10 mg p.o.	6	Enalapril reduziert die Letalität um 40%
	SOLVD („Treatment") (2569 Patienten) (1991)	Herzinsuffizienz NYHA II/III EF ≤35%	Enalapril vs. Plazebo initial 2,5 mg p.o. Dauer: 2x10 mg p.o.	41	Enalapril reduziert die Letalität um 16%
	SOLVD („Prevention") (4228 Patienten) (1992)	Keine Herz- insuffizienz (NYHA I) EF≤53%	Enalapril vs. Plazebo initial 2,5 mg p.o. Dauer: 2x10 mg p.o.	37	Keine Reduktion der Letalität; 20% weniger Kranken- hausaufnahmen
Herzinsuffizienz nach Myokard- infarkt	AIRE (2006 Patienten) (1993)	Akuter Herzinfarkt mit Herzinsuffizienz	Ramipril vs. Plazebo ab 3.–10. Tag nach Infarkt, 2x5 mg p.o.	15	Ramipril reduziert Letalität um 27%

[a] Bei allen doppelblind randomisierten Patienten wurde der ACE-Hemmer oder Plazebo zusätzlich zur üblichen Behandlung ihrer Erkrankungen gegeben.
CONSENSUS: Cooperative North Scandinavian Enalapril Survival Study; SOLVD: Studies of Left Ventricular Dysfunction; AIRE: Acute Infarction Ramipril Efficacy; EF Auswurffraktion

Ein anderer Weg, um die schädliche neurohumorale Überaktivierung zu bremsen, ist die Gabe von Betablockern. Nach langem Zweifel an ihrem Nutzen gehört die Betablockertherapie heute zu den als hochwirksam anerkannten Behandlungsmaßnahmen. Substanzen ohne α-Rezeptorenstimulierung vom Typ des Carvedilol oder Celiprolol erscheinen besonders geeignet. Für die nicht zu therapierende Herzinsuffizienz stellt die Herztransplantation eine hochwirksame Alternative dar.

Während früher möglichst wenig Bewegung und möglichst viel Bettruhe als grundsätzlich ratsam angesehen wurden, wird heute eine moderate Bewegungstherapie empfohlen. Ziel ist die Erhaltung oder Wiedererlangung einer ökonomisch arbeitenden Skelettmuskulatur.

Weiterführende Literatur zu Kap. 15.1–15.3

1. Arvan S (1988) Exercise performance of the high risk acute myocardial infarction patient after cardiac rehabilitation. Am J Cardiol 62: 197-201
2. Böhm M, Erdmann E (1996) Chronische Herzinsuffizienz. In: Erdmann E, Riecker G (Hrsg.) Klinische Kardiologie. Springer, Berlin, S 751–917

3. Bussmann W-D, Störger H, Hadler D et al. (1987) Long-term treatment of severe chronic heart failure with captopril: A double-blind, randomized, placebo-controlled long-term study. J Cardiovasc Pharmacol 9 (Suppl 2): S50–S60
4. CIBIS Investigators and Committees (1994) A randomized trial of β-blockade in heart failure. The Cardiac Insufficiency Bisoprolol Study (CIBIS). Circulation 90: 1765–1773
5. Coats AJS, Adamopoulos S, Meyer TE et al. (1990) Effects of physical training in chronic heart failure. Lancet 335: 63–66
6. Coats AJS, Adamopoulos S, Radaelli A et al. (1992) Controlled trial of physical training in chronic heart failure: exercise performance, hemodynamics, ventilation, and autonomic function. Circulation 85: 2119–2131
7. Consensus Trial Study Group (1987) Effects of enalapril on mortality in severe congestive heart failure: results of the Cooperative North Scandinavian Enalapril Survival Study (CONSENSUS). N Engl J Med 316: 1429–1435
8. Deutsche Liga zur Bekämpfung des hohen Blutdruckes (1996) Empfehlungen zur Hochdruckbehandlung in der Praxis und zur Behandlung hypertensiver Notfälle, 12. Aufl. Heidelberg
9. Ehsani AA, Biello DR, Schultz J et al. (1986) Improvement of left ventricular contractile function by exercise training in patients with coronary artery disease. Circulation 74: 350–388
10. Farnett L, Mulrow CD, Linn WD et al. (1991) The J-curve phenomenon and the treatment of hypertension. Is there a point beyond which pressure reduction is dangerous? J Am Med Ass 265: 489–495
11. Fletcher GF, Balady G, Steven NB et al. (1996) Statement on exercise: benefits and recommendations for physical activity programs for all Americans: a statement for health professionals by the Committee on Exercise and Cardiac Rehabilitation of the Council on Clinical Cardiology, American Heart Association. Circulation 94: 857–862
12. Fletcher AE, Bulpitt ECJ (1992) How far should blood pressure be lowered? N Engl J Med 326: 251–255
13. Fletcher BJ, Dunbar SB, Felner JM et al. (1994) Exercise testing and training in physically disabled men with clinical evidence of coronary artery disease. Am J Cardiol 73: 170–174
14. Froelicher V, Jensen D, Genter F et al. (1984) A randomized trial of exercise training in patients with coronary heart disease. JAMA 252: 1291–1297
15. Giannuzzi P, Temporelli PL, Corrà U et al. for the ELVD Study Group (1997) Attenuation of unfavorable remodeling by exercise training in postinfarction patients with left ventricular dysfunction. Results of the Exercise in Left Ventricular Dysfunction (ELVD) Trial. Circulation 96: 1790–1797
16. Goldsmitt RL, Bigger JT Jr, Steiman RC, Fleiss JL (1992) Comparison of 24-hour parasympathetic activity in endurance-trained and untrained young men. J Am Coll Cardiol 20: 552–558
17. Guidelines Sub-Committee of the World Health Organization/International Society of Hypertension Mild Hypertension Liaison Comitee (1993) Guidelines for the management of mild hypertension: memorandum from a World Health Organization/International Society of Hypertension meeting. J Hypertens 11: 905–918
18. Hambrecht R, Niebauer J, Fiehn E et al. (1995) Physical training in patients with stable chronic heart failure: effects on cardiorespiratory fitness and ultrastructural abnormalities of leg muscles. J Am Coll Cardiol 25: 1239–1249
19. Hansson LA, Zancheti A, Carruthers SG et al. (1995) The Hypertension Optimal Treatment (HOT) Study: 12-month data on blood pressure and tolerability. Blood Pressure 4: 313–319
20. Irie K, Yamaguch T, Minematsuk K, Omae T (1992) The J-curve phenomenon in stoke recurrence. Stroke 24: 1844–1849
21. JNCV (1993) The Fifth Report of the Joint National Committee on Detection, Evaluation, an Treatment of High Blood Pressure. Arch Intern Med 153: 154–183
22. Jugdutt BI, Michorowski BL, Kappagoda CT (1988) Exercise training after anterior Q wave myocardial infarction: importance of regional left ventricular function and topography. J Am Coll Cardiol 12: 362–372

23. Macmahon S, Sharpe N, Doughty R et al. (1997) Randomised, placebo-controlled trial of carvedilol in patients with congestive heart failure due to ischaemic heart disease. LANCET 349: 375-380
24. Meyer TE, Casadei B, Coats AJS et al. (1991) Angiotensin-converting enzyme inhibition and physical training in heart failure. J Intern Med 230: 407-413
25. Perry G, Brown E, Thornton R et al. (1997) The effect of digoxin on mortality and morbidity in patients with heart failure. N Engl J Med 336: 525-533
26. Rossi P (1992) Physical training in patients with congestive heart failure. Chest 101: 3505-3535
27. Sullivan MJ, Higginbotham MB, Cobb FR (1988) Exercise training in patients with severe left ventricular dysfunction: hemodynamic and metabolic effects. Circulation 78: 506-515
28. Sullivan MJ, Higgingbotham MB, Cobb FR (1989) Exercise training in patients with chronic heart failure delays ventilatory anaerobic threshold and improves submaximal exercise performance. Circulation 79: 324-329
29. Tavazzi L, Ignone G (1991) Short-term haemodynamic evolution and late follow-up of post-infarct patients with left ventricular dysfunction undergoing a physical training programme. Eur Heart J 12: 657-665
30. Uretsky BF, Young IB, Eden F, Shahidi F et al. on Behalf of the PROVED Investigate Group (1993) Randomized study assessing the effect of digoxin withdrawal in patients with mild to moderate chronic congestive heart failure: Results of the PROVED Trial. J Am Coll Cardiol 22: 955-962
31. Waagstein F, Bristow MR, Swedberg K et al. (1993) Beneficial effects of metoprolol in idiopathic dilated cardiomyopathy. Lancet 342: 1441-1446
32. Waagstein F, Hjalmarson A, Varnauskas E, Wallentin J (1975) Effect of chronic β-adrenergic receptor blockade in congestive cardiomyopathy. Br Heart J 37: 1022-1036

15.4 Herztransplantation

Die Herztransplantation als Behandlungsprinzip verdankt ihre Attraktivität der medizinisch äußerst faszinierenden Möglichkeit einer wirksamen, weitgehend kurativen Therapie der terminalen, einer medikamentösen und konservativ chirurgischen Behandlung nicht mehr zugänglichen Herzinsuffizienz. Die Fünfjahresüberlebensrate herztransplantierter Patienten beträgt seit etwa 10 Jahren 70-80 %. Dem steht eine Überlebensrate von 20-30 % bei vergleichbaren Patienten ohne Herztransplantation gegenüber. Die erste erfolgreiche Herztransplantation wurde 1905 von Alexis Carrel als heterotope Herztransplantation in einem Hundemodell durchgeführt. Mehr als ein halbes Jahrhundert später berichteten 1960 Lower und Shumway über ihre erste Serie orthotoper Herztransplantationen ebenfalls in Hunden. Barnard schließlich gelang 1967 die erste erfolgreiche Herztransplantation im Menschen. Der Enthusiasmus, der in den folgenden Monaten zu mehr als 100 Herztransplantationen – überwiegend durchgeführt von Shumway und seinen Kollegen an der Standford Universität – führte, legte sich jedoch aufgrund entmutigender klinischer Ergebnisse rasch wieder [2]. Erst 1980, nach der Einführung des Immunsuppressivums Cyclosporin A, kam es zu einer grundlegenden Änderung der Situation mit einem weltweiten Anstieg der Anzahl jährlicher Herztransplantationen von weniger als 100 im Jahre 1980 auf fast 3900 im Jahre 1990. Gewissermaßen als Ausdruck eines Mangels an Spenderorganen bewegen sich die Transplantationszahlen seit 1990 auf einem Plateau ohne einen weiteren Zuwachs [1].

15.4.1 Patientenauswahl

Die häufigsten Ursachen für die terminale Herzinsuffizienz stellen die dilatative Kardiomyopathie und das Endstadium der koronaren Herzkrankheit, die ischämische Kardiomyopathie dar. Jede dieser beiden Diagnosen stellt etwa die Hälfte der Indikationen zur Herztransplantation; seltenere Diagnosen umfassen

- Herzklappenerkrankungen,
- angeborene Herzfehler,
- hypertrophische Kardiomyopathie,
- therapierefraktäre Angina pectoris,
- aktive Myokarditis und
- mit Einschränkungen – Sarkoidose und Amyloidose.

Die Auswahl derjenigen Patienten, die bei einer vorgegebenen schweren Herzinsuffizienz am meisten von einer Herztransplantation profitieren, erfolgt anhand einer Kombination eng umschriebener klinischer und funktioneller Parameter [4]. Richtlinien für die Indikationstellung zur Herztransplantation des American College of Cardiology sind in der Übersicht (s.u.) aufgeführt. Die Planung einer Herztransplantation muß dabei ständig unter Berücksichtigung des zu erwartenden Nutzens im Hinblick auf das Überleben und auf die Lebensqualität im Vergleich zur Prognose der Grundkrankheit erfolgen. Im Einzelfall kann das Abschätzen der Prognose sehr schwierig sein. Zur Verbesserung der objektiven Beurteilung der Prognose erlangte in den letzten Jahren die maximale Sauerstoffaufnahme als kardiopulmonaler Funktionsparameter im Zusammenspiel mit anderen klinischen und hämodynamischen Daten eine zunehmende Bedeutung. Eine maximale

---

Akzeptierte Indikationen

1. Maximale Sauerstoffaufnahme <10–14 ml/kg/min und schwere Einschränkung der Belastbarkeit im täglichen Leben
2. Schwere aktivitätslimitierende Ischämie, die einer Revaskularisation nicht zugänglich ist
3. Rezidivierende ventrikuläre Arrhythmien, die allen Therapieverfahren gegenüber refraktär bleiben
4. Ständige oder rezidivierende Überwässerung trotz maximaler medikamentöser Therapie und guter Compliance

Inadäquate Indikationen

1. Alleinige Verringerung der linksventrikulären Auswurffraktion auf <20%
2. Alleinige Vorgeschichte einer Herzinsuffizienz der NYHA-Klassen III und IV
3. Alleinige Vorgeschichte ventrikulärer Arrhythmien
4. Maximale Sauerstoffaufnahme >15 ml/kg/min ohne eine andere Indikation

Absolute Kontraindikationen

1. Fixierte pulmonale Hypertonie (pulmonaler Gefäßwiderstand >5 Wood-Einheiten trotz Einsatz von Vasodilatantien)
2. Malignome oder lebenslimitierende Begleiterkrankungen
3. Aktive Sucht und eingeschränkte Compliance
4. Floride Infektionen
5. Fortgeschrittene zerebrale Gefäßerkrankungen

Relative Kontraindikationen

1. Alter über 65 Jahre
2. Irreversible Nieren- oder Leberinsuffizienz
3. Aktives peptisches Ulkus oder Divertikulitis
4. Akute Lungenembolie und fortgeschrittene chronische Lungenerkrankungen
5. Systemerkrankungen, die mit Wahrscheinlichkeit im Spenderorgan wieder auftreten (z. B. Amyloidose, Sarkoidose, Hämochromatose)
6. Fortgeschrittene periphere arterielle Verschlußkrankheit
7. Diabetes mellitus mit Endorganschäden
8. Schwere Adipositas
9. Immunologische Sensibilisierung gegenüber möglichen Spenderantigenen (präformierte Antikörper)
10. Fortgeschrittene Osteoporose

(nach Mudge et al. [4])

Sauerstoffaufnahme unterhalb von 10–14 ml/kg/min korreliert eng mit einer ungünstigen Prognose [3]. Die Interpretation dieser Schwelle erfordert allerdings die Berücksichtigung des Alters, des Geschlechts, zusätzlich bestehender Lungenerkrankungen, eines Trainingsmangels und auch der Grundkrankheit, zumal eine bestehende Myokardischämie die Prognose bei gegebener Sauerstoffaufnahme zusätzlich verschlechtert.

Nach Abschluß der Indikationsstellung zur Herztransplantation sind der Ausschluß bzw. die Erfassung nicht kardialer Faktoren, welche den Langzeiterfolg der Transplantation einschränken können, von grundlegender Bedeutung. Einige allgemein akzeptierte Richtlinien zu Kontraindikationen gegen eine Herztransplantation sind in der Übersicht (s. o.) aufgeführt. Ein wesentlicher Teil der präoperativen Evaluation besteht in der Bestimmung des pulmonalvaskulären Widerstandes des Empfängers. Die Belastung des postischämischen rechten Spenderherzens durch eine fixierte pulmonale Hypertonie des Empfängers birgt das Risiko des akuten irreversiblen Rechtsherzversagens. Daher wird bei Erhöhung des pulmonalen Gefäßwiderstandes über 4 Wood-Einheiten ($[PA_{mittel}-PC_{mittel}]/HZV$ = Wood-Einheiten) präoperativ mittels pulmonaler Vasodilatatoren wie Sauerstoff, Nitraten, Prostaglandin E_1 oder Prostacylin die Reversibilität der pulmonalen Hypertonie getestet.

Die Auswahl eines geeigneten Spenderorgans für einen Empfänger basiert auf der Übereinstimmung der Blutgruppe (AB0-Kompatibilität) und der Körpergröße. Zwar ist heute auch ein gewisser Einfluß des HLA-Systems (humane Leukozyten

Antigene) auf das Überleben nach Herztransplantation belegt, jedoch erlaubt der derzeitige Stand der Myokardkonservierung und der Spenderorgan-Allokation noch keine routinemäßige prospektive Durchführung der verhältnismäßig zeitaufwendigen HLA-Typisierung beim Spender.

15.4.2 Nachsorge

Die Einjahresüberlebensrate nach Herztansplantation beträgt derzeit ca. 80%. Nach 8,6 Jahren leben noch 50% aller herztransplantierten Patienten, und von den Patienten, die das erste postoperative Jahr überlebt haben, leben 50% noch nach 11 Jahren [1]. Als Haupttodesursachen während der ersten postoperativen Monate müssen akute zelluläre Abstoßungsreaktionen und – als Folge der immunsuppressiven Therapie – Infektionen verantwortlich gemacht werden. Nach dem 1. postoperativen Jahr tritt die Transplantatvaskulopathie als führende Todesursache in den Vordergrund. Mögliche Komplikationen im Langzeitverlauf nach Herztransplantation sind:

1. Transplantatabstoßung
2. Infektion
3. Transplantatvaskulopathie
4. Malignome
5. Nierenfunktionseinschränkung
6. Arterielle Hypertonie
7. Hyperlipidämie
8. Osteoporose
9. Adipositas
10. Gastrointestinale Komplikationen

Zur Vorbeugung gegen Abstoßungsreaktionen werden multiple immunsuppressive Therapieprotokolle eingesetzt, die sich – trotz großer Fortschritte im Verständnis immunologischer Zusammenhänge – während der vergangenen 10 Jahre nur unwesentlich geändert haben. Die immunsuppressive Therapie basiert im allgemeinen auf der Gabe von Cyclosporin A und Prednisolon (double drug-Therapie) in Kombination mit Azathioprin (triple drug-Therapie). Eine Reihe von Zentren führt darüber hinaus direkt postoperativ eine immunsuppressive „Induktions"-Therapie mit einem Antilymphozytenglobulin durch (quadruple drug-Therapie). Cyclosporin A unterdrückt sowohl die humorale als auch die zelluläre Immunantwort durch eine Hemmung der Freisetzung der Zytokine Interleukin-1 (IL-1) aus Makrophagen und Interleukin-2 (IL-2) aus T-Helferzellen. Infolge des Mangels an IL-1 und IL-2 unterbleibt die Ausreifung von T-Zellen zu zytotoxischen Zellen. Die immunsuppressive Wirkung der Steroide ist vor allem antiinflammatorisch vermittelt durch eine Hemmung des Arachidonsäuremetabolismus; darüber hinaus bewirken sie eine Reduktion der Gentranskription für Zytokine und der Expression von Adhäsionsmolekülen. Azathioprin wirkt als verhältnismäßig unspezifischer Zellproliferationshemmer. Sein antiproliferativer Effekt auf Lymphozyten beruht auf einer Hemmung der Umwandlung von Inosin- in Adenosin- und

Guanosin-Monophosphat mit der Folge eines Mangels an Purinnukleotiden. Zwei neue immunsuppressive Pharmaka, Tacrolimus und Mycophenolate Mofetil und ein monoklonaler Interleukin-2-Rezeptorantikörper haben klinische Studien an leber- und nierentransplantierten und kürzlich auch an herztransplantierten Patienten passiert [6,7]. Der Wirkmechanismus von Tacrolimus entspricht dem des Cyclosporin A. Mycophenolate Mofetil hemmt wie Azathioprin die Purinsynthese, weist dabei jedoch eine wesentlich höhere Spezifität für Lymphozyten auf.

Trotz einer ausgefeilten immunsuppressiven Therapie erleidet die Mehrzahl der herztransplantierten Patienten mindestens eine akute zelluläre Abstoßungsepisode, wobei die überwiegende Zahl der Abstoßungsreaktionen während der ersten 6 postoperativen Monate auftritt. Zur frühzeitigen Erkennung akuter Abstoßungsreaktionen führen die meisten Transplantationszentren rechtsventrikuläre Endomyokardbiopsien in regelmäßigen und – während der frühen postoperativen Phase – kurzfristigen Abständen durch. Trotz zahlreicher Untersuchungen über nichtinvasive Parameter hat sich die histologische Analyse der Endomyokardbiopsien als „goldener Standard" der Abstoßungsdiagnostik gehalten. Mittelschwere und schwere Abstoßungsreaktionen mit Herzmuskelzelluntergängen werden mit oralen oder intravenösen gepulsten Steroidgaben therapiert. Steroidresistente Abstoßungen erfordern zusätzliche therapeutische Maßnahmen wie die Applikation von Antilymphozytenglobulinen, Methotrexat, totaler Lymphknotenbestrahlung oder Photopherese.

Eine wirksame Immunsuppression geht mit einem erhöhten Infektionsrisiko einher. Die häufigsten Erreger sind

Zytomegalievirus,
Herpes-simplex-Virus,
Varizella-zoster-Virus,
Legionella pneumonia,
Listeria monozytogenes,
Toxoplasma gondii,
Pneumocystes carinii und
Aspergillus fumigatus.

Der Respirationstrakt wird mit bis zu 85 % der Infektionen nach Herztransplantation am häufigsten befallen, gefolgt vom Urogenitaltrakt und dem Zentralnervensystem [5].

Jenseits des ersten postoperativen Jahres wird die Prognose nach Herztransplantation vor allem durch das Auftreten der Transplantatvaskulopathie eingeschränkt. Diese Form einer koronaren Herzerkrankung ist typischerweise charakterisiert durch einen diffusen Befall aller Gefäßabschnitte mit einer konzentrischen Intimaverdickung. Die Ätiologie der Transplantatvaskulopathie ist komplex; sie kann im wesentlichen auf eine chronische immunologisch vermittelte Gefäßschädigung des Spenderorgans zurückgeführt werden. Aufgrund ihrer diffusen Natur sind interventionelle Therapieansätze nur beschränkt anwendbar. Neueren klinischen Studien zufolge bewirkt eine serumcholesterinsenkende Behandlung eine Verminderung der Inzidenz der Transplantatvaskulopathie.

Literatur zu Kap. 15.4.

1. Hosenpud JD, Bennett LE, Keck BM et al. (1997) The registry of the International Society of Heart and Lung Transplantation. Fourteenth official report - 1997. J Heart Lung Transplantat 16: 691–712
2. Hosenpud JD, Starr A (1991) Cardiac transplantation: An overview. In: Hosenpud JD, Cobanoglu A, Morman DJ, Starr A (eds) Cardiac Transplantation: A Manual for Health Care Professionals. Springer, New York, pp 1–15
3. Mancini DM, Eisen H, Kussmaul W et al. (1991) Value of peak exercise oxygen consumption for optimal timing of cardiac transplantation in ambulatory patients with heart failure. Circulation 83: 778–786
4. Mudge GH, Goldstein S, Addonizio LJ et al. (1993) Twenty-fourth Bethesda conference: cardiac transplantation. Task Force 3: recipient guidelines/prioritization. J Am Coll Cardiol 22: 21–31
5. Smart FW, Naftel DC, Constanzo MR et al. (1996) Risk factors for early, cumulative, and fatal infections after heart transplantation. J Heart Lung Transplant 15: 329–341
6. Taylor DO (1997) The use of tacrolimus and mycophenolate mofetil after cardiac transplantation. Cur Opin Cardiol 12: 161–165
7. Van Gelder T, Baan CC, Knoop CJ et al. (1998) Blockade of the Interleukin (IL)-2/IL-2 receptor pathway with a monoclonal anti-IL-2 receptor antibody (BT 563) does not prevent the development of acute heart allograft rejection in humans. Transplantations 65: 405–410

16 Grundprinzipien medikamentöser Therapie und allgemeiner Lebensweise

M. Kaltenbach

16.1 Antianginöse Medikamente

Nitrate

Nitroglycerin ist seit weit über 100 Jahren für seine prompte Wirksamkeit bei der Angina pectoris bekannt. Es wirkt so sicher, daß es auch zur Differentialdiagnose von Brustschmerzen verwendet wird. Seitdem der Wirkungsmechanismus aufgeklärt werden konnte, spricht man von der Gruppe der NO-Donatoren, die auch andere chemische Stoffe mit gleichem Wirkmechanismus umfaßt.

Dieser basiert auf der Abspaltung von Stickoxid (NO), das dem natürlichen Gewebshormon entspricht. Stickoxid aktiviert die Guanulatcyclase, welche die Umwandlung von Guanosyltriphosphat in cyclisches Guanosylmonophosphat (cGMP) katalysiert. cGMP bewirkt die Relaxation der Gefäßmuskulatur.

Die Wirkung der NO-Donatoren beruht in 1. Linie auf der Erweiterung arterieller Blutgefäße. Diese Erweiterung betrifft auch arteriosklerostisch verengte Bezirke, diese werden sogar prozentual am stärksten erweitert, weil dort die natürliche Hormonbildung infolge Endothelschädigung am ausgeprägtesten reduziert ist. In 2. Linie – bei höherer Dosierung – erfolgt eine allgemeine arterielle Erweiterung mit Blutdrucksenkung und Verminderung des arteriellen Widerstandes, einschließlich Widerstandsverminderung durch Besserung der arteriellen Windkesselfunktion. Schließlich kommt es unter höherer Dosierung auch zur venösen Dilatation. Für das Herz bewirkt diese eine Verminderung des venösen Zuflusses aus den Körpervenen und Lungenvenen. Damit einher geht eine Senkung des linksventrikulären Füllungsdrucks. Daher kann man durch Nitratgabe den Anginapectoris-Anfall unterbrechen und sogar den Zustand des kardialen Lungenödems regelhaft und schnell beeinflussen. Stickoxiddonatoren wirken auch prophylaktisch, d.h. die Einnahme vor einer Anstrengung schützt vor dem Auftreten einer Belastungsangina. Dieser Mechanismus beruht auf der Weitstellung von Kranzgefäßverengungen und ist mit kleinsten Dosen erreichbar, während der kurative Effekt bei eingetretener Angina auf der Füllungsdrucksenkung und evtl. Blutdrucksenkung basiert und meist größere Dosen erfordert. Im Einzelfall muß stets mit einer kleinen Dosis begonnen werden, da manche Patienten mit bedrohlichem Blutdruckabfall reagieren können. Beim akuten Myokardinfarkt ist die Füllungsdrucksenkung in der Regel ebenfalls sehr erwünscht und mit NO-Donatoren zuverlässig erreichbar.

Nitroglycerin, Isosorbiddinitrat, Isosorbidmononitrat und Molsidomin sind NO-Donatoren. Die Nitrate unterliegen einem ausgeprägten First-pass-Effekt, d. h. sie werden in der Leber teilweise abgebaut. Die Bioverfügbarkeit liegt um 20 % nach oraler Gabe. Bei sublingualer oder intravenöser Applikation ist sie dagegen höher.

Bei langdauernder Gabe kommt es zu einer Wirkungsverminderung oder zu völliger Toleranz. Diese tritt nach konstant hohen Plasmaspiegeln am ehesten in Erscheinung, d. h. nach Dauerinfusion, Pflasterapplikation oder wiederholter oraler Gabe von Depotpräparaten. Sie läßt sich vermeiden durch intermittierende Anwendung oder durch Verwendung nichtretardierter Nitrate oder nichtretardierten Molsidomins.

16.2 Calciumantagonisten

Es handelt sich um Substanzen, die die intrazelluläre Calciumverfügbarkeit reduzieren; ein Wirkprinzip, das von dem Physiologen Fleckenstein 1964 erkannt wurde. Trotz dieses einheitlichen Wirkprinzips stellen die Calciumantagonisten klinisch unterschiedlich wirkende Medikamente dar, was für die praktische Therapie berücksichtigt werden muß. Zu unterscheiden ist
die Gruppe der frequenzsenkenden Medikamente wie Verapamil und Gallopamil (chemisch Phenylalkylamine) und Diltiazem (chemisch Benzothiazepin) von der Gruppe der nichtfrequenzsenkenden wie Nifedipin mit zahlreichen Abkömmlingen (chemisch Dihydropyridine).

Die Wirkung aller Substanzen beruht auf einer Erschlaffung der glatten Gefäßmuskulatur. Sie wird besonders zur Hypertoniebehandlung genutzt. Die antianginöse Wirkung beruht desweiteren auch auf einer Erweiterung von Kranzgefäßverengungen.

Die frequenzsenkenden Substanzen besitzen einen leicht negativ chronotropen Effekt in Ruhe, einen deutlicheren bei Belastung und darüber hinaus einen hemmenden Effekt auf die atrioventrikuläre Überleitung. Damit in Zusammenhang steht ihre antiarrhythmische Aktivität.

Tabelle 16.2.1. Nebenwirkungen der wichtigsten Calciumantagonisten

Nebenwirkung	Dilitazem	Nifedipin	Verapamil	Gallopamil
Hypotension	–	++	(+)	(+)
Flush, Kopfschmerz, Schwindel	+	++	+	(+)
Ödeme	+	++	+	+
Reflextachykardie	–	+	–	–
Aggravation von Angina pectoris	–	(+)	–	–
Verstärkung der Herzinsuffizienz	(+)	–	+	+
SA-, AV-Block, Bradykardie	+	–	+	+
Magenbeschwerden	(+)	(+)	+	+
Obstipation	–	–	+	–

–: nicht zu erwarten; (+): sehr selten; +: selten; ++: etwas häufiger vorkommend (nach [8])

Die verminderte Calciumverfügbarkeit führt zu einer verminderten Inotropie. Diese kann bei myokardialer Insuffizienz ungünstig sein. Sie kann andererseits zur Gewebeprotektion beitragen.

Die Bioverfügbarkeit liegt um 20–60 % und muß bei der Dosierung verschiedener Substanzen berücksichtigt werden.

Das Nebenwirkungsspektrum unterscheidet sich ebenfalls gravierend (Tabelle 16.2.1).

Für die Behandlung der Angina pectoris eignen sich vor allem die frequenzsenkenden Calciumantagonisten. Da Gallopamil die höchste Bioverfügbarkeit aufweist, ist es in relativ niedriger Dosis voll wirksam und besitzt das günstigste Nebenwirkungsspektrum. Nichtretardiertes Nifedipin sollte wegen Vasodilation mit sympatischer Gegenregulation und wegen der möglichen Indikation eines koronaren Steel-Mechanismus bei Angina pectoris und Zustand nach Myokardinfarkt nicht angewendet werden.

16.3 Betarezeptorenblocker

Die Substanzen sind dadurch gekennzeichnet, daß sie Betarezeptoren im Herzen und in anderen Organen hemmen und dadurch die Wirkung von Noradrenalin und Adrenalin abschwächen. Negativ beeinflußt werden die Inotropie des Herzmuskels, Chronotropie und Dromotropie des Reizleitungs- und Reizbildungssystems, Vasodilatation und Bronchodilatation sowie die Glykogenolyse und Lipolyse.

Tabelle 16.3.1. Pharmakologische Eigenschaften einiger Beta-Rezeptorenblocker (Handelsnamen in Klammern) (nach [8]), (Anmerkung: Die Auswahl stellt keine Wertung gegenüber anderen Vertretern der Stoffgruppe dar)

Wirkstoff	Bioverfügbarkeit (%)	ISA*)	Aktiver Metabolit (%)	Proteinbindung	β_1-Selektivität	Unspezifische Membranwirkung
Acebutolol (Neptal®, Prent®)	40–60	+	+	11–25	(+)	+
Atenolol (Tenormin®)	50	–	–	3	+	–
Bisoprolol (Concor®)	88	–	–	30	+	–
Carvedilol[1] (Dilatrend®)	25	–	+	98	–	+
Celiprolol[2] (Selectol®)	50	–[3]	–	25	+	–
Metoprolol (Beloc®, Lopresor®, Prelis®)	50	–	–	12	+	–
Oxprenolol (Trasicor®)	24–60	+	–	80	–	+
Propranolol (Dociton® u.a.)	30	–	+	93	–	+
Sotalol (Sotalex®)	75–90	–	–	0	–	–

*) intrinsische sympathomimetische Aktivität
[1] β-Blockade + α_1-Blockade
[2] β_1-Blockade + partieller β_2-Agonismus
[3] Celiprolol wirkt an β_2-Rezeptoren selektiv agonistisch

Die selektiven Betablocker hemmen vorwiegend die im Herzen überwiegenden Beta-1-Rezeptoren, im Gegensatz zu nichtselektiven Stoffen, die die an den peripheren Gefäßen überwiegenden Beta-2-Rezeptoren mit beeinflussen. Allerdings ist die Selektivität nur relativ, bei höheren Dosen verwischen sich die Unterschiede weitgehend.

Zusätzliche antiarrhythmische Wirkungen werden dem Sotalol zugeschrieben. Es erscheint derzeit aber noch nicht ausreichend geklärt, ob der Unterschied zu anderen Blockern klinisch bedeutsam ist.

Betablocker mit gleichzeitiger Beta-stimulierender Aktivität werden nur noch selten eingesetzt. Ihr Potential geringerer Nebenwirkungen wird durch fehlende Prognosebesserung, z.B. bei Zustand nach Myokardinfarkt, eingeschränkt. Dagegen scheinen neue Substanzen ohne vasokonstriktorische Nebenwirkungen und mit anderen Zusatzeffekten vielversprechend (Typ Carvedilol (Dilatrend), Celiprolol (Selektol). Die Eigenschaften einer Reihe verschiedener Betarezeptorenblocker geht aus Tabelle 16.3.1 hervor.

Betablocker werden bei der Angina pectoris und bei Zustand nach Herzinfarkt, sowie beim akuten Infarkt eingesetzt. Vasokonstriktorische Nebeneffekte müssen bei der Angina mit vasospastischer Komponente und bei peripheren Durchblutungsstörungen beachtet werden, bronchokonstriktorische beim Asthma.

16.4 Medikamente zur Thromboseverhütung und Fibrinolyse

Die Hemmung plasmatischer Gerinnungsfunktionen hat für die Verhütung und Behandlung venöser Thrombosen klinische Bedeutung, die Hemmung thrombozytärer Gerinnungssysteme für die Therapie arterieller Thrombosen.

Die Antikoagulation mit Phenprocomon (Marcumar) wirkt über die Hemmung der hepatischen Synthese der Gerinnungsfaktoren II, VII, IX und X. Die resultierende Verlängerung der Thromboplastinzeit wird als Quickwert bezeichnet. Wegen abweichender Werte je nach Methode wird heute die Angabe in „Internationaler Ratio" (INR) bevorzugt. Je nach Indikation kommt eine starke oder weniger starke Gerinnungshemmung zur Anwendung. Beim essentiellen Vorhofflimmern genügt eine Verlängerung der INR auf 2,0–2,5 Bei der Mitralstenose mit Embolienanamnese oder bei schwerer Herzinsuffizienz aufgrund ausgeprägter Ventrikelfunktionsstörung ist eine Verlängerung auf 3,0–4,5 erforderlich (Tabelle 16.4.1). Die Langzeitüberwachung der Antikoagulation mit Selbstbestimmung der Werte aus dem Kapillarblut durch die Patienten ist bei entsprechend geeigneten und geschulten Kranken der konventionellen Methode mit Bestimmungen nur durch den Arzt in Bezug auf thromboembolische und Blutungskomplikationen offensichtlich überlegen.

Die Hemmung der Thrombozytenaggregation durch Acetylsalicylsäure (ASS) hat sich für die Behandlung arterieller Thrombosen außerordentlich bewährt. Nachdem die Dosierung lange Zeit umstritten war, und sich die empfohlenen Dosen um den Faktor 10–20 unterschieden, wird heute in der Kardiologie eine Dosis um 100 mg pro Tag für ausreichend angesehen. Die Nebenwirkungen sind dadurch deutlich reduziert, aber nicht beseitigt worden. Es kommen weiterhin

Tabelle 16.4.1. Geschätztes Thrombembolierisiko bei Vorhofflimmern für verschiedene Patientenkollektive und angestrebter Zielbereich der INR

Patientencharakteristik	Geschätztes Thrombembolierisiko (% pro Jahr)	Zielbereich der Prothrombin Ratio (INR)
Idiopathisches AF	0,2– 0,4	–
Idiopathischer AF/Alter >65	1,3– 2,6	2,0–2,5
AF/Hypertonie	2,0– 5,0	2,0–2,5
AF/KHK	2,0– 5,0	2,0–2,5
AF/verminderte LVEF ($\leqslant$35%)	5,0–10,0	2,5–3,0
AF/verminderte LVEF + „Spontanechos" im linken Vorhof	10,0–15,0	3,0–3,5
AF/Hyperthyreose	10,0–15,0	3,0–3,5
Valvuläres AF	10,0–15,0	3,0–3,5
Valvuläres AF und Thrombembolie-Anamnese	15,0–30,0	3,5–4,0

AF = Vorhofflimmern; KHK = Koronare Herzkrankheit; LVEF = linksventrikuläre Ejektionsfraktion

Allergien vor, die nach Absetzen verschwinden. Gravierender sind Magendarmulcera bzw. gastrointestinale Blutungen, die lebensbedrohlich sein können.

Die Antiaggregation mit ASS ist bei allen Formen der koronaren Herzkrankheit indiziert mit Ausnahme von Patienten mit frischem Ulcus, die erst nach Ulcusabheilung behandelt werden können. Beim akuten Herzinfarkt und bei der instabilen Angina pectoris gehört die Gabe von ASS zu den Akutmaßnahmen, die eine erhebliche Reduktion von Sterblichkeit und Komplikationsrate beinhalten. Andererseits ist die Gabe von ASS als Primärprophylaxe bzw. beim bloßen Verdacht auf eine Koronarerkrankung wegen der beschriebenen Nebenwirkungen nicht indiziert.

Für Patienten, die nicht mit ASS behandelt werden können, kommt Ticlopidin oder Clopidogrel in Betracht. Die additive Wirkung zur ASS kommt u. a. dadurch zum Ausdruck, daß bei bestimmten Indikationen nur Triclopidin in Kombination mit ASS eine überragende therapeutische Wirkung besitzt. In der interventionellen Kardiologie stellt diese Kombination derzeit die Therapie der Wahl dar, um akute und subakute Rethrombosen nach Stentimplantation zu verhüten. Clopidogrel hat ähnliche Wirkungen ohne die Gefahr der Leukozytendepression.

Eine thrombozytäre Gerinnungshemmung durch Blockierung definierter Thrombozytenrezeptoren hat in jüngster Zeit Bedeutung erlangt. Rezeptorenhemmer (z. B. das Präparat Rheopro) zeigen in der Behandlung von Erkrankungen mit akuter arterieller Thromboseneigung im Rahmen interventioneller Eingriffe Wirkungen, die anderen Therapieformen überlegen sind. Orale Medikamente mit gleicher Wirksamkeit sind bisher nicht verfügbar.

Die Thromboseverhütung durch Heparin hat in der Prophylaxe venöser Thrombosen ihre Domäne. Die Effizienz für die Behandlung und Verhütung arterieller Thrombosen ist aufgrund neuer Metaanalysen trotz verbreiteter Anwendung nicht sehr groß.

Die Fibrinolyse venöser und arterieller Thrombosen gelingt mit Fibrinolytika, insbesondere wenn es sich um frischere Thrombosen handelt. Entscheidend ist die Anwendung in den ersten Stunden. Dagegen hat die Entwicklung sehr vieler neuer Substanzen nur marginale Fortschritte gebracht. Lediglich Urokinase hat gegenüber der ursprünglichen Streptokinase den Vorteil, daß sie ohne Wirkungsverlust oder evtl. Überempfindlichkeitsgefahr wiederholt angewendet werden kann.

16.5 Lipidsenkung, Statine

Vor Einführung der Statine haben zahlreiche Studien zur medikamentösen oder diätetischen Lipidsenkung keine überzeugenden Resultate gezeigt (S4-Studie). Das könnte daran liegen, daß es entweder zu einer nur geringfügigen Cholesterinsenkung kam oder bei sehr fettarmer Kost zu einer gleichzeitig auftretenden, unerwünschten, prozentual etwa gleich starken Reduktion des HDL. Statine besitzen eine viel stärkere cholesterinsenkende Wirkung und erhöhen außerdem das HDL. Es hat sich gezeigt, daß die Wirkung der Statine möglicherweise neben der Lipidsenkung noch andere Wirkmechanismen einschließt, weil bei gleich niedrigem Cholesteringehalt die Infarktrate ohne Statine höher lag als mit Statinen. Es wäre nicht das erste Mal, daß Medikamente unter einer bestimmten Vorstellung entwickelt wurden, und dann ein völlig anderer Wirkmechanismus sich als entscheidend herausstellte.

Die Studien zur Lipidsenkung wurden in der Regel so geführt, daß beide Gruppen diätetisch beraten wurden und dann eine Gruppe zusätzlich mit Statinen behandelt wurde. Aus diesem Ansatz kann man natürlich nicht ableiten, daß Diät plus Statine wirksam sind, sondern nur, daß die Statine wirken. Es ist nicht bewiesen, aber sehr naheliegend, daß Statine allein genau so wirksam sind wie Statine plus Diät.

16.6 Allgemeine Lebensweise

Was kann man zur Verhütung der koronaren Herzkrankheit tun? Mit dieser Frage wird der Arzt in der Praxis häufig konfrontiert. Er muß dazu Stellung nehmen, wenn er nicht das Feld der Ratlosigkeit, dem Aberglauben oder dem Fanatismus überlassen will.

Die ärztliche Kunst besteht darin, Ratschläge zu geben und mit Überzeugung vorzuleben, ohne die Selbstkritik zu verlieren und zu wissen, daß viele Fragen offen sind und wir z.B. bis heute die eigentliche Ursache der Arteriosklerose und damit der koronaren Herzkrankheit nicht kennen. Die Erkenntnisse über das Ulcusleiden sind ein Lehrstück für die Fähigkeit der Medizin, neue Vorstellungen zu akzeptieren, auch wenn damit scheinbar feststehende Dogmen gänzlich über den Haufen geworfen werden müssen.

Die erste Frage von Patienten und solchen, die es nicht werden wollen, ist meist die nach der Kost. Gesicherte Erkenntnisse über den Vorzug einer einseitigen Diät gibt es nicht. Die vegetarische Ernährung schützt nicht vor der Arteriosklerose, wie die Befunde bei vielen indischen Patienten zeigen, die schwerste Koronarsklerosen trotz lebenslanger, streng vegetarischer Ernährung aufweisen. Ähnliches gilt für viele andere Ernährungsformen einschließlich der „Trennkost" und der „Vollwertkost" sowie der Verwendung von Pflanzenmargarine anstelle von Butter. Der beste Rat scheint der zu einer vielseitigen, ausgewogenen Kost zu sein, wobei die Menge und die Art der Essensgewohnheiten so gewählt und ggf. modifiziert werden muß, daß ein normales Körpergewicht eingehalten wird.

Der Mangel an Vitaminen, insbesondere der B- und E-Vitamine sowie des Provitamins β-Carotin wurde mit dem Auftreten vermehrter Arteriosklerose bzw. von Herzinfarkt in Verbindung gebracht, in der letzten Zeit vorwiegend unter dem Aspekt der Antioxidantienwirkung. Es gibt aber keinen Beweis, daß zusätzlich zu einer normal vitaminhaltigen Kost die Gabe von Vitaminen präventiv wirksam ist.

Viele Studien zeigen einen statistischen Zusammenhang zwischen Alkohol und Herzinfarkt in dem Sinne, daß mäßiger Alkoholgenuß präventive Wirkung habe. Von onkologischer Seite werden umgekehrt zahlreiche Studien vorgelegt, die einen Zusammenhang zwischen Alkoholkonsum und vermehrtem Auftreten bestimmter Krebsarten aufzeigen, einschließlich so häufiger Malignome wie des Mammacarzinoms. Prospektive Untersuchungen, die beweisen, daß vermehrte Zufuhr von Alkohol zur Prävention der koronaren Herzkrankheit günstig ist, ohne gleichzeitig schädliche Wirkungen zu entfalten, liegen nicht vor. Gegen ein Glas Wein oder Bier ist aber sicher nichts einzuwenden.

Ausreichende Bewegung ist als Gesundheitselixier seit Jahrtausenden bekannt und beschrieben. Immer wieder bestätigt sich die Regel, daß der Mensch ein gewisses Ausmaß an Bewegung braucht, um seine Körperfunktionen zu entwickeln und aufrecht zu erhalten. Ein mittleres Maß scheint für das körperliche und seelische Wohlbefinden optimal zu sein. Zu wenig mindert die Kreislaufökonomie, führt zur Fehlregulation des Blutdrucks und der Schlagfrequenz des Herzens, aber auch der Regulation des Hungergefühls, der Insulinsekretion und vieler anderer Regelkreise. Zu viel Bewegung im Sinne des extremen Leistungssports kann ebenfalls schädigend wirken. Die Entwicklung eines Sportherzens als Vorbote einer krankhaften Herzerweiterung stellt dabei zwar kein Risiko dar, es wurden aber Störungen der Immunabwehr, der weiblichen Sexualhormonbildung und vielfältige Schädigungen des Bewegungsapparates beschrieben. Für ältere Menschen ist tägliches Gehen sicher am besten. Neue Studien zeigen einen lebensverlängernden Effekt sogar schon des Gehens einmal pro Woche (Lit. 5 und 11 S. 343).

Daß das psychosoziale Umfeld auch die Entwicklung des Herzinfarktes beeinflussen kann, ist u. a. daran abzulesen, daß in den neuen Bundesländern die Infarkthäufigkeit seit der Wende ganz erheblich zugenommen hat, im Gegensatz zu der zeitgleichen Abnahme in den alten, westlichen Ländern. Man darf dabei allerdings nicht übersehen, daß auch indirekte Einflüsse eine Rolle spielen können. So geht die soziale Vereinsamung des Einzelnen oder ganzer Bevölkerungsgruppen nicht selten mit einer Zunahme des Zigarettenrauchens einher. Es gibt keine Beweise, daß der „Streß" per se den Herzinfarkt fördert. Bei diesbezüglichen Beratungen muß man dementsprechend behutsam sein und möglichst wenig Verbote aussprechen.

Den „Genußgiften" Kaffee und Schwarztee wurden zeitweilig infarktfördernde Eigenschaften zugeschrieben. Diese haben sich nicht bestätigt, ausgenommen bei

Mißbrauch mit hohen Dosen und gleichzeitiger Vernachlässigung der Ernährung oder Schlafentzug.

Weiterführende Literatur zu Kap. 16

1. Ascherio A, Rimm EB, Giovannucci EL et al. (1996) Dietary fat and risk of coronary heart disease in men: cohort follow up study in the United States. BMJ 313: 84–90
2. Borchard U (1988) Klinische Pharmakologie der Betarezeptorenblocker. Aesopus-Verlag, Basel
3. Collins R, Peto R, Baigent C, Sleight P (1997) Aspirin, Heparin, and Fibrinolytic Therapy in Suspected Acute Myocardial Infarction. N Engl J Med 336: 847–860
4. Fuster V, Ross S, Topol EJ (eds) (1996) Atherosclerosis and Coronary Artery Disease. Lippincott – Raven, Philadelphia New York
5. Ganz W, Marcus HS (1972) Failure of intracoronary nitroglycerin to alleviate pacing-induced angina. Circulation 46: 880–889
6. Garber AM, Browner WS (1996) American College of Physicians guidelines for using serum cholesterol, high-density lipoprotein cholesterol, and triglyceride levels as screening tests for preventing coronary heart disease in adults. Ann Intern Med 124: 515–517
7. Hlatky MA, Lam LC, Lee KL et al. (1995) Job strain and the prevalence and outcome of coronary artery disease. Circulation 92: 327–333
8. Hopf R, Kaltenbach M (Hrsg) (1996) Therapieschemata Kardiologie, 2. Aufl. Urban und Schwarzenberg, München Wien Baltimore
9. Immig H (1995) Keine Chancengleichheit: Die skandinavische Simvastatinstudie. Internist Prax 35: 649–653
10. Immig H (1997) Lassen sich Privastatinwirkungen objektivieren? Internist Prax 37: 425–434
11. Jarlwalla AJ, Anderson EG (1978) Production of ischemic cardiac pain by nifedipine. Br Med 1: 1181–1182
12. Kaltenbach M (1970) Medikamentöse Therapie der Angina pectoris. Drug Res 20: 1304–1310
13. Klepzig H Jr, Kaltenbach M (1992) Cholesterinsenkung und Lebenserwartung: Eine kritische Stellungnahme. Z Kardiol 81: 347–353
14. Lohmüller G, Lydtin H (1984) Betarezeptorenblocker. In: Roskamm H (Hrsg) Handbuch der Inneren Medizin, Koronarerkrankungen. Springer, Berlin Heidelberg Tokyo New York
15. Ridker PM, Cushman M, Stampfer J et al. (1997) Inflammation, aspirin and the risk of cardiovascular disease in apparently healthy men. N Engl J Med 336: 973–979
16. Ryan T et al. (1996) QACC/AHA Guidelines for the Management of Patients With Acute Myocardial Infarction. Circulation 94: 2341–2350
17. Scandinavian Simvastatin Survival Study Group (1994) Randomized trial of cholesterol lowering in 4444 patients with coronary heart disease. The Scandinavian Simvastatin Survival Study. Lancet 344: 1383–1389
18. Schulz W, Jost S, Kober G, Kaltenbach M (1985) Relation of antianginal efficacy of nifedipine to degree of coronary arterial narrowing and to presence of coronary collateral vessels. Am J Cardiol 55: 26–32
19. Shepherd J, Cobbe SM, Ford I et al. for the West of Scotland Coronary Prevention Study Group (1995) Prevention of coronary heart disease with provastatin in men with hypercholesterolemia. N Engl J Med 333: 1301–1307
20. Sievert H, Selzer G, Schneider W et al. (1989) Coronary stenosis dilation by low dose intravenous nitroglycerin. Eur Heart J 10 (Suppl F): 134–136
21. Task Force on Risk Reduction (1996) Cholesterol screening in asymptomatic adults: no cause to chance. Circulation 93: 1067–1068

17 Herz-Kreislauferkrankungen und Sport

M. Kaltenbach

17.1 Beziehungen zwischen Bau und Funktion des Herzens, Anpassung an vermehrte Belastung

Zwischen Bau und Funktion des Herzens bestehen enge Zusammenhänge. Für das Wachstum des Herzens bedeutet eine Ausdauer- oder Intervallbelastung den stärksten Reiz entsprechend den Merkmalen eines Organs, das auf extreme Dauerleistung ausgelegt ist. Das normale Gewicht von 300 g kann beim Sportler bis auf ca. 500 g ansteigen. Die Volumenzunahme von ca. 600 ml auf über 1200 ml kommt nicht nur durch Zunahme des Gewichts, also der Muskelmasse (Hypertrophie), sondern auch durch Zunahme der systolischen Restblutmenge (Dilatation) zustande. Die durch körperliches Training erreichbare Größenzunahme des Herzens bildet sich innerhalb weniger Monate zurück, wenn das Training ausgesetzt wird. Beobachtungen von persistierender Kardiomegalie bei ehemaligen Leistungssportlern sind entweder auf nichterkannte vorbestehende Herzerkrankungen zurückzuführen oder aber der Ausdruck von konstitutionell übernormal großen Herzen. In Sportarten, bei denen die Leistungsfähigkeit wesentlich von der Herzgröße abhängt wie Radfahren, Langstreckenlaufen, Rudern, sind Sportler, die schon anlagemäßig große, ausdauerleistungsfähige Herzen aufweisen, am ehesten in der Lage, nach geeignetem Training Spitzenleistungen zu erbringen.

Die Anpassung an körperliche Höchstleistungen umfaßt das gesamte kardiozirkulatorische System einschließlich des peripheren Kreislaufs, der Lungen, des Blutes sowie darüber hinaus aller Organe beispielsweise solche der inneren Sekretion wie Pankreas und Nebennieren. Der vermehrte Metabolismus bewirkt auch eine Volumenzunahme der Leber. Im Bereich des vegetativen Nervensystems kommt es zum verstärkten Vagotonus. Dieser ist für sportlertypische Kreislaufanomalien wie Av-Block, Bradykardie, Hypotonie verantwortlich.

Durch die körperliche Belastung kommt es zunächst zu regulatorischen Anpassungen, später zu strukturellen Veränderungen besonders des Herzens. Eine bleibende Schädigung durch Überbelastung scheint dagegen nicht einzutreten, ausgenommen bei Vorliegen organischer Vorerkrankungen bzw. Vorschädigungen. Die Unterforderung des Herz-Kreislaufsystems führt auf der anderen Seite zwar bei Prädisponierten zu funktionellen Störungen wie Trainingsmangel, hyperkinetisches Herzsyndrom, hypodyname oder hypertone Kreislaufstörungen und zu stark verminderter körperlicher Leistungsbreite. Organische, bleibende Schäden pflegen aber auch hierdurch nicht verursacht zu werden. Das Herz-Kreislaufsystem besitzt bei den meisten Menschen eine erstaunliche Breite der Anpassungsfähigkeit an das Ausmaß körperlicher Betätigung.

17.2 Messung der körperlichen Leistungsfähigkeit, Belastungsarten und Meßziele

Die Messung der „körperlichen Leistung" muß sich an dem, was gemessen werden soll, bzw. an der geforderten Belastungsart orientieren. Während für einen Gewichtheber die Muskelkraft die überragende Rolle spielt, ist für Ausdauersportarten die kardiozirkulatorische Leistungsbreite entscheidend.

Bei anderen Sportarten steht die Koordinationsfähigkeit oder die Bewegungsgeschwindigkeit im Vordergrund. Die in der Leistungsuntersuchung von Sportlern übliche Messung der kardiopulmonalen Leistungsbreite kann daher in aller Regel nicht die Befähigung für eine bestimmte Sportart widerspiegeln; allenfalls besteht mit ausgesprochenen Ausdauersportarten ein gewisser Zusammenhang. Dabei muß aber auch berücksichtigt werden, wieweit es sich um gewichtsabhängige (Laufen) oder relativ gewichtsunabhängige (Rudern) Leistungen handelt (s. a. Kap. 3.13).

Als Maß der kardiopulmonalen Leistungsbreite gilt die maximale O_2-Aufnahme. Diese wird gemessen in ml O_2/min unter Standardbedingungen STPD = Standard Temperature, Pressure, Dry; Atemvolumina unter Körperstandardbedingungen BTPS (BTPS = **B**ody **T**emperature 37°, **P**ressure 760 mm Hg, **S**aturated = wasserdampfgesättigt). Im Bereich der maximalen O_2-Aufnahme kommt es zur Laktatanhäufung und zum Abfall des pH-Werts im Blut, so daß die Ausbelastung auch am Auftreten einer Azidose erkennbar ist.

Zwischen körperlicher Leistung (in Watt) und O_2-Aufnahme besteht eine feste Beziehung, die weitgehend linear verläuft. Die Beziehung wird nur nichtlinear, wenn sich der Wirkungsgrad verändert. Bei der Laufbandergometrie tritt dies beispielsweise ein, wenn ein Proband bei gleicher Bandgeschwindigkeit und -steigung geht oder läuft. Die gleiche physikalische Leistung in Watt entspricht dann wegen wechselnden Wirkungsgrades einer verschieden großen O_2-Aufnahme, also verschieden großer biologischer Leistung. Für die Messung der körperlichen Leistungsfähigkeit muß daher die jeweilige biologische Leistung berücksichtigt werden, wenn verschiedene Ergometriearten verglichen werden. Es ist notwendig, für jede verwendete Belastungsart die O_2-Aufnahme im gesamten Leistungsbereich zu kennen. Zwischen biologischer Leistung in Watt und O_2-Aufnahme besteht definitionsgemäß eine feste Beziehung, eine bestimmte Wattzahl führt zu einer definierten O_2-Aufnahme. Damit lassen sich verschiedene Belastungsformen wie Belastung am Fahrradergometer im Sitzen und Liegen, an der Kletterstufe und am Laufband vergleichen. Benutzt man darüber hinaus die biologische Leistung bezogen auf die Normal-Körperoberfläche von 1,73 m² (Watt/1,73 m²), können nicht nur verschiedene Belastungsarten, sondern auch Belastungen bei Personen unterschiedlicher Größe und unterschiedlichen Gewichts in ihrer kardiopulmonalen Leistungsfähigkeit verglichen werden. Das erlaubt auch einen Vergleich der Herzfrequenzen bei verschiedenen Leistungen.

Eine analoge Vergleichbarkeit verschiedener Belastungsformen und Leistungen entsteht durch die in USA übliche Angabe der biologischen Leistung in METS (Metabolic Equivalent, Temperature 37°, Saturated). Dieser Wert wird auf den Grundumsatz bezogen, der ebenfalls von der Körperoberfläche abhängt, oder er wird als Näherungswert auf das Körpergewicht bezogen und mit 3,5 ml O_2/kg/min angenommen (s. Kap. 3.3, Tab. 3.3.1, S. 53).

17.3 Gefährdung durch Sport

Plötzliche Todesfälle beim Sport kommen immer wieder vor; fast jeder Arzt kommt damit irgendwann in Berührung. Handelt es sich um die Folge des Sports oder um Todesfälle in zufälligem zeitlichen Zusammenhang mit sportlicher Betätigung? Unerwartete plötzliche Todesfälle treten sowohl bei geübten Spitzensportlern auf, als auch bei Personen, die gelegentlich Sport treiben. Soweit Sektionen erfolgten, wurden meistens vorher nicht bekannte organische Herzkrankheiten festgestellt: in erster Linie Koronarerkrankungen, aber auch Myokardiopathien – vorwiegend hypertrophischer Form – sowie vorher nicht diagnostizierte Vitien, besonders der Aortenklappen.

Daß der plötzliche Herztod tatsächlich in unmittelbarer Verbindung mit körperlicher Belastung auftreten kann, ist durch die beobachteten lebensbedrohlichen Zwischenfälle bei ergometrischen Belastungsuntersuchungen erwiesen. Während diagnostischer Ergometrien – in der Regel bei Patienten mit Verdacht auf bzw. zum Ausschluß einer koronaren Herzerkrankung – trat Kammerflimmern immerhin in einer Rate von etwa 1:10000 auf (s. Kap. 3.3, Tab. 3.3.2, S. 59). Ohne das Vorhandensein eines Arztes und eines Defibrillators würden diese Rhythmusstörungen in der Regel tödlich verlaufen. Wenn also Personen Sport treiben, die vorher nicht genau untersucht wurden, oder bei denen eine symptomlose organische Grundkrankheit vorliegt, kann sportliche Betätigung zum plötzlichen Herztod führen. In aller Regel ist dieser die Folge von tachykarden Rhythmusstörungen insbesondere Kammerflimmern. Bei den gleichen Personen kann aber der plötzliche Herztod grundsätzlich auch durch andere Umstände ausgelöst werden oder sogar ohne äußeren Anlaß auftreten. Der Faktor um den der plötzliche Herztod im Rahmen starker körperlicher Anstrengung im Vergleich zu Ruhebedingungen wahrscheinlicher auftritt, wurde in großen Untersuchungen mit 1:4 bis 1:7 gefunden.

Viele Beobachtungen sprechen dafür, daß das Ausmaß der zentralnervösen Belastung bzw. der Katecholamin-Ausschüttung für die Auslösung tödlicher Rhythmusstörungen mit verantwortlich ist; so treten im Wettkampf plötzliche Herztodesfälle trotz vergleichbarer Leistung relativ viel häufiger auf als im Training.

17.4 Sport für den Gesunden

Der Sport hat eine körperliche und eine geistige Dimension. Körperlich stehen die Herz-Kreislaufwirkungen im Vordergrund. Die als wirksamer Trainingsreiz geltende Herzfrequenz von 130/min muß mit dem Lebensalter modifiziert werden, sie liegt beim 15- bis 20jährigen wesentlich höher, beim über 50jährigen um 10–30 Schläge niedriger.

Sportarten mit Ausdauer- oder Intervallbelastung üben die stärkste Herz-Kreislaufwirkung aus, wobei das Erreichen einer bestimmten Belastungsherzfrequenz einen quantitativen Anhalt für das Ausmaß der Kreislaufbelastung gibt. Es müssen aber auch die betroffenen anderen Organsysteme, insbesondere der Bewegungsapparat mit seinen alters-, geschlechts- und konstitutionsabhängigen Besonderheiten mitberücksichtigt werden, wenn eine bestimmte Sportart empfohlen wird.

Die geistige Dimension des Sports ist subjektiv. Sie ist mit dem Erlebnis, dem Abenteuer, der Selbstüberwindung und Selbstbestätigung sowie dem Glücksgefühl, das durch angemessene körperliche Betätigung vermittelt werden kann, verbunden.

Im Zeitalter der Reizüberflutung sind eher Sportarten wie Bergwandern, Laufen, Ski-, Rollschuh-, Schlittschuhlaufen, Radfahren, Rudern zu empfehlen. Bergwandern erfordert ein „Eingehen", Laufen ein systematisch und sehr langsam gesteigertes Pensum. Sportrudern mit Rollsitz verlangt die Beherrschung der Technik, ist aber unproblematisch in bezug auf einseitige Überbelastung des Bewegungsapparats.

Weniger zu empfehlen im Sinne des Ausgleichssports sind dagegen Sportarten, die höchste Konzentration erfordern wie Tischtennis oder Tennis – besonders ohne systematisches Training und als Wettkampf. Sportarten wie Skilaufen und Windsurfen verlangen ebenfalls Konzentration, werden in der Regel aber ohne Wettkampf praktiziert und können in besonderem Maß ein subjektives Glücksgefühl vermitteln. Mit Sportverboten sollte man generell sehr behutsam umgehen.

17.5 Bewegungstherapie, Sport und Arteriosklerose, Sport in der modernen Gesellschaft

Körperliche Bewegung kann bei funktionellen und organischen Krankheiten als Therapiemaßnahme eingesetzt werden. Eine direkte therapeutische Wirkung ist bei Trainingsverlust infolge Bewegungsmangel zu erzielen. Die Behandlung der Hypertonie und des hyperkinetischen Herzsyndroms kann durch Bewegungstherapie wirksam unterstützt werden. Indirekte und direkte Wirkungen des Sports werden in den Gruppen für Bewegungstherapie Herzkranker benutzt. Die Entängstigung und Wiedergewinnung von Selbstvertrauen spielt eine genau so wichtige Rolle, wie die Orientierung in der Gruppe in bezug auf falschen Ehrgeiz und Übereifer. Im somatischen Bereich bewirkt das körperliche Training eine Kreislauf- und Muskelökonomisierung. Auch wenn eine direkte Wirkung auf die Arterioskleroseentwicklung dagegen ebensowenig anzunehmen ist wie eine Verbesserung der Koronarkollateralisierung, wurde eine Verbesserung der Prognose vielfach beschrieben. Insgesamt haben sich die unter ärztlicher Begleitung stehenden Gruppen für Bewegungstherapie Herzkranker („Koronarsportgruppen") sehr bewährt.

Eine angemessene Form der Bewegungstherapie ist für fast alle Herzerkrankungen sinnvoll. Während die Herzinsuffizienz früher als Kontraindikation feststand, zeigen neuere Untersuchungen auch hierbei überwiegend positive Ergebnisse. Dies trifft auch für Patienten mit erheblich erweitertem linken Ventrikel zu [1]. Wichtig ist, daß der Arzt wie der Patient lernt, geeignete Sportarten zu finden und das Ausmaß der Belastung zu dosieren. Dabei ist von einer individuellen Beobachtung des Kranken während körperlicher Betätigung mehr zu erwarten als von der Übertragung von Meßstandergebnissen auf die Ausübung des Sports. Für den Herzkranken ist die Verordnung einer nicht zu überschreitenden Pulsfrequenz weniger wichtig als die Unterweisung über Selbstwahrnehmung von Rhythmusstörungen, Angina oder Anginaäquivalenten und Dyspnoe.

Sport und körperliche Bewegung ist als allgemein gesundheitsförderlich anzusehen und zu empfehlen. Die Freude an der Bewegung muß möglichst schon im Kindes- und Jugendalter vermittelt werden. Nur dadurch kann ein natürliches Gefühl für das richtige Ausmaß und die individuell angemessene Art der Bewegung erlernt werden. Richtig ist eine sportliche Betätigung dann, wenn durch sie ein Gefühl der Behaglichkeit entsteht und eine Harmonisierung vegetativer Funktionen wie Schlaf, Appetit, Stuhlgang, Periode erzielt wird. Das richtige Ausmaß körperlicher Betätigung führt zu einer Verbesserung der Konzentrationsfähigkeit und zu einem Glücksgefühl „ohne Reue".

Neue prospektive Studien haben gezeigt, daß auch im Alter, bei 52-72 bzw. 71-93jährigen [5, 11] eindrucksvolle Lebensverlängerungen und Reduktionen kardiovaskulärer Ereignisse schon durch geringe körperliche Aktivitäten wie tägliches Spazierengehen erreicht werden.

Weiterführende Literatur zu Kap. 17

1. Coats AJ, Adamopoulos S, Radaelli A et al. (1992) Controlled trial of physical training in chronic heart failure: Exercise performance, hemodynamics, ventilation, and autonomic function. Circulation 85: 2119-2131
2. Duncan JJ, Farr JE, Upton SJ, Hagan RD, Oglesby ME, Blair SN (1985) The effects of aerobic exercise on plasma catecholamines and blood pressure in patients with essential hypertension. JAMA 254: 2609-2613
3. Fletcher GF (1994) Cardiovascular Response to Exercise American Heart Ass Monograph. Futura Mount Kisco, New York
4. Gibbons LW, Cooper KH, Meyer BM, Ellison RC (1980) The acute cardiac risk of strenuous exercise. JAMA 244: 1799-1801
5. Hakim AA et al. (1999) Effects of walking on coronary heart disease in elderly men. Circ 100: 9-13
6. Hopf R, Kaltenbach M (Hrsg) (1981) Bewegungstherapie für Herzkranke, 2. Aufl. Urban und Schwarzenberg, München Wien Baltimore
7. Reindell H, Bubenheimer P, Dickhut HH, Rörnandt L (1988) Funktionsdiagnostik des gesunden und kranken Herzens. Thieme, Stuttgart New York
8. Siscovick DS (1994) Sudden Cardiac Death During Exercise. In (3). 273-281
9. Siscovick DS, Weiss NS, Fletcher RH, Lasky T (1984) The incidence of primary cardiac arrest during vigorous exercise. N Engl J Med 311: 874-877
10. Vouri I (1984) The cardiovascular risks of physical activity. Acta Med Scand Suppl 711: 205-214
11. Wannamethee SG, Shaper AG, Walker M (1998) Changes in physical activity, mortality and incidence of coronary heart disease in older men. Lancet 351: 1603-1608

18 Wiederbelebung und Notfallmaßnahmen

N. Reifart

18.1 Wiederbelebung bei Herz-Kreislaufstillstand

Wird ein Mensch mit Verdacht auf Herz-Kreislaufstillstand aufgefunden, sollte unmittelbar nach einer Assistenz gerufen werden. Dann wird sofort und beherzt nach der ABCD-Regel vorgegangen:

A Atemwege freimachen, beengende Kleidungsstücke öffnen.
B mit der Beatmung beginnen (Mund zu Nase oder mittels Beatmungstubus oder Beutel).
C den Kreislauf (Circulation) durch „Herzmassage" aufrecht erhalten.
D Notfallmedikation (Drugs)

Die Herzmassage wird mit gleichmäßiger Thorax-Kompression von etwa 80/min begonnen und auf jeweils 5 Kompressionen folgt eine 1,5–2 s dauernde Beatmungsaktion (Abb. 18.1.1, 18.1.2). Die Thoraxkompression selbst ist adäquat, wenn der Brustkorb im Sternalbereich um jeweils 4–5 cm komprimiert wird.

Die Atemspende Mund-zu-Nase wird folgendermaßen durchgeführt: Unterlippe mit Daumen gegen Oberlippe drücken (Mund des Beatmeten verschließen), eigenen Mund weit öffnen und einatmen. Geöffneten Mund um die Nase des

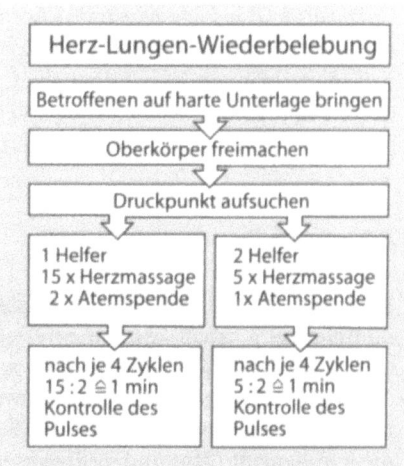

Abb. 18.1.1. Maßnahmen zur Wiederbelebung nach der Ein-Helfer und der Zwei-Helfer Methode (s. auch Abb. 18.1.2)

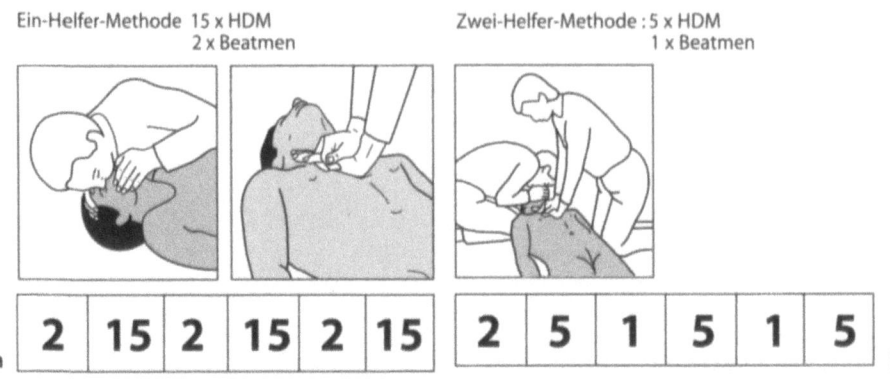

Abb. 18.1.2. Rhythmus nach Ein- (**a**) und Zwei-Helfer-Methode (**b**). HDM = Herzdruckmassage

Betroffenen herum fest aufsetzen und einblasen (Atemzugvolumen 600–800 ml). Kopf heben und zur Seite drehen, dabei das Senken des Thorax beobachten. Nach vollständiger Exspiration erneut einblasen.

Die gezielte Folgebehandlung ist in erster Linie von der Ursache des Herz-Kreislaufstillstandes abhängig (z. B. Kammerflimmern, Hypovolämie, Tamponade) und sollte so rasch als möglich eingeleitet werden.

Am wichtigsten ist es, den Herzrhythmus zu analysieren. Liegt Kammerflimmern oder eine ventrikuläre Tachykardie vor (50 % der Fälle im Krankenhaus), muß umgehend mit 200–300–360 Joules defibrilliert werden. Ist der Sinusrhythmus hergestellt, erholt sich der Kreislauf meist besser und rascher als unter externer Herzmassage. Jetzt können venöse Zugänge gelegt werden, um als 4. Maßnahme Medikamente (Drugs) einzuleiten. Ist die Defibrillation nicht erfolgreich, sollte noch vor Anlage eines Zugangs intubiert und über Beutel beatmet werden.

Bei dem „bezeugten Herzkreislaufstillstand", d. h. wenn es unter Zeugen plötzlich zu einem Sistieren von Herzaktion und Atmung kommt, liegt in der Regel ein Herzstillstand infolge Asystolie oder Kammerflimmerns vor. Wenn die erste Hilfe rasch einsetzt, genügt meist die Herzmassage allein, um auch die Atmung wieder in Gang zu bringen. Es gilt dann die C, B, A-Regel, d. h. die umgekehrte Reihenfolge der Maßnahmen. Klassisches Beispiel ist ein Kreislaufstillstand im Herzkatheterlabor oder bei einer ergometrischen Untersuchung.

Erfolgskontrolle

Eine palpable Pulswelle in der Leiste ist noch kein Beleg für eine ausreichende Pumpleistung. Auch können arterielle Sauerstoffsättigung hoch, Kohlendioxid niedrig und der pH-Wert normal sein, während im venösen Blut ein niedriger O_2-Gehalt, Hyperkapnie und schwere Azidose vorliegen. Somit erlaubt die arterielle Blutanalyse allenfalls eine Beurteilung der Beatmungsqualität. Reagieren die Pupillen auf Licht und stellt sich eine rosige Farbe der Haut und Schleimhäute ein, so sind die Maßnahmen effektiv. Spontanatmung und Schmerzreaktion sprechen für eine gute Prognose.

Ursachen des Herz-Kreislaufstillstandes

- Tritt der kardiovaskuläre Kollaps mit Bewußtseinsverlust während eines unangenehmen Eingriffes ein, ist dies meist eine vasovagale Reaktion, einhergehend mit Abfall von Herzfrequenz, Herzminutenvolumen, peripherem Widerstand und arteriellem Blutdruck.
- Stark gestaute Halsvenen lassen eine biventrikuläre Insuffizienz, Perikardtamponade oder Lungenembolie vermuten.
- Atypische Atemgeräusche sprechen für Fehlintubation (z. B. zu tiefer Tubus im rechten Hauptbronchus), Aspiration, Pneumothorax oder Hämatothorax.
- Aufgeblähtes Abdomen kann durch Fehlintubation (Oesophagus), rupturiertes Bauchaortenaneurysma oder Blasenperforation bedingt sein.
- Peripheres Ödem spricht für chronische Herzinsuffizienz.
- Unilaterale Pupillenerweiterung ohne Reaktion auf Licht tritt bei katastrophalen zerebralen Ereignissen auf, während bilaterale weite, reaktionslose Pupillen für inadäquate Perfusion sprechen.

18.2 Maßnahmen bei bedrohlichen Herzrhythmusstörungen

Kammerflimmern

Die häufigste Rhythmusstörung bei Herz-Kreislaufstillstand wird meistens verursacht durch eine Myokardischämie, Hypoxämie oder Störung des Säure-Basen-Elektrolythaushaltes. Dem Kammerflimmern geht nicht selten eine ventrikuläre Tachykardie voraus. Es sollte umgehend durch eine Defibrillation beseitigt werden.

Persistiert das Kammerflimmern trotz mehrfacher Elektroschocks mit bis zu 360 Joules, werden 1,0 mg Suprarenin (10 ml, 1:10 000 verdünnt) intravenös gegeben und weiter reanimiert. Diese Dosis kann in 3–5 Minuten-Intervallen wiederholt werden. Sind weitere Defibrillationen erfolglos, sollte nochmals Suprarenin und Xylocain 75–100 mg verabreicht werden, gefolgt von Defibrillationsversuchen. Auch sollte man sich nochmals von einer effektiven Reanimation und ausgeglichenem Säure-Basenverhältnis überzeugen. Durch Pufferung des Blutes mit Natriumbikarbonat kann die Wirksamkeit des Adrenalins gesteigert und die Defibrillation erleichtert werden. Eine Korrektur der Azidose läßt sich aber auch in der Regel durch Hyperventilation erreichen.

Bei Torsade de Points und anhaltendem Kammerflimmern kann Magnesium (4 g) hilfreich sein. Resistentes Kammerflimmern trotz Gabe auch verschiedener Antiarrhythmika (z. B. Procainamid, Betablocker oder Amiodarone) oder Calciumgabe z. B. bei Patienten unter Calciumantagonisten ist prognostisch infaust.

Bradyarrhythmie

Hier sollte die Frequenz mittels Atropin 1–2 mg i.v. angehoben werden. Die nächsten Schritte sind die Gabe von Ipratropium 0,5–1,0 mg und eine Schrittmachertherapie.

Asystolie

Unter Reanimationsbedingungen werden Atropin und/oder Suprarenin verabreicht. Der Säure-Basen-Status wird erhoben und ggf. durch Bikarbonat korrigiert. Gelegentlich ist eine Defibrillation hilfreich, da manchmal feines Kammerflimmern nicht von einer Asystolie zu unterscheiden ist. Sind diese Maßnahmen nicht erfolgreich, wird ein Schrittmacher angeschlossen, obwohl die Prognose als äußerst ungünstig eingestuft werden muß.

Probleme bei Wiederbelebung und mögliche Ursachen

Persistierende Hypoxämie

- Tubus zu tief, sitzt im rechten Hauptbronchus oder Oesophagus
- Aspiration, Pneumonie, Lungenödem
- Pneumothorax
- Lungenembolie
- Überblähter Magen (Zustand nach Fehlintubation)

Elektromechanische Entkopplung

- Hypovolämie
- Herzbeuteltamponade
- Lungenembolie
- Myokardiales Pumpversagen

Weiterführende Literatur zu Kap. 18

1. Akhtar M, Guran H, Lehmann MH, Troup PJ (1991) Sudden Cardiac Death: Management of high risk patients. Ann Intern Med 114: 499
2. Cooper S, Cade J (1997) Predicting survival, in-hospital cardiac arrests: resuscitation survival variables and training effectiveness. Resuscitation 35: 17–22
3. Cummins RO, Graves JR (1989) Clinical results of standard CPR: prehospital and in hospital. Clin Crit Care Med 16: 87
4. Jorgensen EO (1997) Course of neurological recovery and cerebral prognostic signs during cardio-pulmonary resuscitation. Resuscitation 35: 9–19

5. Lombardi G, Gallagher J, Gennis P (1994) Outcome of out-of-hospital cardiac arrest in New York City: The Pre Hospital Arrest Survival Evaluation (PHASE) Study. JAMA 271: 674
6. Paradis NA, Kosgrove EM (1990) Epinephrine in cardiac arrest: A critical review. Ann Emerg Med 19: 157
7. Weil MH, Rackow EC, Tevino R et al. (1986) Difference in acid-base state between venous and arterial blood during cardiopulmonary resuscitation. N Engl J Med 315: 135

19 Qualitätssicherung

M. Kaltenbach

Entsprechend dem Gesundheitsstrukturgesetz (Sozialgesetzbuch, 5. Buch) ist die Qualitätssicherung unverzichtbarer Bestandteil ärztlicher Maßnahmen. Die gesetzlichen Krankenkassen sind in die Durchführung miteinbezogen.

Unter „total quality management" versteht man nicht nur eine Kontrolle der Qualität anhand des Einhaltens und Erreichens bestimmter Qualitätsindikatoren, sondern vielmehr die Gesamtheit von Maßnahmen, die eine Sicherung und fortlaufende Verbesserung der Qualität bewirken.

Die aus der Industrie stammende Einteilung in 1. Struktur-, 2. Prozeß und 3. Ergebnisqualität beinhaltet für die Medizin

- 1. Qualität der personellen und materiellen Ausstattung,
- 2. Qualität der Durchführung aller medizinischen und nichtmedizinischen Maßnahmen (im Krankenhaus vom Augenblick der Aufnahme bis zur Entlassung) und
- 3. Qualität der Behandlung einschließlich objektiver Parameter wie Mortalität und Morbidität sowie subjektiver Einschätzungen wie Zufriedenheit der Patienten mit der Behandlung und dem Ergebnis.

In der Kardiochirurgie sind Qualitätssicherungsprogramme bereits etabliert, während die medizinische Kardiologie in Deutschland Ende der 90er Jahre nur teilweise über einheitliche Maßstäbe verfügt.

Besondere Bedeutung besitzt die Qualitätssicherung in der interventionellen Kardiologie, weil die durchgeführten Eingriffe sowohl hinsichtlich therapeutischer Konsequenzen als auch hinsichtlich möglicher Komplikationen mit operativen Eingriffen vergleichbar geworden sind. Die Häufigkeit von Katheterinterventionen übertrifft die Häufigkeit von operativen Eingriffen bei weitem. Auch deswegen sind Bemühungen um entsprechende Standards dringend erforderlich.

Qualitätssicherungsprogramme basieren auf einem Datensatz, der anhand von einfach zu erhebenden Parametern eine ausreichende Dokumentation diagnostischer und therapeutischer Katheterinterventionen ermöglicht. Die computergerechte Eingabe dieser Parameter erfolgt entweder anhand schriftlicher Fragebogen oder durch direkte PC-Eingabe im Dialogverfahren. Hierbei ist die quantitativ beschränkte, sinnvolle Datenauswahl für die Durchführbarkeit entscheidend. Die Vollständigkeit der Daten kann durch entsprechende Stopschaltungen und die Plausibilität anhand entsprechend vorgegebener Bereiche schon während der Eingabe überprüft werden.

Die Sicherung der Strukturqualität sowie der Zuverlässigkeit und Vollständigkeit der Angaben bedarf besonderer Vorkehrungen. In Deutschland und Österreich hat sich eine Form der „peer review" zu diesem Zweck bewährt, die darin besteht, daß alle eingeschlossenen Institutionen von Zeit zu Zeit vor Ort von unabhängigen Kardiologen besucht werden.

Da interventionelle Eingriffe in der Kardiologie mit operativen Eingriffen zu vergleichen sind, müssen möglichst vergleichbare Bewertungen angewandt werden. In der Kardiochirurgie schließt die Bewertung operativer Eingriffe einen Nachbeobachtungszeitraum von 4 Wochen mit ein. Dieser ist auch für die Kardiologie erforderlich.

In der Tabelle 19.1 ist als Beispiel die Basisdokumentation zur Qualitätssicherung von 10316 Linksherzkatheteruntersuchungen aus dem Jahr 1996 aufgeführt [12]. In Abb. 19.1 und Abb. 19.2 ist die Dokumentation eines diagnostischen und therapeutischen Kathetereingriffs wiedergegeben, wobei zu den dokumentierten

Tabelle 19.1. Ergebnisse von Linksherzkatheteruntersuchungen im Jahr 1996 (n = 10316)

Parameter	Anzahl	%
Patienten		
männlich	7 248	70,3
weiblich	3 068	29,7
ambulant	6 920	67,1
Symptome		
Stabile Angina pectoris CCS I	979	9,5
Stabile Angina pectoris CCS II	3 410	33,1
Stabile Angina pectoris CCS III	1 251	12,1
Stabile Angina pectoris CCS IV	176	1,7
Instabile Angina pectoris	836	8,1
Atypische Angina	1 560	15,1
Asymptomatisch	931	9,0
Vorbefunde		
Ergometrie	7 258	70,4
nicht pathologisch	1 372	13,3
fraglich pathologisch	1 774	17,2
pathologisch	3 645	35,3
Befund		
Keine organische Herzerkrankung	1 894	18,4
KHK 1-Gefäßerkrankung	2 188	21,2
KHK 2-Gefäßerkrankung	2 055	19,9
KHK 3-Gefäßerkrankung	2 395	23,2
Hauptstammstenose	549	5,3
Komplikationen		
Keine	9 805	95,0
Koronarverschluß	1	0,01
Herzinfarkt	2	0,03
Cerebraler Insult	4	0,06
Tod	5	0,07
Reanimation	16	0,2
Schwere Kontrastmittelreaktion	12	0,1

Daten eine Beurteilung als Freitext unter Verwendung von Textbausteinen hinzugefügt wird, um die Dokumentation des Eingriffs auch als Arztbrief verwenden zu können.

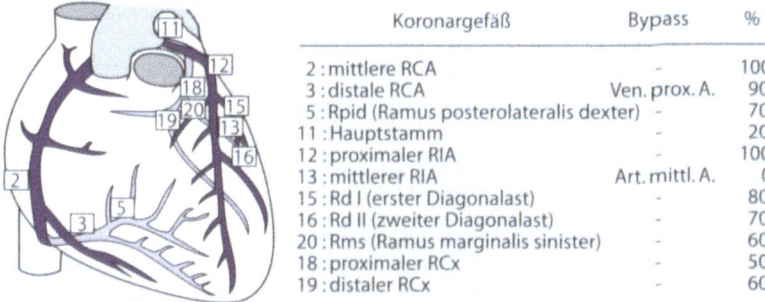

Koronargefäß	Bypass	%
2 : mittlere RCA	-	100
3 : distale RCA	Ven. prox. A.	90
5 : Rpld (Ramus posterolateralis dexter)	-	70
11 : Hauptstamm	-	20
12 : proximaler RIA	-	100
13 : mittlerer RIA	Art. mittl. A.	0
15 : Rd I (erster Diagonalast)	-	80
16 : Rd II (zweiter Diagonalast)	-	70
20 : Rms (Ramus marginalis sinister)	-	60
18 : proximaler RCx	-	50
19 : distaler RCx	-	60

Abb. 19.1. Halbschematische EDV-Dokumentation des Koronarstatus mit insgesamt 11 Läsionen

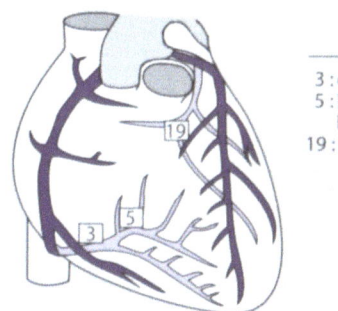

Koronargefäß	Bypass	% vor	% nach	Stent
3 : distale RCA	Ven. prox. A.	99	0	2
5 : Rpld (Ramus posterolateralis dexter)	-	80	30	-
19 : distaler RCx	-	70	10	1

Abb. 19.2. EDV-Dokumentation einer PTCA mit Dilatation eines Venenbypass zur distalen RCA mit Einlage von 2 Stents, Dilatation eines Cx-Astes ohne und eines weiteren Cx-Astes mit Stent

Weiterführende Literatur zu Kap. 19

1. Berwick DM (1989) Continuous improvement as an ideal in health care. N Engl J Med 320: 53–56
2. Brennecke R, Kadel C (1995) Requirements for quality assessment in coronary angiography and angioplasty. Eur Heart J 16: 1578–1588
3. Brook RH, Kamberg CJ (1993) Appropriateness of the use of cardiovascular procedures: a method and results of this application. Schweiz Med Wochenschr 123: 249–253
4. Das Bundesministerium für Gesundheit (Hrsg) (1994) Maßnahmen der Medizinischen Qualitätssicherung in der Bundesrepublik Deutschland – Bestandsaufnahme. Nomos, Baden-Baden

5. Erbel R, Sommerfeld U, Ashry M, Haude M (1994) Qualitätsmanagement im Herzkatheterlabor. Z Kardiol 83 (Suppl 6): 43–55
6. Harmjanz D, Bonze T, Neuhaus KL, Vogt A, v. Leitner ER, für das Multicenter-Qualitätsprojekt der ALKK, Deutschland (1994) PTCA mit und ohne chirurgischem standby im selben Krankenhaus bei 12 965 Patienten. Z Kardiol 83: 136
7. Kadel C, Burger W, Klepzig H (1996) Qualitätssicherung in der invasiven Kardiologie. Eine prospektive Untersuchung zur Bewertung von Indikationen zur Koronarangiographie und zur Koronardilatation nach der Methode der „RAND Corporation". Dtsch Med Wochenschr 121: 465–471
8. Kalmar P, Struck E, Huber HG (1996) Qualitätssicherung in der Herzchirurgie in Deutschland. Herz 21: 364–370
8a. Kaltenbach T (1993) Qualitätsmanagement im Krankenhaus, 2. Auflage. Bibliomed Melsungen
8b. Mannebach H (1999) 14. Bericht über Struktur und Leistungszahlen der Herzkatheterlabors in Deutschland. Z Kardiol 88: 234–237
9. Mühlberger V, Probst P, Klein W, Mlczoch J (1996) Qualitätssicherung in der invasiven einschließlich interventionellen Kardiologie Österreichs für das Kalenderjahr 1995. Herz 21: 291–298
10. Nollert G, Reichart B (1996) Qualitätssicherung in der Kardiochirurgie. Herz 21: 383–388
11. Silber S (1996) Qualitätssicherung in der Kardiologie in Deutschland. Herz 21: 273–282
12. Silber S, Albrecht A, Göhring S et al. (1998) Erster Jahresbericht niedergelassener Invasivkardiologen in Deutschland. Ergebnisse für diagnostische Linksherzkatheteruntersuchungen und Koronarinterventionen 1996. Herz 23: 47–57
13. Struck E, De Virie ER, Hehrlein F, Hügel W, Kalmar P, Sebening F, Wilde E (1990) Multicentric quality assurance in cardiac surgery. Quadra Study of the German Society for Thoracic and Cardiovascular Surgery. Thorac Cardiovasc Surg 38 (2): 123–134

20 Glossar genetischer und molekularbiologischer Begriffe

B. R. Winkelmann, M. S. Nauck, T. Scheffold, W. März

Allel	Eine oder mehrere alternative Formen eines Gens. Während ein Individuum 2 Allele (auf dem mütterlichen und väterlichen Chromosom) am jeweiligen Genort (Locus) aufweist, können in der Bevölkerung mehrere Allele des jeweiligen Gens vorkommen
Chromatin	Komplex aus DNA und Protein im Nukleus einer Zelle in der Interphase der Zellteilung. Einzelne Chromosomen können dann nicht mehr unterschieden werden
cDNA	Zu einer mRNA komplementärer (engl. complementary) DNA-Einzelstrang
Codon	Abfolge dreier Nukleotide (Triplet) der DNA und RNA, die eine Aminosäure bzw. einen Translationsstop kodieren
Dalton	Einheit für das Molekulargewicht; ein Dalton = Masse eines Wasserstoffatoms ($3{,}32 \cdot 10^{-24}$g)
Diploid	Doppelter Chromosomensatz – bestehend aus den einfachen (haploiden) Chromosomensätzen väterlicher und mütterlicher Herkunft
Dominantes Allel	Merkmal erscheint phänotypisch sowohl bei hetero- wie bei homozygoten Trägern des Allels
Gen	DNA-Abschnitt, der die Synthese eines Polypeptids kodiert
Genetische Heterogenität	Mehr als ein Genotyp resultiert im gleichen Phänotyp
Genlocus	Position eines Gens auf einem Chromosom
Genom	Gesamte genetische Information eines Individuums oder einer Zelle

Genotyp	Genetische Konstitution eines Organismus
Haploid	Einfacher Chromosomensatz. Der haploide Chromosomensatz ist charakteristisch für die Gameten eines diploiden Organismus
Haplotyp	Kombination von Allelen in einer definierten Region eines Chromosoms. Es handelt sich hierbei um gekoppelte Genloci, die bei Rekombinationsvorgängen in aller Regel gemeinsam vererbt werden. Ursprünglich wurde der Begriff Haplotyp verwendet, um die Kombination von Allelen des MHC-Komplexes zu beschreiben
Heterozygot	Diploider Organismus mit unterschiedlichen Allelen auf dem korrespondierenden Genlocus der homologen Chromosomen
Homozygot	Diploider Organismus, der auf dem korrespondierenden Genlocus der beiden homologen Chromosomen 2 identische Allele trägt
Identity by descent (IBD)	Basensequenz der Allele, die von einem gemeinsamen Vorfahren stammen und zwischen Geschwistern identisch sind. Personen mit IBD sind laut Definition gleichzeitig auch identity by state (IBS) (aber nicht umgekehrt)
Identity by state (IBS)	Nachweis der gleichen Basensequenz in einen chromosomalen Segment (z. B. in bezug auf einige Gene) anhand eines oder mehrerer Markerallele ohne notwendigerweise den Nachweis einer Verwandtschaftsbeziehung zu führen
Kandidatengen	Als Kandidatengen einer betreffenden Erkrankung gilt jedes Gen, das potentiell in einem pathophysiologischen Zusammenhang mit der Erkrankung steht
Kopplung (engl. linkage)	Gemeinsame Vererbung von 2 oder mehr Genen aufgrund ihrer nachbarschaftlichen Lage auf einem Chromosom. Sie wird erfaßt durch die Rekombinationsrate, die zwischen den interessierenden Genen besteht
Kopplungsanalyse (engl. linkage analysis)	Die Kopplungsanalyse untersucht den Grad einer gekoppelten (gemeinsamen Vererbung 2er oder mehrerer Gene). Sie liefert Information darüber, wie eng benachbart die Gene auf dem gleichen Chromosom liegen, und auf welchem Chromosom die Gene vorkommen

LOD score	Maß für die genetische Kopplung 2er Loci. Er wird berechnet als Logarithmus der Wahrscheinlichkeit einer Kopplung 2er Genloci. Geforderter Schwellenwert für die Annahme einer Kopplung ist ein LOD score von 3. Er bedeutet, daß eine Kopplung mit einer Wahrscheinlichkeit von 1000 (= 10^3):1 vorliegt
Meiose	Teilung der Zellkerne in Keimzellen, die dazu führt, daß die entstehenden Keimzellen nur die Hälfte des genetischen Materials der Ursprungszelle enthalten, aus diploiden Chromosonsätzen also haploide entstehen
Microsatellite DNA	Kurze, aus mehrfachen Wiederholungen von 1–4 bp bestehende DNA-Sequenz. Bei entsprechender allelischer Variation in der Bevölkerung, also unterschiedlichen Anzahlen von Wiederholungen auf einem Genlocus, können diese Mikrosatelliten als Marker für die Genkartierung und für Kopplungsanalysen verwendbar sein
Minisatellite DNA	Wiederholte DNA-Basensequenzen mittlerer Länge (100–20000 bp), die interindividuell sehr unterschiedlich sein können und für Genkartierung und Kopplungsanalysen verwandt werden
Morgan	Rekombinationseinheit und Längeneinheit in der Genkartierung. Der Abstand von 2 Genloci in Morgan entspricht der Zahl der Rekombinationen zwischen beiden Loci. 1 Centi-Morgan (cM) = Entfernung von 2 Gen-Loci, die eine Rekombinationsrate von 1% haben. 1 cM entspricht in der Regel 1 Million Basenpaare (bp)
PCR	Polymerasekettenreaktion (engl. polymerase chain reaction, PCR). Die PCR ist ein Verfahren, das die Vervielfältigung (Amplifikation) spezifischer DNA-Sequenzen in vitro ermöglicht
Penetranz	Anteil der Individuen mit einem spezifischen Genotyp, der phänotypisch exprimiert wird
Phänotyp	Erscheinungsbild: das äußere charakteristische Erscheinungsbild eines Individuums. Es wird durch Genotyp und Umwelteinflüsse bestimmt
Pleiotropie	Eine Mutation beeinflußt mehrere verschiedene Merkmale. Dies gilt insbesondere bei autosomal dominanten Erkrankungen wie beispielsweise dem Marfan-Syndrom

Polymorphismus	Beruht auf dem Vorhandensein von unterschiedlichen Allelen eines Gens. Die allelischen Varianten können sich in unterschiedlichen Phänotypen äußern oder lediglich als Sequenzvariation nachweisbar sein. Eine polymorphe Variante eines Gens kommt mit einer Häufigkeit von mehr als 1–2 % in der Population vor; ist sie seltener, wird sie als Mutation bezeichnet
Quantitative trait	Englische Bezeichnung für einen quantitativ erfaßbaren (meßbaren) Phänotyp (z. B. Blutdruck, Cholesterin, Körpergröße)
Rekombination	Austausch chromosomaler Abschnitte durch Überkreuzen (engl. crossover) in der Meiose im Rahmen der Paarung homologer Chromosomen – damit entstehen neue Haplotypen. Durch Rekombination erhöht sich die genetische Variation für die Nachkommen gegenüber der alleinigen Chromosomenneupaarung (siehe bei Segregation) um eine extrem hohe Zahl. Bei einer konservativen Annahme von 10000 Genen, 10 % Unterschied zwischen mütterlichem und väterlichem haploiden Genom und (nur) einem crossover pro Chromosomenpaar ergeben sich $6 \cdot 10^{43}$ mögliche unterschiedliche Gameten
Rekombinationsfrequenz	Häufigkeit der Rekombination (Synonym Rekombinationsfraktion) zwischen 2 oder mehr Genloci. Angaben in Theta oder der Rekombinationseinheit Centi-Morgan. Theta 0,01 = 1 % Rekombinationsfraktion = 1 cM. Je näher 2 Loci benachbart sind, um so seltener werden diese durch Rekombination getrennt und um so höher ist deren LOD score (siehe dort). Eine Rekombinationsfraktion von 0,5 bedeutet, daß die Loci in 50 % getrennt vererbt werden (segregieren) und damit per definitionem nicht gekoppelt sind. In einem solchen Fall liegen die Loci weit entfernt auf dem gleichen Chromosom entsprechend einem ungefähren Mindestabstand von 50 cM = 50 Millionen Basenpaaren oder auf 2 verschiedenen Chromosomen
Rezessives Allel	Merkmal erscheint nur bei homozygoten Trägern dieses Allels
Restriktions-Fragment-Längen-Polymorphismus (RFLP)	Ein Polymorphismus, der durch die Änderung der Basensequenz gegenüber dem Wild-Typ entweder eine zusätzliche Restriktionsschnittstelle aufweist, oder aber bei dem eine bestehende Schnittstelle verloren geht

Segregation	Trennung der Allelenpaare eines Genlocus auf verschiedene Gameten während der Meiose. Bezogen auf die 23 Chromosomen eines Elternteils ergeben sich 2^{23} (= 8,4 Millionen) mögliche Kombinationen aus den 23 Chromosomenpaaren. Bezogen auf die Kinder der Eltern ergeben sich $2^{23} \cdot 2^{23} = 7 \cdot 10^{13}$ mögliche neue Chromosomenpaarungen
Syntänie	Gene, die auf dem gleichen Chromosom lokalisiert sind
variable nucleotide tandem repeat (VNTR)	Kurze Basensequenzen der DNA, die sich mehrfach wiederholen (zwischen 5 und 100 mal). Wenn in der Bevölkerung infolge allelischer Variation diese in verschieden langen Sequenzen vorliegen, werden diese auch VNTR-Marker genannt. (Siehe auch Microsatellite DNA (1–4 bp) und Minisatellite DNA (100–20 000 bp), die bisweilen auch als VNTR-Marker bezeichnet werden.)

Sachverzeichnis

A
A-Typ 127
ablative Verfahren
– direktionale Atherektomie (DCA) 153, 157, 201
– Hochfrequenz-Rotablation (PTRA) 153, 157, 286, 289, 294–298, 300, 302, 309
– Laser-Angioplastie (ELCA) 153, 157, 201
– Rotablator 154, 156
– Rotacs-System 10, 202
AC = alternating current (Wechselstrom) 300
ACE-Hemmer 98, 132, 166, 179, 186, 226, 228, 262, 274, 321, 322
Acetylsalicylsäure 141, 149, 151, 155, 158, 173, 174, 186, 214, 299, 334
Achalasie 145
Adam-Stokes-Anfall 312, 315
Aderlaßbehandlung 255, 276
AIDS 257
AIRE-Studie 323
Aldosteron-Angiotensin-Reninsystem 321
Aldosteronantagonisten 321
Aldosteronismus
– Glucocorticoid-sensitiver 99
– Pseudoaldosteronismus 99
Alkohol s. Risikofaktoren
Allel 81, 355
Alpharezeptorenblocker 274, 276
Amaurosis fugax 190
Amiodarone 174, 181, 186
Amphetaminappetitzügler 275
Amyloidose 261, 267, 326, 327
Anamnese 9, 134, 138, 146, 190
Aneurysmaresektion 132, 307
Angina pectoris 58, 117, 119, 134, 135, 144, 147, 148, 151, 160, 173, 174, 229, 264, 274, 331, 332, 334
– Angina-pectoris-Anfall 149, 168
– atypische 352
– Belastungsangina pectoris 117, 142, 331
– instabile 141, 155, 162, 178, 335, 352
– Krescendoangina pectoris 141
– postoperative 165
– Prinzmetalangina pectoris 142

– Ruheangina pectoris 117, 142
– stabile 141, 157, 352
– therapierefraktäre 326
Angiographie 74, 151, 190
– Angiokardiographie 227, 247
– Aortographie 234, 250
– Digitale Subtraktionsangiographie (DSA) 74, 190, 208
– Koronarangiographie 76, 119, 139, 150
Angiotensin converting enzym s. ACE
Antiarrhythmika 294, 297–299, 302, 305–309, 347
Antikoagulation 185, 300, 334
Aortenaneurysma 48, 177, 220, 347
– Aneurysma dissecans 207
– Aneurysma spurium 208
– arteriovenöses Aneurysma 208
– Dissektion 48, 106, 183, 207, 208
Aortenektasie 207
Aorteninsuffizienz 64, 121, 212, 219, 220, 226, 232, 272
– Operationsindikation 235
Aortenisthmusstenose 19, 64, 241, 273
– postduktale 247
– präduktale 247
Aortenklappeninsuffizienz s. Aorteninsuffizienz
Aortenklappenstenose s. Aortenstenose
Aortenstenose 64, 211, 219, 220, 228, 263, 320
– angeborene 121
– Operationsindikation 232
Aortenwurzeldilatation 106
Aortitis
– luetische 208
– Takayasu-Aortitis 208
Apolipoprotein 91
APSAC 175, 176
Arteriosklerose 115, 200
– dilatative 207
arteriovenöse Fistel 64
Aspirin s. Acetylsalicylsäure
ASS s. Acetylsalicylsäure
AT1-Antagonisten 322
Atherektomie 153, 160
atrialer natriuretischer Faktor (ANF) 321

Atropin 174, 178, 181, 312
Auskultation 12, 190, 198
- Auskultationsfelder 13, 15
Austin-Flint-Geräusch 64
Auswurffraktion s. Ejektionsfraktion

B

Ballonangioplastie s. PTCA
Ballondilatation s. PTCA
- Klappensprengung 226, 232, 237
Ballonkatheter 151, 250
Ballonpumpe 183
- Aortenpumpe 183
- intraaortale Gegenpulsation 183
Battista-Operation 132
Bechterew-Erkrankung 220
Belastungs-EKG s. EKG
Betarezeptorenblocker 132, 149, 151, 178, 181, 186, 262, 266, 273, 279, 280, 294, 296-300, 302, 306, 308, 309, 312, 321, 323, 333
Betzold-Jarisch-Reflex 181
Bewegungs- und Lagerungsprobe 17, 135
Bioinformatik 81
Bland-White-Garland-Syndrom 124
Blutdruckmessung 18
- Langzeit-Blutdrucküberwachung 78
Body Mass Index = Körpermasse-Index 77
Brachydaktylie-Hypertonie-Syndrom 100
Brugada-Syndrom 306
Brustschmerzen
- extrakardiale 146
- kardiale 146
Bypassoperation s. CABG

C

CABG = coronary artery bypass grafting 144, 150, 155, 161, 162, 185
- aortokoronarer Bypass 191
- Arteria-thoracica-interna(IMA)-Bypass 163, 164
- Indikation 162, 164
- minimalinvasive Bypasschirurgie 165
- Notfall-Bypassoperation 177
- Reoperation 162, 163
Calziumantagonisten 143, 145, 148, 151, 166, 276, 293, 296, 308, 347
- Diltiazem 149, 179, 332
- Gallopamil 149, 266
- Nifedipintyp 179, 186, 273, 275, 332
- Verapamiltyp 149, 179, 186, 266, 273, 280, 298, 300, 332
Calziumkanäle 263
Carotis-Angioplastie 191
Carotis-Thrombendarteriektomie (TEA) 191, 193
Carotispulskurve 63, 229, 233, 264
Carotisstenose 190

CAST = Cardiac-Arrhythmia-Suppression-Trial-Studie 163, 307
Chlamydien 116, 132
Cholesterin 130
Chorea minor 214
Chromatin 355
Chromosom 80
Claudicatio intermittens 195, 203
Clonidin 274, 280
Clopidogrel 335
Computertomographie 73, 190, 208, 250
- Elektronenstrahltomographie 73, 134
- ultrafast Tomographie 73
CONSENSUS-Studie 323
Coumadin 186
Coxsackie-Infektion 257
Cyclosporin A 325, 328
Cytomegalie-Virus 116

D

DC = direct current (Gleichstrom) 300
Defibrillation 173, 287, 307, 308, 315, 346-348
Diabetes mellitus 88, 119, 135, 147, 155, 158, 169, 182, 190, 327
- diabetische Neuropathie 25
Digitalis 61, 138, 226, 228, 262, 265, 298, 322
dip-Plateau-Phänomen 216
DNA = Desoxyribonukleinsäure 80, 355
Dopplerdruckmessung 198
Dopplerindex 198
Dopplershift 44
Druckbelastung 66, 221, 235
DSA s. Angiographie
Ductus Botalli 211
- Maschinengeräusch 251
- offener 64, 253
- persistierender 241, 250, 253
- Porstmann-Technik 253
Dysbetalipoproteinämie 94
Dyslipoproteinämie 88

E

Ebstein-Syndrom 219, 220, 238, 241, 256
Echokardiographie 30, 187, 209, 213, 223, 247, 259, 262, 263, 275
- 2D-Echokardiographie 33
- Belastungsechokardiographie 186
- Dopplerechokardiographie 44, 190, 229
- Duplexechokardiographie 190, 199
- Farb-Dopplerechokardiographie 46, 183, 184, 227, 234
- Kontrastechokardiographie 42
- Streßechokardiographie 49, 136, 138, 144
- TM-Echokardiographie 40
- transösophageale 47, 213, 224, 243, 300
- Wandbewegungsstörung 170
ECSS = Europäische Koronar-Operations-Studie 163

Eisenmenger-Reaktion 243, 247, 255, 276
Ejektionsfraktion 38, 136, 170, 235, 259, 304, 326
– sektoriale 70
EKG 23, 169, 215, 233, 243, 285, 297
– Belastungs-EKG 28, 52, 131, 135, 138, 142, 161, 186, 187, 278, 286, 290
– – am Fahrradergometer 52
– – am Laufband 52
– – an der Kletterstufe 52
– Brustwandableitung 27
– Einthoven-Dreieck 25
– elektrische Herzachse 26
– Ereignisspeicher-EKG 29, 285
– Extremitätenableitung 27
– Goldberger-Ableitung 25
– Holter-Monitoring 78
– intrakardiale EKG-Ableitung 29, 256
– Langzeit-EKG 29, 78, 285, 290
– Linksherzhypertrophiezeichen 27, 227, 229, 231, 235
– Ösophagus-EKG 287
– p-mitrale 223
– Rechtsherzhypertrophiezeichen 27, 237, 247, 252, 255, 259, 275
– Telefon-EKG 29
Elektrokardiographie s. EKG
elektromechanische Entkopplung 24
elektrophysiologische Untersuchung 286, 313, 314
Endokardfibrose 261, 263, 268
Endokarditis 248
– bei Bechterew-Erkrankung 214
– bei Drogensüchtigen 220, 238
– bei Lupus erythematodes 214, 259
– infektiöse 48, 211, 219, 220, 226, 232
– lenta 211
– Löffler-Endokarditis 214, 259
– luetische 219
– Prophylaxe 107
– rheumatische 211, 213, 220, 226, 228, 232, 238
– Sehnenfadenabriß 226
Endothel
– Endothelschädigung 331
– NO-Produktion 272, 331
EPIC-Studie 178
EPU s. elektrophysiologische Untersuchung
Erbkrankheit 80
Ergometrie s. Belastungs-EKG
Ergotaminkörper 143
Exon 80

F
Fabry-Erkrankung 265, 267
Fallot-Tetralogie 235, 241, 254
Fehlabgänge der großen Arterien
– angeborene korrigierte Transposition 241, 255

– Double outlet rechter Ventrikel 241
– komplette Transposition 241
Feigenbaumprotokoll 50
Fettstoffwechselstörung 88
Fibrat 92, 97
Fibrinolyse 336
Fick-Prinzip 66
Fontaine-Klassifizierung 196
Framingham-Studie 169, 299

G
Gammakamera 70, 72, 136
Ganglion stellatum 308
Gen 80
genetische Marker 83
Genom 80, 355
Gentherapie 80, 108
– Transfektion 109, 166
Gentransfer 108
Gewebehormon NO 115, 143
Glykoprotein-IIb/IIIa-Rezeptorantagonisten 177

H
Hämatothorax 347
Hämochromatose 261, 267, 327
Hämoperikard 184
Hegglin-Syndrom 308
Heparin 178
Herpes zoster 146
Herz-Kreislauf-Stillstand 169, 345
Herzbeutel s. Perikard
Herzfehlerzellen 221
Herzform
– Bocksbeutelform 217
– Schuhform 229, 234
Herzfrequenzvariabilität 287
Herzglykoside 299
Herzinfarkt s. Myokardinfarkt
Herzinsuffizienz 55, 65, 66, 117, 156, 162, 178, 179, 182, 191, 213, 248, 250, 259, 262, 319, 325, 332, 334, 342, 347
Herzkatheterismus 75, 229, 237, 243, 247, 252, 255, 276, 279, 352
Herzklappenchirurgie
– autologe Transplantation 232
– Bioprothesen 48, 228, 232
– herzklappenerhaltender Eingriff 226, 228, 232, 240
– Herzklappenersatz 48, 226, 228, 232
– Herzklappensprengung 235, 237
– Leichenklappen 232
Herzkranzgefäße
– Angiogenese 148
– diffuse Koronarerkrankung 165
– Dissekat 153
– Dreigefäßerkrankung 156, 163, 172, 192, 352
– Eingefäßerkrankung 150, 160, 165, 352

- Hauptstammstenose 156, 159, 161, 163, 165, 352
- Kollateralen 125, 148, 168, 342
- Koronaranomalie 124
- Koronararterienverschluß 168, 228
- koronarer Linksherzversorgungstyp 121, 229
- koronarer Rechtsherzversorgungstyp 121
- Koronarstatus 353
- Mehrgefäßerkrankung 150, 159, 162, 164
- Nomenklatur 120, 122
- periphere Koronarembolie 157
- Seitenastverschluß 157
- Versorgungstyp 119
- Zweigefäßerkrankung 160, 165, 352

Herzmuskelantikörper 215
Herzmuskelerkrankung s. Myokarderkrankung
Herzmuskelnekrose 119
Herzneurose 145, 146
Herzrhythmusstörung s. Rhythmusstörung
Herztaille 223, 234
Herzton
- dritter 227, 259, 321
- erster 64, 321
- leiser 281
- Mitralöffnungston 223, 227
- paukender 221
- zweiter 64, 227, 243, 275, 308

Herztransplantation 259, 262, 323, 325
Herztumor 48
Herzvolumen 39, 223, 229, 234, 259, 281
- Messung 66, 321
Herzzeitvolumen 66, 71, 76, 224, 243, 246, 263, 277, 319
hibernating myocardium 144
Hirnembolie 189
Hirninfarkt 189
HMG-CoA-Reduktase 91, 92, 97
Human Genome Project 81
Hypercholesterinämie 88, 143
- familiär kombinierte 94
- familiäre 89
- polygenetische 95
hyperkinetisches Herzsyndrom 55, 58, 144, 277, 339, 342
Hyperlipoproteinämie-Typ III 92
Hyperthyreose 258, 272, 279, 298, 301
Hypertonie 99, 121, 135, 147, 177, 257, 263, 271, 342
- arterielle 88, 98, 100, 248, 319, 328
- Behandlung 332
- Blutdruckkrise 275
- essentielle 271
- pulmonale 221, 226, 243, 245, 247, 250, 251, 275, 319, 327
- Regulationsstörung 271, 277, 280, 281
- renale 272
- renovaskuläre 272, 273
Hypertrophie - konzentrische 263

Hyperventilation 143
Hypotonie 339

I
Indikatorverdünnungsmethode 64, 244, 247, 252, 321
INR-Wert 299
Inspektion 196
Intron 80
Ischämiekaskade 50
Ischämieskore 62, 131
ISIS-II-Studie 174
ISIS-III-Studie 176

J
Jervell-Lange-Nielsen-Syndrom 107, 306

K
Kältereiz 143
Kälteverdünnungsmethode 66
Kammerflimmern s. Rhythmusstörung
Kapillardruckmethode 19, 249
Kapillarpuls 234
kardiogener Schock 169, 178, 180–183, 305
Kardiomyopathie
- arrhythmogene rechtsventrikuläre (ARVD) 102, 103, 106
- dilatative 102, 103, 257, 259, 304, 307, 326
- entzündliche 102
- hypertensive 102
- hypertrophische 102, 104, 145, 213, 235, 326, 341
- idiopathische 257
- in Folge muskulärer Dystrophien 102
- in Folge neuromuskulärer Erkrankungen 102
- in Folge von Systemerkrankungen 102
- ischämische 102, 326
- metabolische 102
- peripartale 102
- restriktive 102, 103
- valvuläre 102
Kardioversion 186, 300, 307, 308, 315
Kernspintomographie s. Magnetresonanztomographie
KHK s. koronare Herzkrankheit
Killip-Klassifizierung 182
Kipptischversuch 281, 312
Kodon 80, 355
Koronarangiographie s. Angiographie
Koronarangioplastie s. PTCA
koronare Herzkrankheit 88, 110, 117, 150, 191, 257, 261, 271, 273, 298, 299, 305, 307, 326, 329, 335, 336, 341
Koronarinsuffizienz 29
Koronarreserve 125
Koronarsklerose 117, 118, 139, 168
- blande 134

– dilatierende 118
– mit Aneurysmabildung 118
– stenosierende 118, 125
Koronarskore 131, 139
Koronarspasmus 142, 179
Koronarstenose 148
Körpermasse-Index 77
Kreatinkinase 170
Kurzschlußblut 242

L
Laser 153, 156
Laser-Myokard-Revaskularistaion 167
lazy heart 281
LDL-Apherese 91
Lebertransplantation 91
LGL-Syndrom s. Rhythmusstörung
Liddle-Syndrom 99
Links-Rechts-Shunt 43, 65, 242, 243, 250, 251
Linksherzhypertrophie 229 s. auch EKG
Lipidsenker 166
Lipoprotein (a) 97
lod score 87
Lues 207, 220
Lungenembolie 48, 183, 186, 275, 276, 327, 346, 348
Lungenödem 59, 174, 178, 221, 320, 322, 331, 348
Lungenvenenfehlmündung 48, 242
Lyme-Borreliose 257

M
Magnetresonanztomographie 73, 190, 191, 208, 250, 309
Mahaim-Syndrom 293
Mapping 286, 297, 307
Marfan-Syndrom 207, 219, 220
MAZE-Operation 300
Methyldopa 274
Mitralgesicht 221
Mitralinsuffizienz 64, 145, 169, 183, 212, 214, 219, 220, 226, 262, 264
– relative 259
– Sehnenfadenabriß 212
Mitralklappenprolaps 106, 144, 211, 213, 219, 220, 226
Mitralklappenstenose s. Mitralstenose
Mitralstenose 64, 214, 220, 226, 238, 275, 319, 334
Molekulargenetik 79
MRT s. Magnetresonanztomographie
Muskeldystrophie
– Typ Becker-Kiener 104
– Typ Duchenne 104
Mutation 82
Myektomie 266
Myoglobin 170
Myokardbiopsie 215, 265, 309, 329

Myokarderkrankung, s.a. Kardiomyopathie
– dilatative 257, 259, 261
– hypertrophische 257, 262, 319, 320
– primäre 257
– restriktive 257, 268
– sekundäre 257
Myokardinfarkt 59, 117, 119, 134, 161, 162, 164, 201, 288, 290, 304, 314, 320, 331, 333–335, 337, 352
– akuter 2, 3, 127, 157, 161, 168
– Aneurysma 170
– arterielle Embolie 185
– Erstmaßnahmen 173
– Herzwandaneurysma 185, 307
– Hinterwandinfarkt 171, 226
– Infarktlokalisation 169, 171, 172
– Infarktstadium 170
– nichttransmuraler 121, 180
– Non-Q-Infarkt 168, 179, 180
– Notfallmedikamente 174
– Papillarmuskeldysfunktion 170, 183
– Papillarmuskelischämie 169
– Papillarmuskelruptur 183
– Perikarderguß 170
– Postinfarktangina 181
– präkordialer Faustschlag 173
– Pseudoaneurysma 185
– rechtsventrikulärer 183
– Rehabilitation 186
– Reinfarkt 177, 180, 186
– Ruptur der freien Vorderwand 169, 170, 184
– Serummarker 170
– Sofort-PTCA 173, 175, 177–179
– stummer 135, 169
– subendokardialer 121, 180
– Thrombolyse 173, 175, 176
– Thrombus 168, 170
– Ventrikelseptumruptur 169, 170, 184, 246
– Vorderwandinfarkt 171, 226
Myokardiopathie s. Kardiomyopathie
Myokardischämie 134, 135, 142, 144
Myokarditis 261, 326
– bakterielle 257
– bei AIDS 215, 257
– bei Diphterie 215
– bei Lymphogranulomatose 215, 258, 268
– bei Malaria 215
– bei Sarkoidose 215, 258, 268
– bei Thyphus 215
– bei Tumorleiden 215
– Lupus erythematodes 215
– virale 257, 259
Myokardszintigraphie 71, 138
Myopathie 103
Myoplastik 132

N
NBG-Code 316

Neurofibromatose 263
Neuropeptid Y 283
Nierenarterienstenose 274
Nitrat 148, 151, 179, 186, 327, 331
Nitroglyzerin 135, 142, 143, 145, 149, 174, 178, 266, 275, 276, 331

O
Ösophagitis 145

P
Palpation 16, 146, 196
Panzerherz 217
Papillarmuskelsyndrom 220, 226, 228
PARADIGM-Studie 178
Patch-Plastik 203
PCR = Polymerasekettenrektion 83
Penetranz 357
Perikarderguß 15, 216
Perikarditis 181, 183, 215
– bei Coxsackie-Infektion 217
– Perikarditis constrictiva 217, 319, 320
– Perikarditis exsudativa 215
– rheumatische 214
– trockene fibrinöse 215
– tuberkulöse 217
Perimyokarditis 215
Perikardpunktion 216
Perikardtamponade 183–185, 216, 347, 348
periphere arterielle Durchblutungsstörung 195
periphere arterielle Verschlußkrankheit 119, 205
Perkussion 15
PET s. Positronenemissionstomographie
Phonokardiographie 63
Plasminogen-Aktivator (TPA, rTPA) 175, 178
Pleiotropie 357
plötzlicher Herztod 107, 162, 173, 230, 264, 287, 288, 293, 305
Pneumothorax 347, 348
Polymorphismus 82, 92, 97, 101, 358
Populationsgenetik 83
Positronenemissionstomographie 73, 139, 144
preconditioning 144
PRIND = prolongiertes neurologisches Defizit 190
Prostacyclin 327
Prostaglandin E 327
Prostatahypertrophie 274
Proteinsynthese 81
PTCA = perkutane transluminale Koronarangioplastie 76, 110, 139, 144, 150, 151, 161, 179, 182, 186, 192, 201, 249, 353
– Akutokklusion 155, 158
– bei Infarkt 175, 179
– Dissekat 155, 158
– Indikation 160, 164

– lokale Applikation von Beta- oder Gammastrahlen 166
– Recoil 158
– Restenose 110, 116, 158, 165, 166
– Zweitrezidiv 158
Pulmonalektasie 247
Pulmonalinsuffizienz 220, 235, 238
Pulmonalstenose 64, 220, 235, 254
– künstliche 247
– relative 243
Pulskurve – Hahnenkammform 230
Punktmutation 82
Purkinje-Faser 284

Q
Quad-screen-Darstellung 51
Qualitätssicherung 351

R
Radionuklidventrikulographie 70, 136, 235
Ratschow-Probe 198
Rauchen s. Risikofaktoren
Raucherbein s. periphere arterielle Verschlußkrankheit
Reanimation 173, 345
Rechts-Links-Shunt 43, 65
Rechtsherzhypertrophiezeichen s. EKG
Redistribution 72, 138
reitende Aorta 254
Rekombination 86, 358
Remodelling 118
Renin-Angiotensin-System 100, 274, 287
Revaskularisation 147, 201
rheumatisches Fieber 211, 219
Rhythmuschirurgie 300, 307
Rhythmusstörung 29, 77, 144, 173, 215, 230, 322, 341, 343
– absolute Arrhythmie 195, 221, 224
– Asystolie 173, 346, 348
– atriale Reentrytachykardie 296, 301, 308
– AV-Block 58, 179, 181, 286, 313, 332, 339
– AV-Knoten-Reentrytachykardie (AVNRT) 287, 289, 290, 291, 295
– Bradykardie 169, 174, 178, 179, 286, 332, 339, 348
– Couplet 304
– Extrasystolie 145, 204
– Kammerflimmern 59, 157, 169, 173, 174, 178, 181, 186, 216, 289, 293, 306, 308, 341, 346, 347
– Linksschenkelblock 170, 177
– Lown-Ganong-Levine(LGL)-Syndrom 293
– Mahaim-Syndrom 293
– Präexitationssyndrom 290, 291, 298
– QT-Syndrom 107, 289
– Reflextachykardie 332
– Schrittmacherrhythmus 170, 317
– Sinusknotensyndrom 311, 313, 332
– supraventrikuläre 180, 291

- Tachykardie 259, 264, 279, 289, 301, 304, 306, 308, 317
- Tachykardie-Bradykardie-Syndrom 311
- Torsades-de-pointes-Tachykardie 107, 304, 306, 347
- Triplet 304
- ventrikuläre 103, 106, 161, 186, 259, 304, 306, 317, 326
- Vorhofflattern 291, 296, 297
- Vorhofflimmern 181, 182, 186, 195, 228, 259, 291, 293, 296, 298, 334
- Wolff-Parkinson-White-Syndrom 60, 105, 138, 287, 292

Rinderkollagenpfropfen 152
Rippenusur 248
Risikofaktoren 127, 190, 200
- Adipositas 88, 272
- Alkoholkonsum 190, 259, 337
- C-reaktives Protein 127
- Diabetes mellitus 116, 190
- Fettstoffwechselstörung 116
- Homocystein 127
- Hypertonie 116, 128, 190
- Rauchen 4, 116, 128, 143, 190, 200, 337
Romano-Ward-Syndrom 107, 305
Röntgenkinematographie 75
Rotacs-System 202
Rötelinfektion 235

S

S4-Studie 336
Saluretika 274
Sarkoidose 261, 268, 326, 327
Schaufensterkrankheit 196
Schlafapnoe 78
Schlaganfall 119, 128, 157, 164, 186, 189, 201
Schrittmachertherapie 181, 262, 286, 301, 312, 315, 317, 348
Segregation 359
Sinus-valsava-Aneurysma 234
SOLVD-Studie 323
SPECT = single photon computed tomography 72
Speicherkrankheit 261
Sportherz 66
Statin 130, 336
Stent 153, 160, 164, 192, 208, 353
- beschichteter 166
- mit Politetrafluoroethylen(PTFE)-Membran 158
- radioaktiver 158
- Stent im Stent 159
Stent-Implantation 151, 155, 179, 191, 201
- Restenose nach Stent-Implantation 153, 154, 157, 159, 166
- Rethrombose nach Stent-Implantation 335
- Zweitrezidiv nach Stent-Implantation 159

Streptokinase 174–177, 336
stunned myocardium 144
Subarachnoidalblutung 190
Synchrotronstrahlung 74
Synkope 229, 230, 285, 312, 314

T

t-PA 174, 176
TAMI-8-Studie 178
Tangier-Erkrankung 96
Tawara-Schenkel 284
Teleangiektasie 221
Thrombose 195, 334
- Thrombarteriektomie 203
- Thrombolyse 150, 182
- Prophylaxe 228, 262
Tietze-Syndrom 146
Tiklopydin 155, 158, 335
TIMI-14-Studie 178
Torsades de pointes s. Rhythmusstörung
total quality management = rQM 351
transitorische ischämische Attacke (TIA) 119, 190
Transplantatvaskulopathie 328
Trikuspidalatresie 256
Trikuspidalinsuffizienz 64, 183, 219, 220, 238
Trikuspidalstenose 220, 238
- relative 243
Trommelschlegelfinger 254, 275
Troponin I 170

U

Uhrglasnägel 275
Urokinase 175, 336

V

Vagus-Reizung 311
Valsalvamanöver 265
Vasodilatantien 274, 322
Veitstanz s. Chorea minor
Ventrikelseptumdefekt 64, 211, 241, 245, 254, 275
- erworbener 246
- Operationsindikation 247
- Septumabriß 246
Ventrikelskore 131
Verkürzungsfraktion 41
Volumenbelastung 66, 228, 232, 243
Vorhofflimmern s. Rhythmusstörung
Vorhofmyxom 220, 224
Vorhofseptumdefekt 43, 48, 227, 241, 244
- atrioventrikulärer Kanal 242
- offenes Foramen ovale 242
- Operationsindikation 244
- Ostium-primum-Defekt 242
- Ostium-secundum-Defekt 242
- Sinus-venosus-Defekt 242

W
Wachstumsfaktoren 148
Windkesselfunktion 233, 272, 331
WPW-Syndrom s. Rhythmusstörung

X
Xanthom 90, 94

Z
Zwerchfellhernie 145
Zytostatika-Therapie 259

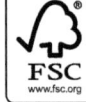

MIX
Papier aus verantwortungsvollen Quellen
Paper from responsible sources
FSC® C105338

If you have any concerns about our products,
you can contact us on
ProductSafety@springernature.com

In case Publisher is established outside the EU,
the EU authorized representative is:
**Springer Nature Customer Service Center GmbH
Europaplatz 3, 69115 Heidelberg, Germany**

Printed by Libri Plureos GmbH
in Hamburg, Germany